U0300989

科学消毒 精准防护

——环境卫生与消毒应急行动纪实

（2020.1.6—2020.5.7）

中国疾病预防控制中心环境与健康相关产品安全所　组织编写

人民卫生出版社

·北京·

图书在版编目（CIP）数据

科学消毒　精准防护：环境卫生与消毒应急行动纪
实 / 中国疾病预防控制中心环境与健康相关产品安全所
组织编写 . —北京：人民卫生出版社，2021.1
　　ISBN 978-7-117-31154-0

　　I. ①科… Ⅱ. ①中… Ⅲ. ①环境卫生学②消毒
Ⅳ. ①R12②R187

中国版本图书馆 CIP 数据核字（2021）第 005707 号

人卫智网	www.ipmph.com	医学教育、学术、考试、健康，
		购书智慧智能综合服务平台
人卫官网	www.pmph.com	人卫官方资讯发布平台

科学消毒　精准防护
——环境卫生与消毒应急行动纪实
Kexue Xiaodu　Jingzhun Fanghu
——Huanjing Weisheng yu Xiaodu Yingji Xingdong Jishi

组织编写：中国疾病预防控制中心环境与健康相关产品安全所
出版发行：人民卫生出版社（中继线 010-59780011）
地　　址：北京市朝阳区潘家园南里 19 号
邮　　编：100021
E - mail：pmph @ pmph.com
购书热线：010-59787592　010-59787584　010-65264830
印　　刷：北京顶佳世纪印刷有限公司
经　　销：新华书店
开　　本：787 × 1092　1/16　印张：29
字　　数：615 千字
版　　次：2021 年 1 月第 1 版
印　　次：2021 年 6 月第 1 次印刷
标准书号：ISBN 978-7-117-31154-0
定　　价：258.00 元

打击盗版举报电话：010-59787491　E-mail：WQ @ pmph.com
质量问题联系电话：010-59787234　E-mail：zhiliang @ pmph.com

《科学消毒 精准防护
——环境卫生与消毒应急行动纪实》

编写委员会

主　　编　施小明　王　林

副 主 编　徐东群　姚孝元　沈　婵　张流波

执行副主编　孙　波　朱文玲

编　　委　（按姓氏笔画排序）

丁　珵　王　卉　王　林　王　强　王先良　朱文玲

刘　婕　闫　旭　孙　玥　孙　波　孙若锋　孙宗科

孙惠惠　杜　鹏　李　炎　李　晓　李　涛　李晓蕾

李湉湉　应　波　沈　婵　沈　瑾　宋士勋　张　伟

张　剑　张宇晶　张流波　罗　嵩　赵康峰　段弘扬

施小明　姚孝元　钱　乐　徐东群　唐　宋　黄润洪

曹宁涛　梁　辰　程义斌　鲁　波　潘力军　魏　岚

秘　　书　罗　嵩

图片整理　孙若锋

前　言

　　新型冠状病毒肺炎(以下简称"新冠肺炎")疫情是新中国成立以来发生的传播速度最快、感染范围最广、防控难度最大的一次重大突发公共卫生事件,对中国是一次危机,也是一次大考。党中央、国务院高度重视新冠肺炎疫情防控工作,启动了国务院应对疫情联防联控工作机制,全国各省份(不含港、澳、台地区)启动重大突发公共卫生事件一级响应,在疫情防控重点地区湖北武汉设立了中央指导组,打响了一场从中央、省、市、县、乡镇到社区,由各辖区、部门、单位、家庭和个人共同参与的疫情防控阻击战。

　　作为国家级环境卫生与消毒专业指导机构,中国疾病预防控制中心环境与健康相关产品安全所(以下简称"环境所")在疫情期间面临的首要任务是科学指导全国的环境卫生和消毒工作,迅速切断病毒传播途径,保护易感人群。在中国疾病预防控制中心(以下简称"中国疾控中心")的领导下,环境所先后派出30多名骨干力量纳入中国疾控中心一级应急响应工作框架,派出13名应急队员赴武汉加入中央指导组防控组驻武汉市环境卫生与消毒专家工作队等国家级专业队伍,科学指导武汉和全国疫情防控工作;根据疫情形势变化,环境所参与起草了针对不同场所、不同人群的一系列环境卫生与消毒技术指南和方案,被国务院应对新冠肺炎疫情联防联控机制和国家卫生健康委员会(以下简称国家卫生健康委)采纳并发布;同时,环境所组织专家通过报纸、广播、电视、新媒体等多种方式,开展环境卫生和消毒科普宣传,及时解读相关技术指南,传播科学防护知识,为疫情防控打下牢固的基础;在单位内部,环境所全员参与疫情防控,120余名职工加入相关防控工作组,确保职工生命健康和安全。

　　全国各级疾病预防控制机构因地制宜,在全国各地织就新冠肺炎疫情防控网,彰显责任担当,充分发挥环境卫生和消毒在阻断病毒传播中的关键作用,协同打好疫情防控阻击战。

　　本书在收录 2020 年 1 月 6 日中国疾控中心启动二级响应到 2020 年 5 月 7 日新冠肺炎疫情防控常态化期间相关资料的基础上编写而成。第一篇记录了环境所新冠肺炎疫情防控的组织架构、工作进展、主要产出及环境所内部工作区的防控管理；第二篇记录了全国各省级疾控机构环境卫生与消毒工作的进展、亮点和典型事迹；附录部分收录了环境所参与编写的各类技术方案及重大事件的时间轴，全面反映了环境卫生与消毒工作在新冠肺炎疫情防控中的关键作用。

　　感谢国家卫生健康委疾病预防控制局和中国疾控中心在本书编写过程中给予的指导与支持。由于编写时间仓促，对于书中的不当和错误之处，敬请批评指正。

编者

2020 年 7 月 6 日

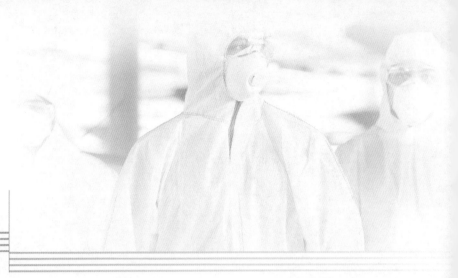

目 录

第一篇　中国疾控中心环境所参与的新冠肺炎疫情防控工作

第一章　　**建立健全疫情应对工作机构和工作机制** ⋯⋯⋯⋯⋯⋯⋯ 2

一、纳入中国疾控中心一级响应工作框架 ⋯⋯⋯⋯⋯⋯⋯ 3

二、组派专家指导地方工作 ⋯⋯⋯⋯⋯⋯⋯⋯⋯⋯⋯⋯⋯ 5

三、快速搭建环境所疫情应对工作组 ⋯⋯⋯⋯⋯⋯⋯⋯⋯ 6

四、建立沟通联络工作机制 ⋯⋯⋯⋯⋯⋯⋯⋯⋯⋯⋯⋯⋯ 10

第二章　　**开展重点场所防护与消毒技术工作** ⋯⋯⋯⋯⋯⋯⋯⋯ 12

一、编制技术方案与指南 ⋯⋯⋯⋯⋯⋯⋯⋯⋯⋯⋯⋯⋯⋯ 12

二、提供决策支撑和技术咨询 ⋯⋯⋯⋯⋯⋯⋯⋯⋯⋯⋯⋯ 18

三、开展科普宣传 ⋯⋯⋯⋯⋯⋯⋯⋯⋯⋯⋯⋯⋯⋯⋯⋯⋯ 18

四、接受媒体采访 ⋯⋯⋯⋯⋯⋯⋯⋯⋯⋯⋯⋯⋯⋯⋯⋯⋯ 20

五、隔离休养基地卫生保障 ⋯⋯⋯⋯⋯⋯⋯⋯⋯⋯⋯⋯⋯ 33

第三章　　**参与指导地方疫情防控工作** ⋯⋯⋯⋯⋯⋯⋯⋯⋯⋯⋯ 36

一、武汉市 ⋯⋯⋯⋯⋯⋯⋯⋯⋯⋯⋯⋯⋯⋯⋯⋯⋯⋯⋯⋯ 36

二、广州市 ⋯⋯⋯⋯⋯⋯⋯⋯⋯⋯⋯⋯⋯⋯⋯⋯⋯⋯⋯⋯ 60

三、绥芬河市 ⋯⋯⋯⋯⋯⋯⋯⋯⋯⋯⋯⋯⋯⋯⋯⋯⋯⋯⋯ 67

第四章　　**开展疫情防控科学研究** ⋯⋯⋯⋯⋯⋯⋯⋯⋯⋯⋯⋯⋯ 73

一、防护服相关研究 ⋯⋯⋯⋯⋯⋯⋯⋯⋯⋯⋯⋯⋯⋯⋯⋯ 73

二、口罩对新冠病毒防护效果评价研究 ⋯⋯⋯⋯⋯⋯⋯⋯ 77

三、热点追踪研究 ······································ 79

四、疾控体系现代化建设专题研究 ············· 81

五、标准研制与图书出版 ·························· 83

第五章　　　**环境所内部疫情防控** ························ 91

一、全面落实疫情应对各项措施 ················· 91

二、严格执行信息统计报告制度 ················· 97

三、加强宣传和舆情监测 ·························· 101

四、筑牢疫情防控后勤保障线 ···················· 104

五、严明工作纪律 ································· 105

第六章　　　**加强党建引领** ······························ 107

一、发挥党组织战斗堡垒作用 ···················· 107

二、发挥党员干部先锋模范作用 ················· 109

三、关心一线职工 ································· 112

第七章　　　**典型事迹** ································· 114

一、队员风采 ····································· 114

二、团队风采 ····································· 136

第八章　　　**大事记** ·································· 149

第二篇 各省份环境卫生与消毒工作

第一章	北京市	160
第二章	天津市	165
第三章	河北省	168
第四章	山西省	172
第五章	内蒙古自治区	175
第六章	辽宁省	179
第七章	吉林省	182
第八章	黑龙江省	187
第九章	上海市	193
第十章	江苏省	200
第十一章	浙江省	206
第十二章	安徽省	211
第十三章	福建省	215
第十四章	江西省	219
第十五章	山东省	222
第十六章	河南省	227
第十七章	湖北省	232
第十八章	湖南省	239
第十九章	广东省	242
第二十章	广西壮族自治区	253
第二十一章	海南省	261
第二十二章	重庆市	263
第二十三章	四川省	266
第二十四章	贵州省	270
第二十五章	云南省	272
第二十六章	西藏自治区	276
第二十七章	陕西省	279
第二十八章	甘肃省	283
第二十九章	青海省	288
第三十章	宁夏回族自治区	291
第三十一章	新疆维吾尔自治区	296

附　录

附录 1 ｜ 特定场所消毒技术方案 ……………………………………………… 302

附录 2 ｜ 特定人群个人防护指南 ……………………………………………… 309

附录 3 ｜ 公共交通工具消毒操作技术指南 …………………………………… 313

附录 4 ｜ 公共场所新型冠状病毒感染的肺炎卫生防护指南 ………………… 316

附录 5 ｜ 客运场站及交通运输工具卫生防护指南 …………………………… 319

附录 6 ｜ 临时特殊场所卫生防护要求 ………………………………………… 324

附录 7 ｜ 新型冠状病毒肺炎流行期间办公场所和公共场所空调通风系统
　　　　运行管理指南 ………………………………………………………… 333

附录 8 ｜ 新型冠状病毒肺炎流行期间商场卫生防护指南 …………………… 335

附录 9 ｜ 新型冠状病毒肺炎流行期间超市卫生防护指南 …………………… 340

附录 10 ｜ 不同人群、不同场所和不同交通工具健康防护指导手册 ………… 344

附录 11 ｜ 消毒剂使用指南 …………………………………………………… 360

附录 12 ｜ 关于依法科学精准做好新冠肺炎疫情防控工作的通知 ………… 367

附录 13 ｜ 关于进一步规范和加强新冠肺炎流行期间消毒工作的通知 …… 397

附录 14 ｜ 重点场所、重点单位、重点人群新冠肺炎疫情防控相关防控技术
　　　　　指南 ……………………………………………………………… 399

附录 15 ｜ 大专院校新冠肺炎疫情防控技术方案 …………………………… 434

附录 16 ｜ 中小学校新冠肺炎疫情防控技术方案 …………………………… 439

附录 17 ｜ 托幼机构新冠肺炎疫情防控技术方案 …………………………… 444

附录 18 ｜ 一线和借调人员工作时间节点摘录 ……………………………… 448

附录 19 ｜ 环境所内部疫情防控工作组成立时间轴 ………………………… 449

附录 20 ｜ 环境所专家新闻采访重点事件摘录 ……………………………… 450

附录 21 ｜ 环境所参与起草的技术指南发布时间节点摘录 ………………… 451

第一篇

中国疾控中心环境所参与的
新冠肺炎疫情防控工作

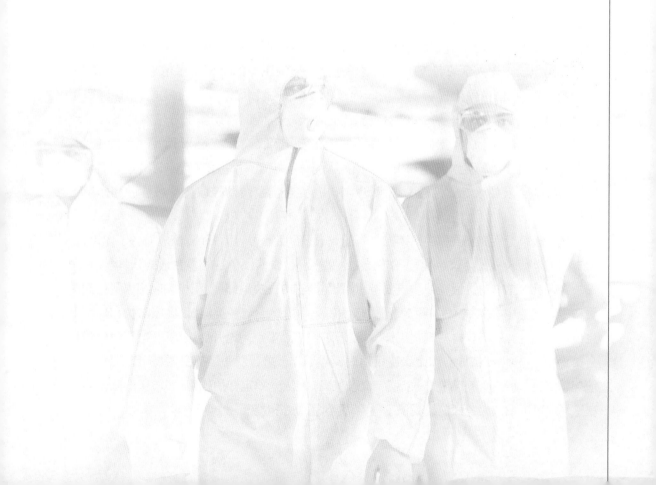

第一章

建立健全疫情应对工作机构和工作机制

"生命重于泰山,疫情就是命令,防控就是责任",新冠肺炎疫情发生后,党中央、国务院高度重视,迅速作出部署,全面加强对疫情防控的集中统一领导,习近平总书记亲自部署、亲自指挥,先后主持召开、出席重要会议,多次亲临疫情防控一线考察调研,统筹推进疫情防控和经济社会发展,提出"坚定信心、同舟共济、科学防治、精准施策"的总要求,明确了坚决遏制疫情蔓延势头、坚决打赢疫情防控阻击战的总目标。

突如其来的新冠肺炎疫情为我国经济社会发展带来诸多挑战,也使疾控部门经受了一场前所未有的考验。自 2020 年 1 月 6 日中国疾控中心启动新冠肺炎疫情响应以来,环境所组织职工深入学习习近平总书记关于疫情防控工作的重要指示精神,认真贯彻中央决策部署,在国家卫生健康委和中国疾控中心的坚强领导下,将疫情防控和保障职工健康安全作为当前压倒一切的政治任务,迅速响应、全面部署,切实把疫情应对各项工作抓实、抓细、抓落地。广大党员干部和职工冲锋在前、连续奋战,以实际行动践行疾控使命,确保环境所安全平稳度过疫情暴发期。环境所在科学消毒、精准防护、控制增量方面积极发挥国家级环境健康专业机构的技术支撑作用,为全国疫情防控取得阶段性胜利作出了积极贡献。

按照国家卫生健康委和中国疾控中心的要求,环境所领导班子和疫情应对各工作组、各党支部通过所长办公会议、专题工作例会或视频会议、微信工作群等多种形式认真学习、深入领会习近平总书记讲话精神和重要指示,贯彻落实中央决策部署,积极响应国家卫生健康委和中国疾控中心的统一号召和调派。环境所集中力量参与各类消毒、健康防护和环境卫生技术方案、指南、科普材料编制工作,对疫情防控热点难点问题开展跟踪研究,积极回应社会舆论关注,根据疫情形势和上级决策适时调整工作部署,及时总结工作经验和不足,准确把握重点,主动掌握节奏,充分展现了环境健康国家队一锤定音的作用,环境所的队伍能力在这场应对疫情的大考面前经受住了考验,得到了锻炼和提升。

一、纳入中国疾控中心一级响应工作框架

2020 年 1 月 6 日,中国疾控中心印发《启动武汉不明原因的病毒性肺炎疫情二级响应的通知》(中疾控应急便函〔2020〕13 号);1 月 15 日,中国疾控中心印发《中国疾控中心新型冠状病毒感染的肺炎疫情一级响应的通知》(中疾控应急便函〔2020〕53 号)和《中国疾控中心新型冠状病毒感染的肺炎疫情一级响应工作框架》,将应急响应级别调整为一级,同时成立 12 个工作小组,由环境所牵头爱国卫生组。1 月 16 日,环境所召开第 1 次应急响应工作专题会议,确定爱国卫生组人员组成:施小明所长任组长,中国疾控中心消毒学首席专家张流波研究员任副组长,成员共 20 人,由环境所、卫生应急中心、传染病所、病毒病所等单位专家组成,另设 2 名联络员。此外,环境所专家还参与了中国疾控中心培训督导组(徐东群参与)、专家咨询组(张流波参与)的组建。

爱国卫生组人员名单:施小明、张流波、刘起勇、潘力军、沈瑾、应波、赵康峰、张剑、梁辰、王先良、李炎、段弘扬、李涛、王佳奇、王姣、刘航、李莉、王哲、刘军、吴海霞。

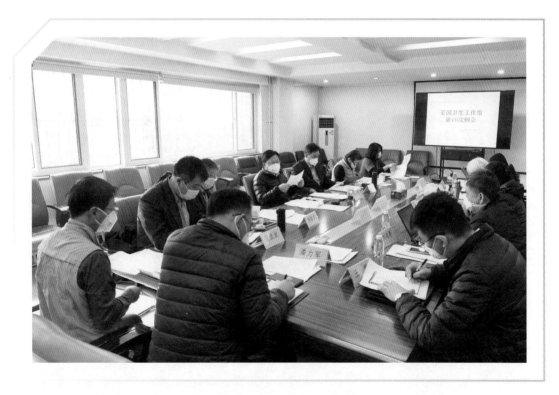

2020 年 1 月 27 日,施小明所长主持召开爱国卫生组第 10 次例会(孙若锋　摄)

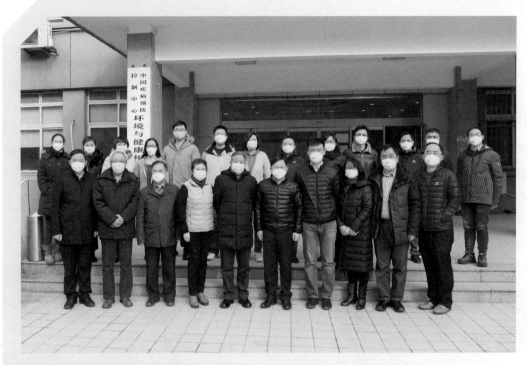

2020 年 1 月 27 日,爱国卫生组成员和部分专家(孙若锋　摄)

　　2020 年 1 月 23 日,中国疾控中心印发《新型冠状病毒感染的肺炎疫情一级响应工作制度》。2 月 8 日,中国疾控中心印发《关于调整新冠肺炎疫情一级响应工作框架的通知》(中疾控应急便函〔2020〕139 号)。根据最新防控形势及应对工作需要,中国疾控中心调整新冠肺炎疫情一级响应工作框架及人员组成,成立应急领导小组,设立应急作业主管、副主管,成立综合协调组(驻委办公室)、前线工作组、防控技术组、态势分析与风险评估组、流行病学组、实验室检测组、生物安全组、数据管理与信息技术组、风险沟通与媒体合作组、重点场所防护与消毒技术组、国际合作组、科技组、培训督导组、保障支持组和专家咨询组等 18 个工作组。爱国卫生组更名为重点场所防护和消毒技术组(简称防护消毒组),施小明、王林任组长,姚孝元、张流波、冯录召任副组长,成员 20 人,由环境所、中心传染病处和传染病所等人员组成。

　　防护消毒组人员名单:施小明、王林、姚孝元、张流波、潘力军、沈瑾、应波、赵康峰、张剑、梁辰、王先良、李炎、李涛、王佳奇、王姣、刘航、李莉、刘起勇、吴海霞、冯录召。

　　防护消毒组工作职责:组织制定消毒和个人防护有关技术方案和指南;组织制定环境卫生有关技术方案和指南;指导消毒和环境卫生工作效果评价;参与有关现场调查和工作指导。

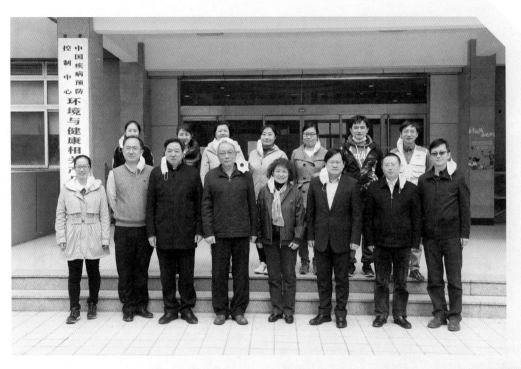

2020 年 4 月 9 日,防护消毒组部分成员及专家(孙若锋　摄)

同时,环境所专家还参加了中国疾控中心一级响应工作机制综合协调组(张淼)、前线工作组(段弘扬)、防控技术组(张剑)、培训督导组(张流波、沈瑾、张剑、梁辰)的组建。李永红、孙惠惠、王裕、张雪楠借调国家卫生健康委参与疫情防控工作,张淼、张剑、王佳奇调派中国疾控中心协助相关工作。

二、组派专家指导地方工作

按照国家卫生健康委和中国疾控中心统一部署,环境所分别于 2020 年 1 月 25 日、2 月 5 日、2 月 17 日派出 13 名环境卫生和消毒专业技术人员赴武汉抗疫一线,分别参加环境卫生与消毒、流行病学调查(以下简称"流调")、社区防控和疫情分析等工作。工作队主要任务包括:指导当地开展环境卫生清洁、科学消毒;对隔离点和社区环境卫生及消毒工作实施评估并提出改进建议;开展现场流调和聚集性疫情调查;参与完成疫情趋势分析和专题报告分析;进行社区疫情防控措施督查;开展复工复产工作巡查、指导和培训等。环境所参与各工作队人员名单如下:

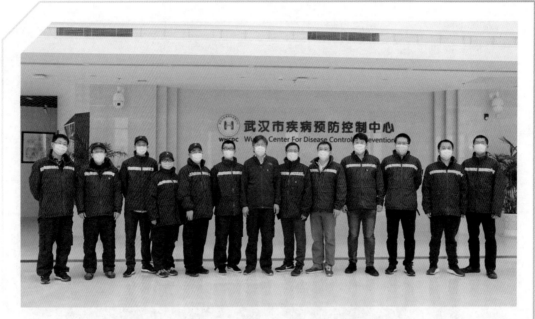

环境所 13 名援鄂应急队员集体合影(武汉市疾控中心　摄)

防控组驻武汉市环境卫生与消毒专家工作队:姚孝元、程义斌、吕锡芳、段弘扬、钱乐、王佳奇、徐永俊、顾雯、徐春雨。

防控组疫情分析组:段弘扬。

防控组驻武汉市社区防控小分队:徐永俊、徐春雨、顾雯。

防控组驻武汉市流调工作队:李亚伟、葛覃兮、宋士勋、许宁。

三、快速搭建环境所疫情应对工作组

(一) 成立环境所应急响应保障工作领导小组

中国疾控中心 1 月 15 日启动新冠肺炎疫情一级响应后,环境所 1 月 16 日召开第一次应急响应专题会议,决定立即组建环境所应急响应保障工作领导小组,施小明所长和王林书记任组长,徐东群、姚孝元、沈婵、张流波任副组长,成员包括:朱文玲、刘嫩、吕洁、刘颖、朱英、沈瑾、潘力军、王强、王先良、刘悦、史黎薇。

领导小组工作职责:定期召开工作会议传达国家卫生健康委和中国疾控中心会议精神及工作安排;研究建立环境所应急响应工作机制及保障机制;负责人员调配、车辆调度、经费物资保障等,领导小组下设办公室(设在所办公室)。

（二）成立环境所疫情应对工作领导小组

根据疫情形势发展和工作需要,1月31日环境所印发《成立新型冠状病毒感染的肺炎疫情应对工作领导小组的通知》(中疾控环办函〔2020〕9号),成立环境所疫情应对工作领导小组,施小明所长和王林书记任组长,徐东群、姚孝元、沈婵、张流波任副组长,成员包括各处(室)负责人。领导小组工作职责:全面负责环境所新型冠状病毒感染的肺炎疫情应对工作,根据疫情形势和发展趋势进行工作部署,听取工作汇报,及时进行决策。

领导小组下设3个工作组:综合协调与后勤保障组、健康监测与实验室安全组、舆情监测与信息宣传组。2020年1月31日,环境所印发《新型冠状病毒感染的肺炎疫情应对工作方案》(中疾控环办函〔2020〕8号),各工作组根据方案内容严格落实责任分工。2月12日,根据工作需要增加部分人员,调整后的综合协调与后勤保障组、健康监测与实验室安全组、舆情监测与信息宣传组成员从28人增至36人。2月20日,新增设了环境所新冠肺炎疫情应对热点跟踪与研究技术组。

1. 综合协调与后勤保障组

王林书记和姚孝元副所长任组长,成员:孙宗科、刘姝、刘颖、吕洁、朱文玲、张卫强、刘迎春、段弘扬、吴志宏、孙玥、杨璐璐、李竞榕、李晓、王政凯、靳书启。

工作职责:制订工作制度;组织召开领导小组工作例会,撰写会议纪要,分解下达并督促落实会议决定;记录工作日志、大事记和每日加班记录;调配应急工作人员;编制疫情防控专项预算;采购、储备、管理应急防护物资;调度车辆,提供应急工作人员加班期间出行、用餐、补助等工作保障。

2. 健康监测与实验室安全组

徐东群副所长任组长,成员:杜鹏、王友斌、周铁生、曹宁涛、罗嵩、赵欣、郑萍、吕佳。

工作职责:组织对居家办公人员和进入单位的各类人员进行每日健康监测,及时接收并汇总处室报送的体温和症状监测信息;定期组织开展实验室废弃个人防护用品和实验废物收集和处置;根据发现的实验室安全隐患和薄弱环节不定期开展实验室安全检查。

3. 舆情监测与信息宣传组

纪委书记沈婵任组长,成员:张伟、李晓蕾、程义斌、黄润洪、刘悦、孙波、孙若锋、刘婕、闫旭。

工作职责:每日开展消毒和感染控制相关舆情监测,协助开展爱国卫生相关舆情监测,形成监测日报;接收各工作组工作信息,形成工作简报;收集审核发布各组对外宣传信息稿

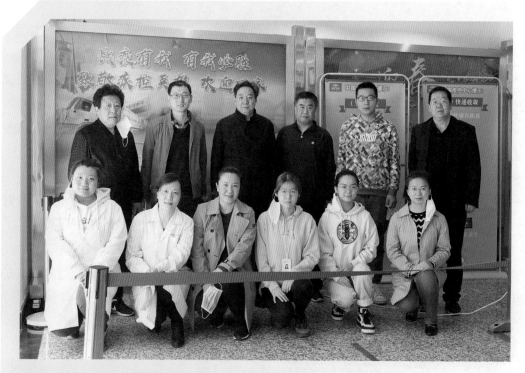

环境所综合协调与后勤保障组部分成员(孙若锋 摄)

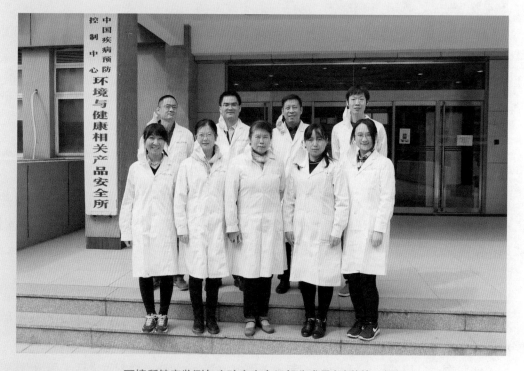

环境所健康监测与实验室安全组部分成员(孙若锋 摄)

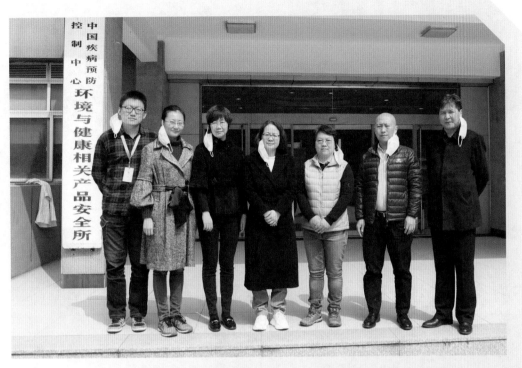

环境所舆情监测与信息宣传组部分成员（孙若锋 摄）

件和图片资料,通过网站、微信公众号等平台进行信息发布。

4. 热点跟踪与研究技术组

施小明所长任组长,热点跟踪组成员:李湉湉、郭亚菲、王琼、班婕、陈晨(风评室)、朱会卷、王超;研究技术组成员:唐宋、李霞、段链、王友斌、丁培、吕跃斌、莫杨、陈晨(流病室)、李娜、叶丹、王晓晨。

工作职责:在环境所新冠肺炎疫情应对工作领导小组的领导下,针对疫情期间国际国内热点科学问题进行跟踪研究,并提出政策和技术建议。

1月16日—5月7日,环境所共召开40次应急响应专题会议,其中疫情应对工作领导小组专题会议21次,防护消毒组专题会议9次,其他工作组专题会议10次。疫情应对工作领导小组通过召开专题会议第一时间传达布置中国疾控中心例会精神和工作要求,听取各工作组阶段性工作进展汇报,交换工作意见并就存在的问题进行讨论,研究布置阶段性重点工作任务。

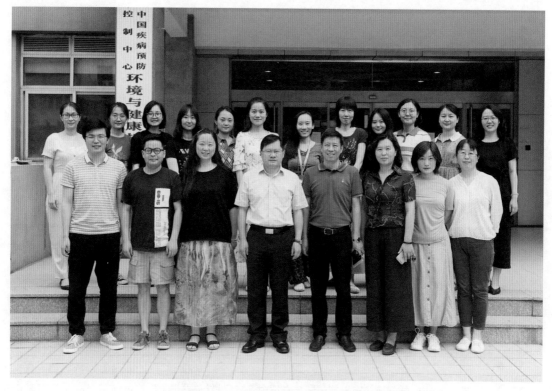

环境所热点跟踪与研究技术组成员(孙若锋 摄)

四、建立沟通联络工作机制

1. 与国家卫生健康委主管部门保持紧密联系

环境所同国家卫生健康委疾控局环境健康处加强工作联系,及时掌握国家疫情防控工作动态和技术需求,根据防控工作形势和需求编写各类环境卫生、消毒和健康防护技术方案、指南及科普宣传材料,通过国家卫生健康委发文或门户网站向社会公布。环境所对国家卫生健康委国际司和宣传司相关技术问题及时组织回复意见,积极参与国家联防联控机制相关工作,协助准备新闻发布会所需技术资料。

2. 与中国疾控中心建立疫情应对工作机制

作为中国疾控中心新冠肺炎疫情一级响应工作架构的重要组成部分,环境所牵头的防护消毒组内设联系人,与疫情应对办公室共同负责与中心疫情应对综合协调组、防控技术组、风险沟通与媒体合作组以及传染病处、传染病所保持工作对接。建立工作例会制度和微信工作群,及时传达中心每周工作例会精神,根据最新疫情防控形势和中心总体部署安排落实工作,获取成员单位信息,保质保量完成各项任务。

3. 与武汉前方工作组保持密切联系

一是建立工作日报制度,获取前方工作组最新工作信息和动态,了解现场存在的问题和技术需求,及时提供必要的技术支持;二是召开视频会议,研究工作问题,进行阶段性总结,及时了解队员工作情况、身体和生活状态;三是建立微信群,及时交换工作意见,解决工作问题,为前方工作组编制的各类技术方案提供参考意见。

第二章

开展重点场所防护与消毒技术工作

一、编制技术方案与指南

为指导各类场所开展新冠肺炎防控,严防疫情蔓延和扩散,防护消毒组在国家卫生健康委和中国疾控中心的领导下,先后参与起草并正式发布个人防护、消毒和环境卫生等技术指南、方案共26项,为科学消毒提供了政策依据,为公众在重要场所、交通运输工具、日常生活中的卫生防护和空调通风系统安全使用提供了技术指导,在防止聚集性疫情发生、统筹推进疫情防控和恢复正常生产生活秩序等方面发挥了重要的技术支撑作用。

疫情初期,环境所参与起草的《特定场所消毒技术方案》和《特定人群个人防护指南》,有效指导杀灭病原微生物,切断传播途径,保护了医护人员、疾控人员等特定人群,为科学防控、精准防控打下坚实基础。在春节和返程高峰来临之前,参与起草的《公共交通工具消毒操作技术指南》《客运场站及交通运输工具卫生防护指南》等文件,提出了错峰出行、戴口罩、手卫生、隔位而坐、1米线、咳嗽礼仪等环境卫生防护理念,为交通运输行业正常运转、社会秩序恢复提供了技术保障。

为确保临时医疗机构正常运转、降低医护人员院内感染风险,环境所参与起草了《临时特殊场所卫生防护要求》,对方舱医院、宾馆、民营医院等临时隔离治疗场所的空气及其通风系统、水、垃圾和粪便等提出全方位的清洁消毒和环境卫生防护措施,为应收尽收政策的落地、解决医疗资源不足等作出重要贡献。

为应对春节复工后大规模人员流动和接触增加的新冠肺炎传播风险,环境所参与起草了《客运场站和重要交通工具防护和消毒技术指南》,内容包括客运场所及航空、铁路、地铁、公交、长途车、出租车、船舶等交通运输工具的运行管理、人员要求、卫生防护和清洁消毒等。

《监狱新冠肺炎防控技术方案》《儿童福利院新冠肺炎防控技术方案》《养老机构(老年福利院)老年人新冠肺炎防控技术方案》指出,应严格履行"四早",建立工作人员和普通人员健康监测制度;设立隔离观察区域;配备各类防疫物资;全封闭管理,疫情期间限制人员流动;进入的车辆、物资一律检测消毒;保证洗手、洗眼、喷淋等卫生防护设施运行正常;加强通风换气,避免或减少人员聚集和集体活动,为特殊机构在疫情期间的运行提供了专业技术支撑。

为保证公众正常的生活秩序,环境所参与起草了《公共场所卫生防护技术指南》《办公场所和公共场所空调通风系统运行管理指南》和《商场和超市卫生防护指南》,提出了尽量减少人员聚集、出门配戴口罩、入场测量体温、清洁消毒、开窗通风、空调通风系统运行管理、加强手卫生、合理使用电梯、及时清运垃圾和使用二维码无接触式付费等防护和消毒措施,为疫情期间重点场所的正常运行和公众日常生活秩序维护提供了专业技术支撑。

针对消毒需求,环境所参与起草了《消毒剂使用指南》和《进一步规范和加强新冠肺炎流行期间消毒工作》,为有效切断传播途径提供技术支持,为科学消毒提供政策依据,避免过度消毒带来的人体健康损害和环境污染问题。

为统筹推进疫情防控和经济社会发展工作,围绕复工复产疫情防控,针对重点场所、重点单位和重点人群,环境所参与起草了《关于依法科学精准做好新冠肺炎疫情防控工作的通知》,提出了突出重点、统筹兼顾、分类指导、分区施策等综合性防控措施,同时对社区、公共场所、学校、交通工具及监狱、儿童福利院和精神卫生医疗机构等特殊场所提出了 15 项更具针对性和操作性的技术方案,严格落实属地、部门、单位、家庭和个人"四方责任",保障有序复工复产。

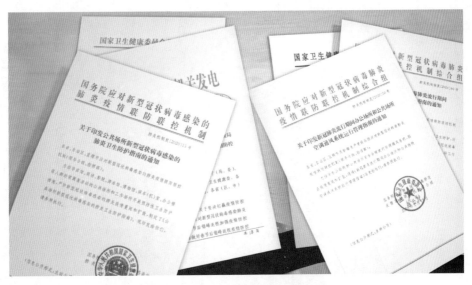

环境所参与起草的技术指南、方案(孙若锋　摄)

环境所参与起草并正式发布的技术资料清单

序号	技术资料名称	发布时间	发布机构	发布来源	附件号
1	特定场所消毒技术方案	1月28日发布, 2月6日和2月21日更新	国家卫生健康委	《国家卫生健康委办公厅关于印发新型冠状病毒肺炎防控方案的通知》(国卫办疾控函〔2020〕156号)(附件5)	1
2	特定人群个人防护指南	1月28日发布, 2月6日和2月21日更新	国家卫生健康委	《国家卫生健康委办公厅关于印发新型冠状病毒肺炎防控方案的通知》(国卫办疾控函〔2020〕156号)(附件6)	2
3	公共交通工具消毒操作技术指南	1月29日	国务院应对新型冠状病毒感染的肺炎疫情联防联控机制	《国务院应对新型冠状病毒感染的肺炎疫情联防联控机制关于印发公共交通工具消毒操作技术指南的通知》(肺炎机制发〔2020〕13号)	3
4	公共场所新型冠状病毒感染的肺炎卫生防护指南	1月30日	国务院应对新型冠状病毒感染的肺炎疫情联防联控机制	《国务院应对新型冠状病毒感染的肺炎疫情联防联控机制关于印发公共场所新型冠状病毒感染的肺炎卫生防护指南的通知》(肺炎机制发〔2020〕15号)	4
5	客运场站及交通运输工具卫生防护指南	2月3日	交通运输部、国家发展改革委、国家卫生健康委、国家铁路局、中国民用航空局、国家邮政局和国家铁路集团	《交通运输部、国家发展改革委、国家卫生健康委、国家铁路局、中国民用航空局、国家邮政局和国家铁路集团关于统筹做好春节后错峰返程疫情防控和交通运输保障工作的通知》(交运明电〔2020〕44号)(附件1)	5
6	室内体育场所卫生防护要求	2月5日	国家卫生健康委	《国家卫生健康委关于印发临时特殊场所卫生防护要求》(附件1)	6
7	宾馆卫生防护要求	2月5日	国家卫生健康委	《国家卫生健康委关于印发临时特殊场所卫生防护要求》(附件2)	6

续表

序号	技术资料名称	发布时间	发布机构	发布来源	附件号
8	民营医疗机构（社区卫生服务中心）卫生防护要求	2月5日	国家卫生健康委	《国家卫生健康委关于印发临时特殊场所卫生防护要求》（附件3）	6
9	新型冠状病毒肺炎流行期间办公场所和公共场所空调通风系统运行管理指南	2月12日	国务院应对新型冠状病毒肺炎疫情联防联控机制综合组	《国务院应对新型冠状病毒肺炎疫情联防联控机制综合组关于印发新冠肺炎流行期间办公场所和公共场所空调通风系统运行管理指南的通知》（肺炎机制综发〔2020〕50号）	7
10	新型冠状病毒肺炎流行期间商场卫生防护指南	2月14日	国务院应对新型冠状病毒肺炎疫情联防联控机制综合组	《国务院应对新型冠状病毒肺炎疫情联防联控机制综合组关于印发新型冠状病毒肺炎流行期间商场和超市卫生防护指南的通知》（肺炎机制综发〔2020〕60号）（附件1）	8
11	新型冠状病毒肺炎流行期间超市卫生防护指南	2月14日	国务院应对新型冠状病毒肺炎疫情联防联控机制综合组	《国务院应对新型冠状病毒肺炎疫情联防联控机制综合组关于印发新型冠状病毒肺炎流行期间商场和超市卫生防护指南的通知》（肺炎机制综发〔2020〕60号）（附件2）	9
12	不同人群、不同场所和不同交通工具健康防护指导手册	2月15日	中央赴湖北省指导组防控组	/	10
13	消毒剂使用指南	2月18日	国家卫生健康委	《国家卫生健康委办公厅关于印发消毒剂使用指南的通知》（国卫办监督函〔2020〕147号）（附件5）	11
14	办公场所和公共场所新冠肺炎防控技术方案	2月24日	国务院应对新型冠状病毒肺炎疫情联防联控机制	《国务院应对新型冠状病毒感染的肺炎疫情联防联控机制关于依法科学精准做好新冠肺炎疫情防控工作的通知》（联防联控机制发〔2020〕28号）（附件5）	12

续表

序号	技术资料名称	发布时间	发布机构	发布来源	附件号
15	商场、超市等场所新冠肺炎防控技术方案	2月24日	国务院应对新型冠状病毒肺炎疫情联防联控机制	《国务院应对新型冠状病毒感染的肺炎疫情联防联控机制关于依法科学精准做好新冠肺炎疫情防控工作的通知》(联防联控机制发〔2020〕28号)(附件7)	12
16	客运场站及交通运输工具新冠肺炎防控技术方案	2月24日	国务院应对新型冠状病毒肺炎疫情联防联控机制	《国务院应对新型冠状病毒感染的肺炎疫情联防联控机制关于依法科学精准做好新冠肺炎疫情防控工作的通知》(联防联控机制发〔2020〕28号)(附件8)	12
17	中小学新冠肺炎防控技术方案	2月24日	国务院应对新型冠状病毒肺炎疫情联防联控机制	《国务院应对新型冠状病毒感染的肺炎疫情联防联控机制关于依法科学精准做好新冠肺炎疫情防控工作的通知》(联防联控机制发〔2020〕28号)(附件10)	12
18	大专院校新冠肺炎防控技术方案	2月24日	国务院应对新型冠状病毒肺炎疫情联防联控机制	《国务院应对新型冠状病毒感染的肺炎疫情联防联控机制关于依法科学精准做好新冠肺炎疫情防控工作的通知》(联防联控机制发〔2020〕28号)(附件11)	12
19	监狱新冠肺炎防控技术方案	2月24日	国务院应对新型冠状病毒肺炎疫情联防联控机制	《国务院应对新型冠状病毒感染的肺炎疫情联防联控机制关于依法科学精准做好新冠肺炎疫情防控工作的通知》(联防联控机制发〔2020〕28号)(附件12)	12
20	儿童福利院新冠肺炎防控技术方案	2月24日	国务院应对新型冠状病毒肺炎疫情联防联控机制	《国务院应对新型冠状病毒感染的肺炎疫情联防联控机制关于依法科学精准做好新冠肺炎疫情防控工作的通知》(联防联控机制发〔2020〕28号)(附件14)	12
21	精神卫生医疗机构新冠肺炎防控技术方案	2月24日	国务院应对新型冠状病毒肺炎疫情联防联控机制	《国务院应对新型冠状病毒感染的肺炎疫情联防联控机制关于依法科学精准做好新冠肺炎疫情防控工作的通知》(联防联控机制发〔2020〕28号)(附件15)	12

续表

序号	技术资料名称	发布时间	发布机构	发布来源	附件号
22	关于进一步规范和加强新冠肺炎流行期间消毒工作的通知	2月29日	国务院应对新型冠状病毒肺炎疫情联防联控机制综合组	《关于进一步规范和加强新冠肺炎流行期间消毒工作的通知》（联防联控机制综发〔2020〕89号）	13
23	重点场所、重点单位和重点人群新冠肺炎疫情防控相关技术指南	4月8日	国务院应对新型冠状病毒肺炎疫情联防联控机制综合组	《关于印发重点场所重点单位重点人群新冠肺炎疫情防控相关防控技术指南的通知》（联防联控机制综发〔2020〕139号）	14
24	大专院校新冠肺炎疫情防控技术方案	4月13日	国家卫生健康委和教育部	《关于印发大专院校新冠肺炎疫情防控技术方案的通知》（国卫疾控函〔2020〕304号）	15
25	中小学校新冠肺炎疫情防控技术方案	5月7日	国家卫生健康委和教育部	《关于印发中小学校和托幼机构新冠肺炎疫情防控技术方案的通知》（国卫办疾控函〔2020〕363号）	16
26	托幼机构新冠肺炎疫情防控技术方案	5月7日	国家卫生健康委和教育部		17

二、提供决策支撑和技术咨询

1. 发挥专家一锤定音的作用,科学提供决策支撑。为应对防护服短缺的问题,环境所专家在国务院联防联控机制相关会议上,提出除隔离 ICU 外其他隔离病区的一次性防护服可不考虑微生物指标的建议,向国家卫生健康委提出部分消毒产品应急上市的建议,均被采纳,有效缓解了我国疫情应对关键时期一次性防护服和消毒物资短缺的问题。

2. 发出专家权威声音,及时提供技术咨询。环境所专家先后为国务院、国家卫生健康委、工信部、公安部、生态环境部、民航、铁路等机构,就解决防护服和口罩短缺、医院污水处理、特殊场所和特殊人群防护与消毒、消毒剂合理使用等问题,通过会议、视频会、电话等方式提供技术咨询约 30 次;为省市疾控部门、卫生监督部门、医疗机构就防护与消毒问题及消毒产品的技术问题提供电话、微信咨询 100 余次;对北京市西城区、顺义区等地重点场所开展现场卫生保障 10 余次。此外,就国家卫生健康委、教育部、中宣部电影局关于口罩使用指引、2020 年普通高考考场防疫指导、影剧院是否可以开放以及开放条件等来函组织专家研究并提出了函复意见;为西班牙卫生部门解答了新冠病毒在环境中存活时间的问题,介绍了中国在新冠病毒传播途径方面的工作进展,并就复工后空调运行管理和隔离措施等问题提供技术咨询。

三、开展科普宣传

1. 制作科普材料

(1) 为帮助社会公众掌握新冠肺炎疫情的防护知识与技能,防护消毒组参与起草消毒、个人防护、环境卫生等 42 项科普材料,其中通过中国疾控中心微信公众号发布 20 项。

(2) 为国务院联防联控机制制作《监狱新冠肺炎防控技术方案》《养老机构(老年福利院)老年人新冠肺炎防控技术方案》等 15 份培训课件;录制消毒和个人防护讲解视频,上传至学习强国等平台,供全国专业人员免费学习。

(3) 以公众号和网络直播等新媒体方式开展科普宣传,传播效果显著。截至 2020 年 5月 7 日,通过环境所微信公众号共发布信息 233 篇,其中包括原创稿件 25 篇,转发来自"新华网""健康中国""央视网""央视新闻""央视今日关注""中国政府网""中国疾控动态""中国人口出版社"的稿件 208 篇。截至 5 月 7 日,通过环境所网站发布信息 237 篇,包括原创稿件 44 篇,转发稿件 193 篇。

(4) 2020 年 2 月 2 日,《环境卫生学杂志》编辑部发起主题为"积极·期待·必胜"的面向全国 3~12 岁儿童和中小学生的作品征集活动。2 月 13 日发起主题为"阻击新型冠状病毒肺炎疫情·环境健康促进"的作品征集活动。截止到 2020 年 5 月 7 日,"积极·期待·必胜"活动共征集到作品 219 幅(个),通过《环境卫生学杂志》官方微博和微信公众号已发布 211 幅(个)。"阻击新型冠状病毒肺炎疫情·环境健康促进"活动共征集到作品 6 879 幅(个),《环境卫生学杂志》官方微博已发布 4 875 幅(个),杂志微信公众平台已发布 314 幅(个)。联合制作抗击疫情相关宣传画 26 幅,联合制作抗击疫情相关宣传视频 7 部。通过《环境卫生学杂志》官方微博和微信公众平台转载推送来自"健康中国""健康报""中华预防医学会微平台""公共卫生与预防医学""中国疾控动态""环境与健康"等微信公众号,以及国家卫生健康委等官网防控疫情知识 600 余条,最高单篇阅读量累计达 50 万人次。

2. 开展培训

环境所发挥专业优势,制作多部培训课件,为援鄂队员提供《密切接触者隔离宾馆卫生防护指南》《新冠肺炎商场卫生防护指南》《医疗机构污水和污物消毒技术指南》等环境卫生与防控技术培训,完成《重点场所、重点单位和重点人群卫生防护技术指南》《依法科学精准做好新冠肺炎疫情防控工作技术方案》编写工作,并根据中央赴湖北省指导组要求,第一时间印刷供武汉当地使用。

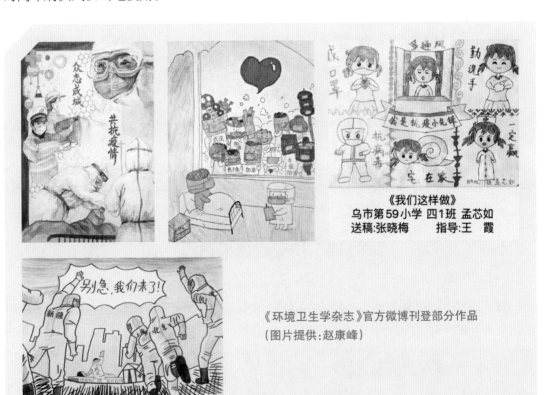

《环境卫生学杂志》官方微博刊登部分作品
(图片提供:赵康峰)

中国疾控中心微信公众号发布的科普材料

序号	名称	发布时间
1	如何做好居家消毒,预防新型冠状病毒感染	1 月 22 日
2	新型冠状病毒感染的肺炎个人防护"一问一答"	1 月 23 日
3	新型冠状病毒感染的肺炎——交通工具的消毒"一问一答"	1 月 21 日
4	如何做好活禽市场的消毒,预防新型冠状病毒感染	1 月 23 日
5	如何做好医疗机构的消毒,预防新型冠状病毒感染	1 月 22 日
6	办公场所和公共场所空调通风系统运行管理指南	2 月 18 日
7	新型冠状病毒肺炎超市卫生防护指南	2 月 18 日
8	新型冠状病毒肺炎商场卫生防护指南	2 月 18 日
9	新冠肺炎疫情防控——特定场所消毒措施一览表一图读懂	2 月 22 日
10	新冠肺炎疫情防控——特定人群个人防护指南一图读懂	2 月 22 日
11	消毒剂正确使用指南——五加强	2 月 24 日
12	消毒剂正确使用指南——七不宜	2 月 24 日
13	消毒剂正确使用指南——醇类消毒剂	2 月 24 日
14	消毒剂正确使用指南——含氯消毒剂	2 月 24 日
15	消毒剂正确使用指南——二氧化氯消毒剂	2 月 24 日
16	消毒剂正确使用指南——含碘消毒剂	2 月 25 日
17	消毒剂正确使用指南——含溴消毒剂	2 月 25 日
18	消毒剂正确使用指南——酚类消毒剂	2 月 25 日
19	消毒剂正确使用指南——季铵盐类消毒剂	2 月 25 日
20	消毒剂正确使用指南——手卫生	2 月 25 日

四、接受媒体采访

按照国家卫生健康委和中国疾控中心统一安排,环境所派出专家参加国务院联防联控机制新闻发布会 6 人次,接受中央电视台、人民日报、新华社等媒体访谈 24 人次。

1. 施小明所长接受采访情况

(1) 2020 年 2 月 26 日,施小明所长做客央视《新闻 1+1》今日疫情应对节目,对科学精准防控新冠肺炎疫情进行在线解读。

主要内容摘录:施小明所长在访谈中解读了《依法科学精准做好新冠肺炎疫情防控工作》(内附 15 项防控技术方案)的重点防控措施,并对于监狱、养老机构和中小学校的疫情精准防控作了特别说明。无论是狱警还是仅进入监狱的人员,都要进行日常体温监测;养老机构、老年人普遍有基础性疾病,如果有发热症状,要按照防控要求进行筛查、隔离;随着疫情的形势好转,会考虑中小学校的复课复学。各单位要防止疑似病例进入单位,并加强通风、消毒等日常的防护。

视频链接 http://tv.cntv.cn/video/C10586/628edd00231b488eb6cc89d1083b62f5。

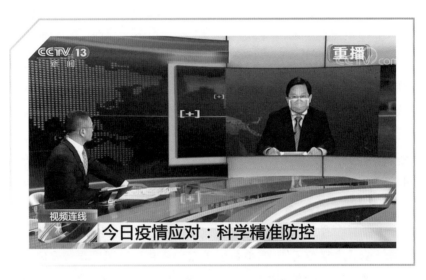

2020 年 2 月 26 日,施小明所长接受央视《新闻 1+1》采访

(2) 2020 年 3 月 2 日,施小明所长参加国务院联防联控机制新闻发布会,主题为公共场所、养老院、精神病院等场所的疫情防控。

主要内容摘录:针对没有确诊病例的养老机构,要重点做好四方面工作:一是加强护工、在院老人和管理人员的体温监测,防止输入性病例;二是加强对老年人尤其是患有慢性疾病的老人的健康管理;三是当老人身体不适的时候,养老机构应及时与老人及家属进行沟通,达成一致后通过机构内医务人员处置;四是在医疗机构就诊返回养老机构后,无论老人或陪同人员都需要隔离观察 14 天,没有异常后方可入住或者工作。对于有病例的养老机构,包括三方面重点工作内容:一是立即把疑似病例或确诊病例送到定点医疗机构就诊,同时做好密切接触者的隔离;二是养老机构需同时上报上级有关部门,在当地卫生健康行政部门指导下开展相关工作;三是新冠肺炎老人治愈后需返回养老机构的,应当隔离观察 14 天,没有异常后方可入住。

视频及文字链接 http://www.gov.cn/xinwen/gwylflkjz40/index.htm。

（3）2020年4月15日，施小明所长参与国务院联防联控机制新闻发布会，介绍重点场所、重点单位和重点人群疫情防控工作情况。针对疫情防控常态化条件下加快恢复生产生活秩序提出防控建议。

主要内容摘录：要重点关注感染风险较高的场所、人员聚集场所，包括飞机、高铁等交通工具以及密闭或半密闭空间。针对生活服务类场所或开放式场所，防控关键是要控制人员的数量和流量，同时要减少人员聚集或近距离交谈。影剧院、游艺厅、大型体育活动、展览等建议暂不开业或举办。针对境外输入的情况，要严格落实口岸的检疫、到达目的地后专车接送等防控措施。针对养老机构、福利院等特殊机构，要继续加强监管。要加强服务从业人员的健康监测，做好个人防护，在居住环境当中要做好通风、清洁、消毒等。

对于不同风险地区的重点场所，比如儿童福利院、精神卫生医疗机构、监狱等特殊单位，在低风险的地区要做好以下四个方面：一是工作人员要加强对儿童、精神疾病患者、监狱人员的健康监测；二是减少外来人员的探视；三是做好工作人员出入登记和健康监测；四是严格落实监狱新进人员隔离观察、体温监测和核酸检测措施。

施小明所长指出，分区分级防控对复工复产整个工作的实施是非常重要的，在低风险地区，针对不同类型的企业，要重点做好：一是建筑业等劳动密集型企业，要重点做好返岗员工的跟踪管理和健康监测；二是文化旅游、餐饮企业要重点做好预约、分流和限流措施；三是物流、快递业工作中要戴口罩，加强宿舍通风换气以及清洁消毒；四是农贸市场要控制场所人员的密度，加强环境卫生整治工作；五是客运场站和公共交通工具要做好体温监测、车辆清洁消毒、通风换气等。对于存在中高风险县区的省份，应鼓励采取缩短工作时间、错时上下班、弹性工作制和居家办公等方式。

视频及文字链接 http://www.gov.cn/xinwen/gwylflkjz93/index.htm。

2. 姚孝元副所长接受采访情况

（1）2020年2月18日，姚孝元副所长在湖北卫视解读《健康防护指导手册》，对超市等人群如何做好疫情防控提出意见，并对不同人群、交通工具等提出健康防护建议。

主要内容摘录：《健康防护指导手册》针对儿童、孕妇、老人、农民工、环卫工人等各类人群给出了具体的防护办法。例如对于老人，要少外出、少聚会。针对公共交通工具，对铁路、水路客运、道路客运、自驾车等提出防控建议和消毒办法。针对孕产妇，要尽量减少室内停留空间，全程佩戴口罩，随身携带免洗洗手液或消毒湿巾，保持手卫生。在医院少坐封闭式电梯，保持与他人的距离，减少与他人交流。针对正在营业的商超，要加强通风管理，对空调进行定期清洗，保持地面清洁。公共卫生间要及时消毒清理，并对公共垃圾、公共设施等进行消毒。

视频链接 https://3g.163.com/v/video/VX4PCVOPH.html。

(2) 2020 年 3 月 20 日,姚孝元副所长做客央视新闻直播间,提出消毒应科学适度,避免消毒误区。

主要内容摘录:消毒在防控工作中存在很多误区,比如对室外空气的消毒、室外环境大面积的消毒、人体的喷洒消毒,还有认为消毒剂的浓度越高越好,消毒次数越多越好,这些达不到消毒效果。对人体的喷洒消毒是比较危险的,可能对人体产生危害。

视频链接 http://tv.cctv.com/2020/03/20/VIDE2KcoPkhbzCtEwET3ADpT200320.shtml。

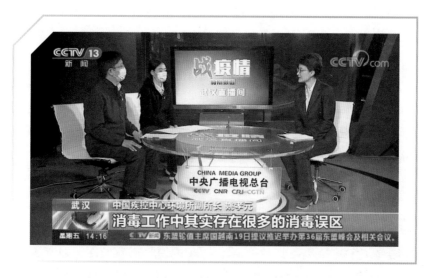

2020 年 3 月 20 日,姚孝元副所长做客新闻直播间

(3) 2020 年 5 月 6 日,国务院联防联控机制召开新闻发布会,姚孝元副所长作为援鄂疾控工作者代表回答媒体提问。

主要内容摘录:消毒是切断新冠肺炎传播途径的一个重要手段,针对不同场所和不同场景要做到科学消毒、精准消毒、有效消毒。对定点医院的消毒,要求病区里的垃圾都要按照感染性医疗垃圾进行处置,病区里的一些生活污水以及粪便要求集中收集并进行消毒后才能排放。对病区里面的物体和环境表面都要加强消毒。对于社区,要求平时保持环境清洁卫生即可,只需要对一些像卡口和电梯公共活动的区域进行消毒。对小区出现新冠肺炎确诊病例的,需要对病人家庭、活动区域以及转运场所进行消毒。

对于武汉这样千万级人口的大城市,有几千个社区,社区的环境卫生和消毒工作是由疾控队员深入街道、走访社区开展的。首先,他们需要查看小区疫情防控管理是否规范,进入小区后,要查看小区的环境是否整洁卫生,电梯是否消毒,消毒后是否有公示。还需询问社区工作人员社区的防控措施是否落实到位,工作人员的配备是否实行了网格化的管理,尤其是引导和教育居民开展防护工作。社区的消毒只要按照国家方案的要求进行,就能够保证消毒效果,过度消毒不但没有必要,反而污染环境,对健康造成损害。

视频及文字链接 http://www.gov.cn/xinwen/gwylflkjz114/index.htm。

(4) 2020 年 3 月 11 日,姚孝元副所长在湖北广播电视台电视综合频道为大众解读疫情期间私家车出行、骑共享单车、乘坐出租车等应如何防护。

主要内容摘录:针对私家车出行提出四点建议:一是私家车出行需做好通风换气。开窗通风时,要避免因车内外温差大而引起感冒,注意穿衣保暖。二是司乘人员需全程戴好口罩,进入公共场所返回车辆后,建议进行手部消毒。三是私家车尽量不搭载疑似症状者,若必须搭载,应及时开窗通风,并对疑似症状者接触过的物品表面(如:车门把手、方向盘和座椅等)进行消毒。四是患者搭乘后,应及时做好私家车物体表面(座椅、方向盘、车窗、车把手等)和空调系统的终末消毒,其他同乘者应接受 14 天医学隔离观察。

针对骑行共享单车,建议用户佩戴口罩、手套骑行,减少过多接触,使用后及时进行手消毒。骑行和等待时,尽可能与他人保持安全距离。骑行前,可以使用消毒物品对车把、车座等车辆关键部位进行擦拭;骑行结束后,将车辆停放在合规区域,避免占用公共通道。

视频及文字链接 https://mp.weixin.qq.com/s/5gEdT2FAWv5Bw_rQFsuFzQ。

3. 张流波研究员接受采访情况

(1) 2020 年 1 月 26 日,张流波研究员参与人民网直播,直播主题:如何预防新冠肺炎。

主要内容摘录:首先,隔离治疗是疫情防控的重要措施,有条件的地方尽量把病人集中隔离。第二是切断传播途径,分为直接传播和间接传播,可以通过戴口罩、消毒等方式。第三是保护易感人群,尽量远离疫情风险区,全程佩戴口罩,做好手消毒手卫生。建议去过疫情风险区的人员进行 14 天自我隔离。

针对消毒方法,张流波研究员提出物理消毒和化学消毒两种方法。可以通过煮沸等方式对餐具进行消毒,也可以选择化学方法,使用 75% 的乙醇对物体表面进行擦拭消毒。对于面积较大的消毒物体,可以使用含氯消毒剂,比如 84 消毒液等。对车内空间,例如方向盘等,可以使用消毒湿巾进行擦拭。

建议公众使用一次性外科口罩,将 N95 口罩留给防疫人员和医务工作者,避免抢夺医疗资源。正确佩戴口罩,可以起到防护的作用,要将口罩和自己的面部贴合。针对口罩的处理方式,普通人用过的口罩,可以按照生活垃圾进行处理。可疑病人、确诊感染人员、患者陪同家属用过的口罩,按照感染性的医疗废物进行处理。

视频链接 https://s.weibo.com/weibo/%25E5%25BC%25A0%25E6%25B5%2581%25E6%25B3%25A2%2520%2520%25E5%2586%25AF%25E5%25BD%2595%25E5%258F%25AC?topnav=1&wvr=6&b=1。

(2) 2020 年 1 月 30 日,张流波研究员接受保健时报采访,采访主题:新型冠状病毒的传播途径、新型冠状病毒的杀灭、口罩和护目镜有关问题等。

主要内容摘录:飞沫传播是主要的传播途径,患者通过咳嗽、打喷嚏等方式把病原体传染给他人;其次是握手、拥抱等密切接触传播;还可通过气溶胶传播,也就是病毒附在悬浮于空气当中的固体或液体微粒上进行传播,但这种传播途径不是主要的传播途径。新冠病毒在 56℃的环境下加热 30 分钟,以及用 75% 的乙醇、含氯消毒剂、过氧乙酸、过氧化氢等都能杀灭,但紫外线对其杀伤力弱一些。要保持手部卫生,用流动的水按照"六步洗手法"洗手,或用含乙醇的手部消毒剂。同时要注意周边亲友的身体状况,不过多密切接触。

文字链接 https://xw.qq.com/cmsid/20200131A05TGN00。

(3) 2020 年 1 月 30 日,张流波研究员在中华预防医学会联合快手直播平台在线讲解新冠肺炎的防护知识。

主要内容摘录:所有人都是易感人群,主要通过飞沫传播和接触传播,并且存在小范围的气溶胶传播。通过咳嗽、握手等都有可能传染。特别要注意间接接触传播,比如门把手。疫情期间,当发现自己发热后,尽量不乘坐公共交通工具,就近就医。要向医生如实报告病情。针对当前医疗用品紧张的情况,呼吁大家节约医疗资源,优先给医护人员使用。面对网友热议的口罩类型及佩戴方式,张流波研究员分别对不同类型的口罩及使用范围进行了详细的讲解。

视频链接 https://live.kuaishou.com/u/3xhwysdvigiagxi/3x937p8uazbw2as?did=web_300b87ed326b4f4f9b2f115ccd2181b7。

(4) 2020 年 1 月 31 日,张流波研究员接受新华网记者采访,访谈内容:返程潮来袭,如何筑牢病毒"防火墙"。

主要内容摘录:我们采取的是全方位的、综合的措施,包括控制传染、切断传播途径、保护易感者。比如在湖北、武汉等地中断交通,尽量减少疫区人员出来,同时把病人隔离治疗。除此之外,对密切接触者要采取隔离观察措施,比如高风险的人群居家办公,疫区返回的人群也需隔离观察 14 天。对于个人,家中是最安全的,要减少到人群密集的地方去,如果一定要出去,应该佩戴口罩,做好手卫生,可以用消毒纸巾对桌椅以及自己可能接触到的位置擦拭消毒。非常时期也要对衣物进行清洗消毒处理。可以用 56℃以上的热水浸泡半小时,用84 消毒液 200~300ml 泡 15 分钟。

视频及文字链接 http://www.xinhuanet.com/politics/2020-01/31/c_1125517134.htm。

(5) 2020 年 2 月 1 日,张流波研究员在中央电视台《今日关注》栏目对新冠肺炎进行防控科普宣传。针对网友关注的防护资源是否浪费、过度消毒是否存在危害以及家庭消毒等内容进行解读。

主要内容摘录:对于疫情"拐点",在目前的情况下,要做好打持久战的准备。延迟上班、错峰上班以及居家办公对疫情防控起到有力的作用。尽量减少人与人接触的机会,切断传播链是最有效的方式。同时要尽最大的努力去发现传染源和无症状感染者,及时发现、早期诊断、及时进行隔离观察、及时治疗。

此外,针对网友的一些问题,张流波研究员进行了相关解答。对于去过疫情高风险区的人员,建议对衣物进行清洗消毒,不建议往身上喷酒精。护目镜对于普通民众来说不是必需品,建议将防护用品优先给临床一线人员使用。

视频链接 http://www.dadizq.com/wap/index.php?m=Article&a=show&id=42931。

(6) 2020 年 2 月 2 日,张流波研究员参加国家卫生健康委新闻发布会,主题为中央空调设施的消毒、消毒纸巾及免洗洗手液的有效性、网约车的防控措施、光滑表面病毒的存活时间及防控措施等。

主要内容摘录:第一,在使用中央空调前应该对空调的类别、供风范围、新风的取风口、冷却水池和卫生指标有所了解,要结合建筑的特点做综合评估,看在当时情况集中空调是否适合启动。第二,中央空调有严格的设计规范,如果是按照规范做的,应该是安全的。第三,国内绝大部分公共场所用的中央空调是风机盘管加新风系统的,可以通过增加新风量来减少室内空气的无序外溢,万一有疫情出现,应停止使用。按照相关要求,不只是对中央空调系统,还要对整个环境进行消毒处理。经过评价合格以后,再考虑中央空调是否可以开启。

《公共交通工具消毒操作技术指南》要求,车辆做好物体表面消毒,加强通风换气,设立应急区域,要求工作人员注意个人安全,随时进行手卫生,加强健康宣教,保证乘客的安全。建议有关部门错峰出行,建议乘客在拥挤的地方戴口罩,注意手卫生,同时注意和陌生人保持距离。飞机、火车最好专门设有应急区域,比如把后面三排空出来做应急用。如果发现可疑病人,要听从安排,到隔离区接受隔离排查。

文字链接 http://www.gov.cn/xinwen/2020-02/02/content_5474001.htm。

(7) 2020 年 2 月 2 日,张流波研究员接受《焦点访谈》的采访,访谈主题:返程高峰,如何防控。

主要内容摘录:面对大规模的返乡人群,关键要尽量分开人流,错峰出行或居家办公。从疫情严重地方回来的人需要隔离观察不少于 14 天。办公场所方面,应该建立健康申报制度,做必要的体温检测,尽量减少面对面的会议和讨论。

在日常生活中,风险比较高的地方也是接触比较多的地方,比如门把手、电梯按钮、超市手推车把手、厕所水龙头按钮等。类似公共场所、人流密集的地方,仅仅靠对环境表面做消毒是远远不够的,所以在这种情况下要做好自我防护,要戴口罩和做手消毒。

视频链接 http://www.dadizq.com/wap/index.php?m=Article&a=show&id=42943。

文字链接 http://www.eweb.net.cn/article-118556-1.html。

(8) 2020 年 2 月 9 日,张流波研究员接受封面新闻采访,针对精准消毒进行科普宣传。

主要内容摘录:消毒不能过度,往大街上和往车轱辘上喷洒消毒剂没有意义。如果用消毒剂对空气消毒,一定要在无人环境下。如果人吸入消毒剂,或身上反复喷洒消毒剂是有潜在风险的。近期,包括北京在内,多个城市陆续公布确诊或疑似病例居住的小区。与这些病例居住在同一小区或同一单元如何做好消毒,答案仍然是"精准消毒"。

视频及文字链接

https://baijiahao.baidu.com/s?id=1658220835592284369&wfr=spider&for=pc。

(9) 2020 年 2 月 12 日,张流波研究员接受《新闻 1+1》今日疫情分析采访,针对网友特别关注的口罩、消毒问题进行答疑。

主要内容摘录:对于日常使用的口罩,在不紧缺的情况下,可以一次性使用。但由于目前医疗资源紧张,可以多次使用。口罩在没有明显污染的情况下,将其挂在通风、阴凉、偏远的地方。疫情期间大多数的空调可以使用。对于单位来说,要做到及时发现,及时观察隔离,同时要保证空气质量,经常开窗通风。要对地面进行消毒处理,对高频次使用的公共区域,如电梯按钮等进行消毒,不建议用酒精做喷雾并进行大面积消毒。

视频链接:http://www.dadizq.com/index.php?a=show&id=43175&m=Article。

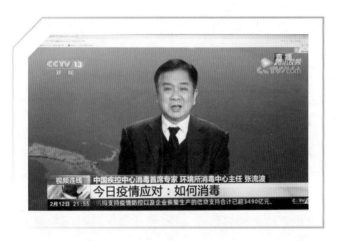

2020 年 2 月 12 日,张流波研究员接受央视《新闻 1+1》今日疫情分析采访

(10) 2020 年 2 月 13 日,张流波研究员参加国务院联防联控机制发布会,对中央空调的正确使用、设立全身喷洒消毒通道合理性、正确使用酒精、新冠肺炎患者逛过的商场是否具有传染性、新冠肺炎患者二手烟是否具有传染性等进行解答。

主要内容摘录:一是集中空调在使用之前应该了解其类型、新风口卫生状况、供风范围,大部分的中央空调是可以用的。二是中央空调有一部分是全空气系统的,全空气系统的中央空调在使用时要求关闭回风,用全新风来运行。三是还有一些风机盘管加新风系统的,这是我国最主要的一款集中空调类型,这种类型的集中空调,要求各个房间之间的空气应该是独立的,在独立的情况下,风机盘管加新风系统的空调是可以用的,用的时候应该尽量开最大的新风量。除此之外,还要特别注意,有一些集中空调是有消毒装置或者净化装置的,在疫情流行期间应该打开运行。每周要对出风口、回风口的过滤器等部位进行清洗。如果在供风范围内发现有新冠肺炎病例或疑似病例,应该及时关闭中央空调,进行消毒,评估合格后再使用。

病毒携带者如果是烟民,吸了他的二手烟是否会传染? 一是根据目前的认知,病毒主要传播方式是呼吸道飞沫传播和接触传播,二手烟不是飞沫传播的方式。二是如果你吸了他的二手烟,说明你们离得很近,所以这种风险是需要避免的。在吸烟时,要保持一定的距离,不要互相之间串在一起抽烟。

确诊患者在不同时间段进商场,后面进去的或者前面进去的是否要进行居家隔离观察? 密切接触者的定义:一是要近距离密切接触;二是没有做有效防护。在具体调查时,流行病学调查人员会根据当时的情况来判定是不是密切接触者。

一些企业、商场甚至有交通要道布置一个消毒通道,人员经过这个通道时,要对你全身喷消毒剂或者做消毒处理以后再放行。这种措施是多余的,起不到切断传播途径的作用,而且这种方式是有害的,应该避免。

视频及文字链接 http://www.gov.cn/xinwen/gwylflkjz11/index.htm。

(11) 2020 年 3 月 2 日,国务院联防联控机制召开新闻发布会,张流波研究员介绍现阶段公共场所等疫情防控有关情况,对如何加强公共交通工具的卫生和安全提出实施建议。

主要内容摘录:对于乘坐公交车,有四个方面要特别注意:一是公交公司应根据客流量适当安排车辆,尽量疏散客流、降低车厢拥挤度;二是在条件允许时,行驶过程中尽量开窗通风,如果有空调系统,要在保证安全情况下尽量增加消毒频次;三是乘客、乘务员、司机都应该佩戴口罩;四是乘客在乘坐时尽量保持一定距离。乘客下车以后要好做手卫生。

关于地铁有七个方面建议:一是加强人员疏导,控制进站人数;二是在站厅增加体温检测装置;三是增加公共设施、公共区域的清洗消毒频次,保证站台内空调正常运转;四是每次出行前,要对车厢内部做清洁和消毒处理,特别要注意保证车厢的通风系统正常运行;五是运行人员和站台服务人员应该佩戴口罩;六是充分利用广播、电视、海报、提示性标语等方式宣传相关防控知识;七是作为乘客,在乘坐全程佩戴口罩,在乘坐结束后做好手卫生。

针对单位召开会议有四点建议:第一,保证会议室的通风换气;第二,会议开始前以及会议结束后,应对会议室桌面、门把手、地面做清洁和消毒处理;第三,尽量减少会议频次,缩短会议时间,参会人员应该戴口罩;第四,尽量改为网络会议、视频会议、微信会议等方式。同时,不建议疫情期间到游泳馆和公共浴室,不建议开放游泳馆和公共浴室。

视频及文字链接 http://www.gov.cn/xinwen/gwylflkjz114/index.htm。

(12) 2020 年 4 月 15 日,国务院联防联控机制召开新闻发布会,张流波研究员介绍做好重点场所、重点单位和重点人群疫情防控工作情况。对不同风险等级地区的群众何时可以摘下口罩、是否需要继续佩戴口罩提出指导意见,并对国家要求各地逐步恢复正常的诊疗秩序,医院等重点场所应该如何做好防控,防止疫情的再次传播提出建议。

主要内容摘录:要把是否佩戴口罩和整个防控措施一起来考虑,才能够让戴口罩的措施发挥出更大的作用。一是普通公众在家里、户外以及没有人员聚集、通风良好的情况下,是可以不戴口罩的。但如果是处在人员密集的场所,如乘坐电梯、公共交通工具,这些情况下应该随身携带口罩,当和其他人距离 1m 之内,就需要佩戴口罩;二是一些特定场所的工作人员,比如火车站、机场、公共交通工具、养老院、福利院、监狱等,工作人员应该要佩戴口罩;三是重点人员,包括病人、疑似病人、密切接触者、境外回国人员,应该要佩戴口罩;四是有职业暴露的人员,比如医护人员、从事疫情防控的警察、保安、保洁人员、服务员等,也应该在工作时佩戴口罩。

针对医院等重点场所提出四个方面建议:第一,医疗机构要不断完善、改善发热门诊的工作,特别是预检分诊制度,要严格发热门诊管理,要规范发热病人的就诊流程;第二,要严格落实相关的消毒隔离和防护制度,要严格防范病人之间相互交叉感染,要注意做好医务人员和患者的个人防护;第三,医院感染控制工作是当前医院最重要的传染病防治工作,要加强对院感控制工作的监督和指导,同时还要注意加强医疗废物的收集管理;第四,要加强就诊患者的管理。

针对疫情期间城市公共交通,有条件的地方仍然要推进居家办公、错峰出行的措施,交通部门要根据客流的情况合理组织运力,尽量使乘客能够分散或隔位入座,要做好车内的清洁消毒工作,加强工作人员和乘客的健康监测,做好防控知识的宣传。要制订相关应急预案,当出现新冠肺炎疫情时,及时按照有关规定处理。乘车人要全程戴口罩,做好手卫生,特别是下车以后,要及时做好手卫生。同时尽量采用无接触付费的方式,尽量和其他人员保持比较远的距离。

视频及文字链接 http://www.gov.cn/xinwen/gwylflkjz93/index.htm。

4. 应波研究员接受采访情况

2020 年 4 月 29 日,应波研究员接受绥芬河广播电视台采访,主题为境外返绥人员的管控措施、小区楼道消杀的效用、居民自我防护口罩的选择等关注度较高的问题。

主要内容摘录:根据绥芬河的防疫要求,主要采取的是点对点的隔离管理和无缝衔接,避免境外人员和当地居民的接触,减少感染的风险。无病例楼道消杀的作用是预防性消毒。对于低层部位来说,使用频率较高,需要进行预防性的消毒处理。对于高层来说,使用频率较低,对应消毒频次减少。根据国家卫生健康委的口罩使用指南,居家或比较空旷的地区可以不佩戴口罩,在人员比较密集的地方,如厢式电梯、会议室等,需佩戴一次性外科口罩。

公众在选购口罩时,要注意区分不同口罩的类型。佩戴口罩时,要注意保持口罩的密封性,才能进行有效的防护。

视频链接 https://v.qq.com/x/page/h095901o3op.html。

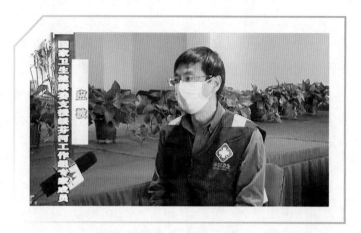

2020 年 4 月 29 日,应波研究员接受绥芬河广播电视台采访

5. 程义斌研究员接受媒体采访

2020 年 3 月 11 日,程义斌研究员在湖北广播电视台综合频道为大众解读社区公共区域环境卫生与消毒工作。

主要内容摘录:日常情况下,小区空气是流通的,所以在没有疑似病人或确诊病人时,对于我们居住的小区外环境,如道路、花园、停车场等一些公共区域只需要每日清扫,保持环境整洁,不需要消毒。

社区应该将生活垃圾按常规分类处理(可回收垃圾、厨余垃圾、有害垃圾、其他垃圾),做到日产日清、无裸露垃圾。保持垃圾收集点环境清洁,早晚各消毒一次,使用 500mg/L 的含氯消毒液或 250mg/L 的二氧化氯消毒剂喷洒,并在垃圾收集点增设医疗废物垃圾桶。新冠肺炎病人产生的生活垃圾需按医疗垃圾处理。

对于室外健身场所,要每日进行清扫保洁,一般不需要消毒。对室内健身器材每日应擦拭消毒,如果使用器材的人数比较多,则需要相应增加消毒频次;对于金属器材的消毒,建议选择季铵盐类消毒剂。对于室内健身场所,要对所有进入健身场所的人员测量体温,体温超过 37.3℃者勿入,并且每日开窗通风 2~3 次,每次 30 分钟。

视频及文字链接:https://mp.weixin.qq.com/s/er-wsxq3LrGYbVmKKeWt-w。

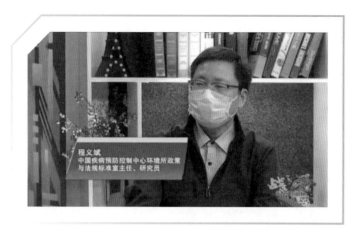

2020 年 3 月 11 日,程义斌研究员接受湖北广播电视台电视综合
频道采访

6. 沈瑾副研究员接受采访情况

2020 年 2 月 5 日,沈瑾副研究员接受央视新闻采访,对社区如何科学防控、正确消毒等
进行解答。

主要内容摘录:在小区里要做到单门进出,个人尽量减少不必要的外出,家里要注意开
窗通风,加强个人手卫生。特别建议对室内高频接触的部位,比如门把手、电梯按钮加强清
洁和消毒的频次,对于室内地面、墙面以清洁为主,定期消毒。注意不要把消毒液加到加湿
器里面,避免引起不必要的身体损害。

视频及文字链接 http://news.2500sz.com/doc/2020/02/05/540987.shtml?tt_from=
weixin&utm_source=weixin&utm_medium=toutiao_ios&utm_campaign=client_
share&wxshare_count=1。

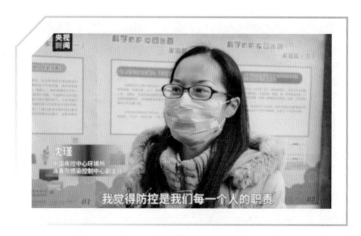

2020 年 2 月 5 日,沈瑾副研究员接受央视新闻采访

7. 王佳奇博士接受采访情况

2020年3月12日,王佳奇博士在湖北广播电视台综合频道为大众解读常用消毒剂应如何选择。

主要内容摘录:配置及使用84消毒液时要佩戴口罩、手套等,避免接触皮肤。如不慎溅入眼睛,应立即用水冲洗,严重者应就医。84消毒液不要与洁厕液、瓷砖清洁剂、浴室清洁剂等混用,要将其置于儿童不易触及处。75%乙醇需避光,可以置于阴凉、干燥、通风处密封保存,由于乙醇易燃易爆,使用时要避开火源,不可用于空气消毒,也不要用于大面积的物体表面消毒和对乙醇过敏人群的手和皮肤消毒。

视频及文字链接 https://mp.weixin.qq.com/s/6iqK4pfD8YSjnP_TPVwkoA。

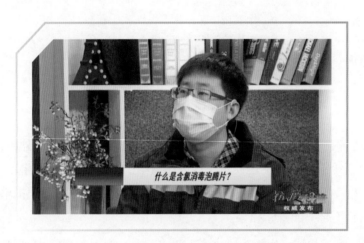

2020年3月12日,王佳奇博士接受湖北广播电视台采访

8. 段弘扬博士接受采访情况

2020年3月8日,为了更精准地服务疫情防控,国家卫生健康委疾控局、中国疾控中心、湖北省疾控中心、湖北省卫健委宣教中心、湖北广播电视台联合推出《抗疫科普权威发布》。段弘扬博士在湖北广播电视台综合频道为大众解读如何进行家庭消毒。

主要内容摘录:在外卖、快递接收时,可以让快递员把外卖放在外面,这样可减少人与人之间直接的接触。日常情况下,外卖去除外包装后,无需对餐盒进行消毒处理,但应做好手卫生。就餐前,用洗手液(或肥皂)流动水洗手,或用免洗手消毒剂揉搓双手。收到快递后,要及时将外包装拆开弃掉,做好手卫生。

一般情况下,如果手机没有接触被污染的物体表面,只需要根据手机污染情况做好清洁处理即可。如果手机出现未知情况的污染,需要进行手机消毒。做好手卫生是我们日常生活中的一项重要防控措施,在"机不离手"的社会环境下,病毒流行期间,做好手卫生的同时也需要重点关注手机的消毒处理。

当家中人员出现疑似症状时,首先要及时上报社区,在社区卫生服务中心进行预检分诊,按照社区负责人员引导规范就医。在疑似病人离开后,应对居住场所进行消毒处理,具体消毒方式应在专业人员的指导下进行。

视频及文字链接 https://mp.weixin.qq.com/s/mN2XnqrzXzBaqORWzPN8Xg。

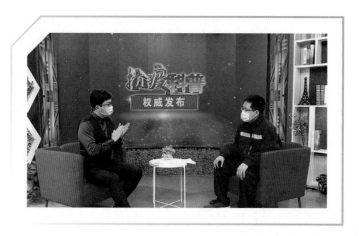

2020 年 3 月 8 日,段弘扬博士接受湖北广播电视台采访

五、隔离休养基地卫生保障

根据国家卫生健康委和中国疾控中心统一调派,环境所 3 月中旬开始选派技术人员前往北京市顺义、昌平、延庆和密云四个援鄂返京人员疗休养基地执行卫生保障任务。工作职责包括制订培训方案、编写基地消毒技术培训资料、服务返京人员户外活动、协助医务人员实施核酸检测、记录体温、督导休养基地实施消毒与健康防护、指导酒店工作人员对中日医院移动检测车进行消毒、协助酒店编制防疫物资预算、接收统计防护物资等。

参与疗休养基地卫生保障人员包括:张流波、沈瑾、王强、梁辰、张剑、孙惠惠、鲁波、张宇晶等。

1. 工作开展情况

(1) 选址并制订技术方案:依据医学观察隔离点相关要求进行选址。编制了《国家卫生健康委援鄂返京隔离休养基地消毒隔离技术方案》《新型冠状病毒肺炎疫情期间集中隔离医学观察场所工作指南(密云休养基地)》及隔离休养基地内不同人员防护要点。

(2) 科学解读防控方案,提供专业防控建议:基于全国总工会和国家卫生健康委对援鄂返京医务人员抗疫英雄的礼遇需求,针对驻地迎送、个人生活必需品配送、捐赠物资发放、志愿者服务及卫健委专班驻地工作组联席工作等环节,应专班要求对隔离休养基地个人防护用品、人员间距及短时间接触的潜在感染风险评估提出专业防控建议。

(3) 指导做好个人防护,对隔离休养基地分区防控管理:根据援鄂返京医务人员集中管理的原则和援鄂返京医务人员"零感染"的特殊性,组织隔离休养基地的工作人员和志愿者做好个人防护,隔离休养基地按"三区二通道"的技术要求实施分区防控管理。

(4) 指导消毒:基于隔离休养基地消毒持续时间较长的特殊性,为了尽可能减少消毒剂暴露对隔离休养人员及驻地工作人员健康影响,在北京市集中隔离点使用含氯消毒剂指引基础上,指导驻地工作人员根据消毒目的和消毒对象合理选用高效、刺激性小且环境与健康影响风险小的消毒剂进行科学消毒。

(5) 应急处置:遇到队员身体突发疾病,第一时间组织抢救并上报。

(6) 其他工作:①对隔离休养队员在休养期间前后进行身心健康状况调查,针对有需求的队员进行心理疏导及安抚。②协助驻地医务人员对休养队员进行身体健康监测,对身体健康欠佳者实施重点关注。③协助当地疾控中心工作人员对基地人员实施核酸检测。④记录隔离队员每日体温并上报。⑤协助管理队员外出散步。⑥接收统计防护物资并发放等。⑦筹划隔离休养人员的欢迎欢送仪式。

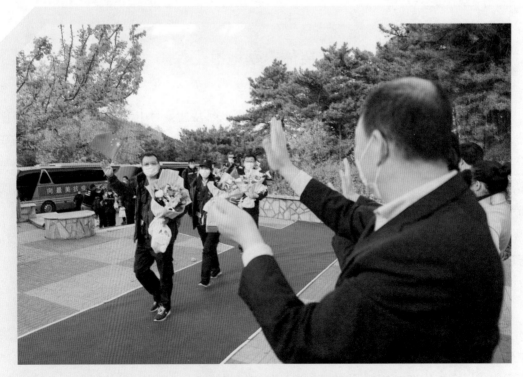

2020 年 4 月 20 日,援鄂疾控队员入驻密云基地(鲁波 摄)

2. 圆满完成保障任务

在隔离休养保障任务完成后,国家卫生健康委直属机关工会常务副主席杨志媛代表委直属机关党委和工会向中国疾控中心及病毒病所、环境所赠送了写着"同心同德彰显担当、共战疫情携手同行"的锦旗,环境所党委书记王林接受了锦旗。杨志媛主席对中心及两个所的工作人员为委援鄂返京队员集中隔离期间提供的专业技术支持、优质高效服务和全面得力保障表示由衷的感谢。李新华书记表示,鲜红的锦旗、烫金的大字,既是成绩、也是荣誉,更是沉甸甸的责任,中国疾控中心职工将继续发挥特别能吃苦、特别能战斗的疾控人精神,全力保障各项任务圆满顺利完成。环境所还作为援鄂医卫机构代表获得中央和国家机关工委、文化和旅游部、国家卫生健康委"翰墨丹青赞英雄"书法美术作品。

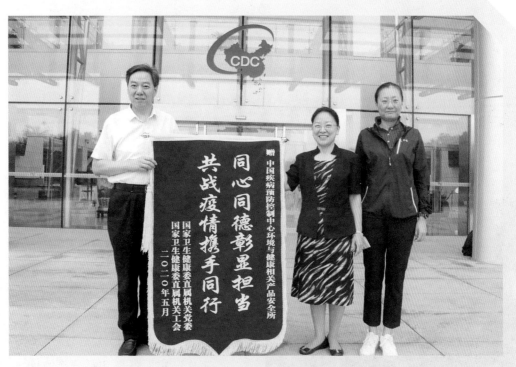

王林书记(左一)接受国家卫生健康委直属机关党委、工会赠送锦旗(纪勇　摄)

第三章

参与指导地方疫情防控工作

一、武 汉 市

（一）防控组驻武汉市环境卫生与消毒专家工作队

1. 工作队组成及工作任务

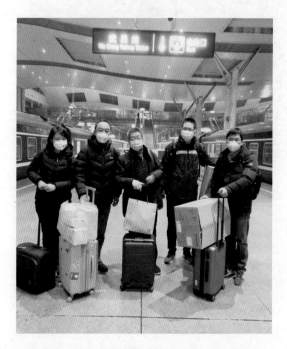

2020 年 1 月 26 日凌晨，段弘扬（右二）抵达武汉

新冠肺炎疫情发生后，按国家卫生健康委的统一部署，中国疾控中心紧急响应，环境所派出 13 位环境卫生和消毒专业技术人员，分别于 1 月 25 日、2 月 5 日和 2 月 17 日分三批到达武汉抗疫一线，组成了防控组驻武汉市环境卫生与消毒专家工作队（以下简称"工作队"）。

工作队主要任务包括三个方面：一是指导当地开展环境卫生清洁和科学消毒；二是指导当地开展科学健康防护；三是评估隔离点、社区环境卫生和消毒状况，提出改进建议。

2. 开展的主要工作

（1）制订技术方案，指导和规范现场环

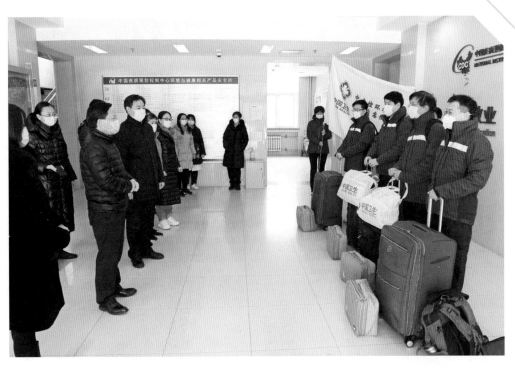

2020 年 2 月 5 日,环境所领导为环境所第二批应急队员送行(孙若锋　摄)

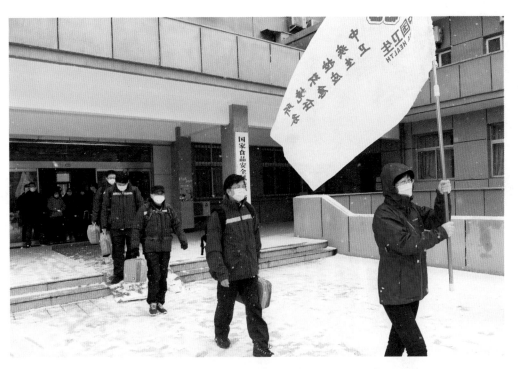

2020 年 2 月 5 日,环境所第二批应急队员出发(孙若锋　摄)

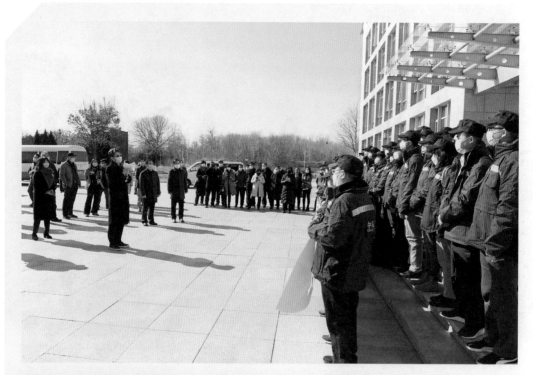

2020 年 2 月 17 日,中国疾控中心领导为援鄂队员送行(孙若锋　摄)

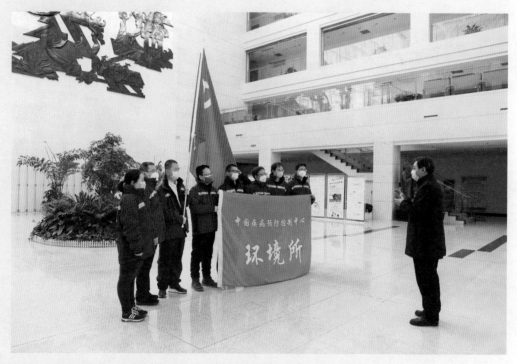

2020 年 2 月 17 日,王林书记(右一)为环境所第三、四批援鄂队员送行(孙若锋　摄)

境卫生和消毒工作:工作队到达武汉后,迅速进入工作状态,调研医疗机构、方舱医院、隔离点、社区等各类场所的环境卫生和消毒问题,分析研判确诊、疑似、密接和健康等人群的防护需求,制订《方舱医院清洁与消毒技术方案》《密切接触者接收场所清洁与消毒技术方案》《疑似病例收治点清洁与消毒技术方案》《确诊、疑似病人收治机构和密接者医学观察场所环境卫生和消毒现场评估方案》《发热、疑似病人居家生活十条》《社区居家人员生活健康小贴士》《东湖宾馆消毒技术方案》《武汉女子监狱新冠肺炎防控清洁消毒技术方案》《汉口监狱环境卫生清洁消毒技术方案》和《方舱医院停舱后终末消毒技术方案》《华南海鲜市场消毒方案》等10余项技术方案,指导和规范现场环境卫生和消毒工作。

(2)编制培训材料,指导提升现场防控技术能力

1)编制课件、视频和防护手册:工作队为推进环境卫生与消毒技术及健康防护培训工作,根据技术方案,在环境所后方人员的支持下,制作《方舱医院清洁与消毒技术要点》《密切接触者接收场所清洁与消毒技术要点》《疑似病例收治点清洁与消毒技术要点》《社区清洁消毒与健康防护要点》《重点场所清洁消毒及防护要点》等5份PPT指导课件和3份视频,编写的《新冠肺炎疫情社区消毒与健康防护手册》《新型冠状病毒感染防治社区手册》《新冠肺炎疫情防控知识》《新冠肺炎疫情常态化防控使用手册》已由中国言实出版社出版。

2)现场培训:工作队派出10人次赴洪山区方舱医院、武昌区疾控中心、硚口区卫生健

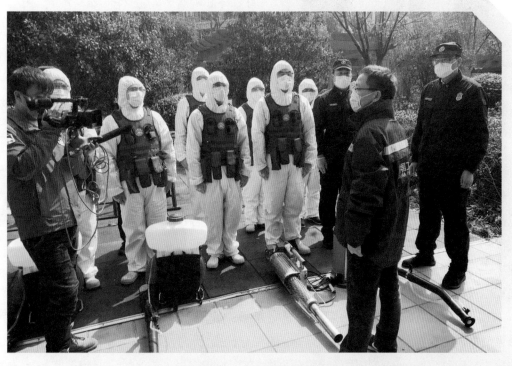

2020年4月5日,程义斌(右二)研究员进行现场消毒培训(吕锡芳 摄)

康委、江岸区卫生健康委,对方舱医院、隔离点、社区等场所消毒人员开展环境卫生与消毒技术及健康防护现场培训;派出 2 人次到武汉市卫健委对各相关部门消杀工作人员及联络员进行消毒与防护知识点视频培训;派出 3 人次到武汉市消防支队进行消毒和防护知识视频培训。现场培训和视频培训人数约 3 000 人。

3) 微信咨询和网站宣传:为及时有效回复各类消毒与防护知识点咨询,工作队建立或积极参加多个工作微信群,如支援湖北环境消杀组微信群(134 人)、硚口区消毒工作微信群、武昌区消毒微信群等,得到各区领导和工作人员好评。工作队联系武汉市疾控中心将培训课件和视频上传至其官网,进行推广应用。

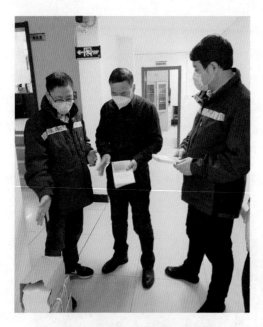

2020 年 3 月 4 日,环境所专家在武汉洪山区疾控中心发放宣传材料(吕锡芳 摄)

4) 发放政策性文件资料:按照中央指导组防控组的要求,向武汉市各区和有关单位发放《依法科学精准做好新冠肺炎防控工作技术方案》《重点场所、重点单位和重点人群防控指南》和《新型冠状病毒感染防治社区手册》,共 3.6 万份。

(3) 开展调查评估,指导改进重点场所环境卫生和消毒状况:为做好方舱医院、定点医院、疑似病例及密接人员隔离点的防控工作,有效降低传播风险,工作队参与了武汉市 7 家方舱医院、11 家定点医疗机构、125 处隔离点、95 家养老机构、32 家企业、34 家精神卫生机构、1 处支援武汉医务人员安置点,以及 10 家监狱、看守所、戒毒所,54 家商场超市,12 家火车站、汽车站及天河机场的现场调查评估和技术指导。

1) 对方舱医院进行现场调研与指导:工作队调研了武昌方舱医院(洪山体育馆)、江汉方舱医院(武汉国际会展中心)、东西湖方舱医院(武汉客厅文化博览中心)、武汉硚口武体方舱医院(武汉体育馆)、汉阳方舱医院(武汉国际博览中心)、新洲区新港一号厂房方舱医院、武汉科技会展中心等方舱医院。在调研过程中,工作队积极了解方舱医院的建设和管理,与现场工作人员进行沟通,对方舱医院的"三区两通道"布局、饮用水安全、消毒装置、通风设施和垃圾粪便处理等方面的卫生设计提出了改进建议。

2) 对新冠肺炎患者定点医院的督导检查:工作队参加了对武汉市红十字会医院、武汉市第五医院、武汉市中心医院(后湖院区)的督导检查,针对发现的问题提出了改进建议,如医疗机构应制订统一的防护用品穿脱流程图,在穿脱防护用品的区域设立防护监督员,规范医护人员个人防护用品的脱卸等。

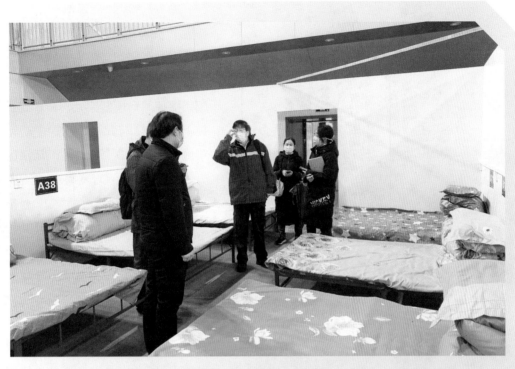

2020 年 2 月 6 日,姚孝元副所长(中)调研方舱医院环境卫生状况(吕锡芳　摄)

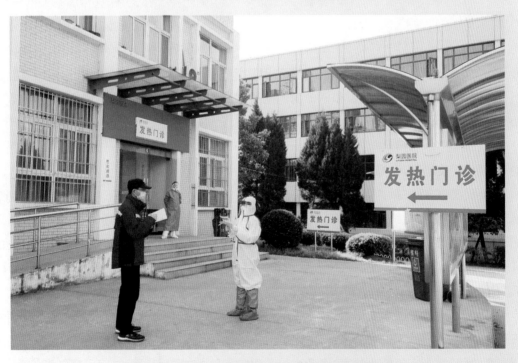

2020 年 3 月 20 日,环境所专家参与定点医院督导检查

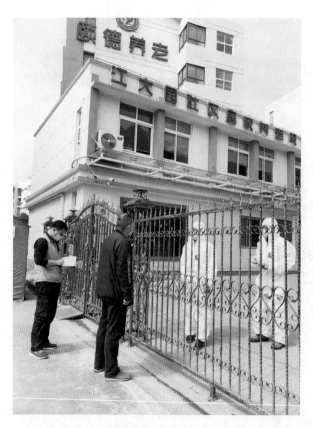

2020年3月8日,环境所专家参与养老机构检查督导
（钱乐　摄）

3）对新冠肺炎疑似病例和密切接触人员隔离点的督导检查:为了了解疑似病例和密切接触人员隔离点运行和消毒工作开展情况,在国家卫生健康委疾控局环境健康处李筱翠处长带领下,工作队与武汉市疾控中心专家对武汉市第四医院、武汉市江汉区隔离点、瑞安海龙酒店隔离点、汇通路3号汉庭酒店隔离点、青岛路13号格林豪泰酒店隔离点的消毒情况及其管理措施进行调研和指导,与场所管理人员进行现场交流,回答现场管理人员有关咨询,强调了消毒和隔离防护的工作要点。

4）对养老机构的检查督导:养老机构人员密集,老年人更是易感高危人群,为了了解养老机构新冠肺炎疫情的防控工作,工作队参加中央指导组、督导组,对武汉市东西湖区慈惠街道办事处农村福利院、硚口区宗关街发展社区养老院、硚口区社会福利院、武昌区紫阳街道福星养老院等养老机构进行了走访,就机构人员设置、健康监测、疑似和确诊病例的处置流程、消毒清洁工作、物资保障工作、人员心理健康等方面进行督导。

工作队在参与起草督导报告时提出了针对养老机构的消毒工作应做到科学消毒、精准消毒,切勿过度消毒,做好清洁消毒记录的建议。

5）武汉市31家精神卫生机构的院感防控专项督查:工作队参与了由武汉市医院感染管理质量控制中心组织的精神卫生机构的院感防控专项督查工作。督查中发现的具体问题如下:部分医疗机构未建立医务人员分级防护防控方案和环境物表消毒防控方案或建立的方案不详细;部分医疗机构医疗废物管理不规范,医疗废物虽由区环保局指定单位来转运,但交接记录不完善;部分医疗机构污水消毒处理后未开展相关监测,记录不全;部分医疗机构污水处理站出现故障,未正常运转;少数医疗机构未掌握消毒剂的配制方法,浓度使用不正确。工作队针对发现的问题,因地制宜地提出了改进意见,如建立符合本院的医院感染应急预案、疑似病例应急处置预案、医务人员分级防护防控方案和环境物表消毒防控方案;规范医疗废物的分类收集、分类存放、转运及交接登记,切实落实医疗污水的化学监测和生物监测。

6)安置支援武汉医务人员游轮的卫生保障:为做好一线医护人员卫生保障及健康防护工作,工作队调研了用于援助武汉医疗队住宿的游轮,重点调研了空调、餐厅、卫生间、污水和粪便等的消毒处理情况。对工作人员强调了游轮卫生保障工作要点,如加强房间通风、加强高频接触的环境及物表的消毒、确保生活污水及粪便无害化处理等。

(4)深入调查研究,提供重点场所环境卫生与消毒技术支持:为切实保障重点场所环境健康安全,有力推动疫情防控工作的落实,有效防范疫情在重点场所的扩散、蔓延,工作队深入华南海鲜市场、湖北省武汉女子监狱、湖北省汉口监狱等场所开展调查研究,掌握第一手材料,积极开展重点场所环境卫生与消毒技术支持工作。

1)华南海鲜市场消毒及环境卫生学处置:按照中央指导组防控组的要求,工作队多次深入华南海鲜市场实地调研,分别于2月21日、24日参加武汉市疫情防控指挥部组织的彻底清理和消杀工作方案专家论证会。牵头提出的华南海鲜市场消毒及环境卫生学处置7条建议全部被武汉市新冠肺炎疫情防控指挥部采纳;指导制订的物品清理、填埋和消毒三类技术工作方案作为华南海鲜市场清理消毒的主要技术措施实施。市场彻底清理消毒处置期间,工作队10余次前往华南海鲜市场和填埋场地进行现场调查,向指挥部科学提出了封锁市场部分外部道路的建议,实时开展环境卫生与现场消毒、个人防护督导、培训工作,为华南海鲜市场的安全彻底清理和消杀工作提供了有力的技术支撑。

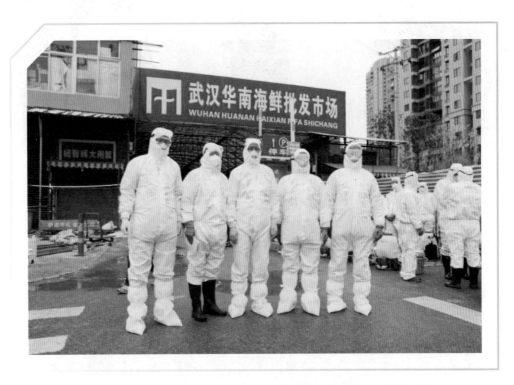

2020年3月4日,环境所专家对武汉华南海鲜市场现场进行消毒指导

2）监狱终末消毒处置：为预防和控制新冠肺炎在监狱内的再次发生及传播，科学、精准、有效地开展武汉女子监狱和汉口监狱新冠肺炎防控工作，工作队现场调查监狱监区及患病服刑人员监舍、临时安置服刑人员的方舱医院等相关场所的环境卫生与消毒工作开展情况；组织武汉市疾控中心、北京安定医院驻武汉工作队等机构共同起草完成《湖北省武汉女子监狱新冠肺炎防控工作方案》《湖北省武汉女子监狱新冠肺炎防控消毒处置技术方案》和《湖北省汉口监狱新冠肺炎防控消毒处置技术方案》；对具体执行监狱终末消毒工作的第三方消毒服务机构进行技术指导和培训，开展和指导终末消毒过程评价和消毒效果评价，有力地切断了监狱内可能存在的传染源通过环境介质的再次传播，为尽快恢复两所监狱正常运转管理创造了条件。

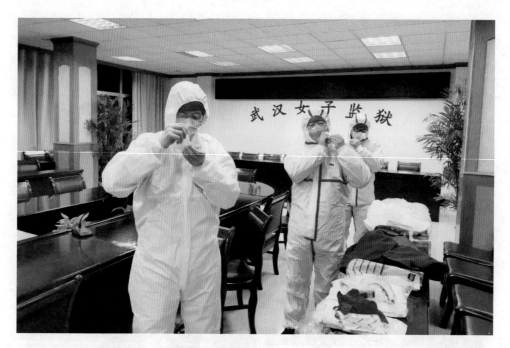

2020 年 4 月 4 日，环境所专家参与武汉女子监狱终末消毒

（5）下沉社区和重点场所，检查督导社区环境卫生与消毒工作：工作队驻硚口区、江岸区、江汉区、洪山区、武昌区、汉阳区和青山区社区成员每日深入街道，走访机构单位，了解环境卫生与消毒工作的现状，针对工作中存在的问题，结合实际情况给出建议或解决方案，将工作情况汇总后，形成工作日报或专项报告，提交中央赴湖北指导组防控组。

工作队根据社区居民的需求，发放《社区居家人员生活健康小贴士》，指导居民日常生活方式，提升社区居民防护意识；根据不同场所的需求，推送《社区清洁消毒与健康防护要点》《重点场所清洁消毒及防护要点》等 PPT 文件，对社区工作人员进行培训，提高社区工作人员的防护意识和清洁消毒水平。同时组织各类消毒与防护技术培训，督导各类人员做

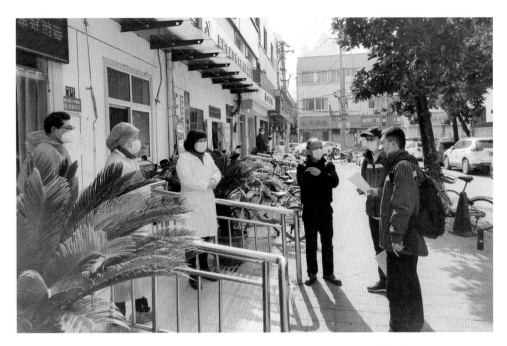

2020 年 3 月 30 日,环境所专家开展社区环境卫生和消毒指导

好环境卫生和消毒及个人防护工作。

工作队参加国务院督察组,督导华生小区、望才里社区、西马新村、扬子社区、欢乐星城小区、融侨悦府小区、夹河社区和武重社区等 8 个社区(小区)的新冠肺炎防控措施的落实情况、健康监测管理情况和环境卫生与消毒工作情况。工作队现场指导武汉市消防支队开展对疑似病例隔离点、养老院、居民小区、武汉火车站、武汉天河机场的环境卫生清洁和消毒工作。

(6) 组建专家团队,开展科普宣教,回应舆论热点:为科学有效地宣传新冠肺炎健康防护科普知识,工作队组建由中国疾控中心、华中科技大学同济医学院和武汉疾控中心专家组成的科普团队,针对中央指导组防控组发布的《不同人群、不同场所、不同交通方式的健康防护手册》,协调湖北电视台 5G 直播车,由环境所姚孝元副所长现场解读健康防护指导手册,在《众志成城抗疫情》栏目中现场直播。国家卫生健康委疾控局、湖北省卫生健康委、中国疾控中心和湖北电视台联合策划制作《抗疫科普权威发布》栏目,组织科普团队专家完成制作针对不同人群、不同场所、不同交通方式的健康防护和消毒知识的宣教片 13 期,包括华中科技大学同济医学院徐顺清教授访谈《特殊人群的健康防护》(上、下);华中科技大学同济医学院袁晶教授访谈《重点场所的卫生防护》(上、下);中国疾控中心环境所姚孝元副所长访谈《交通工具上的卫生防护》(上、下);中国疾控中心环境所段弘扬助理研究员访谈《居家消毒指导》(上、下);华中科技大学同济医学院黄正副教授访谈《口罩的选择使用》(上、下);中国疾控中心环境所程义斌研究员访谈《社区公共区域环境卫生与消毒》;中国疾控中心环境所王佳奇助理研究员访谈《常用消毒剂的选择使用》；华中科技大学同济医学院胡平副教授访谈《消毒工作的误区》等。

《抗疫科普权威发布》节目自 2020 年 3 月 1 日播出以来共播放 13 期，在湖北卫视、湖北综合、湖北经视等七个电视频道播出，含重播时间在内，总播出时长近 1 000 分钟。节目短视频在学习强国、长江云、今日头条、抖音、百家号、快手、微信公众号、微博等新媒体平台分发 94 条，总推荐量 64.9 万，播放量 8.73 万。《为何新冠肺炎易感人群是老年人？》等 11 条重点内容在学习强国平台上进行了发布。国家卫健委疾控局环境健康处李筱翠处长和姚孝元副所长在中央电视台武汉直播间就如何科学佩戴口罩，如何科学适度消毒、避免踏入消毒误区接受专访。

工作队十分关注新冠肺炎疫情防控网络舆情热点，联合后方团队开展新冠肺炎疫情环境健康舆情监测工作，梳理网民关注的环境卫生清洁与消毒、健康防护方面的热点问题，针对舆论关注的小区垃圾焚烧、污水消毒、粪便消毒、雷神山医院垃圾污水消毒是否影响周边环境，社区消毒走廊、防护口罩选择等热点问题，提出回复意见。

3. 工作亮点

（1）深入调查，分类编制技术方案：工作队在分类编制技术方案之前，走访各类场所，通过深入一线调查、询问在场工作人员、查询专业技术资料、多方联动专业机构和专家等方式，编制各类场所环境卫生与消毒技术及健康防护技术方案，通过现场培训、网站推广、微信传播等方式供场所工作人员和消毒人员对照实施，极大推进了各类场所、各类人员的消毒与防护工作。

（2）多方联动，整合专家技术团队：在湖北省电视台《抗疫科普权威发布》节目录制期间，华中科技大学同济医学院给予了大力支持，派出多位教授协助工作队录制了《特殊人群的健康防护》《重点场所的卫生防护》《口罩的选择使用》《消毒工作的误区》等节目，获得很高的收视率。

工作队在武汉工作期间获得了武汉市疾控中心的大力配合。在华南海鲜市场的终末消毒与垃圾清运、重点场所现场调研、武汉汉口监狱及武汉女子监狱终末消毒方案制订、消毒与环境卫生技术培训及媒体宣传等工作中，均与武汉市疾控中心专家有着深度合作。

工作队在武汉工作期间，离不开环境所后方强大支持，重要技术方案由后方专家工作组审定把关，重大技术问题与后方统一口径，现场工作遇到的技术难点及时向后方专家团队咨询。培训视频课件由后方团队配音、录制。

此次疫情中，来自全国 25 个省市的 134 位环境卫生和消毒工作者全力支援武汉。工作队通过微信工作群与一线疾控人员保持密切的联系，大家互相交流经验、解答工作中的问题。这些来自全国各地的疾控工作者下沉到社区，通过言传身教开展消毒与卫生技术指导，广泛宣传消毒与环境卫生科普知识。工作队在武汉工作期间与华中科技大学同济医学院、湖北省疾控中心、武汉疾控中心环食所、消媒所进行了工作技术交流。

（3）下沉社区，督导解决实际问题：工作队深入社区，通过面对面交流，快速准确了解社区需求；通过手把手传授，翔实细致讲解技术细节；通过建立各区小范围微信群，高效快速解决问题。

（4）聚焦难点，提供专项技术支持：重点场所、特定人群由于其场所、场地或人员的特殊性，多具有人员聚集性、行为受限性、管理强制性、舆论压力大等特点，给武汉市紧张的疫情防控工作带来了不小的压力。工作队在中央指导组防控组的统筹部署下，发挥团队专业特点和优势，聚焦华南海鲜市场、湖北省武汉女子监狱和湖北省汉口监狱、方舱医院等重点场所环境卫生与消毒工作，分类实施工作人员、管理人员、服刑人员等特定人群防护措施；深入目标现场调研，结合场所或人员管理机构、执行消毒工作单位等的实际需求，针对室内空气、织物、盥洗间、洗澡间等不同对象，科学化、特异化的制订环境卫生处置与消毒技术方案，现场指导和评价环境卫生与消毒工作，为重点场所、特定人群等疫情防控工作难点提供了操作性强的专项技术支持。

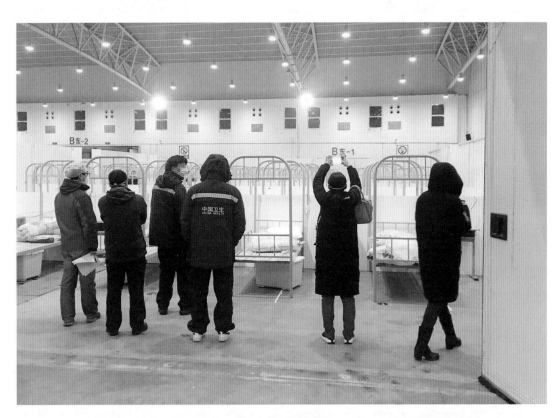

2020 年 2 月 6 日，环境所专家在方舱医院调研环境卫生和消毒工作（钱乐　摄）

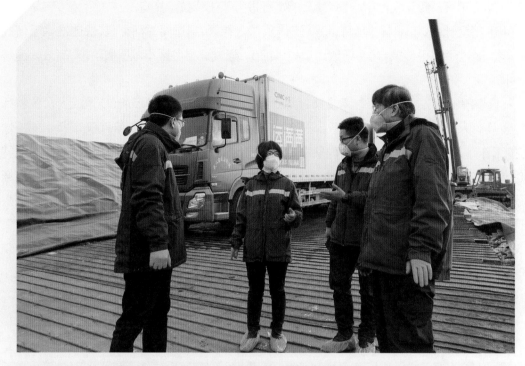

2020 年 3 月 26 日,环境所专家对华南海鲜市场清理物品填埋情况检查督导

(5) 同步推进,强化媒体宣传与现场培训:针对社区工作者环境卫生清洁和消毒、健康防护知识缺乏的问题,工作队联合湖北电视台在《抗疫科普权威发布》中制作 13 期节目开展不同场所、不同人群、不同交通工具健康防护和消毒知识的科普宣传;编制不同场所环境卫生清洁和消毒技术要点视频和 PPT,在武汉市疾控中心网站、消毒专家平台、社区工作平台同步推出;向社区发放人民卫生出版社出版的《依法科学精准做好新冠肺炎疫情防控工作技术方案》《重点场所、重点单位和重点人群防控指南》《新型冠状病毒感染防治社区手册》共 3.6 万册;组织消毒人员和社区工作者开展视频会议和现场培训互动。这种媒体科普宣传和现场重点培训与交流同步推进的模式很好地提升了社区工作者环境卫生清洁和消毒、健康防护的知识和技能。

4. 工作成效

(1) 工作队牵头提出的华南海鲜市场卫生学处置和消毒技术指导建议为华南海鲜市场物品无害化清理和消毒工作提供了技术指导。

(2) 制订监狱环境卫生清洁和消毒方案,指导湖北省武汉女子监狱和湖北省汉口监狱的疫情防控工作,防范疫情蔓延。

(3) 与湖北电视台联合录制科普节目,传播了针对不同人群、不同场所和不同交通工具

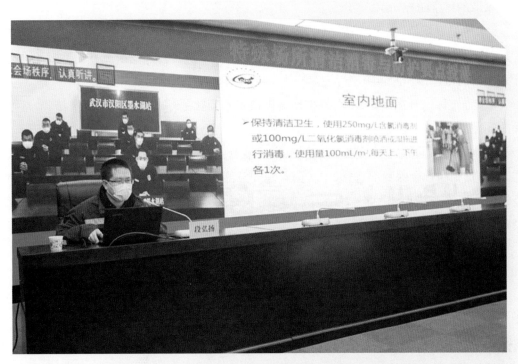

2020 年 3 月 4 日,段弘扬博士讲解特殊场所消毒与防护要点

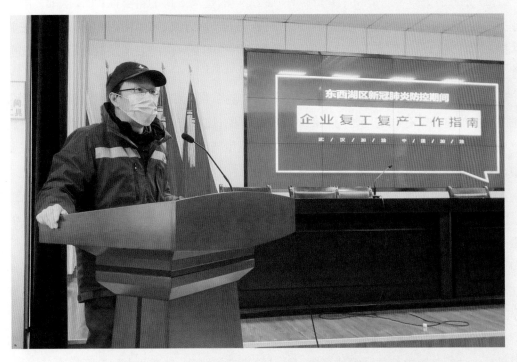

2020 年 3 月 16 日,李亚伟助理研究员为东西湖区作复工复产工作培训

上应采取的科学防控知识。

(4) 通过现场培训、微信转发和网站等方式准确推送隔离点消毒、环境清洁和健康防护知识,规范了隔离点管理人员、区县疾控人员、公安干警、消防官兵及第三方消毒服务机构工作人员的消毒操作和健康防护行为。

(5) 通过深入社区调研,针对性地指导解决了不同社区存在的环境卫生清洁、消毒等方面的问题。

在大家的共同努力下,防控组驻武汉市环境卫生与消毒专家工作队荣获国家卫生健康委、人力资源和社会保障部、国家中医药管理局三部委授予的"全国卫生健康系统新冠肺炎疫情防控工作先进集体"称号,工作队成员姚孝元、段弘扬荣获"全国卫生健康系统新冠肺炎疫情防控工作先进个人"称号。

5. 工作体会

(1) 按照防控组的部署,及时调整工作重点,提高工作的精准性:按照防控组的部署,工作队从2月初制订方舱医院、隔离点的环境卫生清洁与消毒技术方案和开展技术培训,到2月中旬技术指导和现场评估,再到2月下旬针对不同人群、不同场所和不同交通工具新冠肺炎防控和健康防护知识宣教,3月上旬华南海鲜市场的卫生学处置和消毒、女子监狱的消毒和新冠肺炎防控技术支持和技术指导,及时调整工作重点,提高了工作的精准性。

(2) 依靠后方技术储备和专家资源,前后方互动,提高工作的科学性:工作队细化的技术方案主要依据和参考了后方防护消毒技术组编制的技术方案、技术指南和指导手册,主要技术措施和答复口径请后方工作队把关,前方发现的和需要解决的问题及时与后方沟通,前后方互动,提高了工作的科学性。

(3) 以问题为导向,因地制宜,细化做实工作方案,提高工作的专业性:武汉作为疫区,环境卫生和消毒方面存在的问题与其他地方有所不同,比如方舱医院的建设与运行、隔离点的垃圾和污水处理、居家隔离健康防护、社区环境卫生与消毒等,工作队深入调研,抓住主要问题,有针对性地细化工作方案,提高了工作的专业性。

(4) 抓关键人员、特殊场所,指导和服务并重,提高工作的有效性:武汉市、区、县疾控中心的专业人员、社区工作者、隔离点管理人员和消毒人员,这些都是疫区防控新冠肺炎的中坚力量,工作队针对这些关键人员开展专项技术培训和现场技术指导,提高他们的专业能力和工作规范性。华南海鲜市场、武汉女子监狱、汉口监狱等特殊场所备受公众关注,工作队针对这些特殊场所开展现场调查,提出建议或制订专项技术方案,指导和服务并重,提高工作的有效性。

(5) 充分发挥地方技术力量和工作资源,帮忙不添乱,提高工作的可实施性:工作队与华中科技大学同济医学院共同组建环境卫生与消毒专家团队,在湖北电视台开展科普宣传;与武汉疾控中心媒消所建立工作机制,共同对华南海鲜市场、武汉女子监狱、汉口监狱等特殊场所开展消毒技术指导;对养老机构新冠肺炎防控,隔离点和精神卫生机构院感防控开展专项督查;对不同类别人员开展环境卫生和消毒技术培训,提高了工作的可实施性。

6. 存在的问题

(1) 工作中的不足之处

1) 未能深入开展方舱医院运行时的环境卫生与消毒现状评估:方舱医院在实现"应收尽收、应治尽治",最大限度地扩充收治患者容量,避免确诊患者源头传播等方面发挥了重要作用,也为我国应对突发公共卫生事件,应对重大灾情疫情迅速组织扩充医疗资源创造了一种新的模式。但方舱医院建设和运行需要符合传染病医院的要求,虽然工作队在方舱医院建设时参与了一些工作,诸如"三区两通道"、通风与排放、厕所与粪便处理、洗浴间与污水处理等方面的设计指导,但由于工作协调方面的问题,工作队未能进一步对方舱医院开展环境卫生与消毒现状评估。

2) 未能及早在社区层面充分开展健康防护与消毒知识宣传和工作指导:习近平总书记在武汉市考察疫情防控工作时指出,抗击疫情有两个阵地,一个是医院救死扶伤阵地,一个是社区防控阵地。社区防控在这次疫情应对中发挥了重要作用。但不管是社区工作者,还是社区居民,传染病防控对他们来说都是多年不遇的事情,对政府的防控措施和卫生健康部门管理要求不理解,对个人防护知识不了解、不掌握,消毒不到位和过度消毒同时存在,垃圾收集不规范、处置不及时,一定程度上影响了社区防控效果,增加了管控压力。工作队未能及早深入了解社区健康防护与消毒工作的需要,编写具有针对性和可获得性的宣传材料,未能及早对社区工作者和志愿者开展广泛的培训和工作指导。另一方面由于人员较少,培训指导工作未能覆盖武汉市的各个区县,直至后期社区防控中仍然存在一些环境卫生清洁和消毒方面的问题。

3) 在疫区新冠肺炎防控方面,多依赖于经验和常识,缺少系统性的理论和实验数据支持:在本次新冠肺炎防控中,工作队编写了一些环境卫生、健康防护和消毒方面的方案、指南和科普材料,也对现场进行了培训和指导,但这些工作大多基于后方编写的材料,有些还基于现有的知识、现场经验和常识,缺少系统性的理论和实验数据支持,底气不足,如环境中的微小气候对病原体传播的影响;病原体的飞沫传播、接触传播、气溶胶传播、粪口传播动力学和扩散模型;病区有组织排风和无组织排风病原体的扩散规律;不同场景下口罩使用时限的科学实验数据;不同场景下消毒效果定量评估;不同消毒剂对新冠病毒杀灭能力评估等。

(2) 环境卫生和消毒现场工作中存在的问题

1) 社区环境卫生和消毒管理不畅:社区环境卫生和消毒主体责任不明,责权不清,多头管理。在社区管理工作中,垃圾清运属于环保部门,污水处理属于水务部门,社区环境卫生清洁属于城管部门,小区内的管理属于小区物业,小区清洁消毒由街道社区统一管理等。在疫情防控期间,这些部门都有各自的管理要求,导致社区出现衔接不畅的问题,如医疗垃圾转运、小区过度消毒等。

社区环境卫生和消毒专业人员极其短缺,大部分为疫情防控临时抽调人员组建,来源包括区县疾控人员、社区工作者、第三方服务机构、志愿者等,这些人员未经培训就仓促上岗,相关专业基础知识和技能十分薄弱,存在一些消毒方法错误等问题。

2) 现场消毒存在不规范现象:疫情初始,缺乏统一的消毒技术指导方案,各地操作方法不统一,消毒质量和效果评价难以保证,缺少消毒剂使用的环境影响评价;疾控机构在医院感染防控和病房终末消毒等环节介入较少,存在一定程度的医防脱节;部分疫点终末消毒流于形式,重点环节如确诊患者的床上用品未处理,存在病毒传播隐患;预防性消毒的频次没有指导性要求和事前风险分析,以至于各社区、单位、家庭、超市几乎天天消毒 2 次以上,形成不必要的人力、物力浪费和物品损坏、环境破坏;有些社会消毒服务机构消毒专业性不强,消毒方案不科学,存在对消毒药剂性能不了解、配制浓度不准确、喷洒方式不规范、消毒对象不明确、个人防护意识不强、防护装备不到位等诸多问题;后期存在盲目消毒与过度消毒现象,对无明确污染的室外环境开展大规模大面积消毒;单位小区自制消毒通道对通过人员喷雾消毒,使用戊二醛对环境物体进行擦拭和喷雾消毒,使用高浓度的含氯消毒剂做预防性消毒等过度消毒现象;疫情期间有些消毒产品的使用缺乏监管,存在使用无产品许可证和卫生安全评价报告的消毒产品,消毒产品标识不规范,或无标识,随意改变消毒剂使用方式等现象。

3) 科普宣传和培训亟待加强:疫情期间缺乏社区科普宣传和培训专业平台和队伍,缺乏针对环境卫生与消毒权威全面的科普宣传培训教材和课件;社区从事环境卫生与消毒工作人员大多是临时抽调人员,没有相关工作经验,且文化水平普遍较低,缺乏专门的理论培训和实践操作培训;社区居民缺乏居家消毒和个人手卫生知识,存在消毒剂混用和过度消毒的误区。

4) 消毒专业人员严重短缺:由于多年未发生重大传染性疾病,消毒工作被弱化,消毒队伍和人员严重流失。本次来武汉开展消毒工作的疾控人员,大多为临时抽调的环境卫生及相关专业人员,消毒专业人员严重短缺。

7. 工作建议

(1) 健全组织体系、完善工作机制。从国家层面制定环境卫生和消毒专业发展规划,以加强重点、突出特色、扩大优势、协调发展为基本原则,建立和完善环境卫生和消毒组织体系,进一步完善社区环境卫生和消毒工作机制。

(2) 加强人才队伍建设,创新人才培养模式。加强环境卫生和消毒队伍的建设,优化人才激励评价机制。以抓高端、强基层、建机制为依托,大力培养高层次人才,发展壮大基层队伍,培育充实紧缺人才,逐步扩充专业人才队伍,做好人才的储备。积极选拔和造就学科带头人,强化专业梯队层次结构。拓宽专业教育途径,加大人才培训力度,重视基层人员操作技能培训。组织开展环境卫生和消毒应急演练,提高全国专业队伍的现场应急处置能力。

（3）加强科学研究,促进技术创新。加强科技投入,开展环境卫生和消毒领域基础型和应用型科学研究,积极创造条件鼓励标志性成果的产出和转化,以科研支撑学科发展,以学科发展带动科研深入。完善科学安全的消毒效果评价方法和技术,包括开展消毒产品使用对环境和人群健康影响的评价研究、新冠病毒外界存活时间和影响因素及不同消毒剂消毒效果研究等。

（4）研制标准指南,规范现场操作行为。加强环境卫生和消毒领域相关标准指南的研制,通过国家标准、行业标准、地方标准、团体标准等多种形式向社会发布推广,建立标准宣贯培训机制,规范现场操作行为,倡导科学消毒、有效消毒、规范消毒。

（5）构建多元宣教平台,强化科普培训效果。建立便捷有效的信息传播机制,助推环境卫生和消毒专业科普宣传工作深入开展。加大环境卫生清洁消毒知识在全社会的传播速度和覆盖广度,提高大众对消毒的科学认识。通过微信公众号、电视、广播等多媒体,发放宣传资料、组织现场科普讲座等形式,对群众开展贴近生活、通俗易懂的消毒知识宣传,消除消毒误区,避免过度消毒。确保公共场所及重点场所如超市、学校、医院及车站等清洁消毒常态化、制度化,开展群防群治。

（二）防控组疫情分析组

2020 年 1 月 26 日,国家卫生健康委前方工作组防控组在武汉组建疫情分析专家组,由中国疾控中心牵头,包括上海市、江苏省、浙江省疾控中心专家,联合湖北省、武汉市疾控中心流行病学专业人员组成,也称国家省市新冠肺炎疫情防控联合专家组,环境所段弘扬作为专家组成员参与各项工作。工作内容包括结合当地工作实际,通过疫情分析、现场流行病学调查,研判疫情趋势和提出意见建议,为制定和调整防控策略提供技术支撑。

1. 开展疫情分析

疫情分析组每日凌晨对截至前一天 24 时的国家法定传染病网络直报数据进行发病时间、报告时间、疫情趋势等技术分析,根据工作需要不断增加国家、省、市卫健委提供的发热门诊量、核酸检测情况、确诊病例和疑似病例的来源及处置情况、医务人员感染情况、疫情数字预测等内容,撰写"每日疫情早报",其中段弘扬参与完成 4 期报告。

2. 专项调研

深入疫情防控现场、医疗机构开展现场流行病学调查和聚集性疫情调查,参与监狱、看守所、养老院和精神卫生中心等特殊场所调查工作,协助开展早期病例溯源调查,进行医务人员感染调查。通过现场获得的第一手资料,探究防控工作薄弱环节,提出科学的有针对性的改进意见,分析、讨论和撰写专题报告。

3. 参与指导制订技术方案和指南

随着新冠肺炎防控工作的深入和工作质量的提升,防控策略措施需要进一步细化和规范。结合当地防控工作需求,指导和配合完成多项技术方案和指南标准。同时针对华南海鲜市场彻底清理处置、隔离点登记报告、长江游轮新冠肺炎疫情防控等防控工作具体需求提出工作建议,协助制订工作方案。

4. 培训督导

完成对特殊人群的个人防护培训和指导工作,科学指导一线现场人员开展防护;参与完成湖北省新冠病毒无症状感染者血清流行病学调查和重点人群筛查的现场督办和技术指导工作。

(三)防控组驻武汉社区防控小分队

为配合做好武汉新冠肺炎疫情全面排查工作,按国家卫生健康委的统一部署,中央指导

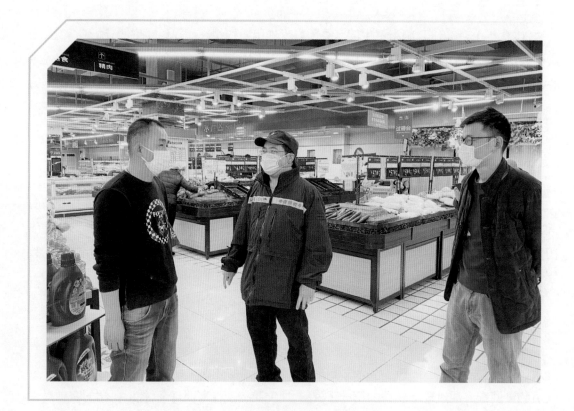

2020 年 3 月 23 日,徐永俊(中)在超市开展复工指导

组防控组从国家和有关省份抽调疾控和社区卫生专家,赴武汉市13个县区驻点指导,2月6日派出第一批26位专家与各区指派当地的1名干部编组组成武汉各区社区防控小分队。2月17日,中国疾控中心及上海、黑龙江、江苏、浙江四地疾控中心再次根据当地需要,派出8名环境卫生和消毒专业技术人员,分别进入前期组建的防控组驻武汉市环境卫生与消毒专家工作队和防控组驻武汉市社区防控小分队,进驻武汉疫情较严重的7个中心城区,深入社区及医院等重点场所进行环境卫生与消毒指导工作。

自2月18日起,环境所徐永俊、徐春雨、顾雯编入社区防控小分队,每日深入街道社区,落实疫情排查、小区封闭管控、指导基层消杀和防疫宣传等工作。深入7个区,先后走访了408个小区、97家社区卫生服务中心、215个重点集中场所(定点医院、方舱医院、隔离点、养老院、福利院、精神病院、监狱、看守所等)及98家重点单位(商场、超市、建筑工地、写字楼、药店、公园、银行、交通枢纽等),了解环境卫生与消毒工作现状,针对工作中存在的问题给出建议或解决方案,将检查和指导基层环境卫生和消毒工作情况汇总后,形成工作队工作日报或专项报告,提交中央赴湖北指导组防控组。

驻各区工作队在武汉的工作主要分为三个阶段:一是指导社区开展环境卫生整治、科学消毒及健康防护等工作;二是指导社区卫生服务中心、重点集中场所进行医疗垃圾分类处

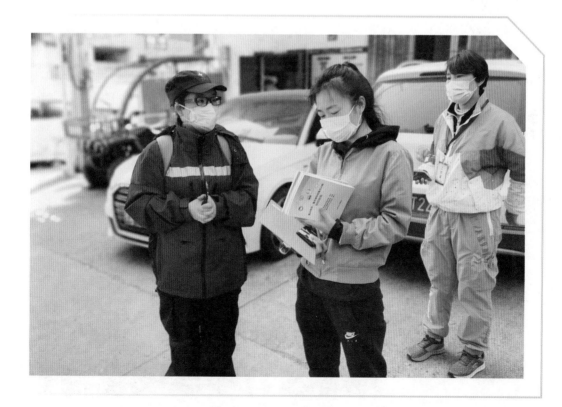

2020年3月23日,顾雯(左一)进行社区环境卫生与消毒工作指导

理、污水处理及合理消毒工作;三是针对重点单位复工复产需求,指导各类场所梳理防控漏洞,形成防控及消毒工作方案,助力安全复工复产。

工作队队员根据各类场所需求组织有针对性的消毒与防护技术培训,督导各类人员做好环境卫生和消毒及个人防护工作。同时,加强宣传工作,根据社区居民的需求,发放《社区居家人员生活健康小贴士》,指导居民日常生活行为习惯,提升社区居民防护意识;根据不同场所的需求,推送《社区清洁消毒与健康防护要点》《重点场所清洁消毒及防护要点》等PPT文件,对工作人员进行培训,提高工作人员的防护意识和清洁消毒水平。

(四)防控组驻武汉市流调工作队

根据国务院应对新型冠状病毒肺炎联防联控机制综合组《关于第二次组派疾控队伍支援湖北省防控新冠肺炎疫情的通知》(肺炎机制综发〔2020〕66号)要求和湖北省疫情防控工作实际需要,中国疾控中心组建9支队伍支援湖北省开展防控新冠肺炎疫情的流调排查、巡回督导和指导环境消杀等工作。环境所队员李亚伟、葛覃兮、宋士勋、许宁分别在东西湖区、汉南区、江夏区以及东湖风景区开展流调相关工作,主要工作包括以下方面。

1. 开展流行病学调查

经开(汉南)工作队累计完成流调人数258人,排查密切接触者359人。东湖风景区对128例确诊病例、疑似病例和密切接触者开展面对面流调、电话沟通病例本人及其管理者等的流行病学调查,对发病前两天的活动轨迹进行分析,尽早隔离密切接触者进行医学观察。

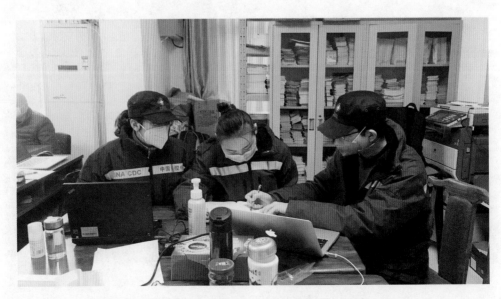

2020年2月23日,许宁(右)开展社区流行病学调查分析

2. 重点场所疫情防控

流调队对部分重点工作场所进行督导检查。汉南流调队累计联系并现场指导养老机构7家,培训19人次;现场指导监管场所湖北省少管所1家,培训37人次;现场指导精神病院1家,培训10人次。特殊场所累计培训56人次,指导消杀15次。

3. 参与社区防控组的巡视巡查工作,实地督导巡查社区

检查指导社区防控制度落实情况、消杀工作落实情况等,向下沉社区干部了解工作开展情况,督促社区做好各项防控措施,同时关注返汉人员隔离观察,促进社区积极参加无疫情社区或小区的创建活动。

4. 复工复产巡查和指导

参与复工复产督导巡查和指导等工作,深入生产企业,巡查其各项卫生防疫措施落实情况,环境卫生、消杀、隔离室和防疫物资准备情况等,检查员工宿舍卫生及防疫措施落实情况等。

5. 现场督导培训

结合防控的重点工作,对医疗机构、社区及复工企业开展督导培训,对以上场所的管理、个人防护、场所消毒及垃圾处理等方面工作进行督导,对存在的问题进行针对性地现场培训和指导。

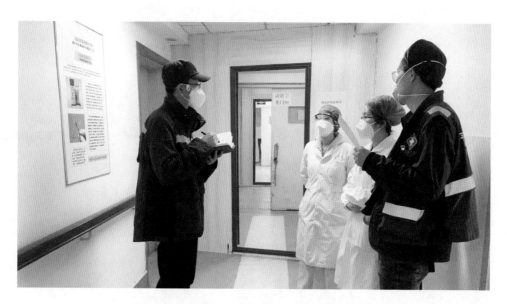

2020年3月20日,徐春雨(左)在医疗机构调研

（五）凯旋

2020年4月20日15时，搭载着中国疾控中心66名援鄂疾控队员的飞机抵达北京首都国际机场，首都国际机场以民航界最高礼遇"过水门"的方式迎接国家援鄂疾控队员凯旋，为他们"接风洗尘"。在《我和我的祖国》的音乐中，中国疾控中心环境所的10位援鄂疾控队员与其他返京队员高擎党旗，手持国旗和鲜花，依次走下舷梯。

欢迎仪式上，受国家卫生健康委党组书记马晓伟委托，国家卫生健康委副主任、党组成员李斌讲话。李斌指出，在湖北、武汉的疫情阻击战中，由疫情分析、社区防控、环境消杀、流调督导和心理援助专业人员组成的疾控队，勇担重担，慎终如始，发扬了特别能吃苦、特别能战斗的拼搏精神，既是侦察兵，又是战斗队，在第一时间逆行出征，奔赴武汉疫区，牢牢驻守一线，夜以继日开展工作，以援鄂疾控队员为代表的全国疾控系统工作者不计名利，默默奉献，在抗击疫情一线经受住了考验，圆满完成了党和国家交给的任务，交出了一份优秀的成绩单，充分展现了新时代疾控人的技术水平、精神风貌和意志品质。希望继续秉承初心，砥砺前行，为守护人民群众健康作出新的贡献。欢迎仪式由国家卫生健康委党组成员、全国老龄办常务副主任、中国老龄协会会长王建军主持。中央纪委国家监委驻国家卫生健康委纪

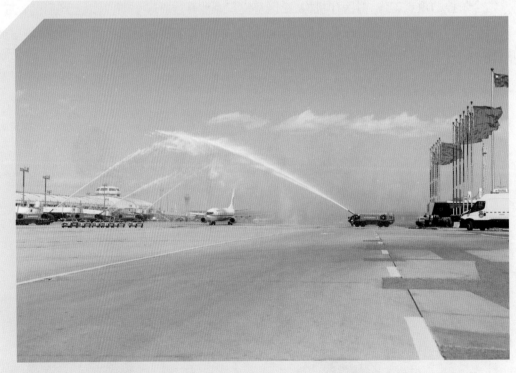

2020年4月20日，北京首都国际机场三道水门迎接队员凯旋（孙若锋　摄）

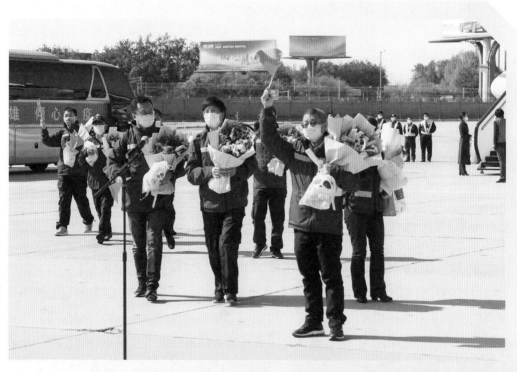

2020 年 4 月 20 日,环境所队员在首都机场受到热烈欢迎(孙若锋　摄)

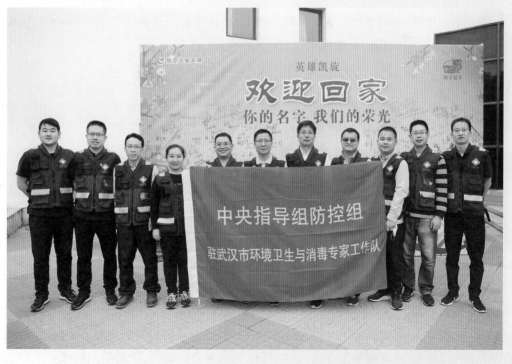

2020 年 5 月 4 日,环境所援鄂队员在北京密云隔离休养基地合影(孙若锋　摄)

检监察组组长、国家卫生健康委党组成员马奔专程到机场迎接。国家卫生健康委、全国总工会有关部门负责同志，北京市及密云区人民政府有关负责同志，援鄂返京疾控队员派出单位负责同志以及同事代表出席欢迎仪式。

4月27日下午，环境所坚守在武汉70余天的中央指导组防护组驻武汉环境卫生与消毒专家工作队副队长程义斌研究员顺利返京。

二、广　州　市

（一）工作任务

2020年2月14日，广东省疾病预防控制中心向中国疾控中心报告了《关于一起初步认为通过气溶胶传播的新冠肺炎社区聚集性疫情报告》。2月15日，广东省卫生健康委在突发事件信息专报（简称"专报"）第32期也报告了新冠肺炎聚集性疫情。根据国家卫生健康委对专报的批示精神，2月18日至3月1日环境所徐东群副所长受中国疾控中心派遣赴广州开展新冠肺炎聚集性疫情深入调查。主要任务包括四个方面：一是现场勘查了解发生聚集性疫情高层住宅的卫生间布局、地漏水封、污水管、废水管和排风管设置及变化情况，以及居民家庭卫生间相关设施使用情况；二是制订现场模拟实验方案，组织并指导广东省、广州市、海珠区疾控中心联合开展现场模拟实验；三是指导开展实验室分析；四是完成模拟实验报告，根据调查结果，提出防控建议。

（二）开展的主要工作

1. 深入了解情况，制订气溶胶模拟实验方案

环境所徐东群副所长到达广州当晚迅速投入工作，参加了广州市卫健委牵头组织的相关单位调查组会议（疾控、公安、建筑设计、物业等），听取地方疾控中心、规划设计院、住宅开发公司和小区物业等人员的情况介绍，了解前期调查及其工作进展。回到酒店后连夜对前期事件报告和最新进展进行分析，查阅国内外相关资料，针对前期调查结论"病毒通过排污管道以气溶胶方式传播"的证据链不够充分这一问题，提出了利用马桶冲水模拟发生水盐分散体系气溶胶的方法，制订了现场气溶胶模拟实验方案（简称"方案"）。第二天向省、市疾控中心流行病、环境卫生和理化检测人员介绍气溶胶模拟实验设计思路及方案，在充分听取意见建议的基础上，细化现场工作方案，制订相关调查记录表，安排相关人员做好模拟实验前采样和现场监测仪器、试剂和滤膜以及防护用品的准备。

2. 进行方案和质控要求培训,组织开展现场模拟实验

现场模拟不同于实验室研究,一切都是在应急情况下进行,由于模拟实验要在确诊病例家中开展,需要保护好参与现场监测和采样的人员。到达现场后,首先检查防护用品是否符合三级防护要求。由于在高层建筑开展模拟实验需要在不同楼层同时进行监测和采样,因此需要在统一指挥下利用统一的方法同步进行。为了使参与工作的人员全面了解模拟实验的目的和质控要求,保证数据准确可靠,进入高层住宅现场前对省、市、区疾控人员进行了全面培训。然后联系物业进入测试对象家中,请其破坏所有测试楼层卫生间地漏水封,将参与现场工作人员带入某一住户,实地明确监测仪器的布放和采样具体位置。组织指挥省、市、区疾控人员开展现场模拟实验。在破坏地漏水封,关闭门窗以及开启和不开启排风扇的情况下,以不同组合方式对卫生间马桶冲水,采用风速仪同时测定卫生间地漏风速变化,发现在特定条件下,从马桶、卫生管道到地漏的输送通路被打开,为气溶胶传播提供了路径。

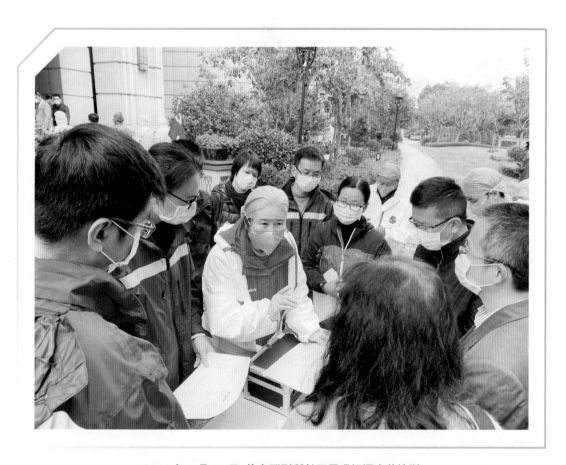

2020 年 2 月 20 日,徐东群副所长开展现场调查前培训

3. 指导实验室利用多种方法开展模拟实验滤膜分析

将采集到的不同楼层发生模拟气溶胶前后PM$_{2.5}$滤膜送回实验室,指导广州市疾控中心利用ICP/MS分析滤膜中钠和钾的含量,与空气背景比较筛选钠和钾有增量的PM$_{2.5}$滤膜。分别采用普通和体视光学显微镜观察滤膜上颗粒物的形貌特征,但只能观察到20μm的颗粒物。通过广东省疾控中心多方联系可以进行扫描电镜分析的单位,与测试人员一起制备测试样品,反复筛选扫描条件,在电镜的不同放大倍数下细致观察颗粒物的形貌特征,利用电子能谱对发现的颗粒进行元素含量半定量分析,比较发生模拟气溶胶前后的差异。通过缜密设计,抽丝剥茧,在首发确诊病例家庭以上的高层卫生间检测到了很少量气溶胶。

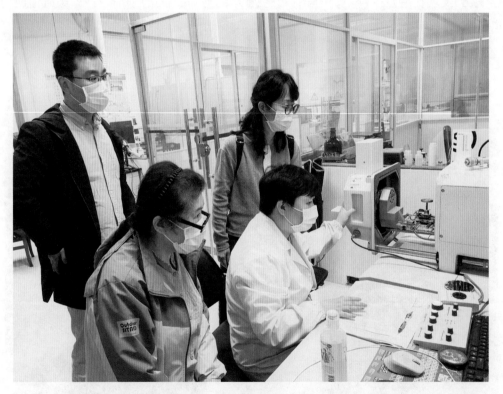

2020年2月26日,徐东群副所长在广州分析测试中心开展空气气溶胶实验室扫描电镜分析

4. 提出有针对性的防控气溶胶传播风险建议

(1)住建部门针对卫生间地漏可采用不同设计标准。调查显示,在许多建筑物中均发现了处于干涸状态的U形存水弯地漏,在建筑物地漏有缺陷条件下,有致病菌或病毒气溶胶

传播风险。因此建议未来高层建筑的卫生间应针对干区和湿区地漏采用不同设计,湿区采用水封地漏,保障下水效果;干区可采用防臭地漏,避免管道中的有毒、有害气体或气溶胶通过地漏进入卫生间。同时也可考虑多通道地漏,由洗脸盆排水对其进行补水。

(2)物业管理部门应加强对卫生管道的管理调查中发现,住在顶层的业主擅自对卫生管道进行了改动,造成其压力改变。物业管理部门应加强对卫生管道的管理,在业主入住前告知不允许随意改动卫生管道;尤其要对高层建筑卫生管道进行经常性检查,发现随意改动管道的,立即责令整改。

(3)加强对居民的健康教育调查中发现,很多居民缺乏对卫生间地漏作用的认知,更不了解地漏需要定期注水才能起到对废水口的物理屏障作用,因此,应加大科普宣传力度,通过健康教育,使公众了解相关知识,加强居民对家庭住宅地漏水封的关注和管理。提醒居民要定期注水或用水袋封闭干区地漏,保持水封的有效性。长期外出或不在家居住时,除封闭干区地漏外,还需要封闭卫生间洗脸盆和浴缸下水口,盖上马桶盖。

(三)工作亮点

1. 深入调查,广泛查阅资料,首次制订气溶胶模拟实验方案

通过深入一线调查、阅读前期调查报告、询问参与前期调查工作人员、查询专业文献及技术资料,首次制订了气溶胶模拟实验方案(初稿),广泛听取环境卫生、实验室分析及流行病调查人员的意见后,细化完善了方案。培训参加现场工作和实验室工作的人员,使其在充分理解的基础上开展实验,保证了现场模拟实验的顺利开展。

2. 多方联动,统一协调,密切配合

本次现场气溶胶模拟实验获得了广州市卫生健康、公安、建筑设计、物业管理等部门的大力支持以及广东省、广州市和海珠区疾控中心的倾力配合。在进入调查对象家中进行监测采样、调用现场监测和采样设备、现场模拟、实验室分析等工作中,各方均开展了深度合作。

广东省疾控中心在光学显微镜分析、联系扫描电镜检测单位方面做了大量工作,支付了扫描电镜检测费用。广州市疾控中心两次配合进入现场进行高强度监测和采样,完成采样滤膜的成分分析。除了与当地的联动和协调外,查阅资料、方案制订、数据分析方面的工作,得到了环境所在武汉前线工作的徐春雨,以及在环境所后方工作的王秦和陈曦三位同志的支持。

另外,现场工作期间,与广东省疾控中心相关人员开展了充分讨论,通过微信工作群与广州市疾控人员保持密切的联系。在数据分析阶段,与建筑设计、给排水、物业管理等专业人员以会议方式进行互相交流,不仅使他们了解了模拟实验设计思路,解答了他们关注的问题,还对完善调查报告起到了很好的作用。

3. 聚焦难点,现场模拟证实了存在排污管道气溶胶播散风险

气溶胶在高层建筑的垂直传播一直是研究中的难点。本次现场调查结合口罩评价中模拟发生单分散水性气溶胶的方法,首次在马桶中制备饱和盐溶液,利用马桶冲水产生的压力,在特定条件下首先证实打开了从马桶、卫生管道到地漏的输送通路,为气溶胶传播提供了路径;又利用多种实验室方法,比较发生模拟气溶胶前后采集 $PM_{2.5}$ 滤膜的差异,发现在首发确诊病例家卫生间马桶中发生模拟气溶胶,可以在其以上的高层卫生间检测到很少量气溶胶。

(四) 工作成效

1. 制订的现场气溶胶模拟实验方案不仅在本次现场调查中进行了成功应用,也为后续开展相关研究提供了方法。

2. 通过深入调查,发现了住宅中卫生间地漏存在的普遍问题,对控制肠道排毒传染病经卫生管道传播风险,具有重要的公共卫生学意义。

3. 针对调查发现的问题,对住建部门、物业管理部门提出针对性设计、管理措施,提出对公众加大科普宣传力度的建议。

4. 本次现场模拟实验只发生了水盐气溶胶分散体系,还不能完全模拟粪便产生气溶胶的传播规律,需加强相关科学研究,防控新冠病毒的气溶胶传播及间接接触传播。

(五) 工作体会

1. 传染病防控需要多部门多学科密切配合

在传染病防控三要素中,控制传染源、切断传播途径、保护易感人群,这些关键举措的实施需要多部门多学科密切配合。在控制传染源和切断传播途径方面,实施社区防控是非常重要的环节。在发现确诊病例后,对密切接触者实施集中或居家观察,以及无症状感染者的集中观察,如果出现粪便排毒,均涉及到通过卫生间马桶、卫生管道到地漏的气溶胶传播风险,全面做好相关管理工作,涉及建筑设计、给排水、环境卫生、消毒、流行病等多学科,需要部门间沟通协调,多学科密切配合才能实现针对不同人群、不同场所的精准防控。

2. 平时需注重技术储备,应急状态下需多方联动,提高工作的科学性

环境卫生不仅在预防和控制慢性病方面发挥着重要作用,在传染病防控中也不可或缺,

尤其是在消毒、控制传播途径和保护易感人群方面都大有可为。仅以本次深入调查气溶胶传播证据链为例，如果没有平时对气溶胶发生、高层建筑污（废）水管道和排气管道设置、密闭空间采样要求以及各种现场和实验室监测和检验方法等知识掌握和技术储备，根本无法提出模拟实验设计，更无法组织实施。因此平时的技术储备，跟踪国内外相关研究进展以及利用多种渠道进行交流，都有助于科学制订模拟实验方案。

另外由于发生疫情的高层建筑业主即将完成集中隔离返回家中，留给实验人员进入受试对象家庭开展模拟实验的时间有限，而入户就必须由社区、高层住宅物业管理公司与业主协商；同时开展不同楼层模拟监测和采样，又需要大量技术人员和仪器设备，本次调用了省、市、区三级疾控中心的人员和仪器设备，多方联动，现场模拟实验才得以实施。

3. 细化模拟实验工作方案，加强培训和质控，提高工作的有效性和数据的可靠性

来自不同层级疾控中心的环境卫生和实验室人员在知识水平和专业技能方面存在差距，现场工作经验也不同，要在有限的时间内统一行动，利用统一的方法，在高层建筑的不同楼层同时进行监测和采样，就必须制订详细的工作方案和记录表格，需要对参加现场工作的人员加强培训，使其了解模拟实验的目的，监测和采样的关键环节以及全过程的质量控制要求。在前期准备过程中需要对监测和采样设备进行校准，现场还需要对直读仪器进行比对，以提高工作的有效性，保证数据准确可靠。

4. 综合利用多种现场监测和采样后的实验室分析技术，抽丝剥茧，完善气溶胶播散证据链

本次气溶胶模拟实验，综合利用了能够想到的所有现场监测和采样后实验室分析技术。首先证实了在特定条件下，可以打开从马桶、卫生管道到地漏的气溶胶传播通路；又利用多种实验室分析方法，发现在首发确诊病例家卫生间马桶中发生模拟气溶胶，可以垂直输送到住在其上的高层卫生间。从不同角度完善了气溶胶传播证据链。

（六）存在的问题

1. 现场监测和采样仪器设备不足

本次现场实验尽管调用了广东省和广州市疾控中心所有的现场监测和采样仪器设备，但仍然不能满足在首发确诊病例家卫生间马桶中发生模拟气溶胶，在其楼上和楼下不同楼层同时开展监测和采样的需求。考虑到续发病例均在首发病例的上层，发生模拟气溶胶后，只能在首发病例上层进行监测和采样，风速测量相对容易，用时短，仅能用有限的风速仪分两批次选择不同楼层开展实验。

2. 研究对象不配合,只能临时调整部分住户

模拟实验方案的调查住户是根据前期流行病学调查结果、家中是否有人居住及居住人口数量等确定的,尽管提前1天就跟社区和物业公司联系,请物管人员通知住户,但仍有个别住户以忘记密码,无法打开户门为由,拒绝配合现场监测和采样,只能临时调整。

3. 模拟方案中设计的部分内容,由于准备不足,没有获得有效数据

在本次模拟方案中还设计了采集浴缸把手、地漏和废水排污口物表样品,发生模拟气溶胶前后,在不同楼层均用棉签采集了以上部位的物表样品,但由于提前没有进行棉签本底空白实验,采样后,尽管对不同批次棉签均进行了本底值测试,但指示元素本底值均偏高。另外,由于经验不足,第一次采样虽然没有发生气溶胶,但排污口和地漏污垢太多,造成测定结果偏高,随着采样次数增加,相当于对同一采样位置不断擦拭清洁,结果越来越低;对采样位置掌握不一致也造成实验结果缺乏可比性。这些均造成物表样品没有获得有效数据。

(七) 工作建议

1. 进一步明确工作职责,充分发挥环境卫生在传染病防控中的作用

进一步完善传染病防控环境卫生工作职责,平时加强室内环境病原微生物传播途径、人群防护措施等相关工作技术储备,疫情发生时实质性介入相关工作,不断积累经验,充分发挥环境卫生在传染病防控中的作用。

2. 补短板,强能力

本次模拟实验从一个侧面暴露出了环境卫生现场监测和采样设备方面、实验室分析以及人员技术能力方面的不足;另外,还缺乏很多开展相关工作需要的仪器设备;一些样品需要在P3实验室中检测,而国家P3实验室数量有限,工作非常饱和,无法满足环境卫生人员开展疫情防控相关工作的需求。为充分体现环境卫生在传染病防控中的作用,建议建设更多的P3实验室;配备现场监测、采样、实验室分析方面的仪器设备;加强环境卫生人员的专业培训,培养熟悉建筑设计、给排水及环境卫生等专业知识的综合型人才,平时注重技术能力储备,疫情暴发时才能从容应对。

3. 建立"防、控、治、研、学、产"体系,加强科研攻关

以需求为导向,针对新冠病毒气溶胶传播空气动力学特征、不同类型口罩对新冠病毒防

护等研究中尚未解决的关键科学问题,建立"防、控、治、研、学、产"体系,强强联合,开展科研攻关,并及时将研究成果转化,用于疫情防控中。

4. 不断规范现场监测、采样和实验室分析

制订气溶胶通过马桶、卫生管道和地漏垂直播散现场监测、采样和实验室分析技术指南,指导专业人员开展相关工作,保证设计科学、可行,获得的数据准确可靠。

5. 从住宅设计、物业管理和健康教育方面预防排污管道气溶胶播散的风险

建议未来高层建筑的卫生间应针对干区和湿区地漏采用不同设计,湿区采用水封地漏,保障下水效果;干区可采用防臭地漏,避免管道中的有毒、有害气体或气溶胶通过地漏进入卫生间。同时也可考虑多通道地漏,由洗脸盆排水对其进行补水。

高层建筑内排水系统受气流、气压等影响,尤其是对顶部几层排水立管最严重,但业主并不了解这些情况,有些住在顶层的业主,甚至还擅自对管道进行了改动,造成其压力改变。物业管理部门应加强对卫生管道的管理,在业主入住前告知不允许随意改动卫生管道,尤其是要对高层建筑卫生管道进行经常性检查,发现随意改动管道的,立即责令整改。

调查中发现很多居民缺乏对卫生间地漏作用的认知,更不了解地漏需要定期注水才能起到对废水口的物理屏障作用,因此应加大科普宣传力度,通过健康教育,使公众了解相关知识,加强居民对家庭住宅地漏水封的关注和管理。提醒居民要定期注水或用水袋封闭干区地漏,保持水封的有效性。如果长期外出或不在家居住时,除封闭干区地漏外,还需要封闭卫生间洗脸盆、和浴缸下水口,盖上马桶盖。

三、绥 芬 河 市

(一)工作队组成及工作任务

2020年4月初,黑龙江省由俄罗斯经绥芬河口岸境外输入新冠肺炎病例骤然增多。4月11日,国家卫生健康委组建国家卫生健康委支援绥芬河工作组防控组,指导帮助当地做好疫情防控工作。防控组下设实验室检测队、流调队、环境消毒队和社区防控队。环境消毒队由环境所应波和宋士勋组成,两名队员于4月11日分别从北京和武汉赶赴绥芬河。环境消毒队主要任务包括三个方面:一是指导当地开展清洁消毒工作;二是指导当地重点场所、重点单位和重点人群开展防控措施和个体防护工作;三是在当地开展新冠肺炎疫情防控知识健康教育、消毒与防护培训工作。

（二）开展的主要工作

1. 对方舱医院等医疗场所进行现场调研指导

由国家、黑龙江省、牡丹江市、绥芬河市疾控中心专家组成的消毒组现场调研绥芬河方舱医院，重点考察"三区两通道"设计落实情况，医疗废弃物暂存和转运流程，医务人员防护用品穿脱流程，各类房间通风和消毒，污水消毒处理和人员防护，针对病房通风、消毒措施，污水消毒处理和操作人员防护存在的问题提出建议。第二次方舱医院检查针对污水消毒处理设施，整改措施包括封闭了罐体上方开放的入水口，并作为应急备用处理设施，新进一套一体化医疗污水处理设备，可以自动化运行。第三次去检查仍然存在问题，如四层病房走道设置较多紫外灯消毒设施，而方舱启用后走道始终有人活动，无法开启紫外灯，建议拆除；病房内有对外窗户，但自然通风风向不定，建议加装排气扇使气流定向外排。

查看绥芬河市人民医院发热门诊、救护车完成病人转运后的消毒流程、责任落实和记录情况，针对医疗污水消毒处理缺少消毒剂配制和投加记录等情况，指导操作人员规范操作。

赴绥芬河市东城社区卫生服务中心和绥芬河市中医院，对临时卫生防护措施、人员防护和消毒措施进行调研，对绥芬河市中医院收费处和药房临时卫生防护措施、人员防护和消毒

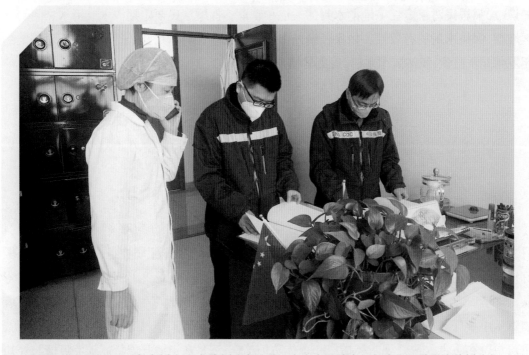

2020 年 4 月 26 日，应波（右）、宋士勋（中）在牡丹江市康安医院查阅规定和记录排查传播途径

措施提出改进建议。

参与绥芬河市人民医院新冠肺炎病人隔离病房终末消毒方案讨论,针对市人民医院的终末消毒方案提出建议,由省院感专家组成专家组对方案论证签字后交由相关消毒公司实施。

2. 深入边检、海关等口岸管理部门开展消毒防护技术指导和风险评估

消毒组对绥芬河出入境边防检查站采购的钴 60 照射灭菌防护服(有效期 1 个月)进行使用指导,评估边防检查人员工作环境和感染风险并提出防护要求建议,避免过度防护导致物资浪费和穿着人员负担过重。

对绥芬河市交通运输局负责的入境人员转运车辆停车场、俄罗斯货车换装停车场、国门货车入境货检区、出入境车辆查验登记处、入境大厅入境人员口岸转运点、专运车辆驾驶员集中隔离住宿酒店和转运工具开展环境和车辆消毒、防护措施与个人防护指导,对相关风险点提出建议。

走访绥芬河市海关出入境大厅,现场查看海关卫生检疫采样方舱、出境大厅和入境大厅以及办公区域、防护用品穿脱区域、可移动式负压隔离仓。对入境人员"闭环管控 6 个 100%"中海关卫生检疫所涉及的前 5 个 100%(登临检查、健康申报查验、体温检测、流行病学调查、核酸检测)的各环节工作和消毒情况进行调查,提出脱卸防护服区域未区分污染区和清洁区,仅一扇门同进同出等问题并提出改进建议。

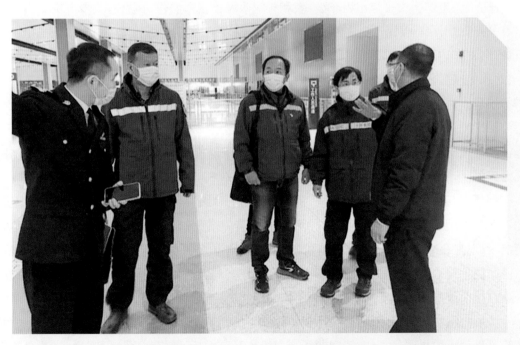

2020 年 4 月 24 日,应波(右二)在绥芬河市海关入境大厅开展消毒防护技术指导和风险评估

3. 深入基层和现场调研,指导防范关键场所和单位疫情蔓延

(1) 调研走访进社区:对绥芬河镇天佑小区居家隔离人员居家环境及公共区域的消毒、垃圾收集、清运和消毒清洁人员的个体防护进行调查和指导,对电梯消毒记录没有公示、生活垃圾转运袋重复使用不消毒、清洁人员转运垃圾时未穿工作服、未有效佩戴口罩等问题与所属物业公司进行反馈并提出建议。再次随访绥芬河镇无物业管理社区——三合林社区公路管理站家属楼,及阜宁镇由海融物业管理的建西社区幸福里小区,发现全市社区已统一张贴消毒记录表并公示监督举报电话。

(2) 赴封控小区聚兴楼查看消毒措施落实、废弃物收集处理及个人防护开展情况:调查中还发现新来的重庆市康绿环境服务有限公司志愿者除对楼道和垃圾箱进行消毒外,还对外环境和道路进行消毒,消毒组及时制止过度消毒行为,强调消毒“五加强七不宜”,指导环境消毒要点并赠送相关指导书籍《新冠肺炎疫情防控知识(社区版)》。

(3) 现场走访重点场所和单位:消毒组走进超市、药店、快餐店、银行等生活服务类场所,指导重点部位消毒、通风和个人防护措施。消毒组还走访绥芬河看守所(拘留所)、市社会福利院和市高级中学,对这类重点机构疫情期间的封闭管理、卫生防护和消毒措施进行调查和指导。对于保民生的快递、出租车和供水企业,先后走访了邮政集团绥芬河市分公司、中通快递公司、申通快递公司、顺丰速运营业网点等邮政快递企业,重点对室内环境通风、作业场所消毒、消毒用品使用及个人防护进行检查指导,提出针对性改进建议;对保障公众出行的出租车企业,走访了太平洋出租车公司、和祥/永胜出租车股份有限公司、步行街北出租车停靠站点,对出租车公司落实主体责任制订的防控方案、车辆消毒和驾驶员个体防护措施进行调研,对车内通风和消毒进行具体指导;走访绥芬河市自来水厂和绥芬河生活垃圾处理厂,对水处理工艺、水质消毒和检验流程、垃圾填埋、雨污分离、渗滤液处理排放、环境消杀等进行了解。对于医疗废物的最终转运处置单位,走访了牡丹江市环达医疗废物处置中心,了解疫情期间医疗废物处置流程、处置能力和防护措施,针对高温高压炉处置车间自然通风,无法控制风向由相对清洁区流向污染区问题,建议增加机械排风,使气流有组织地从清洁区到污染区,防止工作人员在清洁区无防护被感染。

现场走访援绥医疗队驻地宾馆,消毒组起草了“绥芬河医疗队驻地宾馆卫生管理规范”,对3家援绥医疗队入驻宾馆进行现场调研,查看《医疗队驻地宾馆卫生管理规范》落实情况,针对存在的问题提出改进措施和建议。对宾馆服务人员进行规范化培训,加强援绥医疗队封闭管理力度,做到“两点一线”(医院、宾馆)。与当地疾控中心共同起草了《集中隔离观察点终末消毒工作方案》,指导富邦酒店由集中隔离点转为医疗队驻地宾馆的终末消毒。

开展消毒效果评价,指导制订消毒效果评价方案,对俄罗斯货车司机暂住宾馆——中龙宾馆开展消毒效果评价工作,俄罗斯货车司机离开宾馆后,随机选择4间客房,对消毒前后空气和物品表面(门把手、水龙头、灯开关)采样后送实验室检测。

4. 参与聚集性疫情处置,排查可能传播途径

消毒组还对牡丹江市康安医院(新冠肺炎定点医院)和牡丹江市北方医院的境外输入关联病例情况进行现场调查,包括病人的进出院记录和相关病房的结构、通风、下水道以及专用电梯、共用 CT 室和门诊大厅等相关情况,调阅医院新冠肺炎疫情期间感染控制和消毒的相关规范、消毒记录、内部督导记录、病房管理规定等。在新冠肺炎疫情期间北方医院病房管理存在医护人员查房时患者或陪护人员不带口罩的现象,部分医护人员防护措施不到位,近距离接触患者未正确佩戴口罩,手卫生不到位。康安医院在病房管理中规定患者或陪护人员不得串病房,但每层病房的开水间存在交叉感染的风险,陪护人员之间存在楼道内聊天或串病房的可能,护士站对住院病区管理存在盲区。病房卫生间下水道无 U 形弯水封,有跨楼层气溶胶泄漏的结构风险。

5. 开展科普宣传和消毒防护技术培训

按照国家卫生健康委宣传司安排,对绥芬河消毒技术指导进行专题采访。消毒组接受中央电视台、人民日报、人民网、黑龙江广播电视台、黑龙江报业集团、绥芬河广播电视台采访,对媒体关注问题和当地居民关心问题进行解答和科普宣传。

先后对绥芬河市疾控中心、第三方消毒公司、物业公司相关人员、社区干部、网格员、社区消毒操作和管理人员,司乘、保洁、宾馆服务人员,及绥芬河党员干部突击队等 340 人开展新冠肺炎基本知识、社区和办公环境的消毒与防护知识、消毒技术及个人防护知识现场培训。

与绥芬河镇政府领导召开现场会,落实防控宣传培训工作。梳理了社区和当地百姓关心的问题,设立 49 个新冠肺炎防控知识点,制作健康防护消毒小视频,通过绥芬河镇和阜宁镇公众号、绥芬河市疾控中心公众号和微信群发布传播相关知识。

6. 加强与当地行政主管部门沟通联系,积极推进落实防控工作

国家卫生健康委支援绥芬河工作组与绥芬河市委、市政府主要负责同志定期召开工作沟通会,交流意见并就相关问题和建议进行反馈。与当地省、市疾控中心消毒负责人和专家对接消毒组工作,深入了解当地实际情况,制订《集中隔离观察点终末消毒工作方案》和《绥芬河医疗队驻地宾馆卫生管理规范》并落实具体工作。消毒组经调研发现第三方消毒公司现有人员、设备和专业知识与目前从事的消毒工作量不符,向防控应急指挥部提出建议,获得黑龙江省卫生健康委领导的重视和批示,绥芬河主管市长和消毒公司负责人现场落实设备和人员问题,加强整改落实规范消毒工作。作为专家组成员参加绥芬河市委组织部关于疫情风险等级降低后防控策略的咨询,包括社区人员管控、消毒措施与防护,为当地落实防控工作出谋献策。

（三）顺利返京

2020 年 5 月，环境所的应波、宋士勋圆满完成了援助绥芬河的各项工作任务，顺利返回北京。

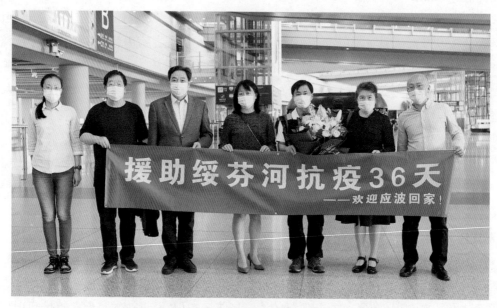

2020 年 5 月，环境所领导和同事到机场迎接应波凯旋（孙若锋　摄）

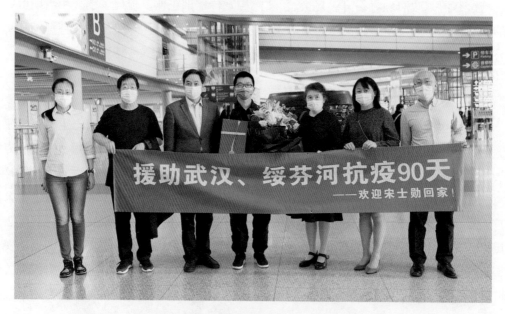

2020 年 5 月，环境所领导和同事到机场迎接宋士勋凯旋（孙若锋　摄）

第四章

开展疫情防控科学研究

一、防护服相关研究

(一) 研究目的和意义

在新冠肺炎疫情防控过程中,防护服对一线工作人员在高风险区域的防护起着至关重要的作用。疫情初期,医疗卫生系统防护物资供不应求,医用防护服短缺问题极为突出,直接影响到一线工作人员的防控工作。在疫情期间武汉本地一天就需要一次性医用防护服约5万套,国内现有医用一次性防护服的产能和产量无法满足需求,为缓解防护服紧缺问题,亟须开展医用防护服应急复用再处理技术研究,以期在应急状态下为有效解决防护服短缺问题提供技术支持。

国家重点研发计划项目"医用防护服技术研究和产品开发评价"(项目编号2020YFC0842700)所属专项"公共安全风险防控与应急技术装备"项目由环境所及其他单位进行研究。项目内容共分3个课题同时开展,环境所负责课题1"医用一次性防护服应急复用再处理技术的研究",同时参与课题3"可重复使用医用防护服的研发与评价研究"。环境所负责医用防护服经临床常用环氧乙烷灭菌、辐照灭菌、压力蒸汽灭菌三种灭菌方式后,防护服结构完整性和灭菌效果的研究。北京市医疗器械检验所对其关键性能指标进行验证。中国人民解放军总医院负责提供医院使用后的医用防护服样本。军事科学院系统工程研究院卫勤保障技术研究所研究气体二氧化氯浓度、空间相对湿度及消毒时间对医用一次性防护服表面及内表面的消毒效果,研制便携式消毒系统。本项目拟评价医用一次性防护服再灭菌复用的可行性;同时研究新灭菌工艺参数和改进关键加工工艺,提高医用一次性防护服的生产效率,从提升产能和产量的角度缓解供需要求。此外,加快进行可重复使用医用防护服的研发和生产,满足临床反复消毒—清洗—使用的要求,为未来传染性疫情的突发提供技术储备。

(二) 主要研究内容

按照《新型冠状病毒感染的肺炎防控中常见医用防护用品使用范围指引(试行)》规定的穿 / 脱个人防护用品的流程,医用一次性防护服使用后,由于穿脱过程在黏合胶带处容易破损,因此医用一次性防护服如果复用需考虑防护服结构的完整性。在十几年前,医护人员在疫情防控中穿棉布手术衣,但棉布的微生物屏障效果较差,存在感染的风险。由于国内外标准相继发布实施,目前主要使用以复合材料为主的医用防护服,以何种消毒灭菌方式能在保障防护服结构完整性的情况下符合再次使用的要求需进一步研究。依据国家标准《医用一次性防护服技术要求》(GB 19082—2009)研究不同品牌材质的医用防护服在各种灭菌方式处理后的相关性能,以探索可能的再处理方法。以下为课题 1 和课题 3 的研究内容。

1. 医用一次性防护服应急复用再处理技术的研究

研究常用材质不同品牌的医用一次性防护服经临床常用环氧乙烷灭菌、辐照灭菌、压力蒸汽灭菌三种方式灭菌后,防护服结构完整性、灭菌效果、关键性能检验与《医用一次性防护服技术要求》(GB 19082—2009)中抗渗水性、抗合成血液穿透性、断裂强力、断裂伸长率和过滤效率的符合性,评价医用一次性防护服复用的安全性和可行性。研究气体二氧化氯浓度、空间相对湿度及消毒时间对医用一次性防护服表面及内表面的消毒效果,寻找 3 小时内实现医用防护服彻底消毒灭菌的消毒参数。研制便携式消毒帐篷,改造便携式消毒机,研发 3 小时内完成医用一次性防护服消毒的便携式消毒系统。

2. 可重复使用医用防护服的研发与评价

可重复使用医用防护服经临床穿着使用后,分别采用环氧乙烷灭菌、过氧乙酸消毒液和 84 消毒液处理,再经过消毒—清洗—烘干工艺的多次循环,在拟定处理次数后,进行防护服结构完整性查验、消毒和灭菌效果及关键性能物理指标与《医用一次性防护服技术要求》(GB 19082—2009)中抗渗水性、抗合成血液穿透、表面抗湿性、透湿性、断裂强力和伸长率、过滤效率、微生物指标的符合性。验证灭菌方式、消毒剂种类、清洗条件、烘干条件等因素对复用防护服使用及处理的影响。

（三）研究结果

1. 医用一次性防护服应急复用再处理技术的研究

在常规情况下医用一次性防护服使用后，由于穿脱过程在粘合胶带处破损明显，密合性损害严重。经测试在使用前将拉链门襟和袖口预先粘贴透明胶带，再使用后外形无破损。经过环氧乙烷灭菌和辐照灭菌后，外形无明显变化，经过压力蒸汽灭菌后破损严重。化学监测、参数监测、生物监测等均达到合格要求，提示所选消毒灭菌方法均能达到要求。使用后的医用一次性防护服经过环氧乙烷灭菌进行物理指标测试，只有一种品牌的一件防护服接缝处过滤效率低于防护服关键部位材料及接缝处对非油性颗粒的过滤效率的要求，其他测试的防护服物理指标均符合标准。

气体二氧化氯消毒剂在 1 200mg/L 的浓度下，可在 2.5 小时内实现医用一次性防护服的 lg6 消毒效果，达到《消毒技术规范》(2002 版) 的消毒水平。消毒后的防护服颜色、外观无明显变化，无强烈刺激性气味残留，无皮肤刺激性。医用一次性防护服消毒后材料强度、防护性能仍能达到《医用一次性防护服技术要求》(GB 19082—2009) 的要求。气体二氧化氯对医用一次性防护服消毒复用系统研究，经 5 批次防护服消毒后可达到消毒灭菌。在武汉抗疫一线的现场，共完成 5 次医用一次性防护服消毒试用，系统未发生故障，密闭消毒舱气柱压力充足，气密拉链开合正常，气体二氧化氯吸收系统工作稳定。

2. 可重复使用医用防护服的研发与评价

可重复使用医用防护服经临床穿着使用后经过环氧乙烷灭菌和过氧乙酸消毒液处理，

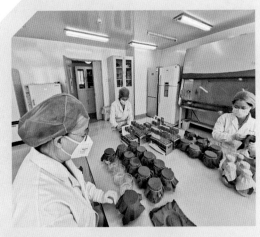

2020 年 2 月 12 日，医用一次性防护服应急复用再处理技术的研究现场（李晓 罗嵩 摄）

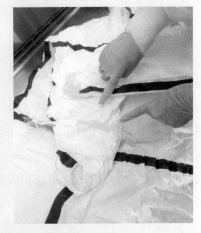

2020 年 2 月 8 日，医用一次性防护服应急复用再处理技术的研究现场（李涛 摄）

再经过消毒—清洗—烘干工艺的循环,经过 20 次处理后,经查验防护服结构完整性、消毒和灭菌效果及关键性能物理指标均达到《医用一次性防护服技术要求》(GB 19082—2009)的要求。可重复使用防护服经 84 消毒液处理 1 次后,防护服外形无损坏,消毒效果合格,关键性能物理指标未达到要求。

(四) 研究结论

1. 医用一次性防护服应急复用再处理技术的研究

(1) 常规情况下,医用一次性防护服使用后易破损,不应重复使用。

(2) 短缺情况下,医用一次性防护服如需复用,使用前可在拉链门襟和袖口预先粘贴透明胶带,防止脱下时防护服破损;使用后采用环氧乙烷灭菌或辐照灭菌等低温灭菌方式,复用前进行外形检查,外形完整方可复用。

(3) 研制的二氧化氯熏蒸消毒技术和装备也可用于较清洁的医用一次性防护服的消毒处理,具有灭菌周期短、无需解析、设备成本低、小巧灵活的优点。

(4) 气体二氧化氯作为一种穿透性强、消毒效果好、环保低残留的高效消毒剂,在 1 200mg/L 的浓度下,可在 2.5 小时内实现医用一次性防护服的 lg6 消毒效果,达到《消毒技术规范》(2002 版)的消毒水平。消毒后的防护服颜色、外观无明显变化,无强烈刺激性气味残留,无皮肤刺激性。医用一次性防护服消毒后材料强度、防护性能仍能达到《医用一次性防护服技术要求》(GB 19082—2009)的要求。

(5) 基于气体二氧化氯熏蒸消毒技术研发的可快速部署医用一次性防护服消毒复用系统经过系统实验、现场试用,能够实现单次 9 套防护服在 3 小时内达到 lg6 的消毒水平,人员穿着消毒后的防护服进行病区采样、负压帐篷式生物安全实验室巡检作业,未发现防护失效问题。

2. 可重复使用医用防护服的研发与评价

可重复使用医用防护服使用后经过环氧乙烷灭菌和过氧乙酸消毒液处理均可达到《医用一次性防护服技术要求》(GB 19082—2009)的要求,这两种消毒灭菌方式可用于反复消毒洗涤的高强度处理的医用防护服。符合临床需求和操作规范的重复消毒—清洗—烘干工艺。使用 84 消毒液消毒洗涤后对防护服接缝结构有破坏,未达要求,此种方式不适用于防护服的处理。

(五) 建议

1. 医用一次性防护服如需复用,使用前在拉链门襟和袖口预粘贴透明胶带,穿脱时需按规范要求,注意脱下时防护服不要破损;处理后复用前需仔细检查防护服的结构是否完整。

2. 气体二氧化氯熏蒸消毒处理技术只适用于较清洁的防护服,考虑到二氧化氯穿透性有限,不适合对有明显体液污染防护服的处理。

3. 可重复使用医用防护服经处理后各项指标均合格,但穿戴 6 小时以上还是有闷热的问题,因此研制出安全、环保、舒适的医用防护服是今后的发展方向。

二、口罩对新冠病毒防护效果评价研究

国家卫生健康委发布的《新型冠状病毒肺炎诊疗方案(试行第七版)》中指出,经呼吸道飞沫和密切接触传播是新冠病毒主要的传播途径,在相对封闭的环境中,长时间暴露于高浓度气溶胶(空气动力学直径≤5μm)情况下,新冠病毒存在经气溶胶传播的可能。

卫生健康机构建议病人佩戴口罩,从而阻断病原体传播,作为传染源控制的一种手段。现有国内外研究对于不同类型口罩过滤效果评价的数据大多数来自非生物颗粒的体外实验。口罩作为基本的非药物干预措施,成本较低、简单易行,已被广泛用于公众呼吸道传染病的预防,可降低感染的风险。特别是在人员密度高,通风条件差,空间相对封闭等情况下,佩戴口罩成为降低传染源通过人与人之间"无接触"传播最为有效的措施,已被认为是减少流感病毒传播的重要策略。在此次新冠肺炎全球大流行中,一些发达国家卫生机构认为口罩在防止病毒从已知来源传播方面更有效,而对健康人群的防护效果不佳。由于在减少新冠病毒扩散和避免新冠病毒感染中缺乏定量数据支持,因此,他们只鼓励感染者和处于医疗环境中的人使用口罩,而不鼓励公众使用口罩。

目前,国内外缺少感染新冠病毒个体佩戴口罩时,不同类型口罩对新冠病毒的阻留效果和减少他人病毒感染(病毒载量和活性等)方面的研究。鉴于此,环境微生物学室紧密围绕"口罩对新冠病毒防护效果评价"这一科学问题,通过模拟新冠病毒感染者佩戴三种不同类型的口罩及不佩戴口罩时,对新冠病毒传播的阻隔能力,以及模拟健康个体佩戴不同类型口罩的保护效果展开系统科学地评价。本研究结果将为不同类型口罩对于新冠病毒的防护效果提供重要的科学基础数据,从而指导大众进行科学与精准防护。

基于以往的研究结果,项目组提出以下理论假设:口罩对于新冠病毒的阻留和降低健康人群感染风险有一定的防护效果,拟通过对模拟新冠病毒感染者(传染源)及密切接触者(易感人群)佩戴口罩与否、佩戴四种不同类型的口罩,展开防护效果评价试验,从而了解不同类型口罩(N95/KN95防护口罩、医用外科口罩、一次性防护口罩)对新冠病毒的防护效果,科学指导公众健康防护。

具体研究内容为:①模拟病毒感染者佩戴不同类型口罩前后,不同生理活动下产生的飞沫粒径与浓度、病毒载量和病毒活性的变化;②模拟病毒感染者佩戴不同类型口罩阻隔或减少飞沫和病毒气溶胶在室内环境的传播扩散效果;③评价不同类型口罩对模拟健康对象在不同呼吸频率、不同接触时间和距离的防护效果。

通过实验室形态学观察,即在扫描电镜下观察口罩样本外、中、内3层模拟病毒的形态及制备样品后在透射电镜下观察模拟病毒的形态,病毒核酸检测和病毒活性检测等方法获取试验数据,对测试数据使用R语言、SPSS等统计软件进行分析,得出不同类型口罩对模拟病毒的防护效果评价结论。

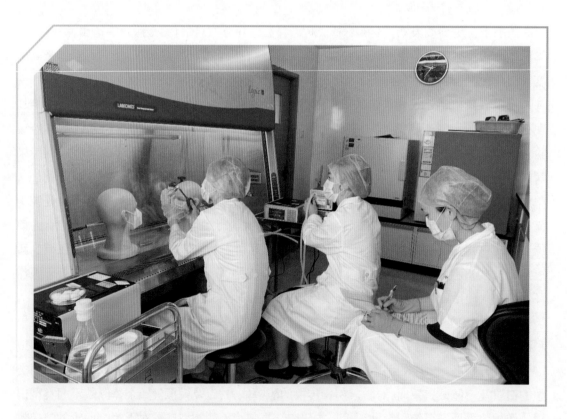

环境微生物学室成员进行口罩防护效果模拟测试(丁珵　摄)

三、热点追踪研究

（一）病毒气溶胶的传播与控制研究

2019 新型冠状病毒是目前已知的第 7 种可以感染人类的冠状病毒，其传播模式已确定为宿主—人以及人—人传播。2020 年 3 月 4 日，国家卫生健康委发布的《新型冠状病毒肺炎诊疗方案（试行第七版）》中指出，经呼吸道飞沫和密切接触传播是新冠病毒主要的传播途径。在相对封闭的环境中长时间暴露于高浓度气溶胶情况下，存在经气溶胶传播的可能。初步研究发现，新型冠状病毒可在患者粪便及尿液中分离，亦有研究在医院病房空气以及患者附近物体表面检出病毒。新型冠状病毒的气溶胶传播引起大众担忧和焦虑，也引起了研究人员的广泛关注。气溶胶传播途径在多种病毒的研究过程中被反复提及。气溶胶传播涉及范围广、控制措施难、研究方法少，并且作为潜在生化武器的危害大。因此，针对病毒气溶胶传播的研究确有必要，但深入研究较少，也较难以开展。

环境所组织专家力量撰写《病毒气溶胶传播与控制》报告，收集整理了多种病毒可能通过气溶胶传播的调查报告、新闻报道、公开发表的文献、数据库等信息，以循证的方法，筛选出多种病毒通过气溶胶传播的案例，同时梳理了多种病毒经由气溶胶途径传播的科学证据。

上述研究报告详细介绍了病毒气溶胶传播的概念、病毒气溶胶的产生方式、特征和影响因素，系统整理不同病毒经由气溶胶传播而大面积扩散的经典案例，归纳分析病毒经由气溶胶传播的科学证据，提出需要重点关注的场所及人群，最后提出了病毒气溶胶传播的防护措施建议。此研究报告将有助于公众、研究者和决策制定者了解气溶胶相关知识，梳理病毒气溶胶传播途径，为新冠病毒气溶胶传播提供研究基础和科学依据。针对曾在国内外引发聚集性暴发的病毒通过气溶胶传播相关的科学证据梳理是该研究的重要成果之一。同时，为人民健康提供精准防护建议，也为日后开展病毒防控工作提供证据参考。

（二）钻石公主号新冠病毒感染与应对

钻石公主号邮轮上发生新冠病毒感染以来，截至 2020 年 3 月 28 日，船上确诊人员已达 712 人，其中 12 人死亡。疫情波及全球多个国家和地区，感染的发生发展、船上人员的命运、各国的应对尤其是日本的处置措施引起全世界的广泛关注。此次疫情对国际邮轮事业的发展带来了巨大冲击，也对世界各国面对此类突发公共卫生事件的应对能力提出了新的考验。虽然世界各国对该事件均有所举措，但同时也暴露出各国联合抗击疫情经验的匮乏和联动机制的欠缺。为科学系统地评估此类紧急事件，以便积极快速应对，进一步制定全面的响应机制而开展本项研究。

环境所组织专家力量,通过网络搜索和文献检索,了解钻石公主号的基本情况和疫情概况,明确疫情发生的原因和详细进展,梳理日本、美国、加拿大等国家和地区对该疫情的应对措施。通过检索,明确疫情自发生以来官方的调查结论和研判。通过小组讨论和文献检索,分析钻石公主号上新型冠状病毒的传播途径,总结疫情处置过程中的警示和思考,提出类似突发公共卫生事件应对措施的具体建议。

本研究深入梳理了钻石公主号疫情始末,从邮轮结构、船上设施、人员情况等因素展开系统调查,结合疫情发生发展分析新型冠状病毒在邮轮上的传播途径,汇总多个国家的官方结论、研判、科研文献、学者意见、新闻媒体报道、舆论等,针对各国对此疫情事件所采取的应急措施,评价这些措施对遏制疫情扩散所产生的实际作用和影响,探讨该突发疫情对我们的警示和思考,提出类似疫情防护措施的具体建议,从而为国际邮轮突发公共卫生事件的响应机制和应对策略提供研究基础和科学依据。

钻石公主号邮轮新冠病毒感染的严重程度与以下四点密切相关:①邮轮的归属权极大地影响此次疫情反应速度。其船籍为英国,运营权为美国嘉年华集团,而乘客遍及世界各国,因此存在无法适用日本法律和行政权的情况。②邮轮结构的特殊性和用于隔离的缺陷性。国际邮轮人员密集,公共空间接触频繁,舱房密闭、集中空调混合送风、排污系统连通设计使传染性疾病极易形成大规模的突发公共卫生事件。③对新冠病毒传播机理和致病性认识不足,邮轮缺乏呼吸道传染病处置经验,导致防疫措施无力,且新冠病毒传染力强,感染早期即释放大量病毒,加之无症状感染者比例高等特点,给疫情防控带来巨大挑战。④日本对此疫情的应对有较大关系。从传染病防控的三个关键环节,即控制病毒传染源(检测能力不足,无法准确及时隔离传染源;无症状感染者和密接者未单独进行隔离)、切断病毒传播途径(船上隔离,未考虑病毒气溶胶传播方式;消毒工作不到位)和保护易感人群(生活必需品和药品短缺;缺乏有效沟通;健康者和无症状感染者混居;船员和乘客个人防护不足)三方面均未落实,影响了对疫情的及时有效控制。

鉴于此,本研究提出类似突发公共卫生事件应对措施的具体建议:①准确划分国际邮轮突发公共卫生事件责权关系,建立国际合作联动机制;②责任国需建立应急组织体系并明确职责,政府和邮轮业均应建立完善应急响应机制和处置能力,包括提升应急检测能力、开展医疗物资储备、建立隔离场所等;③责任国、邮轮及港口建立监测与预警机制,构建一套完整、科学、实用的国际邮轮传染病疫情风险评估方法及程序,对相关传染病突发事件进行风险分析与判断,从而有利于口岸卫生检疫人员根据风险判定结果,采取不同措施有效应对传染病疫情;④加强对已知或未知病毒的基础性研究工作,从而实现早发现、早预警与科学应对。

四、疾控体系现代化建设专题研究

为贯彻落实习近平总书记关于新冠肺炎疫情防控重要讲话精神,积极推进疾控体系现代化建设,中国疾控中心研究决定开展疾控体系现代化专题研究,加快各项改革准备工作,由环境所施小明所长牵头。自 2 月 13 日起,工作组抽调中心人事处、政研室、全球公卫中心以及改水中心、环境所、营养所、职业卫生所、艾防中心和传染病所等中心机关和直属单位骨干人员搭建专题报告写作班子,从我国疾控机构改革发展和国际公共卫生机构体制运行情况两个方向,分组开展专题研究(以下分别称国内组、国际组)。

广泛开展资料调研,形成疾病预防控制体系现代化改革研究报告。国内组采用循证方法,检索梳理 600 余篇关于现代化、公共卫生、疾控、卫生应急、新冠肺炎等国内外文献,采用邮件方式访谈疾控机构、卫生行政部门、医疗机构、高等院校等单位 32 位专家,广泛收集网络上新闻报道、专家评论、时事点评等不同行业、不同角度对疾控体系的评论信息 50 余篇,整理涉及疾控体系的法律法规、规划纲要、行动计划、指导意见、规范性文件以及既往发展规划、政策研究报告、会议文件等材料 30 余份。通过深入分析以上文献资料、专家访谈意见、媒体信息以及政策资料等,系统梳理疾控体系现有职能和定位,全面总结疾控工作主要成就,深入剖析当前疾控体系存在的主要问题以及此次疫情中暴露出的主要问题。在此基础上,结合我国国情以及疾控体系改革和发展需要,提出推进疾控体系现代化的意见和建议。经过集中撰写和多次讨论完善,形成 4 万字左右的《疾病预防控制体系现代化改革研究报告》。

聚焦国际比较分析,形成国内外疾控体系研究报告。本研究采取文献查询、官网搜索、专家访谈、案例研究、专题研讨等多种方式开展调研。通过文献检索和官网搜索,确定相关国家和地区疾病预防控制体系的主要机构,通过小组讨论和专家论证,确定国外的调研重点为美国、英国、加拿大、德国、日本、韩国六个国家,此外还包括我国内地及我国香港特别行政区的疾控系统。对于相关国家和地区重点调研的疾病预防控制体系机构,从以下七个方面进行了梳理:①机构和职能设置,包括主要机构及定位、职能、服务目标、常规性工作任务、任务来源、工作形式、产出应用等;②工作机制,包括体系内各机构之间的关系与管理运行机制;③立法支撑,包括机构行政权力的立法和各项与疾病预防控制相关法案等;④应急机制,包括职责机制、相关法案与应急预案、信息系统、资源储备等;⑤科研内容及方向,包括不同机构开展的与公共卫生相关的研究方向;⑥关键技术与能力,包括各机构具备的核心能力;⑦运行保障,包括机构的经费来源、经费支持力度与保障范围、人员执业资格、人员构成、薪酬待遇、岗位晋升、社会地位等。在调研基础上深入分析国内外疾控体系机构设置、职能定位方面的特点,对比我国疾控体系设置和运行现状,充分开展比较分析,从多个方面对我国疾控体系改革提出了建议。同时还深入调研了各国应对处置突发公共卫生事件相关资料，编制了系列经典案例。经过专家论证及 6 次修稿，完成 17 万字左右的《国内外疾控体系研究报告》。

综合国内国际研究，形成改革完善疾病预防控制体系的建议。国内组和国际组历时 1 个多月时间形成较为完善的《疾病预防控制体系现代化改革研究报告》和《国内外疾控体系研究报告》。改革完善疾病预防控制体系的研究同步进行并不断吸纳国内组和国际组的最新研究成果，经过专家论证和中心领导审议，形成《改革完善疾病预防控制体系的建议》研究报告并报送国家卫生健康委。研究报告从组织架构、职能定位和近年取得的主要成绩 3 个方面阐述了疾控体系现状，从适应新时代新要求、思想理念、运行机制、疾控人才队伍、科研储备及技术转化能力、疾控核心能力等 6 个方面分析了疾控体系存在的问题，从将公共卫生安全列入国家安全战略重要组成部分、改革完善疾控管理体制、完善平战结合的公共卫生应急管理体系、建立高效协同群防群治工作运行机制、加强疾控机构队伍建设、积极参与全球卫生治理、健全经费保障机制、完善公共卫生法治保障以及加强组织实施和考核评价等 9 个方面提出了改革完善建议。

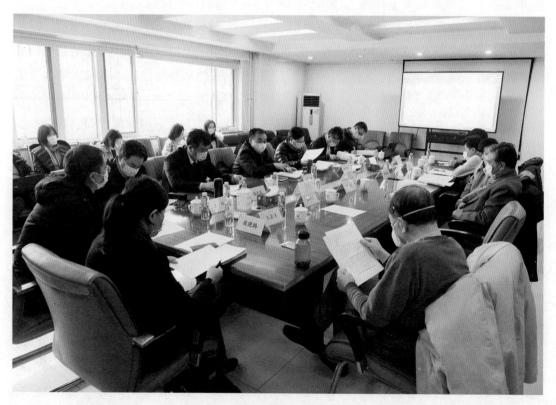

2020 年 2 月 25 日，疾控体系现代化建设专题研究专家论证会在环境所召开（孙若锋 摄）

五、标准研制与图书出版

1. 标准制修订

2020 年 3 月 6 日,国家标准化管理委员会发布了《消毒剂稳定性评价方法》(GB/T 38499—2020)等 7 项标准(2020 年第 1 号公告);2020 年 4 月 9 日国家标准化管理委员会发布了《空气消毒剂通用要求》(GB 27948—2020)等 11 项标准(2020 年第 7 号公告),具体标准编号、标准名称如下:

(1)《消毒剂稳定性评价方法》(GB/T 38499—2020)中给出了对各类消毒剂保存稳定性的评价,以及待测样品和仪器设备基本要求,试验分类与选择,检测与评价原则和方法。

(2)《消毒剂良好生产规范》(GB/T 38503—2020)规定了消毒剂生产企业的组织机构与人员、厂房设施与设备、物料、生产管理、卫生要求、验证、质量管理、产品销售及服务、投诉与报告。

(3)《消毒剂安全性毒理学评价程序和方法》(GB/T 38496—2020)给出了消毒剂安全性毒理学评价的程序、确定毒理试验项目的原则、对毒理试验用受试物(受检消毒剂样品)的要求、毒理试验方法和对毒理试验结果的安全性评价。

(4)《内镜消毒效果评价方法》(GB/T 38497—2020)给出了用于内镜消毒的消毒剂和清洗消毒机(简称消毒机)的评价原则与检测方法。

(5)《消毒剂金属腐蚀性评价方法》(GB/T 38498—2020)给出了气溶胶喷雾、超声雾化、汽化、气体、常量喷雾、擦拭、浸泡或冲洗消毒条件下消毒剂、消毒器械对金属腐蚀性评价原则、试验方法和金属腐蚀速率计算方法。

(6)《消毒剂实验室杀菌效果检验方法》(GB/T 38502—2020)给出了适用于各种消毒剂实验室杀菌效果的检验和评价,以及消毒剂实验室杀菌效果检验的术语和定义、基本要求以及消毒与灭菌效果试验方法。

(7)《喷雾消毒效果评价方法》(GB/T 38504—2020)给出了用于使用喷雾消毒方法的消毒剂和消毒器械的效果评价,以及喷雾消毒效果的评价原则和方法。

(8)《空气消毒剂通用要求》(GB 27948—2020)规定了用于室内空气消毒的消毒剂的原料要求、技术要求、检验方法、使用方法、标签说明书和注意事项,适用于以杀灭空气中微生物为主要目的,并能达到消毒要求的室内空气消毒剂。

(9)《医疗器械消毒剂通用要求》(GB 27949—2020)规定了医疗器械消毒、灭菌用化学消毒剂的原料要求、技术要求、检验方法、使用方法和标识要求,适用于医疗器械用消毒剂。

(10)《手消毒剂通用要求》(GB 27950—2020)规定了手消毒剂的原料要求、技术要求、检验方法、使用方法、标识要求,适用于卫生手消毒和外科手消毒的消毒剂。

(11)《普通物体表面消毒剂通用要求》(GB 27952—2020)规定了用于普通物体表面消毒的消毒剂原料要求、技术要求、检验方法、使用方法和标识要求,适用于普通物体表面消毒的各类消毒剂。

(12)《疫源地消毒剂通用要求》(GB 27953—2020)规定了用于传染病疫源地消毒的消毒剂原料要求、技术要求、检验方法、使用方法和标识、标签及说明书,适用于对传染病疫源地消毒或对传染病病原体污染场所环境消毒的消毒剂。

(13)《黏膜消毒剂通用要求》(GB 27954—2020)规定了黏膜消毒剂的原料要求、技术要求、检验方法、使用方法和标识要求,适用于医疗卫生机构用于黏膜消毒的消毒剂。

(14)《过氧化氢气体等离子体低温灭菌器卫生要求》(GB 27955—2020)规定了过氧化氢气体等离子体低温灭菌器的术语和定义、技术要求、检验方法、应用范围、使用注意事项、标识、包装、运输和储存,适用于不耐湿、不耐高温的医疗器械、器具和物品灭菌的过氧化氢气体等离子体低温灭菌器。

(15)《臭氧消毒器卫生要求》(GB 28232—2020)规定了臭氧消毒器的原材料要求、技术要求、应用范围、使用方法、检验方法、运输和贮存、铭牌和使用说明书,适用于通过介质阻挡放电、紫外线照射和电解方式产生臭氧的臭氧消毒器。

(16)《次氯酸钠发生器卫生要求》(GB 28233—2020)规定了次氯酸钠发生器的主要元器件要求、技术要求、应用范围、使用方法、检验方法、运输、贮存和包装,以及标识、铭牌和使用说明书,适用于产生次氯酸钠消毒液的次氯酸钠发生器。

(17)《紫外线消毒器卫生要求》(GB 28235—2020)规定了紫外线消毒器的原材料要求、技术要求、应用范围、使用方法、检验方法、标志与包装、运输与贮存、铭牌和使用说明书,适用于以C波段紫外线(波长范围为200~280nm)为杀菌因子的紫外线消毒器。

(18)《消毒剂原料清单及禁限用物质》(GB 38850—2020)规定了应用于不同消毒对象消毒剂的原料成分清单和使用范围,同时规定了消毒剂配方中的禁用和限用物质,适用于消毒生活饮用水、人体、医疗器械、环境及物体表面、污染物、室内空气、集中空调通风系统、游泳池水、医院污水的消毒剂。

以上18项标准在制修订过程中,对消毒剂和消毒器械,对实验室、试验方法、评价方法、评价要求等均进行了充分调研,研究了相关性能的检测技术,最终形成可重复性试验方法标准;规范了消毒剂生产企业的人员、设备、质量管理等各方面,为生产安全打下基础,是现行消毒标准体系中的重要组成部分。上述标准不仅是消毒产品的基础标准,也是消毒剂、消毒器械的产品标准及其检测评价的方法标准。这些标准的制修订进一步完善了消毒标准体系,将在保证消毒剂质量、控制疾病暴发流行、医院感染控制、突发公共卫生事件处理及家庭卫生消毒等方面发挥重要作用。

2. 图书出版

(1) 重点场所、重点单位和重点人群卫生防护技术指南

重点场所、重点单位和重点人群卫生防护技术指南

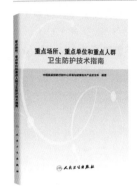

书　　号：ISBN 978-7-117-29964-0

出版单位：人民卫生出版社

主要内容：本书分为场所篇、单位篇和人群篇三个部分。场所篇对居家,宾馆、商场和超市、理发店等公共场所,医疗机构和医学观察点等特殊场所以及公共交通运输工具等20类重点场所从防护物资储备、预防性卫生措施、个人防护措施等方面提出了卫生防护要求。单位篇对社区、企业、机关事业单位、养老机构、福利院、物业管理中心等14类重点单位从防护物资储备、管理措施、个人防护措施、应急处置等方面提出了卫生防护要求。人群篇对老年人、孕妇、儿童、学生、警察、企业职工、海关边检人员、快递员、环卫工人、保洁员等16类重点人群提出了个人防护措施、清洁消毒和手卫生、健康管理等个人防护要求。

(2) A Technical Guide to Health Protection for Key Places, Units and Populations (电子书)

A Technical Guide to Health Protection for Key Places, Units and Populations

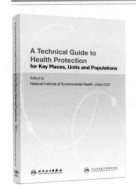

书　　号：ISBN 978-7-89456-842-7

出版单位：人民卫生出版社

主要内容：本书是《重点场所、重点单位和重点人群卫生防护技术指南》的英文版本,对居家,宾馆、商场和超市、医疗机构和医学观察点、公共交通运输工具、社区、企业、机关事业单位、养老机构、福利院、老年人、孕妇、儿童等50类重点场所、单位和人群提出防护技术要求。

（3）新冠肺炎疫情防控知识　社区版

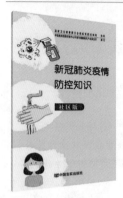

新冠肺炎疫情防控知识　社区版

书　　号：ISBN 978-7-117-30102-2
出版单位：中国言实出版社
主要内容：本书针对社区不同场所、不同人群，以及社区居民在疫情防控中存在的误区进行解答，分为基本知识、清洁消毒、健康防护三篇，通过130个问题，以一问一答的形式，帮助社区工作者和社区居民掌握更多的疫情防控知识和技能，筑牢疫情防控的安全屏障。

（4）新冠肺炎疫情常态化防控实用手册　重点场所版

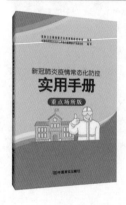

新冠肺炎疫情常态化防控实用手册　重点场所版

书　　号：ISBN 978-7-5171-3455-8
出版单位：中国言实出版社
主要内容：本书针对居家、办公场所、宾馆、商场等20类场所，通过230个问题，以一问一答的形式，对居民经常遇到的防控问题进行解读，对基本防护知识进行普及，对场所的管理制度进行规范、指导，帮助重点场所开展疫情应对和防控工作，有效阻断病毒传播途径。

（5）新发呼吸道传染病防控技术问答——场所卫生与个人防护

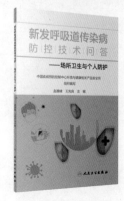

新发呼吸道传染病防控技术问答——场所卫生与个人防护

书　　号：ISBN 978-7-5171-3455-8
出版单位：人民卫生出版社
主要内容：本书甄选解答了100个常见技术问题，分为基础篇、场所卫生篇和个人防护篇三部分，其中基础篇主要涉及新发呼吸道传染病及其防控基础性知识和技术原理；场所卫生篇主要为如何在重点场所开展环境卫生清洁与消毒、加强室内通风换气、减少人员聚集、安全运营等；个人防护篇主要阐述重点人群包括居家人员、办公人员、学生、幼儿、医务人员、出租车司机、售货员、地铁安检人员、乘客等的个人防护关键技术。

（6）新发呼吸道传染病流行期重点场所防护与消毒技术指南

新发呼吸道传染病流行期重点场所防护与消毒技术指南

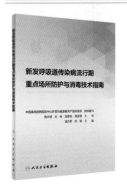

书　　号：ISBN 978-7-117-30112-1

出版单位：人民卫生出版社

主要内容：本书对重点场所的清洁消毒、个人防护、环境与设施卫生管理、应急处置等方面提出了技术要求。该技术指南的发布将规范重点场所防护和消毒流程、树立正确的防护和消毒意识、采取有效的防护和消毒措施、降低消毒不足或过度引起的健康风险，为重点场所卫生管理、科学消毒和人群防护等提供有价值的参考和依据，为新发呼吸道传染病应对和维持正常的社会生活秩序提供技术保障。

（7）爱健康　讲卫生　问与答

爱健康　讲卫生　问与答

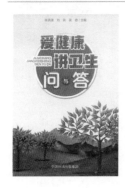

书　　号：ISBN 978-7-5111-4319-8

出版单位：中国环境出版集团

主要内容：本书分为卫生习惯篇、心理健康篇、人居环境篇和病媒生物防控篇四个部分，通过140个问题，以一问一答的形式，有针对性地逐一回应大众关心的健康卫生问题。

3. 论文发表

环境所贯彻落实国家卫生健康委办公厅《关于在重大突发传染病防控工作中加强生物样本资源及相关科研活动管理工作的通知》、科技部办公厅《关于加强新型冠状病毒肺炎科技攻关项目管理有关事项的通知》、中国疾控中心《关于加强新型冠状病毒感染的肺炎应急响应期间有关科技管理规定》及其补充规定等文件精神，加强疫情应对期间科技管理工作。开展新冠肺炎相关科研项目和发表相关科研成果，须先报中心科技组／科技处备案审核。目前已按要求备案并正式发表的新冠肺炎疫情相关学术论文21篇。

环境所新冠肺炎疫情防控论文发表情况

序号	论文题目	发表刊物	第一作者	通讯作者	年、卷、期
1	新冠肺炎疫情期间会议定点宾馆卫生防护指南	中华预防医学杂志	中国疾病预防控制中心型冠状病毒肺炎应急响应防护与消毒技术组	沈瑾	2020,54(4):342-344
2	新型冠状病毒肺炎公共交通工具卫生防护指南	中华预防医学杂志	中国疾病预防控制中心新型冠状病毒肺炎应急响应机制防护与消毒技术组	王先良	2020,54(4):344-346
3	新型冠状病毒肺炎企业卫生防护指南	中华预防医学杂志	中国疾病预防控制中心新型冠状病毒肺炎应急响应机制防护与消毒技术组	潘力军	2020,54(4):346-348
4	新型冠状病毒肺炎疫情期间学校等教育机构防控指南	中华预防医学杂志	中国疾病预防控制中心新型冠状病毒肺炎应急响应机制防护与消毒技术组	应波	2020,54(4):348-350
5	新型冠状病毒肺炎疫情期间密切接触者隔离宾馆卫生防护指南	中华预防医学杂志	中国疾病预防控制中心新型冠状病毒肺炎应急响应机制防护与消毒技术组	王姣	2020,54(4):351-353
6	新型冠状病毒肺炎疫情期间医疗机构污水和污物消毒技术指南	中华预防医学杂志	中国疾病预防控制中心新型冠状病毒肺炎应急响应机制防护与消毒技术组	王哲	2020,54(4):353-356
7	新型冠状病毒肺炎流行期间方舱医院卫生防护指南	中华预防医学杂志	中国疾病预防控制中心新型冠状病毒肺炎应急响应机制防护与消毒技术组	张流波	2020,54(4):357-359
8	新型冠状病毒肺炎客运场站及交通运输工具卫生防护指南	中华预防医学杂志	中国疾病预防控制中心新型冠状病毒肺炎应急响应机制防护与消毒技术组	姚孝元	2020,54(4):359-361
9	新型冠状病毒肺炎疫情期间重点场所防护与消毒技术和要求	中华预防医学杂志	中国疾病预防控制中心新型冠状病毒肺炎应急响应机制重点场所防护与消毒技术组	施小明	2020,54(4):340-341

续表

序号	论文题目	发表刊物	第一作者	通讯作者	年、卷、期
10	Key Points of the Program for Disinfection Technology in Special Places During the Coronavirus Disease-2019 (COVID-19) Outbreak	China CDC Weekly	Jiaqi Wang	Jin Shen	2020,2(9): 140-142.
11	中小学校新型冠状病毒肺炎疫情防控技术要求	中国学校卫生	中国疾病预防控制中心新型冠状病毒肺炎疫情一级响应重点场所防护与消毒技术组	沈 瑾	2020,41(5):648-650
12	Guidelines for Personal Protection of Specific Groups from COVID-19	China CDC Weekly	China CDC Key Places Protection and Disinfection Technology Group for COVID-19 Emergency Response, National Institute of Environment Health, China CDC.	/	2020,2(19): 341-343
13	Technical Guidelines for disinfection of Special Sites for COVID-19	China CDC Weekly	China CDC Key Places Protection and Disinfection Technology Group for COVID-19 Emergency Response, National Institute of Environment Health, China CDC.	/	2020,2(19): 337-340
14	托幼机构新型冠状病毒肺炎疫情防控技术要求	中国学校卫生	中国疾病预防控制中心新型冠状病毒肺炎疫情一级响应重点场所防护与消毒技术组	潘力军	2020,41(5):651-653
15	新型冠状病毒肺炎疫情期间重点场所防护与消毒要求	环境卫生学杂志	施小明	/	2020,10(2):111-112,116

续表

序号	论文题目	发表刊物	第一作者	通讯作者	年、卷、期
16	新型冠状病毒肺炎疫情期间养老机构卫生防护指南	环境卫生学杂志	赵康峰	施小明	2020,10(2):113-116
17	新型冠状病毒肺炎疫情期间商场卫生防护指南	环境卫生学杂志	叶 丹	李 涛	2020,10(2):117-118,121
18	新型冠状病毒肺炎疫情期间办公场所和公共场所空调通风系统运行管理指南	环境卫生学杂志	潘力军	张流波	2020,10(2):119-121
19	新型冠状病毒肺炎疫情期间超市卫生防护指南	环境卫生学杂志	刘 航	王 林	2020,10(2):122-124
20	新型冠状病毒肺炎疫情期间公共场所卫生防护指南	环境卫生学杂志	李 莉	王先良	2020,10(2):125-127
21	Disinfection Technology of Hospital Wastes and Wastewater: Suggestions for Disinfection Strategy during Coronavirus Disease 2019 (COVID-19) Pandemic in China	ENVIRONMENTAL POLLUTION	Jiao Wang	Lijun Pan	2020,262: 114-665

第五章

环境所内部疫情防控

一、全面落实疫情应对各项措施

（一）组建工作机构，制订工作方案

1. 成立疫情应对工作领导小组和疫情应对办公室

中国疾控中心启动疫情一级响应后，环境所快速启动疫情应对机制，组建疫情应对工作领导小组，全面负责中国疾控中心决议部署落实和所内疫情应对工作安排。领导小组下设4个工作组：综合协调与后勤保障组、健康监测与实验室安全组、舆情监测与信息宣传组、热点跟踪与研究技术组，确定了各组工作职责并定岗定责到个人，集中力量落实疫情应对各项工作。成立环境所疫情应对办公室，具体负责疫情应对综合管理、人员培训等事务。

2. 制订工作方案，确保防控任务顺利推进

根据防控形势需要和国家卫生健康委、中国疾控中心以及北京市政府相关工作要求，为有效应对新冠肺炎疫情，做好疫情应对期间各项防范和保障工作，环境所在中国疾控中心启动一级响应后，第一时间组织制定《环境所新型冠状病毒感染的肺炎疫情应对工作方案》，确定人员登记报备、出入登记、公共区域防护管理、重大异常情况应对机制等管控制度，确保疫情应对工作有规可依、有章可循，确保全体职工健康安全。

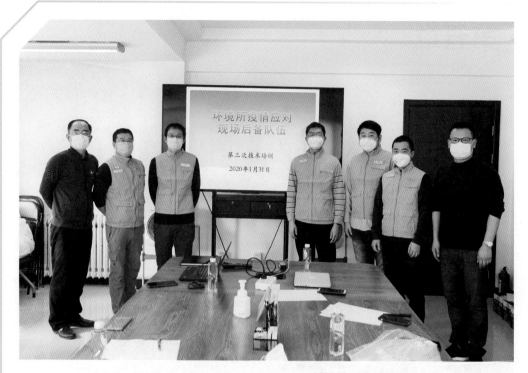

2020 年 1 月 31 日,疫情应对办公室组织后备队伍培训(孙若锋　摄)

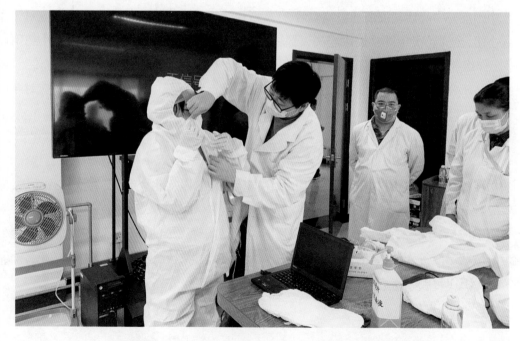

2020 年 2 月 12 日,第三、四批应急队员参加培训(孙若锋　摄)

（二）强化工作区疫情应对各项举措

1. 建立人员及信息登记报备制度

环境所以处室为单位设立应急工作联络员，实行每日信息报告。对环境所职工、学生、聘用人员的出行和健康状况进行登记，填写《环境所职工（学生）返京备案登记表》和《环境所职工（学生）在京人员健康状况调查表》，全面掌握各类人员出行和健康信息。对于从湖北等疫情严重地区返京人员或接触过疑似或确诊病例人员须立即报告并填报电子登记表，居家观察 14 天。除此之外的所有工作人员均应每日观察自己及同住家人的健康状况，自测体温两次，以科室为单位实行日报，异常情况立即报告，如无异常进行"零报告"。

2. 建立工作区出入登记制度

疫情应对期间对工作区加强入口管理，关闭非必需入口，建立凭工作证进入制度。在疫情应对期间，尽量减少外单位人员到访，必须进行专家咨询等工作时，所内职工须提前向疫情应对工作组报备，到访人员由工作人员到单位门口接待，填写《单位到访人员备案登记表》。快递及外卖人员一律在单位门外完成送取件。

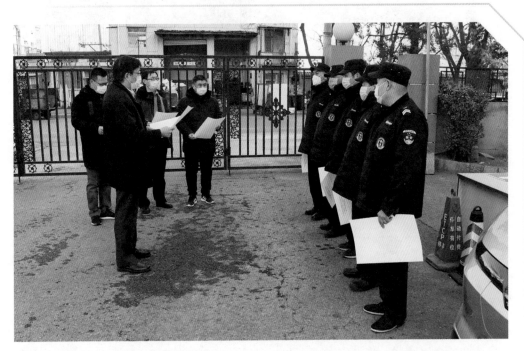

2020 年 2 月 4 日，姚孝元副所长（左二）向保安布置环境所出入登记制度（孙若锋　摄）

3. 强化体温测量和症状监测制度

要求所有进入工作区人员进行体温测量。工作区入口由保安人员实施红外式体温测量，为进一步强化体温监测，在工作区楼宇大厅增设了红外式体温检测门，安排职工轮流值守，对每一位进入办公区的人员进行二次体温监测，确保进入工作区所有人员健康安全。同时还为每位职工配发了水银温度计，要求个人加强体温监测，如出现体温异常或发热、疲乏、咳嗽等症状，及时到指定医疗机构就医并向单位报告。

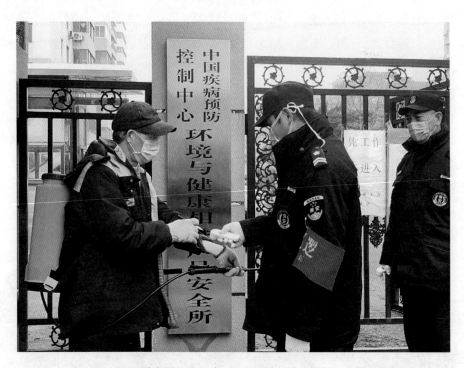

潘家园工作区出入口测温（王林　摄）

4. 加强公共区域防护和管理措施

在办公区入口、会议室、卫生间等公共区域放置手消毒液和洗手液，按规定对电梯、会议室、职工之家、职工食堂、楼道门厅等公共区域进行消毒。印发《关于加强实验室安全管理及疫情应对期间废弃个人防护用品收集处置工作的通知》，加强实验室安全管理，确保实验室工作平稳运行，设置医疗垃圾回收桶用于个人防护用品废弃物收集，安排专人每日查看。在办公楼入口、会议室、职工餐厅等公共区域设置"一米线"，张贴疫情防控宣传材料，尽量减少人员集中的会议频次。疫情应对期间职工餐厅暂停自助餐就餐模式，实施分餐制和错峰就餐。

（三）加强人员管理和培训教育

1. 落实主体责任，加强后勤服务人员管理和培训

根据北京市属地化管理要求，与潘家园和南纬路工作区所属街道签订疫情防控责任书，按照属地管理要求严格落实各项疫情防控措施，确定专门联系人和信息联络员，每日向属地报送人员信息，将属地管理要求及时传达并落实到位。按照北京市《关于加强对各单位保洁、保安、物业、食堂、维修维护等后勤物业工作人员防控新冠肺炎疫情工作的通知》要求，加强对后勤物业工作人员和集体宿舍的管理力度。王林书记亲自带队检查潘家园工作区学生宿舍和宿舍楼地下室使用情况，要求严格按照规定标准核定学生宿舍和食堂服务人员住宿安排。环境所与职工食堂服务供应商签订了疫情防控责任书（服务人员签订疫情防控承诺书），设专人负责服务人员每日体温健康监测并进行监督和统计上报。疫情应对期间组织保安、保洁和食堂服务人员开展两次专项培训，重点讲解消毒及健康防护规范要求。安排消毒中心专业技术人员对食堂进行检查并就环境消毒和操作流程规范进行了人员培训。

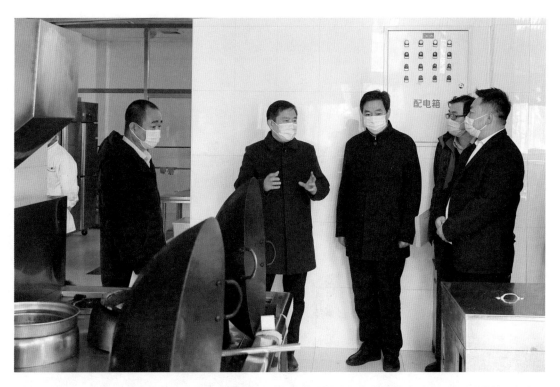

2020 年 3 月 5 日，中国疾控中心副主任刘剑君（左二）检查潘家园工作区食堂防控工作（孙若锋　摄）

2. 落实属地管理要求，严格执行北京市相关规定

及时关注掌握北京市疫情防控政策和文件精神，根据不同时期的不同防控要求适时建立和调整所内工作方案。疫情防控初期，按照《北京市人民政府关于进一步明确责任加强新冠肺炎预防控制工作的通知》，严格落实"属地、部门、单位、个人"四方责任，确定领导负责制，成立疫情防控工作机构，制订疫情应对工作方案，建立重大异常情况应对机制，严格落实管辖区街道办事处管理要求。

3月中旬，国内疫情形势趋于稳定，但新冠肺炎全球蔓延态势严重，境外输入病例成为北京市新增确诊病例主体，境外输入风险的加大使防控形势更加严峻复杂，北京再次升级疫情防控措施。结合这一时期"外防输入、内防扩散"的应对策略调整，所领导班子及时召开工作会议传达落实北京市管控方向和中国疾控中心会议精神，要求树立底线思维，不麻痹放松，确保所内各项应对措施严抓不懈。

4月19日，北京市出台政策优化完善疫情防控举措，促进复工复产，防控策略从应急管控转变为常态化防控。根据北京市城管执法局等五部门联合印发《关于做好复工复产疫情防控常态化工作的通告》精神，环境所疫情应对领导小组召开工作例会，研究调整所内防控方案，对今后一段时期疫情应对措施进行了优化完善，具体要求包括：全体职工启用"北京健康宝"实施健康信息监测；进入工作区佩戴口罩、出示工作证件并接受体温测量；津冀地区

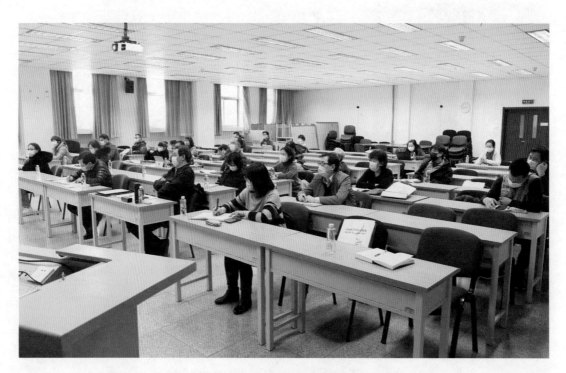

2020年3月3日，环境所召开中层干部压实责任会议（孙若锋　摄）

以外人员或共同居住人返京居家观察 14 天;减少现场会议和重复性防控工作;5 月 6 日起全所职工全面正常上班。

二、严格执行信息统计报告制度

(一)加大人员配备,建立自测和入门检测制度

1. 严格落实职工体温自测,及时统计报送健康信息

督促职工开展每日体温自测,1 月 31 日起执行每日健康信息零报告制度,以各处室为单位每日 9:00 前报送信息,要求体温超过 37.3℃或出现身体疲乏、咳嗽等不适症状及时报告,监测信息以简报形式每日报送所领导及疫情应对办公室。2 月 4 日起在零报告基础上补充填报《环境所每日人员情况登记表》,范围扩大至所有在职及离退休职工、潘家园食堂工作人员和网络运维人员,力求人员管理无死角。严格执行职工及共同居住人返京后居家观察 14 天的规定,加大对员工接触史(共同居住人)核查力度。3 月 7 日起南纬路工作区职工每日增报"北京健康宝"监测信息,4 月 22 日起全体职工启用"北京健康宝"实施健康监测。

2. 严格控制工作区人员进入,建立入门体温检测制度

为保障工作区安全,设立了职工入门检查和登记点,严格执行体温检测制度,要求进入人员必须佩戴口罩并出示有效工作证件,接受非接触式体温检测,体温正常方可入内,体温超标或有咳嗽等可疑症状需登记并返回,根据症状选择居家观察或就医,车辆进入南纬路工作区需持有中国疾控中心配发的蓝牙系统。对外单位到访人员要求测量体温并填写备案登记表,两个工作区均禁止快递和外卖人员进入,因公来访人员须由本单位人员到门口接待并进行体温检测和登记。为落实好以上规定,对两个工作区相关人员进行了培训和宣贯,确保管控措施执行到位。

3. 启动入楼第二道体温检测,安排专人监管值守

一级响应机制建立后环境所立即购置了两台"高精度门框式红外体温检测仪",2 月 24 日在潘家园工作区行政楼和科研楼大厅同时启用。体温检测门可无接触快速测量体温,有效防止人为交叉感染。当测温人员在红外探头范围内扫描时,仪器显示温度值并记录检测人员数量,若体温异常可发出警示,配套摄像装置 24 小时全程录像并储存视频资料。为抓实抓细体温检测环节,封闭实验楼和行政楼正门入口外其他通道,组织行政处室职工建

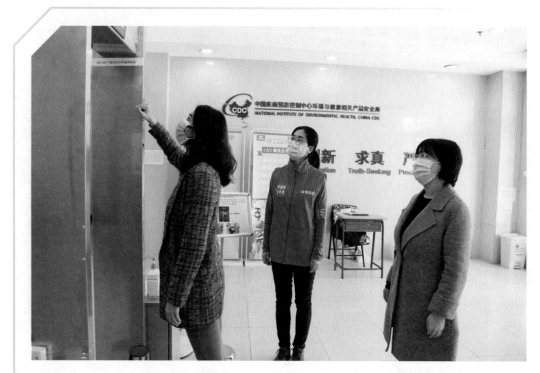

潘家园工作区大厅红外式体温检测(孙若锋　摄)

立监督值守队伍,3 月 3 日起每日 7:30-16:30 安排 4 人次轮流值守两个体温检测门,具体执行监督和数据登记等工作。根据北京市防控策略情况,体温检测门监督值守工作至 4 月 24 日结束,期间共检测 14 241 人次,发生 11 次体温异常提示,经核实均排除了异常和风险情况。

(二)强化废弃防护用品管理

1. 实施废弃防护用品分类管理,确保规范处置

疫情应对期间个人防护用品按普通生活垃圾处理,若使用人出现可疑症状,其个人防护用品按照医疗废物集中收集和处置。为防止废弃个人防护用品随意丢弃造成交叉感染,在潘家园和南纬路工作区楼内设置了四个"出现可疑症状人员废弃个人防护用品集中收集点",配备医疗废物专用垃圾桶及垃圾袋,张贴提示标识并通知全体职工严格按要求处置个人防护用品。为便于追踪管理,各收集点均设置在视频监控覆盖区域,每个收集点安排专人每日定时巡查,下班前汇报当日情况。收集点出现一般废弃物时应进行消毒处理,将废物清

理出医疗废物垃圾桶；出现废弃口罩时应查看视频监控追踪丢弃人员，核实其健康状况后按不同要求处理。

2. 配备防护和消毒用品，做好收集点管理人员健康防护

做好个人防护用品收集点管理人员的健康防护工作，为各收集点管理人员进行废弃口罩收集点消毒处置和个人防护专题培训，通过培训提高工作水平，提升对个人防护和废弃防护用品消毒处置的认识程度，帮助收集点管理人员消除恐慌心理。为加强个人防护，有效保障收集点管理人员自身安全，为各收集点管理人员发放 84 消毒液、喷壶、免洗手消毒剂、一次性口罩、手套、护目镜等消毒和防护用品。

（三）强化实验室安全管理

1. 加强实验室安全自查，及时整改潜在安全隐患

为加强疫情应对期间实验室安全管理，印发了《关于加强实验室安全管理及疫情应对期间废弃个人防护用品收集处置工作的通知》，要求有实验室、剧毒化学品库、生物样本库、化学废物暂存场所的处室加强管理，特别关注剧毒和易制爆危险化学品、菌（毒）种、生物样本以及实验废物等重点危险源管理，避免发生实验室安全事故。实验室每周开展一次全面自查，部分科室做到了每日巡查，对自查过程中发现的诸如实验室安全门禁损坏、实验试剂清单未及时更新等安全隐患和薄弱环节积极进行整改，及时消除安全隐患，确保疫情应对期间实验室安全无事故。

2. 摸清实验室废物存储情况，统筹安排实验废物清运

组织实验室飞行检查，了解疫情应对期间实验活动开展情况以及实验废物产生量、现存量和最大存量等信息。根据各处室反馈实验废物存量信息统筹安排实验废物清运工作。合理安排实验废物清运，减少清运人员带来的风险。按照环境所应对疫情工作总体要求，疫情期间尽量减少外来人员进入工作区，尤其是经常出入医院的医疗废弃物清运人员和车辆。为有效控制实验废弃物清运需求，提出在不影响实验室工作的情况下，实验废弃物尽量由各实验室暂存。确需清运的统筹安排，由各实验室提前整理、申报，再统一集中处理，减少运送频次，有效降低实验废物清运带来的感染风险。

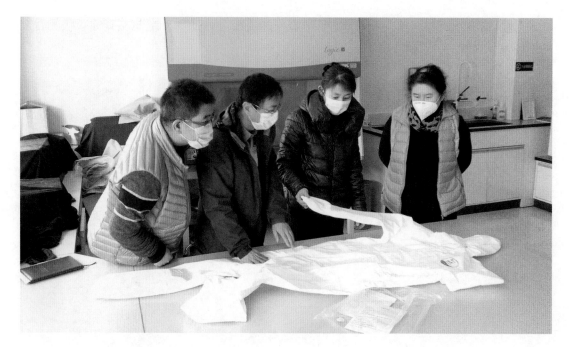

徐东群副所长(右一)带领组内人员检查实验室安全情况(曹宁涛 摄)

(四)落实研究生管理要求

1. 及时传达研究生管理要求,抓好疫情期间教培工作

加强研究生(含联合培养研究生,下同)管理工作。春节期间统计报送全体研究生在京、京外、户籍情况及回湖北过节信息。1月31日向研究生发出《致环境所研究生的一封信》,提出疫情期间注意事项,特别强调了健康防护和延期开学等重要事宜。2月2日印发了《关于做好新冠肺炎疫情防控期间研究生相关工作的通知》,提出严格按规定返京并做好个人预防与防护、合理安排假期。为做好疫情期间研究生教培工作,将国家卫生健康委疾控局《大专院校新冠肺炎防控技术指南》《习近平"让青春在党和人民最需要的地方绽放绚丽之花"》《国家卫生健康委召开学习习近平总书记给北京大学援鄂医疗队全体"90后"党员回信精神专题座谈会》等文件发送全体研究生学习践行。

2. 严格执行研究生体温监测、报送

按属地化管理要求全体研究生延期开学,居家开展学习和研究工作。根据要求,2月3日起全体研究生对自己和家人进行健康监测,每日自测体温2次(上午9:00和下午14:00各1次),由科教处汇总上报至疫情应对办公室和中国疾控中心研究生院。本人及共同居住人体温超过37.3℃立刻报送科教处及中国疾控中心研究生院备案。

3. 采用视频会议方式,顺利完成在职 MPH 研究生答辩工作

按照中国疾控中心研究生院《关于组织做好 2019 年学位论文答辩及学位评定初审工作的通知》(教育处便函〔2019〕31 号)要求,2016 级在职 MPH 研究生最迟答辩时间为 2020 年 2 月 29 日,按规定过期答辩学位申请无效,鉴于疫情防控工作形势严峻,经多次沟通,决定采用视频会议形式组织召开 2016 级在职 MPH 研究生毕业答辩,邀请北京市疾控中心、中科院地理所、中科院大学、中国疾控中心职业卫生所和环境所等单位专家组成答辩委员会,完成了 6 名研究生学位答辩和专家评议工作。

三、加强宣传和舆情监测

(一) 报道先进典型,大力弘扬正能量

为充分挖掘环境所疫情防控工作中先进典型事迹,弘扬敬业奉献的崇高职业精神,在收集记录日常工作资料和图片资料的同时,主动与驻武汉环境卫生与消毒专家工作队联系,对后方技术和保障支持团队以及前方一线技术人员在疫情防控工作中作出的突出成绩和感人事迹进行报道,宣传先进人物在疫情防控中的表现与担当。截至 4 月 25 日,通过环境所网

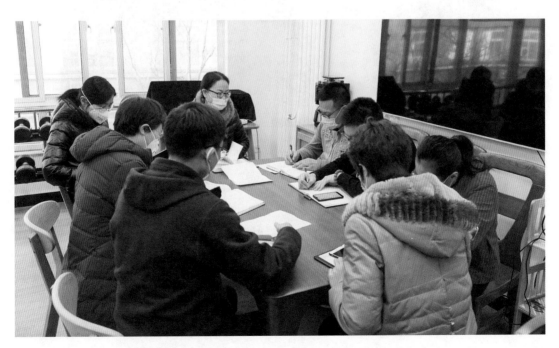

舆情监测与信息宣传组讨论工作方案(孙若锋　摄)

站与《环境卫生学杂志》官方微博发布先进人物和典型事迹报道27篇,发布疫情相关稿件2 078篇,健康中国、学习强国、人民网、光明网、北京日报、健康报等多家主流媒体平台相继转发,展示了环境所职工攻坚克难、积极向上的职业精神和良好面貌。

(二)使用新媒体平台,加强信息宣传力度

环境所自2020年1月份组织成立新型冠状病毒感染的肺炎疫情应对工作领导小组以来,环境健康防护室按照工作要求,安排专人参加环境所疫情应对工作组中舆情监测与信息宣传组,协助进行信息宣传推广工作,通过"环境与健康"微信公众号平台,组织收集制作有关疫情防控的官方科普、新闻类及环境所人物事迹宣传类稿件,面向公众推送了大量有关科学防控疫情的内容,对疫情防控官方信息宣传起到了良好的推动作用。

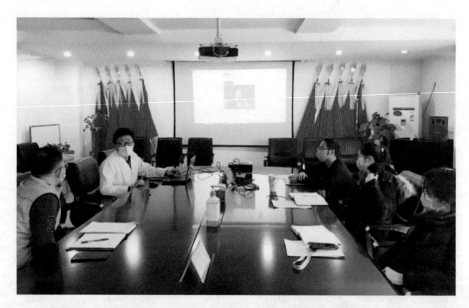

2020年3月5日,健康防护室对发布稿件内容进行讨论(廖岩　摄)

针对环境所专家参加的国务院联防联控机制新闻发布会,当日发布会开始前,提前安排人员收集当日发布会的有关资料,于发布会当日对发布会有关信息编辑制作并推送新闻稿件,起到了良好的推广宣传效果。截至2020年5月6日,"环境与健康"微信公众平台累计推送环境所人物事迹宣传类稿件27篇,其中有8篇稿件通过中国疾控中心微信公众平台进行了推广宣传,累计阅读量104 567人次。

截至2020年5月6日,推送有关疫情防控的科普及新闻通知类稿件214篇,累计阅读量99 573人次;其中,有关国务院联防联控机制新闻发布会的稿件18篇,累计阅读量8 299人次。

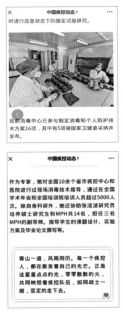

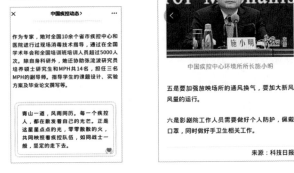

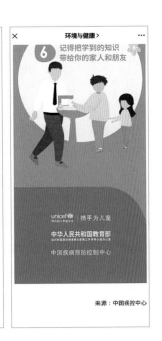

2020 年 2 月 28 日,中国疾控
中心公众号转发环境所稿件

环境所公众号疫情应对稿件

(三) 加强舆情监测,坚持正确的舆论宣传导向

2020 年 1 月 31 日至 4 月 25 日,环境所共编制环境健康舆情日报 56 期,专报 16 期,涉及口罩、重点场所、集中空调、消毒等多个舆论热点。为有效提升舆情监测报告质量,工作组多次召开专题研讨会,对舆情监测报告进行讨论修改,形成包括快速导读、热点分析和措施建议等板块的综合性日报,并通过专报对重点问题进行深入分析和比较,全面了解公众关注的热点问题;并对网络上涉及疫情防控的言论、观点进行动态监测,提出舆情应对策略,对疫情应对工作领导小组有效开展所内外疫情应对工作发挥了重要参考作用。

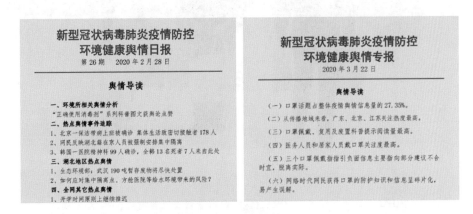

新冠肺炎疫情防控舆情监测日报、专报

四、筑牢疫情防控后勤保障线

(一)筹措保障经费

设立应急保障机动经费和爱国卫生防疫经费项目。根据环境所 2020 年公共卫生突发应急反应机制运行项目预算,为有效应对此次突发疫情,确保做好防控工作任务,保障项目预算执行,调整该项目相关费用预算专项用于新冠肺炎疫情防控。根据环境所疫情应对各工作组具体需要,设立应急保障机动经费和爱国卫生防疫经费两个子项目,为保障卫生应急工作任务顺利完成以及人员调配、应急物资保障、人员健康防护保障等提供经费支持。

(二)落实保障物资

成立综合保障工作机构,认真履行后勤保障职能。中国疾控中心启动疫情应对一级响应后,环境所立即成立了综合保障领导小组,根据应急工作需要积极筹措采购防护物资,向各供应商发出需求清单。同时积极协调对接驻武汉一线工作队的需求,在防护物资极度紧

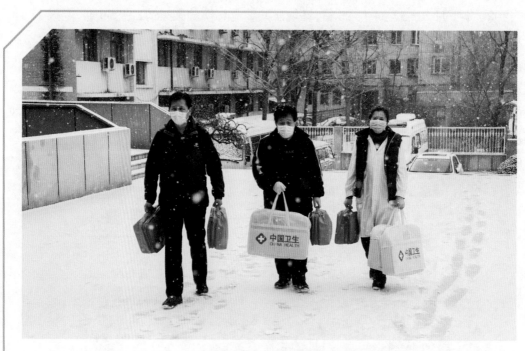

2020 年 2 月 5 日,环境所综合保障组冒雪筹备应急物资(孙若锋 摄)

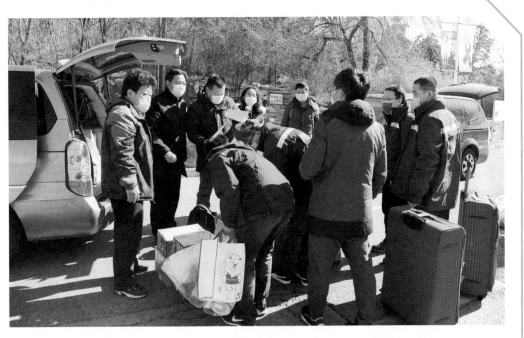

2020年2月17日,环境所综合保障组为援鄂队员准备应急物资(孙若锋 摄)

张和交通受限的情况下多方努力,积极协调供货单位,采购到位部分医用防护服、口罩、消毒液、测温仪、一次性手套等物资,保证了必要的应急防护物资储备,在优先保障抗疫一线应急队员物资供应的基础上,全力做好全体职工和重点部门的健康安全防护工作,确保各项工作有序推进,积极发挥后勤保障作用。

五、严明工作纪律

(一) 加强人员管理,做好各类人员信息摸底登记

1. 加强属地化管理,做好人员信息摸底工作

1月24日接到中国疾控中心紧急通知,及时通过微信、邮件以及电话等方式完成了信息统计报送工作。对春节期间往来湖北省的职工情况进行了调查登记,第一时间统计汇总了所有职工春节假期留京或前往外地的信息。根据工作区所属街道要求,对所内全体职工个人详细信息、来(返)京信息、往来湖北史、近期接触史与健康状况等信息进行每日统计和上报。按照环境所疫情应对工作方案要求,以处室为单位每日统计上报《返京备案登记表》

和《健康状况调查表》。

2. 落实考勤制度，加强各类人员管理

根据《中国疾控中心关于新冠肺炎疫情防控期间完善考勤和人员管理的通知》，严格要求各处室考勤员做好疫情期间职工考勤管理工作，根据各科室每日上报的《环境所每日人员情况登记表》与《每日体温登记表》，做好每一位职工每天的在岗工作情况与健康状况记录，逐人落实，不留死角，包括记录在岗工作、居家办公、因公赴湖北、滞留京外、其他病事假以及健康状况等情况，每日汇总更新后上报中国疾控中心人事处，详细统计滞留外地与滞留国外同志的信息，关注家庭成员健康情况。

3. 为离退休人员做好管理和服务

每日统计上报 207 位离退休人员健康状况。利用工作微信群引导离退休职工做好个人防护，重点关注独居、生病离退休职工的居家防疫情况。组织离退休职工为抗击新冠肺炎疫情捐款，累计收到 102 位离退休职工捐款 2 万余元。

（二）做好疫情期间监督检查工作

按照《国家卫生健康委直属机关党委关于进一步强化落实首都新冠肺炎疫情防控责任的通知》要求，成立检查组，逐条对照清单进行自查，根据环境所具体情况对办公楼体温检测入口、会议室、食堂等地点设置"一米线"，对潘家园食堂、实验楼与南纬路办公区疫情防控情况进行实地检查，对落实不到位的地方要求限期整改，落实责任。将疫情防控情况每日上报中国疾控中心纪委。结合支部工作实际，对各支部纪检委员进行分工，对疫情防控相关环节进行提醒提示。结合疫情防控各阶段的实际情况在中层干部微信群中对政治纪律、工作纪律、保密纪律进行提醒提示，发挥疫情相关案例的警示教育作用。

第六章

加强党建引领

一、发挥党组织战斗堡垒作用

环境所党委始终紧扣各个阶段的抗疫重点工作,聚焦政治责任、凝聚思想之力,充分发挥党的政治优势和组织保障,形成"党委靠前指挥、堡垒在前战斗、党员向前冲锋"的防疫模式,有力推进疫情严防严控各项措施。落实疫情防控主体责任,有效调动环境所广大党员干部抗疫热情,积极投身到防控一线及各个岗位,让党旗在疫情防控战线上飘扬。

1. 筑牢疫情防控坚实政治堡垒

环境所党委带领全体党员干部坚决服从国家卫生健康委、中国疾控中心党委的统一指挥部署,在每次党委会上,认真组织学习《关于加强党的领导、为打赢疫情防控阻击战提供坚强政治保证的通知》和习近平总书记在不同阶段的重要讲话和重要指示批示精神,根据疫情发展和工作进展情况,采取党委委员专题学,党支部和党员通过微信群等渠道多种形式灵活学,坚持以维护人民群众生命安全和身体健康为最高使命,把打好疫情防控攻坚战作为当前最紧迫的重要政治任务,立足当前形势,坚持依法防控,统筹推进各项工作,发挥党员干部表率带头作用,切实从思想上统一认识,行动上步调一致。

党委书记还先后在党委会、中层干部会、全体职工工作会上,部署疫情防控工作,安排压实防疫责任,并分析党员在疫情防控中的工作情况、人员调派、综合保障等进展,先后以"疫情就是命令,防控就是责任——环境所全力投入新冠肺炎疫情防控""发挥环境卫生和消毒在新冠肺炎疫情防控中的作用""科学消毒,精准防护——环境所全力做好新冠肺炎疫情防控""新冠肺炎疫情防控的环境所行动"为题,通过翔实的数据、时间轴序的图片资料,展示了党员干部在疫情防控中发挥环境卫生和消毒专业技术的关键性作用,凸显了环境所全体

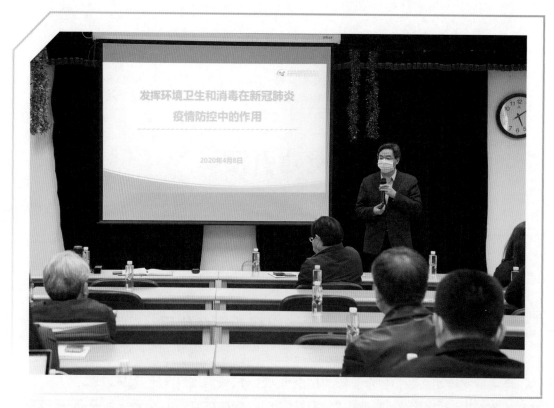

2020 年 4 月 8 日,党委书记王林在中层干部会议上介绍环境卫生和消毒在疫情防控中的作用(孙若锋　摄)

职工在疫情应对中体现的职业精神和党员先锋模范作用。

2. 夯实疫情防控责任战斗堡垒

按照党中央和首都疫情防控部署要求,制订《环境所党委关于进一步强化落实首都新冠肺炎疫情防控责任的通知》,成立环境所防控领导小组,构筑党建引领下的疫情防控战线,全面梳理工作流程,严格管控疫情防控各个细节,积极落实联防联控。各党支部发挥主体责任,进入"战时状态",支部书记带动党员干部坚守岗位,多措并举夯实疫情期间意识形态工作,利用微信群、学习强国平台等及时学习宣传上级精神、防控知识,强调注重个人防护、手卫生、戴口罩,遵守疫情防控规定,充分调动党员干部共克时艰的坚定信心和决心;并对照防控责任落实体温监测,设专岗、派专人,重点加强对食堂餐饮服务、保洁保安人员进行每日监测排查,落实《新冠肺炎疫情防控工作巡查报告清单》日报,层层责任落实到人,严格疫情防控管理措施,排查问题及时整改。

3. 强化对返京人员管控

加强对干部职工教育引导和区域群防群控管理监督,重点对滞留湖北返京人员强化管控,建立应急应对工作机制,由疫情应对办公室、所办公室、人事处、党群办公室等多部门联动,强化横向沟通,确保返京人员信息动态及时更新,将信息核实、隔离管控等工作流程责任细化到人,通过"一对一"模式,定期通过电话、微信等方式,与返京人员加强联系,关心关怀日常生活和思想动态。同时严格落实意识形态工作责任制和保密工作责任制,严格遵守工作纪律和保密纪律,将意识形态和保密工作贯穿疫情防控工作全过程,确保不发生造谣、传谣和泄密情况。

二、发挥党员干部先锋模范作用

环境所广大党员干部把疫情防控作为践行初心使命的重要实践,做到"筑牢先锋意识、树立先锋典型、构建先锋集体",汇聚担当责任,把"党旗"竖起来,充分发挥党员突击队作用。

1. 驰援一线共同抗疫,凸显党员干部"主心骨"力度

在疫情发生后,环境所积聚力量迅速响应一级防控,及时成立了新型冠状病毒感染的肺炎疫情应对工作领导小组,实行党政主要负责人"双组长"负责制,加强对疫情防控工作的领导。领导班子成员自春节期间全程无休开展各项应急工作,要求在京中层干部停休返岗,24小时值班轮守,压实各处室负责人主体责任。迅速组建疫情防疫应急后备队,先后派出多批次队员前往武汉等一线地区全力投入疫情防控,党委委员、副所长徐东群、姚孝元也身先士卒奔赴前线开展疫情防控与指导工作。以副所长姚孝元为队长的15名专家先后增援武汉、绥芬河等地抗疫一线,其中党员13名,九三学社社员2名,党员奔赴抗疫一线占比86.7%,民主党派占比13.3%。他们当中有9人参与组建防控组驻武汉市环境卫生与消毒专家工作队,4人参与武汉市区县流行病学调查和督导检查工作组,2人参加黑龙江绥芬河现场消毒与防护技术指导工作,1人前往广州开展调研及技术指导。他们有的在大年初一辞别新婚妻子奔赴一线,有的瞒着年迈的父母主动请缨,有的割舍咿呀学语的儿女亲情践行职责使命,有的过家门不入只为家乡奉献自己的力量。

2. 做好疫情防控支撑力量,党员勇于担当拼搏作为

环境所直接参加应急响应保障工作领导小组、疫情应对工作领导小组和工作组、消毒防护、健康安全、休养保障等专业团队116名职工中,党员86人,占总人数的74%;报名应急后备队64名职工中,党员41名,占64%。党员在疫情防控中发挥专业优势,认真落实国家卫生健康委、中国疾控中心部署的各项疫情防控工作任务,做好防护、消毒等方面的技术支撑,彰显环境所党员干部先锋模范"排头兵"作用。

3. 主动吸纳一线先进分子,带动青年职工积极抗疫

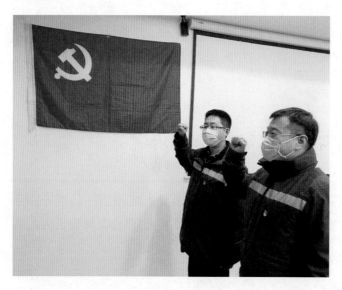

2020年3月28日,吕锡芳(右)、王佳奇(左)火线入党(钱乐　摄)

环境所党委和一线带队领导注重在一线发现、考验入党积极分子,带动战"疫"一线人员、骨干力量、优秀青年向党员看齐,主动把先进分子吸纳进来,向党组织靠拢。身处武汉抗疫的吕锡芳、王佳奇2名一线防控人员经中国疾控中心赴鄂战疫前线临时党支部批复发展入党。7名"90后"应急组成员在疫情面前勇挑大梁,坚守在数据分析、应急保障、疫情应对等岗位,以实际行动践行疫情防控,凸显青年担当奉献精神。

4. 紧扣战时节奏特点,树立典型模范

各党支部打破空间、时间限制,利用腾讯视频会议平台,灵活开展"三会一课",通过"身边人讲身边事——来自抗疫一线的系列报道""连线武汉一线党员"等主题活动,由一线队员介绍"新冠肺炎疫情防控工作经历",从现场流行病学调查、数据分析、医院及养老机构的防控管理、发热门诊的值守以及人员隔离点卫生学评价、在校学生疫情防控督导、交通枢纽及旅游景点的消毒等方面,分享在武汉、绥芬河期间的疫情防控工作。在他们当中,党委委员、副所长姚孝元,以及大年初一奔赴武汉一线的青年党员段弘扬,在此次疫情期间表现突出,荣获第一批"全国卫生健康系统新冠肺炎疫情防控工作先进个人";环境所队员所在防控组驻武汉市环境卫生与消毒专家工作队、疫情分析组、防控组驻武汉市社区防控小分队、流调工作队,被授予"全国卫生健康系统新冠肺炎疫情防控工作先进集体",以首席消毒专家张流波为首的环境所第二党支部消毒中心党小组等团队更是加班加点冲锋在前,用实际行动践行承诺与责任。

5. 加强正能量宣传倡导

深度挖掘、大力培树不同岗位、不同层次的先进典型和感人事迹,突出环境所一线防疫专家及后方保障人员的政治素质,将此次疫情期间环境所专业团队和防疫人员展现出来的优秀品质和感人事迹整理39篇,报送委疾控局、宣传司11篇,通过学习强国发布10篇。

制作"环境与消毒硬核团队"视频,宣传中国疾控中心一级应急响应防护消毒组在疫情防控中发挥的关键性作用。组织开展"我的战疫青春故事""读讲一本书"活动,武汉抗疫一线的青年党员、九三学社社员分享了他们参与社区疫情排查、小区封闭管控,指导消杀和防疫宣传,对养老院、社区卫生服务中心等重点集中场所的环境卫生与消毒工作督导,深入隔离点和医院发热门诊开展流调排查巡回督导,以及复工复产工作指导培训情况。在职党支部"读讲一本书"演讲者也从多角度结合环境所疫情防控工作情况大力宣扬环境所党员干部职工在此次疫情阻击战中的先锋模范作用。第七党支部张宇晶同志演讲的"庚子年读《屠呦呦与青蒿素》,感责任在心,担当在行"生动还原以姚孝元为首带领环境所党员同志们在抗疫前线的感人故事。

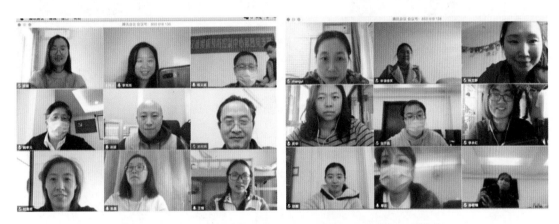

2020 年 3 月 10 日,第七党支部召开视频会议连线武汉一线党员

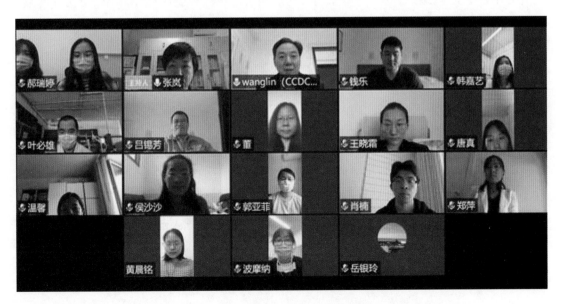

2020 年 4 月 27 日,第四党支部召开视频会议连线武汉一线党员

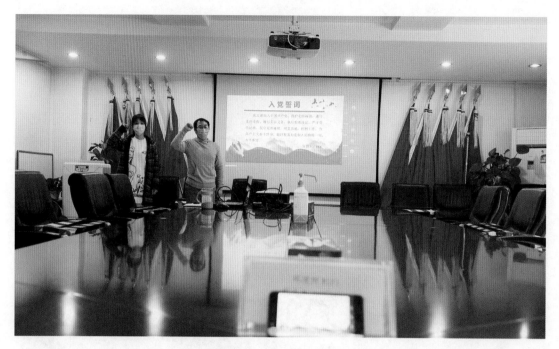

2020 年 3 月 10 日,第七党支部党员重温入党誓词(孙若锋 摄)

三、关心一线职工

环境所工会全力助推疫情防控,引导职工群众增强大局意识和防护意识,正确理解支持疫情防控处置工作,组织开展"寄给家属一封慰问信,下拨一笔慰问金,送出一份祝福视频,组织一次自愿捐款,慰问每一位一线干部,选树一批先进典型"的"六个一"活动,组织党员干部职工为支持打赢新冠肺炎疫情防控阻击战自愿捐款近 4 万元,为坚决打赢疫情防控阻击战贡献工会力量。

1. 为防疫人员送温暖

党委会多次强调关注一线队员思想和生活实际情况,帮助他们解决实际困难;所工会给奔赴一线的防疫队员发放慰问金,并向其家属发出"致奋战在疫情防控一线职工家属的慰问信",定期同一线人员电话、微信沟通联系,关注他们在面对危情时的思想动态变化、工作生活需求,为身处一线防疫的队员送上生日祝福视频,使一线职工感受到组织的温暖。

2. 同心战疫贡献巾帼力量

在"三八"节期间,为了鼓励身处抗疫一线的防疫队员,由 18 个工会小组的 110 名女职工开展了"向抗击疫情一线队员致敬"活动,为他们录制视频加油打气,用温馨暖人的视频打破了与一线队员地域上的限制。

3. 民主党派积极建言献策

部分民主党派人士也向所在党组织积极递交关于一线医护人员安全和生活保障、社区基层工作专业化等建议;参与捐赠武汉协和医院口罩、呼吸机等物资,一对一捐助因病致困青少年等行动。

第七章

典型事迹

一、队员风采

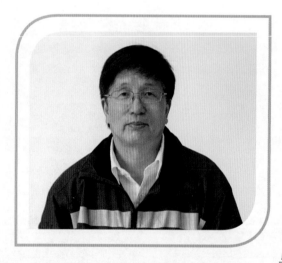

姚孝元,环境所副所长,2020年2月5日—4月20日赴武汉任中央指导组防控组驻武汉环境卫生与消毒专家工作队队长,荣获"全国卫生健康系统新冠肺炎疫情防控工作先进个人"称号,所在团队荣获"全国卫生健康系统新冠肺炎疫情防控工作先进集体"称号。

一要勇敢面对,二要严格防范

2月4日晚上9点,姚孝元接到紧急通知,防控组要求立即筹建赴武汉市环境卫生与消毒专家工作队,由他来担任专家工作队队长。环境所连夜组织队员调配、物资准备。2月5日下午,姚孝元带领从环境所请战名单中筛选出的精兵强将,组成援鄂小分队整装出发,坐上了前往武汉的G505次列车。

突如其来的疫情,让武汉这座昔日繁华的大都市变得有些不同,在疫情防控初期,队员们也面临着工作衔接不畅的问题。但这难不倒经验丰富的姚孝元,他克服困难,梳理工作重点,带队查勘华南海鲜市场、武汉体育馆方舱医院、武汉客厅方舱医院、新华印刷厂方舱医院以及瑞安宾馆等36个场所和百步亭等52个社区,实地考察,收集第一手资料。

"姚所太不容易了!他长期患有痛风,腿脚一直不怎么好,现在这个工作量对我们年轻人来说都相当累,可他一点也不在乎。"队员们这样说。而姚孝元却道:"不到现场,怎么能知道真实情况,怎么能给出正确建议?""风险总是有的,我们一要勇敢面对,二要严格防范!"

我们来,就是帮助解决问题的

2月6日,工作队到达的第二天,武汉下起了绵绵细雨,气温大幅下降,天气预报显示,第二天将有降雪。晚上,还在讨论技术方案的姚孝元,接到洪山体育馆方舱医院的求助电话,希望使用中央空调解决体育馆内室温过低的问题。

中央空调是否可以启用、如何启用,困扰着方舱医院的管理者们。"我们来,就是帮助解决问题的。"姚孝元说。经过现场查看和对集中空调系统送、排风系统引发病毒传播风险的研判,他提出了医护人员清洁区空调可以使用、病人污染区集中空调系统不宜使用的建议。

根据他的建议,方舱医院管理者调整了病人污染区的供暖方式,既实现了病人保暖,又避免了污染区低位排风对周边尤其对清洁区的污染。

疫情防控刻不容缓,必须以小时、以分钟计。姚孝元带领他的团队与时间赛跑,与病毒抗争,了解方舱医院、隔离点、社区现场工作的需求和存在问题后,当天就编写了《方舱医院清洁与消毒技术方案》《疑似病例收治点清洁与消毒技术方案》和《密切接触者接收场所的清洁与消毒技术方案》。这些培训教材经环境所组织配音、制作视频后,目前已广泛用于指导疫区场所清洁与消毒工作。

普及消毒和健康防护知识　提供切实可行的专业建议

抗击疫情,需要发动全民,而普及消毒和健康防护知识,显得至关重要。受中央赴湖北省指导组防控组委托,姚孝元牵头组建由中国疾控中心、华中科技大学同济医学院和武汉市疾控中心专家组成的科普团队,在湖北省电视台完成针对不同人群、不同场所、不同交通方式的健康防护和消毒知识宣教《抗疫科普权威发布》共13期。

截至3月1日,《抗疫科普权威发布》已在湖北电视台、湖北卫视、湖北经视、公共新闻、垄上频道、教育频道等6个电视频道陆续播出;湖北之声、湖北经济广播、楚天交通广播、湖北应急广播、长江云同步播出。而早在2月18日,姚孝元就在湖北电视台"众志成城抗疫情"5G现场直播节目中,解读了《健康防护指导手册》,这条权威解读信息,同时在湖北省多个媒体平台推出。姚孝元不分昼夜,奔波于各个科普现场,目的就是积极在疫区普及权威的健康防护知识、科学消毒和精准消毒知识。

华南海鲜市场如何进行清理消毒、武汉女子监狱如何进行科学精准防控广受大众关注,姚孝元深知做好消毒防控工作的重要意义。他带领团队,联合武汉市疾控中心,深入两处实地调研,研讨工作措施,撰写技术方案,开展现场消毒和防护工作指导。他组织并提出的华南海鲜市场消毒及环境卫生学处置7条建议,全部被有关部门采纳,已作为华南海鲜市场清理消毒的主要技术措施实施。同时也提交了武汉女子监狱新冠肺炎防控工作技术方案和消毒处置技术方案。

每有突发任务 总是要求冲在最前面

姚孝元在疫区的沉着应对，是多年参与应急工作的积累。他长期致力于环境卫生应急体系建设，多次举办环境卫生应急培训班，培训学员千余人次。2016年的安徽洪涝灾害、2017年的四川九寨沟地震、2019年的四川宜宾地震，现场都出现了他的身影。有同事说："作为所领导，每当有突发应急任务时，总是要求冲在最前面。"可他自己却说："这没什么可说的，我只是做了些应该做的事。"

平日里，姚孝元给人的印象就是性格沉稳、善于思考，有高度的责任感。谈起刚刚接触应急处置工作的那段时光，他坦言，工作压力大，面对突发事件往往头绪太多。怎么办？只有不断学习，充实自己。凭借知识与经验的不断积累，他迅速成为了卫生应急领域的专家。

他是硕士研究生导师，长期从事环境污染物对健康影响、气候变化对健康影响、环境健康法规标准等方面的研究。他主持了国家科技基础资源调查专项"我国区域人群气象敏感性疾病科学调查"研究，负责国家公共场所健康危害因素监测项目的技术支持，主持或主要参与《化妆品卫生规范（2007年版）》《公共场所卫生要求与限值指标》《公共场所集中空调通风系统卫生规范》等多项国家和行业标准、规范的制定或修订。

多年来，姚孝元力求"学高为师，身正为范"。在教学中十分注重培养学生严谨治学。他的学生说："姚老师平时工作已经很忙了，但总是不忘关心和指导我们的学业。我们做的PPT，他随时都可能指出错误来。"力求完美的他，是想让学生有一个认真做事的态度。与此同时，他总是想方设法让学生接触到科研的最前沿，提供更多机会，给他们自我展示的机会。

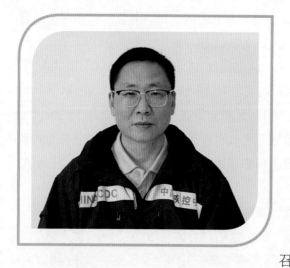

程义斌，2020年2月17日—4月27日赴武汉任中央指导组防控组驻武汉环境卫生与消毒工作专家队副队长，所在团队荣获"全国卫生健康系统新冠肺炎疫情防控工作先进集体"称号。

新冠肺炎疫情发生时，作为一名疾控人，环境所政策法规室的程义斌主任深知"疫情就是命令，防控就是责任"。他第一时间取消了春节的探亲计划，并向单位申请随时可以投身疫情防控第一线，"若有战，召必应，战必胜"。

匆匆收拾行囊

作为环境所第七党支部书记，春节假期，他一边坚守岗位做好应急任务，一边请缨出征，2月16日22:30接到去武汉的通知，他被选为中国疾控中心赴武汉防控组队员。为不打无准备之仗，他连夜准备材料，匆匆收拾行囊，来不及和家人更多地道别，第二天早上7点就赶到集结点与战友汇合。"武汉就是我们疾控人的战场，作为一名共产党员，更要冲在前面！""2008年参加汶川救灾防病，坚守阵地一个多月，这次我也做好了准备，一定能战胜疫情，平安回来！"

武汉前线的"三快人"

熟悉程义斌的人都知道，他平时说话快、走路快、做事快，当天的事一定当天做完。晚上23点到达武汉驻地，按照中央指导组防控组要求，程义斌马不停蹄地与湖北电视台导演联系，策划第二天下午"众志成城抗疫情"5G直播《抗疫情 前线专家解读"健康防护指导手册"》栏目，凌晨2点完成解读文稿。19日又开始组织环境所和华中科技大学同济医学院专家参与的《抗疫科普权威发布》，共拍摄10余期，在湖北卫视综合频道播出，及时科学准确地传播新冠肺炎健康防护和消毒科普知识。按照任务分工，他主要参与指导消毒及环境卫生处置，走访隔离点、养老院，精神病院、监狱、看守所等疫情严重场所，对社区环境卫生和隔离防护措施评估、调查、撰写报告；他用多年的流行病学调查经验和对政策的把握能力，协助前方工作组制订了十多项重点场所疫情防控应急工作预案，得到领导的肯定。在这个没有硝烟的战场上，他一直不断地连轴转工作，使得原本就眼压高的双眼，布满了血丝。

切切故乡情

落其实者思其树，饮其流者怀其源。作为一个湖北人，他在武汉同济医学院度过了最美好的大学校园时光。当年的同班同学，很多都在湖北、在武汉抗疫一线战斗，他感觉时光倒流回到二十多年前，作为一个同济公卫人，他深感骄傲和责无旁贷。每次来到方舱医院，在疑似病例和密切接触人员隔离点，看到武汉乡亲遭受病痛，甚至生离死别，他感同身受。但看到全国各地逆行而上的医护人员和疾控队伍，看到确诊病例、疑似病例一天天减少，出院病例一天天增多，他对一起工作的同事说，"作为湖北人，我要感谢大家！疫情结束的时间快到了，等疫情结束的那天，我要请你们去吃热干面，那是我家乡的味道"。

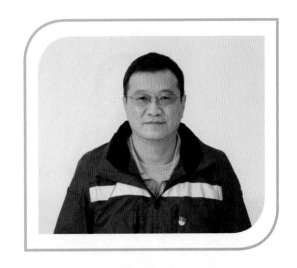

吕锡芳，2020年2月5日—4月20日，赴武汉任中央指导组防控组驻武汉环境卫生与消毒专家工作队副队长，所在团队荣获"全国卫生健康系统新冠肺炎疫情防控工作先进集体"称号。

作为环境所第二批援鄂应急队员，疫情来临之时，他将正在生病的女儿独自留在家中，深埋心中的挂念，背上行囊，扛起责任，义无反顾地登上开往武汉的列车。

在武汉，编写技术方案、培训材料和科

普稿件时,他加班到深夜;在现场调研、专项督导工作时,他足迹遍及武汉市全部 11 个区;在医院、疑似病例收治点、密切接触人员隔离点和社区,都能见到他的身影。

他不顾疲劳,与武汉疾控中心的同行一起,3 天走访了汉南、青山、汉阳等 7 个区的 16 家精神病院,进行院感专项督导,每天工作 16 个小时以上;他冒着风险,深入华南海鲜市场,进行现场考察,为编制清理消毒方案献计献策,并多次进入清理消毒现场进行督导检查;在汉口监狱的终末消毒工作中,他多次深入监房,手把手传授操作人员空气消毒要领;在社区走访时,他耐心细致地普及消毒知识,为物业量身定制消毒方案;在医院督导时,他快速发现设备使用中的问题并加以解决;在现场指导工作中,他将自己丰富的现场工作经验与大家分享。生活中,他主动利用个人休息时间,为全体队员剪发,照顾大家的生活。

以武汉市为主战场的全国本土疫情传播已基本阻断,在科学精准防控同时,援鄂医疗队开始稳妥有序地逐步撤离,全国也在积极有序推进复工复产。

在工作收尾的这段日子,吕锡芳开始整理自己的工作资料,看到汉阳琴断口街社区卫生服务中心的督导记录时,脑海中又浮现出当时见到 9 名从 1 月 25 日起与 90 名患者封闭在同一层楼内工作、心理极度焦虑的医护人员,牵挂着他们在武汉解封后的身心健康。他叮嘱武汉市疾控中心院感中心刘小丽科长,请她务必跟进汉阳琴断口街社区卫生服务中心的情况,了解这些优秀医护人员的后续情况,并代他送上一份敬意、一份祝福。

他常说"没有从天而降的英雄,只有挺身而出的男儿",但没有坚定的信念和崇高的信仰,又怎能做到?在 3 月 28 日这个特殊的日子里,他践行了自己的诺言,在战"疫"火线上被吸收为中国共产党预备党员。因为入党不仅是一种光荣,更是对自己更高的要求,也是一个新的起点。

他无法停下忙碌的脚步,也顾不上感受武汉的春风、暖阳、美丽的樱花、东湖的美景,他还在江城忙碌着无疫情小区有序活动方案的调研、消毒指导、高风险人群管理等工作。

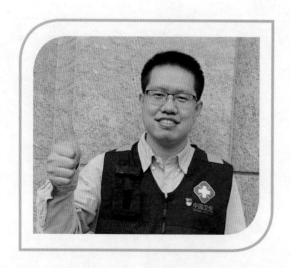

段弘扬,2020 年 1 月 25 日—4 月 20 日赴武汉参加中央指导组防控组驻武汉环境卫生与消毒专家工作队、疫情分析组,荣获"全国卫生健康系统新冠肺炎疫情防控工作先进个人"称号,所在团队荣获"全国卫生健康系统新冠肺炎疫情防控工作先进集体"称号。

穿梭现场,掌握实情,开展指导

刚到武汉的头一个星期,面对一天天迅速攀升的确诊数字与死亡人数,他奔波于聚集性病例现场流调、特殊个案的现场流调,有时夜里就睡两三个小时,力争在最短时间内摸清情况缘由,并针对医务人员进行现场调查,为疫情防控政策的正确走向提供准确的研究报告。经常忙到没时间吃饭,没时间摘下口罩喝水,只想尽快给身处疫情中心的各方提供专业性指导。

专业的防护,守护你我健康

段弘扬第一次深入医院现场调研医务人员工作情况时,看到防护物资紧张的状况,他的眼眶不禁湿润了。为避免防护镜变得模糊,他强忍着泪水,用理智战胜情感,在第一时间将情况如实报告给有关部门。

最初的那段时间,他每次去医院都会把自己的防护物资带着。在评估风险不大的情况下,他都要把自己的装备节省下来,临走对医务人员说上一句:"防护服我就不拿回去了,留给您们用吧!"

当被问到面对一线工作的高风险是否会害怕时,段弘扬说:"我是做防护的,要是我都害怕了,还有谁能为老百姓守护健康?我们有百分百的专业,只有把自己评估好防护好,才能守护他人的健康。因为我的专业、我的技能,就是抗击病毒的武器!"

科学精准,细节决定成败

为了防止过度消毒对人体造成危害,段弘扬先后参与对不同场所、不同人群消毒方案的设计,并对居家隔离等人员进行科普宣教。他协同防控组驻武汉市环境卫生与消毒专家工作队,针对方舱医院在前期建设中如何布局、如何设置设施进行了现场指导,并深入华南海鲜市场,为后续制订处理方案进行现场调查。

消毒专业出身的他,注重防控在"细"处,包括环境卫生中的生活垃圾和医疗垃圾如何处理、采取哪些措施处理好粪便等;对现有物资的消毒方法及措施进行梳理;对不同类别的医务人员防护流程、医院防护物资进行查看和确认;对医院接收到的不同国家捐赠的防护装备进行筛选;为医务人员细致讲授穿脱防护服时需要注意的各类事项。他还在有限的休息时间里抓紧学习流调知识,以满足一线疫情防控的需要。

能上一线防疫,我很自豪

段弘扬到一线工作时必须全程穿好防护服,每次脱下防护服,他都会浑身湿透,湿乎乎的头发粘在头皮上。但他都很淡然看待:"这些同医务人员的付出比起来,又算得了什么呢!"

作为援鄂战疫前线临时党支部的一名共产党员,段弘扬深感自豪和骄傲。因为身处阻击疫情第一线,"功成不必在我,但功成必定有我"。在环境所副所长姚孝元的带领下,他们唱国歌、重温入党誓词。段弘扬说:"作为一个年轻的专业技术人员,我真实感受到了面对严峻疫情时党和全国人民的巨大力量!"

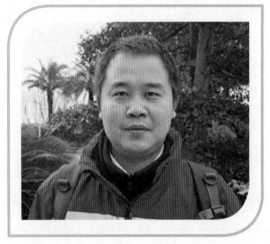

葛覃兮，2020 年 2 月 17 日—4 月 20 日，赴武汉参加中央指导组防控组驻武汉流调工作队、社区防控小分队，所在团队荣获"全国卫生健康系统新冠肺炎疫情防控工作先进集体"称号。中国疾控中心援鄂战疫前线青年突击队队员，所在团队荣获共青团中央 2020 年"全国向上向善好青年群体"称号。

环境所室内环境与健康监测室的葛覃兮是湖北咸宁人，此次疫情中下沉到武汉市江夏区开展疫情防控。看到家乡疫情肆虐，他将心痛化为力量，默默地做好每项工作。援鄂期间，葛覃兮先后对江夏区疾控中心办公点、16 个街道(343 个社区)、19 家特殊场所及重点场所、52 个酒店隔离点、江夏区第一人民医院、大花山方舱医院及雷神山医院开展流调排查和传染病网络直报督导工作；对"四类人员"开展流调排查，流调工作当天完成，做到"应检尽检、即送即检、流调日结、应隔尽隔"，缩小了传染源的传播范围；为多类公共场所复工复产前提供疫情防控技术支持，参加 30 余次相关培训，对 60 余家金融机构、企业、商场等开展复工复产前疫情防控指导工作。

在赶赴江夏区进行技术支持和防控力度督导时，几个工作点离家乡咸宁仅半个小时的路程，咸宁的亲人们看到他在家庭群中的位置图，问他是否能回家看看。虽然很想念年迈的父母，但疫情十万火急，身上的责任告诉葛覃兮，此刻应该顾大家舍小家，他决定等武汉战疫胜利后再回家看望父母。

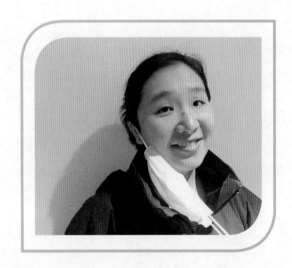

顾雯，2020 年 2 月 17 日—4 月 20 日，赴武汉参加中央指导组防控组驻武汉环境卫生与消毒专家工作队、社区防控小分队，所在团队荣获"全国卫生健康系统新冠肺炎疫情防控工作先进集体"称号；中国疾控中心援鄂战疫前线青年突击队队员，所在团队荣获共青团中央 2020 年"全国向上向善好青年群体"称号。

巾帼不让须眉。顾雯自告奋勇奔赴"疫"线，用扎实的工作和辛勤的汗水，与看不见的"敌人"较量。以下是顾雯的自述：

我终于等来这一刻：上一线

2003年"非典"之时，一直有着学医梦想的我在高考第一志愿填报了预防医学专业，之后又来到预防医学的第一殿堂——中国疾控中心读研究生和工作，从此埋头于实验室，与疾控事业相伴17年。2018年8月，环境所又派我去加拿大多伦多大学进修健康影响评价技术，进一步奠定了我的专业基础。

2019年底，新冠肺炎疫情来势汹汹，作为专业人员，面对疫情危险，"让我去武汉吧！我有预防医学基础，又有实验室工作经验，所里又派我出国学习，现在正是学以致用的时候，我绝不辜负所里对我的培养，保证圆满完成处置任务！"我主动向所里请缨，虽然知道出征一线意味着危险，意味着要面对看不见的"敌人"，但我坚信我所拥有的专业知识和技能不仅能保护自己，更能尽微薄之力打赢这场防控阻击战！

2月16日是个难忘的日子。晚上21点，微信频繁震动，出征武汉的信息到了！17年的磨砺和沉淀，终于等来这一刻，我即将成为一名抗疫战士！多年的专业积累和业务锤炼，现在到了发挥特长、保护群众健康的时候！那一夜，我仅仅睡了不到3个小时，除了紧张、激动，更多的是即将面对疫情的期待，为了不打无准备之仗，我收拾完行囊，连夜收集环境卫生和消毒工作的技术资料。

我与病毒正面交锋：消防兵

直到这次来到武汉，我才算是与病毒有了正面交锋。在武汉，我主要负责消毒技术指导工作。每天，我会同社区工作组一起，对硚口区社区进行防疫指导。由于现场消毒任务重、工作量大，往往会存在消毒不规范、不彻底，以及消毒人员防护不到位等情况，会让病毒有可乘之机。为此，每到一个社区，我都会反复叮嘱要科学化、规范化操作，为工作人员进行消毒方面的培训。通常都是一整天，我隔着口罩不停地讲解，声音很快就沙哑了。但只要发现一个不当的细节，我都会毫不犹豫地再次提醒。我明白，自己就如同是指挥部派出去检查消杀漏洞的"消防兵"，要做的就是深入社区，尽早发现问题，及时解决问题，第一时间向指挥部报告做好相关预案。

一个月来，我们走访了辖区内11个街道的近50个社区、10家社区卫生服务中心、30多家养老院和隔离点等重点场所。尽管我们工作组的队员，常常双眸充满血丝，声音时而嘶哑无力，但为守护社区，守护每一位居民，这疲倦、这劳累又算得了什么！当接到社区居民的感谢电话，我们都忍不住热泪盈眶，"再多的困难都不怕，只要守护好社区，武汉就能早日好起来！"尽管我们没有战斗在病床前，临床救治不是我们的专业，但我们同样是用夜以继日地守护换来疫情阻击战的胜利。

我不是一个人在战斗：共坚守

由于每天工作都要戴着口罩，我至今还未曾见过同组另外两位老师的模样，但他们热心、细致、认真工作的样子，已经深深印在我的脑海里。他们仔细询问社区工作情况，认真记录社区工作的困难和需求，一丝不苟地撰写每天的调研报告。从我们望向彼此的眼神，大家都明白了，帮助社区打好这场"战役"，是我们共同的心愿。

我们像一颗小陀螺一样，忙碌地转个不停，抓紧时间撰写培训及技术指导方案。我们身后最强大、最坚实的后盾，是指挥部的同志们，是中国疾控中心和环境所后方保障的各位专家同事。无论我在前方遇到什么困难和问题，他们总能迅速地帮助解决。一个个方案指南的撰写，一个个培训课件的制作，都为我们的现场工作提供了极大的支持和便利，帮助我们实现工作更高效、更精准、更科学。

作为环境所唯一来到一线的女同志，我的日常生活也经常被所领导、室主任和同事们挂念着。他们时常会打电话询问我在武汉的情况，有没有什么困难需要帮助解决。尽管身处1 200多公里之外，我却时时刻刻感受到，我不是一个人在战斗。全所上下都跟我在一起，为抗击疫情而共同努力，一起践行公卫人的职责。

3月8日的武汉，小雨，天气阴冷潮湿，当时正在社区调研，突然收到所里发来"三八"妇女节的祝福视频，我心里一阵温暖！环境所，那是我的大家庭，单位领导与同事们的关心和支持，是我在抗疫一线奋力战斗的坚实依靠。

17年前，我选择疾控作为毕生追求的事业，至今无悔。17年后，我用所学专业来一线保障百姓健康。

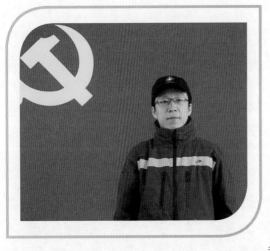

李亚伟，2020年2月17日—4月20日赴武汉参加中央指导组防控组驻武汉流调工作队，所在团队荣获"全国卫生健康系统新冠肺炎疫情防控工作先进集体"称号。

2月17日，环境所环境流行病学室的李亚伟作为中国疾控中心流调工作队成员奔赴武汉，根据统一安排，他与四位同事组成东西湖区工作组，驻点支援武汉市东西湖区疾控中心的疫情防控工作。

工作伊始，李亚伟利用数据处理的经验和统计学知识，主动承担组内主要的数据与信息整理工作，从疫情趋势、各类病例分析到聚集性疫情研判、街道病例演变描绘，各项数据都细致入微。他为区疾控信息科的同事编制信息处理的小程序，简化了报表流程，提高了工作效率。

疫情就是"战"情，在应急处置工作中，李亚伟和队员们一次次深入现场，反复查看防控措施是否到位，排除隐患。通过系统分析，理清传播链条，及时指出存在的问题，提出针对性的整改措施,使疫情得到有效控制。

为助力企业复工复产,李亚伟与队员们完成辖区内 326 家企业的培训,又对部分重点企业进行实地调研,提出整改建议,弥补防控短板。

随着武汉的生产生活逐步恢复,李亚伟与队员们先后深入地铁站、公交场站、商场、超市、学校等人群密集场所,进行疫情防控指导,他说:"东西湖区疾控和工作组的同事团结一致,共同战斗,每个人的工作热情和奉献精神深深感染和激励着我。我做的事情微不足道,但是在这个特殊的时刻,能够为武汉疫情防控贡献绵薄之力,感到非常激动!"

钱乐,2020 年 2 月 5 日—4 月 20 日赴武汉参加中央指导组防控组驻武汉环境卫生与消毒专家工作队,所在团队荣获"全国卫生健康系统新冠肺炎疫情防控工作先进集体"称号;中国疾控中心援鄂战疫前线青年突击队队员,所在团队荣获共青团中央 2020 年"全国向上向善好青年群体"称号。

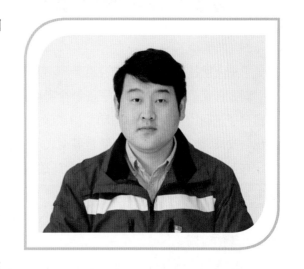

作为环境所水质量与健康监测室的青年业务骨干,钱乐是典型的热心肠,只要能帮得上忙的,他都义不容辞。2 月 5 日抵达武汉,作为防控组驻武汉市环境卫生与消毒专家工作队队员,参加环境卫生、消毒和健康防护的应急工作。

"第一次参加应急工作,难得有机会将环境卫生的理论运用于实践,我提升的很快"在武汉抗疫第一线的钱乐,深入医院、社区,建立支援湖北环境消杀组、硚口区及武昌区消毒工作微信群,为区卫健委、区疾控、街道、社区、消毒公司解读不同层面的消毒需求。参与编写方舱医院、隔离点等不同重点场所的消毒方案十余项,挤出时间撰写环境卫生与消毒技术及健康防护培训课件,用自己的专业知识,科学做好疫情防控。

"时间不等人!疫情时刻都在变化,开足马力,与时间赛跑!"无论是现场调研,还是撰写技术方案、培训材料,都要掐着时间干活。日复一日地工作至午夜,面对如此紧张的节奏,钱乐却说:"多做一点就能多出一份力,全中国的聚光灯都照着武汉,我们肩负着疫情防控的责任和使命,我们一家人都是共产党员,家庭的熏陶与支持,让我觉得为国家为人民去工作,逆行去武汉都是义无反顾的。作为年轻的疾控人,哪里需要我们,我们就去哪里!"

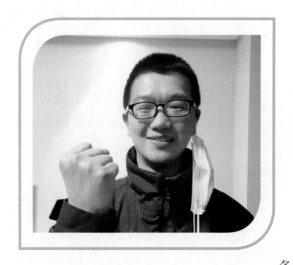

宋士勋,2020年2月17日—4月11日赴武汉参加中央指导组防控组驻武汉流调工作队,所在团队荣获"全国卫生健康系统新冠肺炎疫情防控工作先进集体"称号。2020年4月11日受国家卫生健康委调派,由武汉赴绥芬河,支援绥芬河疫情防控工作。

4月11日下午14:00,仍坚守在武汉抗疫战线上的环境所流行病学室助理研究员宋士勋接到转战黑龙江绥芬河的应急任务,立即打点行装,午夜抵达哈尔滨,又于12日一早踏上前往绥芬河的高铁,当天马不停蹄地在绥芬河市投入到工作中。

新冠肺炎疫情暴发后,为了能够全身心投入到疫情防控工作中,宋士勋与妻子协商把老人和孩子送回山东老家,并主动请缨,随时做好出征准备。2月16日晚,按照中国疾控中心的统一安排,他作为流调和巡回督导组成员,赶赴武汉市汉南区开展疫情防控。

在武汉,宋士勋每天总是很早就到达区疾控中心,"昨天的咽拭子结果有多少阳性? 筛出来的密切接触者都报给社区隔离了吗? 病家是否已经完成了消毒? 今天又报了几个病例? ……"这些成了他与同事之间打招呼的主要内容。每天早晨核实完前一天的工作,就开始新一天的流调。

"您好,我是区疾控中心的工作人员,向您了解一下病情,您是哪天开始不舒服的? 都有什么症状? 您在发病前2天都去过哪? 接触过哪些人? ……"宋士勋是个细心人,为了让每一个感染者都能得到及时的治疗,让每一位密切接触者都能及时进行医学隔离观察,他对每一例个案都详细询问,不错过一个细节,不漏掉一点信息。遇到不太会说普通话的老人时,他逐字辨别清楚、记录清楚;遇到不愿意配合流调的对象时,他不厌其烦地解释说明,得到理解和支持。宋士勋说,他感触深刻的是,有的患者是被家人、亲人感染的,而其家人、亲人已经去世,家庭的生死悲剧经常触动他,也更加坚定了抗击疫情的信念。

为了便于第一时间掌握患者的详细信息和密切接触人员,他常常深入到定点发热门诊,有时一守就是8个小时,他说:"一切都在跟时间赛跑,希望与患者接触过的人能够得到尽快检测、尽快隔离、尽快收治。"

作为一名普通党员,宋士勋没有过多的豪言壮语,但却谨记13年前的入党誓词,每天认真工作,真正把初心写在行动中,把使命落实在岗位上。作为一名普通的流调队员,他是一名尽职尽责的"侦察兵",实实在在地摸清每一个病例的详细情况,切实让流行病学调查为防止疫情扩散筑起一道专业的防线(宋士勋绥芬河工作见应波部分)。

王佳奇,2020 年 2 月 5 日—4 月 20 日赴武汉参加中央指导组防控组驻武汉环境卫生与消毒专家工作队,所在团队荣获"全国卫生健康系统新冠肺炎疫情防控工作先进集体"称号。

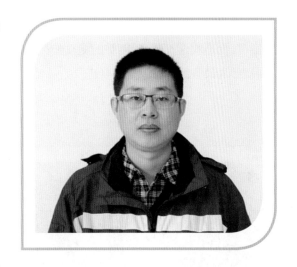

疫情来临　奋勇当先

2020 年初,新冠病毒汹汹而来,作为身负环境消毒专业、又有强烈责任感的年轻人,王佳奇毫不犹豫加入到中国疾控中心应急响应工作组,参与编写《医疗机构消毒技术方案》《特定场所消毒技术方案》《新型冠状病毒感染的肺炎密切接触者及疑似病例居家隔离的消毒、隔离、防护技术指引》等材料,在疫情防控的后方坚守岗位,为社会公众提供健康防护科普知识。时逢春节,他常常工作到深夜,女儿悠悠骄傲地说:"爸爸像个披星戴月的闪电侠!"

主动请缨　奔赴前线

为组织疫情防控后备应急队伍,环境所动员职工志愿报名,王佳奇立即响应号召,并作为环境卫生消毒专家参与培训其他队员,教授大家学习、演练个人防护技术。现在,距 2 月 5 日赴武汉工作已经 23 天了。如果正常工作、学习,今年他就要博士毕业,而现在已经发生了变化,他说:"读博士就是为了当好预防控制疾病的战士,全身心地投入到疫情防控工作中!"作为防控组驻武汉市环境卫生与消毒专家工作队员之一,他深入感染区了解确诊病人、疑似病人、密接人员等问题,完成了《方舱医院清洁与消毒技术方案》等技术材料,并结合武汉抗击疫情的实际情况,编制培训课件及视频,指导当地进行消毒。

七尺男儿　满腹亲情

在抗击疫情的第一线,每天超负荷的工作使他常常熬到深夜,无法与家人视频通话,只能在睡觉前翻出女儿的照片看一看。他说:"只要看到悠悠,便感觉全身又充满了力量"。中心团委和环境所领导得知王佳奇马上要过生日了,便悄悄为他准备了一段视频。视频中,王林书记的叮嘱、同在一线的姚孝元副所长的祝福、室主任张流波研究员的"唠叨",还有消毒中心全体同事唱响的生日歌,让他感到环境所大家庭的温暖。而最让他兴奋的是视频中突然传出了女儿悠悠的画面,6 岁小姑娘特别乖巧,她说:"爸爸,你是我心目中的英雄。中国加油,武汉加油,防控疫情我们在一起!"猛然间,泪水充盈了他的双眼。

王佳奇说,他许了一个愿,不用说、不用问,他会用行动去诠释心中的愿望。王佳奇,一位平凡的疾控人,正用自己的行动告诉孩子什么是责任,也告诉所有人,什么是疾控精神。

在生日当天,王佳奇向党组织递交了入党申请书,他说:"今后每年的今天,不仅仅是我的生日,更是我递交入党申请书最为重要的日子。如果能在抗击疫情一线入党,那将是我一生最光荣、最有纪念意义的时刻!"

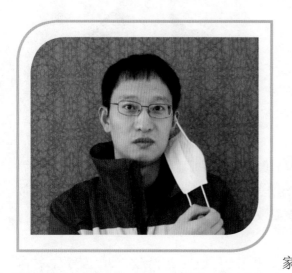

徐春雨,2020 年 2 月 17 日—4 月 20 日赴武汉参加中央指导组防控组驻武汉环境卫生与消毒专家工作队、社区防控小分队,所在团队荣获"全国卫生健康系统新冠肺炎疫情防控工作先进集体"称号。

武汉抗疫的两个主要一线阵地,一个是医院救死扶伤阵地,一个是社区防控阵地。能否做好社区封控、筑牢疫情防控的"第一道防线",事关疫情防控全局。作为中央指导组驻武汉市环境卫生与消毒专家工作队的一员,徐春雨于 2 月 17 日到达武汉后,立即与江汉区社区防控小分队投入到紧张的工作中,指导并参与社区开展环境消毒。

江汉区是武汉市中心城区,人口密度大,华南海鲜市场就在该区,出现社区传播时间较早,是武汉市疫情较为严重的城区之一。在走访中发现,绝大部分社区基层消毒工作人员没有经过专业消毒技术培训,存在消毒过度和消毒不足的情况。如何让社区工作人员能够做到科学、精准消毒是他们亟须解决的问题。在前期的 20 多天,徐春雨与队友的足迹踏遍辖区内 12 条街道的 40 多个社区、10 个社区卫生服务中心、6 个隔离点。每到一处,都逐一检查社区所用消毒剂的种类,指导消毒制剂的正确配比,叮嘱重点消毒的区域,同时嘱咐社区一定要配齐消毒人员的防护用品,保障他们安全地进行消毒作业。

3 月初,重点场所突发应急疫情,他和队友在 3 天内实地调研了辖区内的相关机构,及时了解掌握情况,提出了指导性意见,并提交了调研报告,为中央指导组制订工作方案提供了依据。3 月下旬,为保障复工复产有序开展,他们的身影又出现在商场、超市、酒店、银行、写字楼、火车站、地铁站、客运站、建筑工地等重点场所。"我们来这里不是为了挑大家的毛病,而是想帮助你们一起查找防控的漏洞,提前做好防控预案,更好地保障复工复产的安全。"这是他和队友经常对这些场所管理人员说的一句话。

徐永俊，2020 年 2 月 17 日—4 月 20 日赴武汉参加中央指导组防控组驻武汉环境卫生与消毒专家工作队、社区防控小分队，所在团队荣获"全国卫生健康系统新冠肺炎疫情防控工作先进集体"称号。

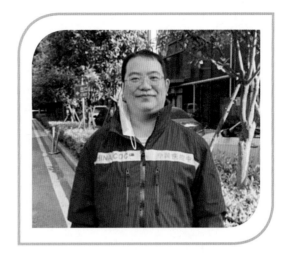

按照中央和湖北省指挥部的统一部署，各省援汉援鄂医疗队陆续回撤。但由于公共卫生的工作性质，疾控系统继续坚守在防疫第一线，环境所毒理室的徐永俊同志就是其中普通的一员。2 月 17 日，他作为环境所第三批应急队员驰援武汉。

"爸爸，电视上支援湖北的医疗队叔叔阿姨们都撤离了，你什么时候能回来？"徐永俊的小女儿在手机视频里期盼地问。

"爸爸是疾控人，和医生护士不太一样。疾控队伍就像战争中的前哨站、后卫军和消防员，医务人员撤离后，我们还要继续打扫战场，防止疫情反弹。"坚守在武汉市江岸区的徐永俊向小女儿耐心地解释。

零报告不等于零风险。在前期清零过程中，武汉新增确诊病例中有 5 例来自门诊。对此，工作一丝不苟的徐永俊在总结报告中建议：在小区 24 小时严格封控条件下，社区散发的病例可能来自前期未被排查出的无症状感染者、长潜伏期患者。我们疾控工作者当前的工作重点之一，就是会同社区防控的各方力量，做好应对预案，及时控制。为此，徐永俊和队员与往常一样，丝毫不放松战斗后期的社区防控工作，白天深入江岸区的每一个街道，每一个社区，查看出入记录与人员测温表，对门诊反馈的社区确诊病人，深入细致地梳理社区防控的漏洞，以便第一时间发现长潜伏期的有症状患者，尽早隔离密切接触者。晚上回到驻地，与组内的同志相互讨论、学习交流、撰写工作总结。他随身携带小本子，上面是密密麻麻的记录，他说："好脑子不如烂笔头，想到什么、检查发现什么，都赶紧写下来，这样才好整理思路，避免防控工作上的遗漏。"

3 月 6—18 日，武汉市新增疑似、确诊病例数开始在十位数、个位数波动，缓慢向下。徐永俊与江岸区社区防控组的同志们丝毫不敢大意，他们来到区疾控中心，逐一了解新增病例的来源，认真分析社区中是否还存在未被排查到的风险。在核心城区、老旧小区比较集中的大智、永清、车站、球场、西马街道，他们仔细询问社区排查摸底情况，向社区基层人员详细询问疑似、确诊、可疑阳性病例情况，向物业消毒人员了解社区消毒情况。通过现场观察、各种记录检查、环境卫生巡查，发现风险点和薄弱环节，指导社区开展应急预案的制订、培训与演练，在一旦出现散发确诊的社区，做到尽早发现、尽早处置，发现一例、扑灭一例。

随着疫情防控形势的好转，有序实现复工复产、恢复经济成为实现今年经济发展目标中亟待解决的问题。疾控工作者在疫情后期肩负起对农村复耕以及工业、商业、公交、金融等行业的复工复产中疫情防控的指导、培训任务。3月19—20日,徐永俊与江岸工作组同志们对低风险持续26天的湖北襄阳市的复工复产情况进行考察,一方面,实地调研大型商超及企业在复工复产中的实际做法,寻找薄弱环节提出改进措施,发现好的经验及时总结。另一方面,对襄阳市工业企业、商超、公交等行业的45名从业人员代表及部分负责人进行复工复产防控的专门培训。在收到襄阳市政府发来的感谢信时,徐永俊说:"这些都是疾控人应该做的。"

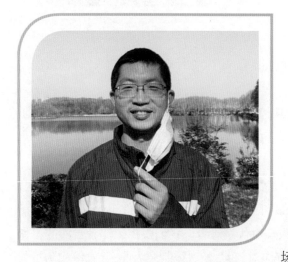

许宁,2020年2月17日—4月20日赴武汉参加中央指导组防控组驻武汉流调工作队,所在团队荣获"全国卫生健康系统新冠肺炎疫情防控工作先进集体"称号。

"干了15年疾控工作,我深知疾控工作的职责和意义。面对新冠肺炎疫情,任何一名疾控人都会不计得失,挺身而出,我只是做了自己该做的事情。"环境所妇儿室许宁,参加过汶川、宜宾地震救灾防病工作,这次又义无反顾地奔赴武汉一线参加现场流调工作。

2月17日,作为流调排查和巡回督导组成员,许宁加入到武汉东湖生态旅游风景区疫情防控医疗救治组工作。初期主要针对确诊病例、疑似病例、密切接触者等疫情数据进行数据分析,由于东湖区没有独立的疾控机构,人员严重不足,许宁主动向医疗救治组提出对东湖区疫情数据进行科学分析。为确保病例转运、检测、隔离等正常运行,他将R语言、Stata代码分析运用到疫情数据分析中,提高了工作效率和数据处理能力。在短短两三天时间里,他对现有密接数据进行复杂网络数据分析,提交了《东湖风景区病例密切接触传播数据分析报告》《养老机构新冠肺炎流行病学分析》等疫情数据分析报告,为社区疫情防控提供了纵览全局、科学决策的基础,为预测疾病发病、评估防控质量提供了有力的技术保障。

4月初,各省援助医疗队陆续返程,但对疾控人来说,防疫工作还不能松懈,疾控队伍还不能撤退。许宁所在工作组的防控重点在原来的医院、社区基础上,加上了对工业企业、养老机构、特殊机构等重点场所的疫情防控。为了尽可能缩短流调时间,他同工作组成员轮流在发热门诊值守;为了加强封控、人员流动等各个环节管理,他们针对辖区所有医院、社区卫生服务中心、社区物业、商场超市、公共交通站点、旅游景点等重点单位就精准消毒、防控措施、疫情分析等内容开展"疾控大培训"。其间,许宁还加班加点起草了东湖风景区复游新冠肺炎防控技术方案、武汉动车段等大型企业复工复产的应急预案及防控措施等技术文件。

应波，环境所化学室副主任，2020 年 4 月 11 日赴绥芬河，参加国家卫生健康委支援绥芬河疫情防控工作。

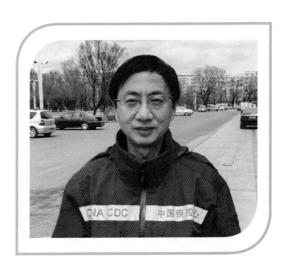

疫情暴发以来，应波第一时间加入了新冠肺炎疫情应急响应防护消毒组的工作，疫情应对工作到深夜早已是家常便饭。有时候时间紧任务重，应波还要与武汉一线的专家组沟通方案到凌晨两三点钟。为撰写新冠肺炎防控措施等方案指南，他时刻关注疫情动态，查阅参考大量专业资料，先后参与撰写 15 个环境卫生、学校防控、特殊人群防护等方案指南，参与 11 次防护措施科普宣传。

2020 年 4 月 11 日是星期六，正在环境所加班起草新冠肺炎疫情防控相关技术方案的应波研究员接到所领导通知，按照国家卫生健康委的任务和中国疾控中心的安排，立即准备赴黑龙江绥芬河参加疫情防控工作。从在后方起草技术方案，转到现场应急工作，应波已经做好了充足的准备。身为国家卫生应急队、中国疾控中心重大自然灾害卫生应急先遣队、环境所应急队队员，应波 2010 年起就开始参与应急处置。他先后参加了青海玉树地震、甘肃舟曲特大山洪泥石流、广西龙江河镉污染事件等 11 次抗灾救援和水污染事件应急处置工作，其中 2010 年因参与青海玉树抗震救灾获"九三学社北京市委员会社会工作先进个人"。

4 月 12 日到达绥芬河后，应波立即投入战斗，和黑龙江省疾控中心、牡丹江市疾控中心、绥芬河市疾控中心的相关专业技术人员组成消毒防控组，针对绥芬河市新冠肺炎疫情防控工作中的消毒、场所防控措施和个人防护等方面开展了全方位的科学指导工作。

多次深入方舱医院、发热门诊等医疗机构指导工作

绥芬河方舱医院由一栋办公楼在应急情况下改建而成，为指导方舱医院改进完善流程和设施设备，应波和宋士勋带领消毒组成员 3 次深入到绥芬河方舱医院现场调研，重点指导"三区两通道"设计落实情况、医疗废弃物暂存和转运流程、医务人员防护用品穿脱流程、各类房间通风和消毒、污水消毒处理和人员防护情况，并针对病房通风、消毒措施、污水消毒处理和操作人员防护存在的问题提出了改进建议，并现场逐一查看发热门诊，核对救护车完成病人转运后的消毒流程、责任落实和记录情况，核查医疗污水消毒处理消毒剂配制和投加记录等情况，指导操作人员规范操作，为方舱医院的启用做好充足的准备。

深入海关入境大厅开展消毒防护技术指导与风险评估

绥芬河口岸的疫情均为境外输入,守好入境国门至关重要。应波和宋士勋走访绥芬河市海关出入境大厅,仔细查看海关卫生检疫采样方舱、入境大厅健康申报查验,深入流行病学调查区域、办公区域、防护用品穿脱区域、可移动式负压隔离间,对入境人员"闭环管控6个100%"中海关卫生检疫所涉及的前5个100%(登临检查、健康申报查验、体温检测、流行病学调查、核酸检测)的各环节工作和消毒情况进行调查,针对发现的问题提出合理建议,为守护国门提出科学防控措施。

参与聚集性疫情处置,排查可能传播途径

期间,牡丹江市发生一起聚集性疫情,查找传播途径成为控制这起疫情的关键环节。针对可能的几个传播途径,应波和宋士勋深入患者的住院医院,现场查看病人的进出院记录和相关病房的结构、通风、下水道,以及专用电梯、共用CT室、门诊大厅等相关情况,调阅医院新冠肺炎疫情期间感染控制和消毒的相关规范、消毒记录、内部督导记录、病房管理规定等,发现病房卫生间下水道无U型弯水封,有气溶胶泄漏的结构风险,结合前期的流行病学调查信息,细心地对每个可疑环节进行排查,查找可能的传播途径,为尽快控制疫情、完善防控措施提供科学的依据。

制订方案做好消毒和防护培训及健康科普宣传

根据当地实际需要,消毒组制订了《集中隔离观察点终末消毒工作方案》《绥芬河医疗队驻地宾馆卫生管理规范》等。应波研究员还接受了中央电视台、人民日报等权威媒体采访,对媒体和居民关心的问题进行解答和健康传播,并对疾控中心人员、院感负责人、物业负责人、第三方消毒机构工作人员、司乘人员、党员突击队员、社区干部和网格员等疫情防控的330名工作人员进行消毒和个人防护知识培训。

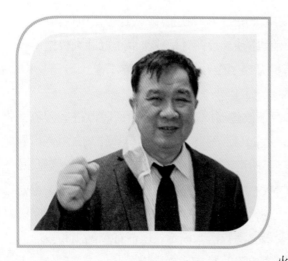

张流波,中国疾控中心消毒学首席专家,防护消毒组副组长。

2020年,新冠肺炎暴发,他全身心投入,发出权威声音。

新冠病毒疫情暴发后,张流波立即取消原定休假计划,从农历小年开始,全身心投入到疫情防控应对工作中。针对公众高度关注的消毒问题,他先后就"做好疫情防控和科学消毒""个人及家庭的防护技术答疑解难""返程潮来袭,如何筑牢病毒'防火墙'"等内容,通过国家卫生健康委新闻发布会、中央电视台《焦点访谈》《今日关注》、人民网直播等途径,为公众科普如何精准消毒和自我防护,避免过度消毒造成人体健康危害和环境污染。

这段时间,张流波平均每天工作 16 小时以上,加班加点编写技术指南和科普材料,组织开展实验研究。他的同事说:"晚上加班后回家,路过他的办公室,看到他趴在桌子上睡着了。快 60 岁的人了,看着真让人心疼!"

作为消毒学首席专家,张流波身上的责任和压力可想而知,任何一个小的疏忽和疏漏都可能造成不可挽回的后果。但为了实现心中治未病的目标,他总是冲在最前线。

回顾以往,在诸多重大公共卫生事件发生的时候,总能看见他忙碌的身影。

2003 年,SARS 席卷而来,他在现场

当 SARS 呼啸而至的时候,张流波作为专家,尽力应对。他先战广州,再战北京、天津、太原,哪里疫情严重,他就出现在哪里。广交会上,他指导用紫外线消毒代替了原方案中的戊二醛喷洒消毒,让消毒更科学。北京人民医院、中日友好医院、天津中心医院和胸科医院等定点医院都留下他的足迹。针对社会出现的恐慌情绪和过度消毒现象,他提出了"科学消毒"概念,多次在中央人民广播电台和中央电视台宣传科学消毒的知识,为扑灭疫情做出了贡献。

2004 年底,印尼 8.3 级地震并引发东南亚海啸,他临危受命

海啸发生后,张流波加入了中国赴班达亚齐医疗救援队,成为队内唯一的消毒专家。他的任务有两个,一是负责医疗救援队自身的卫生保障,二是参与制定灾区的流行病防控对策。为了让队员们吃上新鲜卫生安全的果蔬,他从市面上买来了西红柿、黄瓜、红毛丹,自己动手清洗消毒,保证了大家的健康。队员们说:"东西只要过了他的手,我们都放心。"

2008 年,四川汶川 8.0 级大地震,他义无反顾前往

在这场破坏性极强的地震灾害中,张流波从一个救灾防疫队员做起,北川县、绵阳市、四川省、卫生部前线指挥部,都留下了他工作的身影。在余震频繁、路上不断有震落巨石和塌方的情况下,他坚持跑了 11 个受灾县市,足迹遍布所有重灾区。

北川老县城的灾情牵动着所有人的心,是否实施飞机喷洒消毒提上议事日程,张流波提出,用对老城废墟的封锁措施代替飞机喷洒消毒,简单有效的无害化措施既树立了科学消毒的典型事例,又有效地保护了遗址周边生态环境,救灾指挥部说:"听专家的,以后也这么办"。

2010 年,舟曲"8·8"特大泥石流,他是专家组组长

当时,张流波作为原卫生部卫生防病专家组组长赶赴舟曲救灾。在与甘肃省省委书记交谈时,他阐述了"大灾之后必有大疫"的警示意义,建议政府尽快给受灾群众提供健康的居住设施、卫生食物和洁净的饮用水,解决好厕所、粪便、垃圾处理问题,防止蚊虫叮咬。同时他还对消毒方案进行了大幅度修正,提出了"精准消毒、适度消毒",对打赢防病战斗起到

了关键作用。

2013年,西藏山体滑坡,他改变行程直奔高原

西藏墨竹工卡县发生山体滑坡时,张流波立即放弃清明节返家祭祖的行程,火速赶往灾区,在海拔4 600多米的灾区,他顶着强烈的高原反应,连续工作4天,一边吸氧一边书写防病意见,对山体滑坡的灾后防病工作进行指导。

2014年,西非国家塞拉利昂埃博拉病毒肆虐,他不辱使命

作为消毒专家,带着确保"绝对"安全的嘱托,为在短时间内将塞中友好医院改造成符合收治留观病人的传染病医院,他深入一线,亲力亲为。

在塞中友好医院开始改造时,从图纸设计、方案确认,再到实际改造的每个环节和步骤都凝聚了他的心血。在赴塞工作的2个多月中,他用全面、过硬的专业技术,点滴筑起援塞实验室检测队员健康安全的屏障,履行着他保护塞拉利昂人民健康、不辱国家使命的庄严承诺。

他还是严格又慈爱的老师。张流波的学生们说:"张老师对我们的要求非常严格。但是在生活中特别和蔼,逢年过节,他喜欢邀我们去他家吃饭,由他亲自下厨。"

这是一个真实的张流波,拼搏且坚定,严肃且和蔼。

这是一个令人肃然起敬的消毒学首席专家,严于律己,孜孜以求。

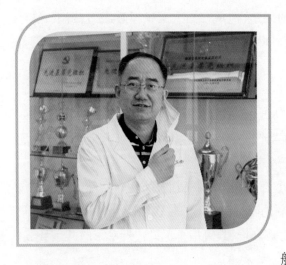

潘力军,环境所环境健康防护室副主任,防护消毒组联络人。

疫情暴发以来,潘力军参与起草13份技术方案和防护指南,被国务院联防联控机制综合组、国家卫生健康委、交通运输部等部委发布。主编著作1部,以副主编参编著作2部(含一本英文著作),作为技术编委为中央赴湖北省指导组编写科普材料2部,以第一起草人负责制定行标1项,参与行标起草2项。方舱医院启用之前,他对方舱医院空调使用、厕所设置、垃圾处理等提出的很多意见都被采纳。

清澈的眼睛里布满了血丝

如何做好防护、怎样杀灭病毒是大家最关心的问题。科学消毒、精准防护的技术指南、科普材料随着国务院联防联控机制和国家卫生健康委的发布以及媒体的滚动推送,对消除公众的焦虑和恐慌起到重要作用。

　　为了能尽早推出上述指南,为全国和武汉前线提供切实可行的技术指引,1月20日以来,潘力军带领他的团队白天组织起草与专家论证,晚上修改补充,没有完整休息过一天。开会交流时,同事们经常能看到潘力军眼睛中密布的血丝和深深的黑眼圈,有时候大家劝他注意休息,保重身体,他总是说,"没事,先把工作做好,把材料完成好"。睡眠少,工作强度大,偏头痛时不时袭扰他,他也只是匆忙地吃两片止疼药就又开始伏案工作。

阅读量 10 万 + 的大 V

　　疫情发生后,中国疾控中心迅速成立新型冠状病毒肺炎疫情应急响应工作组。潘力军担任了防护消毒组的联络员,他与大家一起建立了各省环境卫生专家群,收集整理各地环境卫生和消毒技术需求,结合疫情形势发展,参与起草了 10 余份环境卫生整治技术方案。2月 12 日,国务院应对新型冠状病毒肺炎疫情联防联控机制正式发布了《关于印发新冠肺炎流行期间办公场所和公共场所空调通风系统运行管理指南的通知》。第二天,"中国政府网"微信公众号转发了该指南,阅读量迅速超过 10 万。有的同事说,"潘主任,您是 10 万 + 的大 V 啦!"而他淡然一笑说:"我就是个小小的参谋"。

必胜的信念和强大的内心

　　辛勤的汗水总是静悄悄地流淌着。2月 22 日晚上 21 点接到前方通知,需要紧急编制《监狱卫生防护指南》等 4 份技术材料。潘力军立即和环境所的专家讨论并分工,查阅特殊场所相关资料,结合其环境特点和人员防护需求,在凌晨 2 点完成了指南编制。第二天早上 9 点召开了专家论证会进行修改完善,于中午 12 点准时提交。像这样在一天之内要完成方案和技术问答的应急任务,40 天里共计有十多次。夜深的时候,为了提神他经常会用冷水冲下脸,之后继续工作。潘力军说这一切源自必胜的信念和强大的内心。

　　沈瑾,副研究员,消毒中心副主任,防护消毒组联络人。

　　沈瑾原计划在春节带父母和孩子外出旅行,新冠肺炎疫情发生后,她快速退掉了所有预订的机票和酒店,主动请缨加入疫情防控工作中。疫情暴发以来,沈瑾已连续奋战 4 个多月。作为防护消毒组的联络人,她与全组人员一起,从 1 月 16 日就投入疫情防控工作中,从防控方案的起草、宣传科普材料的编制,到实验室现场指导,只

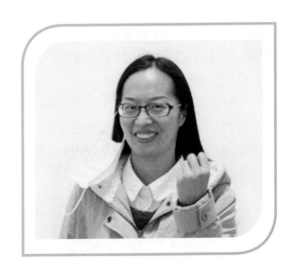

要接到上级指令，都能确保任务按时落实。按照安排，她通过央视等媒体，对做好社区疫情防控、社区公共环境消毒、面对面交流时应如何做好防护以及缓解疫情焦虑等方面做出指导。特别是春节假期，她和全组人员加班加点，多次通宵达旦，圆满完成一件又一件应急方案的起草任务。

她参与起草消毒和个人防护相关技术方案共 20 份，其中被国务院联防联控机制采纳并发布 5 份、国家卫生健康委采纳并发布 5 份。对全国疾控系统进行消毒和个人防护培训，并完成消毒和个人防护讲解视频的录制，上传医视界和学习强国等平台，供全国专业人员免费学习。在疫情初期，面对过度消毒现象，一方面积极撰写科学消毒和个人防护相关科普材料，另一方面参与发出"科学防控 精准施策——关于新冠肺炎防控中科学消毒的倡议书"，倡议中华预防医学会消毒分会和中国卫生监督协会消毒与感染控制专业委员会全体委员们，全国消毒与感染控制同仁们，充分发挥专业优势，宣传精准消毒理念。

沈瑾的丈夫也是医务人员，他们同时加入到抗击疫情工作中，只能留下懂事的孩子自己在家照顾自己。她说："我必须去，这是我的责任，也是我身为疾控人的义务！"情人节时，她给自己的爱人发了微信，她说："虽然病毒把我们隔离起来，但爱从未远离。爱是铠甲，给了你我与疫情战斗到底的勇气。"

参加工作以来，沈瑾副研究员从未"清闲"过。2008 年，沈瑾出现在北京奥运会和残奥会的卫生保障工作现场，并获得北京市卫生局"为北京奥运会成功举办做出突出贡献"荣誉；2011—2015 年，她每年都参与重点场所卫生保障工作；2014 年，作为赴非预备队员参与西非埃博拉疫情防控技术指南编写和应急物资准备等工作；同年，还参与了南京青奥会卫生保障消毒指南编写工作；2016 年，赴福建参加防汛抗洪卫生防疫工作督导；2017 年，赴甘肃、湖北和四川等多省市参与医院感染管理质控调研；2018 年，赴江西参加医用织物洗涤调研工作；2019 年，赴西藏和新疆进行消毒专业技能培训和实验室检查指导工作。

潜心钻研　提升业务能力

自 2011 年以来，沈瑾主持或参与的科研课题共 21 项，其中主持 2 项，牵头起草 3 项国家标准，参与 15 项国家标准和卫生行业标准的制修订。

爱岗敬业　开展业务指导

作为专家，她对全国 10 余个省市疾控中心和医院进行现场消毒技术指导，通过全国学术年会和全国培训班培训人员超过 5 000 人次。除自身科研外，她还协助张流波研究员培养硕士研究生和 MPH 共 14 名，担任三名 MPH 的副导师，指导学生的课题设计、实验方案及毕业论文撰写等。

张伟,环境所办公室主任,中组部第九批援疆干部,于2019年9月任中国疾控中心南疆工作站站长、喀什地区疾控中心党委委员、副主任。

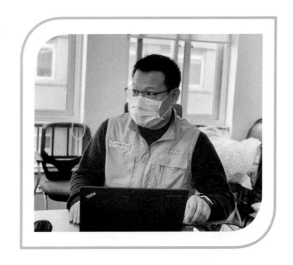

应对疫情的"大管家"

2020年1月18日,从喀什返京过春节休假的张伟,时刻关注着喀什地区伽师县地震救灾和新冠肺炎疫情的形势发展。随着疫情愈加严峻,他意识到这次疫情或许会面临巨大的挑战,果断取消了大年初一陪同家人旅行的计划,着手为南疆四地州疾控机构提供卫生防疫技术资料与信息、协调物资供应。

受疫情影响,他暂时不能返回新疆。"滞留不滞岗",在1月27日,张伟主动回到环境所接受任务,自此担负疫情应对办公室主任的重任。身为环境所原第一党支部支部书记兼应急队员的他,希望冲到第一线迎战疫情,但考虑到还在执行援疆任务,他选择当一个环境所应对疫情的"大管家",为一线的队员们提供后方支持。他每天高强度工作12个小时以上,连续一个多月无休,他说:"我是一名应急战士,我要回到战场。虽然不能上一线,但我可以做他们的后方支持"。

积极开展培训和宣传

作为疫情应对办公室主任,张伟参与制订了《环境所新型冠状病毒感染的肺炎疫情应对工作方案》,组建6批共25名业务骨干的后备队伍,开展技术培训和应急物资配备。正如他说的那样,做阻击疫情技术保障的领头羊。

作为舆情监测和信息宣传工作小组的召集人,他上联下达、积极发挥自身优势。为了推动宣传和科普工作,他带领团队成员罗嵩、李晓,先后撰写抗击疫情典型人物感人事迹6篇,并被健康中国、学习强国、人民网、光明网等媒体平台转发。他通过自己注册的今日头条账号,积极向公众普及个人防护和科学消毒知识,发布相关信息近百条。他的正能量常常能带动身边的人,他常说,宣传是阻击疫情工作的一部分,只有让更多的人了解科学防护知识,才会助力控制传播,同时也能为一线战友们减轻压力。

应急抗疫两个月,背上行囊,再赴新疆

十次应急经历,练就能力;十次救灾硬战,磨砺锋芒。张伟同志先后参与非典疫情防控、汶川地震、雅安地震、宜宾地震救灾防病等10次突发事件应急处置。他常说自己就是一名战士,作为有思想有理念有情怀的疾控人,他时刻准备着!作为工作站站长在新疆工作期间,他多次为疾控机构进行技术培训,率领团队为喀什地区留疆工作的770名战士做卫生防病专题讲座,为莎车县的贫困户送衣送药送温暖。在这次疫情期间,他还多次捐款并协调原单位为喀什地区援助卫生防疫物资。

二、团队风采

（一）环境所综合协调与后勤保障组——疫情防控中的"大管家"

根据国家卫生健康委要求和中国疾控中心部署，新冠肺炎疫情发生后，环境所迅速成立了疫情应对工作领导小组和工作组，其中，综合协调与后勤保障组由所办公室、条件服务处、财务处、人事处等部门组成，自除夕开始就默默地承担起疫情防控"大管家"的职责。

1. 井然有序，编制防控方案

疫情来临时，综合协调与后勤保障组在组长王林书记和姚孝元副所长的带领下迅速编制了《环境所新型冠状病毒感染的肺炎疫情应对工作方案》，分别对工作区出入登记流程、人员信息登记报备流程、疫情应对处置流程、公共区域防护和管理措施等进行规范，对办公大楼环境的清洁消毒措施、职工食堂防控技术提出要求。同时，提出工作组在会议室内"隔位而坐"的要求，多次组织召开疫情应对会议，统筹疫情应对情况及强化防控措施。

2. 多方筹备，做好防控物资调配

后勤保障是疫情防控的基础。工作组第一时间询问驻武汉市环境卫生与消毒专家工作

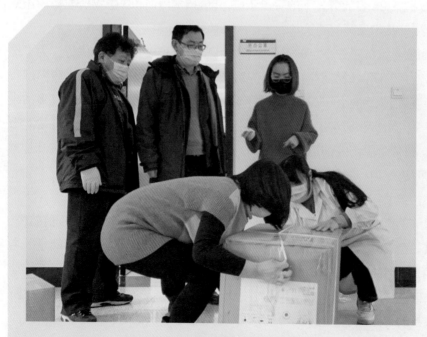

工作组为赴武汉人员打包物资（李晓 摄）

队的需求,在大年初三向相关供应商发出需求清单,确保物资供应及时到位。为了保障赴武汉应急队员的日常生活,工作组多次往返超市、药店采购食品、药品和生活用品,确保保障队员在一线工作生活需要,他们坚定地说:"同事去武汉支援,我们做他们的后盾!"

3. 密切监控,做好体温监测和信息联动

为了加强疫情防控期间职工个人的防护,按照中国疾控中心文件要求设立了疫情应急账户,随时做好物资采购后续报销工作。配备了门式红外测温仪、测温枪、消毒液、口罩、手套等应急防护物资,设立进门"一米线",由各行政部门轮流做好体温门监测工作。春节期间,为了掌握单位职工情况,工作组与所属职工进行联系,确认每一位职工所在地区与健康状况。工作组还负责向属地管理部门报送返京人员信息及每日在岗情况,传达属地最新防控要求,全力做好疫情防控措施的严格落实和职工健康监测工作的有效实施。

4. 保障疫情期间食堂供应

环境所领导高度重视职工食堂用餐情况。春节期间,由于食堂已经放假,工作组立刻联系能正常供餐的餐饮公司,为加班的职工提供工作餐。与此同时,联系蔬菜供货商,反复检查食堂消毒情况,并设立就餐"一米线",由自助餐调整为分餐制。加强对食堂工作人员的管理,与餐饮公司签订疫情防控责任书,组长王林书记带队检查食堂工作人员健康监测、信息登记、住宿条件等,确保北京市对后勤服务人员的管理要求落实到位。

在环境所这个大家庭中,综合协调与后勤保障组就像是一个"大管家",他们用行动履行责任,用细致入微建起了安全屏障。

(二) 环境所室内环境与健康监测室——前后方协同 共抗疫情

环境所室内环境与健康监测室(简称"室内健康室"),主要开展室内环境和公共场所环境质量对人群健康影响的调查、监测、评价和研究工作。新冠肺炎疫情暴发后,集中大量轻症患者的方舱医院怎样才能做到零感染?去商场超市等公共场所的注意事项有哪些?理发时如何防止感染?……这些都关系着人民健康和抗疫阻击战的胜败,也是室内健康室关注的业务范围。疫情发生后,按照环境所的统一安排,室内健康室的全体职工紧急投入应急状态,有的奔赴一线开展流调,追踪病毒;有的坚守后方,夜以继日参与技术方案编制,起草科学有效的防护指南。他们争分夺秒,与疫情角逐,以健康防护技术为桨,为公众生命"护航"。

正在探亲的李莉和刘航接到参加防疫工作的通知后,紧急道别在青海和山东的亲人,毫不犹豫立即返程。已经订好的机票怎么办,改签。火车票买不上,就改乘汽车。她们从除夕夜开始承担防护消毒组应急任务,两个多月来,先后参与编写商场、超市、理发店等重点场所健康防护技术方案等 7 项,修订各类技术材料 30 余次,对源头预防和控制疫情发挥了很大

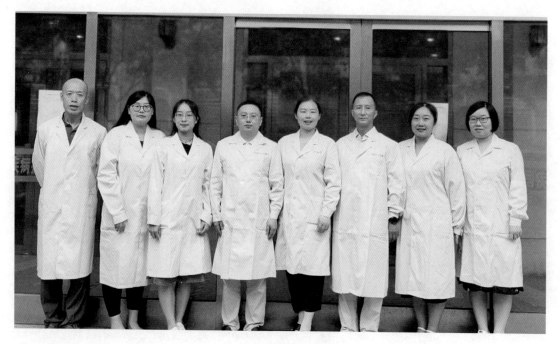

室内健康室全体成员

的作用。李莉一句话道出心声："虽然这个春节假期有遗憾，但我的人生没有遗憾。"经常加班很晚才回家的刘航，看着两岁女儿脸上挂满泪痕已经入睡，内心满是愧疚，但疫情就是命令，第二天她又投入到紧张的工作中去。在国家卫生健康委借调的韩旭，自春节假期至今一直坚守工作岗位，负责追踪每日国外疫情，参与制作印发各类指导文件。

作为科室的领头人，王先良研究员多次勇挑疫情应急的重担。北方某市重大危险化学品爆炸的远期危害评估，南方某地有毒化工园区特大事故的现场应急，都有他忙碌的身影。在接到武汉防疫前线的紧急通知后，他连夜编制体育场馆改建为"方舱医院"的健康防护指南和评估方案，并被湖北省住房和城乡建设厅采用。这期间他的孩子出生了，但也没有更多的时间去照料。

室内环境与健康监测室整个团队的专业积累和努力付出为全国各类场所的疫情防控提供了重要的技术支持。他们以团结协作和实际行动，诠释着疾控人对群众健康的护佑责任。

（三）环境健康防护室——一支年轻实干的公众健康防护团队

环境健康防护室（以下简称"防护室"）是环境所根据环境与健康发展需要于2016年新设立的业务部门。防护室现有7人，平均年龄只有35岁，在环境所内设部门中他们是一支年轻的团队；但在2020年初这场前所未有的新冠肺炎疫情防控工作中，他们更是一支砥砺实干、能打硬仗、作风优良的年轻团队。

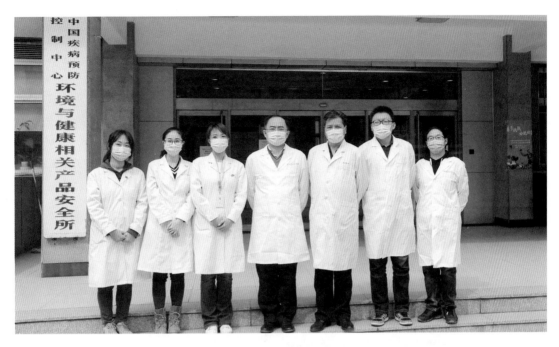

环境健康防护室全体人员

切断传播途径是控制传染病的重要手段。如何保障重点场所、重点单位和重点人群的安全与健康、卫生与防护，不仅是疫情防控中的重点，也是环境健康防护室承担的主要工作之一。潘力军副主任带领防护室成员会同消毒与感染控制中心、室内环境与健康监测室等部门的专业人员加班加点，常常通宵起草材料，提交了《新冠肺炎流行期间办公场所和公共场所空调通风系统运行管理指南》等多项重要技术材料和科普材料。

疫情是一场灾难，但更是一场考验、一种锻炼。潘力军副主任参加工作以来一直从事环境卫生工作。在这次疫情防控中，他以"敬业、创新、求真、严谨"的环境所职业精神带领着防护室团队共同战斗。摄影师孙若锋副主任从大年初二就投入工作，为一线和后方队员留下宝贵的影像资料。

在他们的带领下，防护室的年轻同志们在这次应急工作中扮演着卫生防护领域的主力军角色。外表柔弱、意志坚定的海归博士王姣详细记录每次会议的专家意见，不分昼夜、废寝忘食地参与编制《监狱卫生防护方案》等多项重要技术文件。叶丹把不到2岁的儿子托付家人，与大家一起完成多项重要科普材料的编写。"环境与健康"微信公众号小编闫旭，为了能让公众了解最新的健康防护信息，每天收集、甄选与环境健康相关的科普信息，三个月来共推送稿件191篇。"90后"小伙张宇晶主动申请春节值班，在值班期间整理空调及运行管理的参考文献，为技术方案的起草提供参考资料。

他们虽然年轻，但有坚定的信念和疾控人的情怀。他们坚守岗位，用专业知识和辛勤汗水筑起健康防火墙，守护着人民的健康。

（四）环境所健康监测与实验室安全组——慎终如始做好疫情防控

为有效应对新冠肺炎疫情,做好疫情应对期间各项工作,1月31日,环境所成立了新冠肺炎疫情应对工作领导小组,下设健康监测与实验室安全组(以下简称"工作组"),组长由徐东群副所长担任,组员有杜鹏、曹宁涛、罗嵩、赵欣、周铁生、王友斌、吕佳,主要职责是做好疫情期间环境所各类人员每日健康监测和实验室安全管理工作,工作组细化工作,明确分工,落实责任,慎终如始做好环境所健康监测与实验室安全各项工作。

执行每日人员健康信息零报告制度。罗嵩和赵欣二人每日督促在岗职工和研究生开展体温监测,收集汇总并及时上报健康信息。

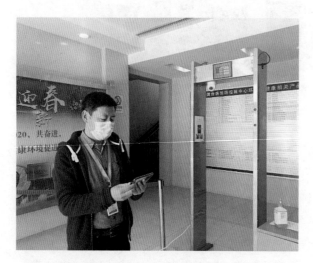

王友斌查看监控录像,核实异常提示人员(罗嵩 摄)

严格实施入所体温监测制度。在潘家园办公区的实验楼和行政楼安装了两台"高精度门框式红外体温检测仪"。自3月3日起,每天(7:30—16:30,周末和节假日不休)安排职工对体温检测门进行轮值监管,将体温监测工作落到实处。截至4月15日,已累计检测12 146人次。周铁生、王友斌二人分别负责两台体温检测门的日常维护和监控数据查询,确保进入工作区内人员的健康状况。曹宁涛主动承担体温检测门的数据统计工作,每日下班后收集交接表、核对数据并进行清零,确保每日统计数据准确。

实施防护用品分类管理,避免随意丢弃造成交叉感染。在潘家园、南纬路两个办公区设置了4个医疗废物专用垃圾桶,并安排专人每日巡查,如发现废弃口罩等,及时消毒处理并调取监控系统核实丢弃人员健康状况。由于南纬路大楼收集点不在监控范围内,工作组吕佳便积极协调安装日常监控设备,确保能够有效追踪核查相关信息。

工作组撰写了《关于加强实验室安全管理及疫情应对期间废弃个人防护用品收集处置工作的通知》,强调疫情期间剧毒化学品及其标准物质、易制爆危险化学品、易制毒化学品以及菌(毒)种和实验废物等重点危险源的管理。通过安全自查、现场督查相结合的方式增强实验室安全管理,进一步排除安全隐患。

当前,我国疫情防控进入常态化管理,工作组人员仍然严守疫情安全红线,正是工作组全体成员的辛苦付出,确保了环境所疫情防控工作与实验室业务工作的有序开展。

（五）环境所积极做好援鄂队员休养基地保障工作

随着湖北新冠肺炎疫情逐渐被控制，援鄂医疗队员陆续返京，而返京之后的隔离休养是疫情防控工作的重要组成部分。按照国家卫生健康委和中国疾控中心的要求，环境所陆续派出王强、梁辰、孙惠惠、鲁波和张宇晶等多名专业技术人员，参与休养基地的遴选、筹备和现场保障工作，并对各个休养基地开展现场消毒指导和志愿者服务。

参与基地卫生保障的专业人员主要负责制订消毒防护方案、编写基地消毒技术培训资料、陪同队员户外活动、协助实施核酸检测、记录体温、督导休养基地实施消毒与健康防护、指导酒店工作人员对移动检测车进行消毒等。从 2 月 18 日开始编制工作方案，到 5 月份最后一个基地现场卫生保障工作圆满完成，前后历时近 3 个月时间。

1. 王强——把控风险，科学守护

2020 年 2 月 18 日，全国疫情还比较严重，妇儿室的王强研究员接到任务后，在国家卫生健康委的领导下，立即与中国疾控中心消毒学首席专家、环境所消毒中心主任张流波研究员等专家一起，起草详细的工作方案，并多次深入基地现场考察调研，不断完善工作方案。3 月 17 日－4 月 20 日，王强研究员先后入住顺义、延庆疗休养基地，全天候提供保障服务，

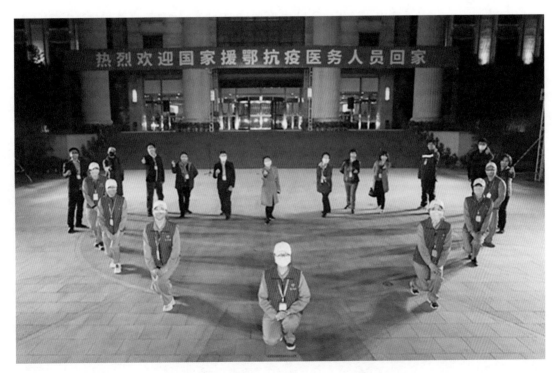

王强（后排右 4）在疗休养基地与国家卫生健康委工作专班准备迎接返京医务人员

共计为 479 名援鄂返京医务人员提供消毒与防护保障工作。

起初,援鄂返京队员集中疗休养的管理没有现成的技术指引,也没有专门的文件规定援鄂返京队员的风险类别。虽然援鄂医务人员"零感染",但陆续发现的无症状感染者提示"零感染"不等于"零风险"。作为疗休养基地消毒指导组的一员,王强等专家通过研判国家援鄂医疗队在湖北的防护情况,并结合援鄂返京队员在疗休养基地核酸检测结果,经与国家卫生健康委援鄂返京医务人员集中疗休整服务专班商议,确定了疗休整基地的消毒与防护保障预案。

在基地工作期间,王强统计返京医务人员信息时,发现援鄂医疗队中有 1 名"90 后"孕妇,为了提供更好的疗休养保障,她积极与客房部经理一起反复考察,为其安排特别的住宿,减少潜在的感染风险。

防止聚集是预防新冠肺炎最关键的防控措施。王强认真评估了领导和家属探视风险,为援鄂返京医务人员欢迎仪式、欢送仪式等集体活动提供聚集防控风险方案,为援鄂返京医务人员制订错时、有序的户外活动方案;针对休养基地一线接待人员临时公寓的潜在聚集性风险提供可行性解决方案。

王强还组织培训疗休养基地服务接待人员,编写了返京医务人员温馨提示、疗休养基地通用消毒技术方案及医务人员退房消毒注意事项,指导解除隔离后休养基地的消毒和垃圾处理,并提出解除隔离后医务人员隔离防护建议。

2. 梁辰——希望到前线去,总感觉自己做得还不够

2020 年 1 月 20 日,环境所消毒中心的梁辰在回家过春节的路上得知疫情信息后,立即在中途下车,回到工作岗位参加应急工作,春节期间及节后连续工作数月。其间,他还数次请缨至武汉前线,并先后三次为环境所赴鄂应急队员进行消毒防护等培训。梁辰说:"我主要是负责编写各类方案指南,为政府和公众提供权威的消毒防护指导。看着一批又一批的战友去往武汉前线时,心里一直期待着自己会成为他们中的一员,总感觉自己做得不够。"

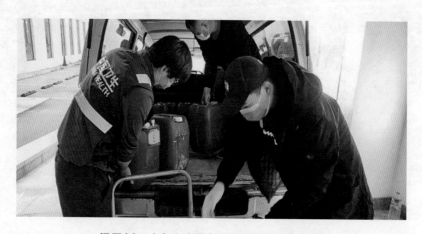

梁辰(左一)在驻地联合工作组接收消毒物资

3月17日晚,梁辰临时接到任务,次日一早便抵达顺义基地,负责北京首个援鄂返京队员隔离休养驻地保障工作。为确保防控疫情,梁辰对酒店工作人员及志愿者进行数次培训,协调志愿者和酒店工作人员工作,受到相关领导的多次表扬。在驻地期间,他编写的酒店工作人员消毒隔离防护方案(试行版)也作为其他驻地的参考资料。

在疗休养基地,梁辰还接到了疾控中心的志愿者任务。拿到返京人员名单之后,梁辰便开始详细了解队员的情况,希望他们感受到回家的温暖。其间,他还组织为一位队员过了一个难忘的生日。梁辰说:"前线的工作非常艰苦也非常危险,为了缓解他们的精神压力,每次外出活动时我都会主动和他们聊天,询问他们的需求和困难,并尽力解决,让他们得到更好的休养。"

入驻基地的36天,梁辰作为消毒技术人员共接待队员301人,负责医护人员休养期间消毒隔离防护相关技术支持;作为疾控中心志愿者接待援鄂返京队员25人,积极协调各方需求,每日陪同户外活动及记录体温。

3. 孙惠惠——让援鄂队员真正感受到回家的温暖

2020年1月中旬,国家卫生健康委急需借调专业人员在春节期间进行全国疫情数据汇总及分析,环境所消毒中心的孙惠惠副研究员积极响应,接到任务后立即赶赴岗位,当天便投入到紧张的工作中。之后又参与到北京援鄂队员回京休养基地的筹备工作中,先后赴昌平、延庆、密云等地进行隔离点的遴选。4月6日,孙惠惠入驻昌平休养基地,为了让援鄂返京队员更好地休养,孙惠惠与有关领导及酒店工作人员提前到各驻地实地考察,与各驻地工作人员进行深入交流后,根据酒店实际情况起草了适合各酒店的消毒防护策略,并对需要的防护物资进行测算。其后又多次协调返京各单位的活动时间及参加志愿者工作,得到领导的高度认

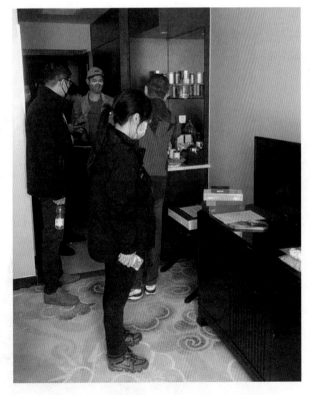

孙惠惠(前)在休养基地查看消毒物资配备情况(梁辰　摄)

可。"为援鄂返京队员提供安全舒适的休养隔离条件,不仅要安排好返京队员吃住行的基础需求,更要让他们感到国家、部委、单位的关心,真正感受到回家的温暖。"入驻休养基地25

天,孙惠惠为333位援鄂返京队员提供保障服务,直到4月30圆满完成任务。

4. 鲁波——细致入微的"娘家人"

3月30日,环境所环境卫生杂志编辑部的鲁波接到任务,负责两家援鄂返京休养基地前期规划工作及队员接待方案。先后对昌平、延庆及密云基地进行实地勘察,依据酒店实际布局规划休整基地的活动区、隔离区、半隔离区,制订防护及消毒方案。为了能更好地完成服务保障工作,鲁波对参与基地工作的72名服务人员进行个人防护及消毒工作培训,利用业余时间为酒店相关人员解答防疫知识问题,指导做好个人防护和正确消毒工作。同时她还撰写一、二线工作人员、后厨人员、休整人员、基地职员防护要点、休整基地消毒防护方案、门岗职责及休整基地指南基地突发事件应急预案。

在密云基地保障期间,鲁波仔细筹划房间消毒、援鄂返京人员入住等具体事宜,并根据每个人的实际情况协调解决物资供应,做到所有问题不过夜。4月29日上午,一名队员突然产生药物过敏症状,面色绛紫。鲁波临危不乱,紧急联系驻地医生、报告指挥部、呼叫救护车。其间,患者血压下降,呼吸困难,经过紧急抢救,直至晚上21点,该队员血压才回到正常。鲁波说:"这批返京队员绝大部分是疾控队员,他们去得最早、回来得最晚,保障安全,做好服务是作为'娘家人'应尽的职责。"在密云基地保障期间,鲁波共接到10个单位隔离休整人员5批次,共163人。

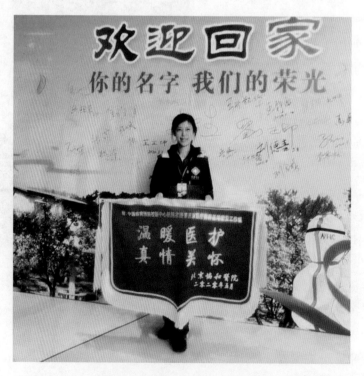

鲁波代表密云工作组接收北京协和医院赠送锦旗(张宇晶 摄)

5. 张宇晶——为"家里人"做好志愿服务工作

疫情发生以来,防护室的张宇晶一直战斗在疫情防控工作中。4月19日是周日,张宇晶接到紧急通知,作为志愿者到密云休养基地服务,他立即到达驻地,投入到志愿者工作中。队员入住后,张宇晶为了解队员的心理状态,精心设计了问卷调查,在入住后就进行网络调查,如实掌握队员的心理变化,及时提供针对性的志愿服务。为了让队员能够及时调整心态,他精心安排了队员早上7点之前的晨练。有些队员腿脚不便,张宇晶用自己的专业知识帮助队员训练,纠正队员动作,不伤及膝盖,又可以活动到身体肌肉,达到放松身心的效果。在此期间,他积极与队员沟通,掌握队员的个人困难,积极协调物资供应,尽可能满足队员的要求。他还利用闲暇时间,撰写了隔离休整基地工作指南,为指导休养隔离工作提供了参考。

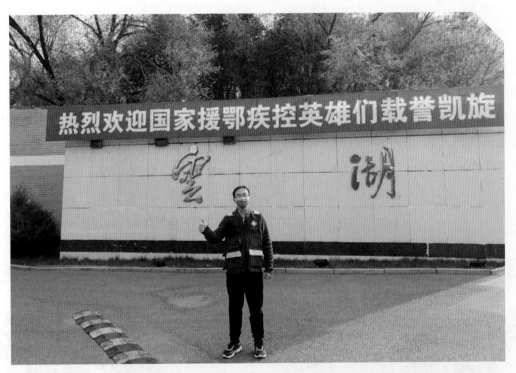

张宇晶在密云休养基地参加服务保障工作(徐永俊 摄)

(六) 奋战在抗疫战线上的环境所"90后"

"在新冠肺炎疫情防控斗争中,你们青年人同在一线英勇奋战的广大疫情防控人员一道,不畏艰险、冲锋在前、舍生忘死,彰显了青春的蓬勃力量,交出了合格答卷。"3月15日,习近平总书记给北京大学援鄂医疗队全体"90后"党员回信,向他们和奋斗在疫情防控各条战线上的广大青年致以诚挚的问候。

这次疫情应对也是一场对青春的考验,在环境所,也有一批"90后"应急队员,他们在疫情面前,勇挑大梁,扛起了时代赋予的责任。

1. "我必须做到精益求精"

1月17日接到紧急任务后,王裕在当天下午就投入到疫情数据分析的工作当中。为了完成每日20多项工作任务,他放弃下班休息,实在坚持不住了就拉过一张椅子靠在办公室的角落合一会眼睛,有一次为了出一个非常紧急的报告,他甚至36个小时没有睡觉。他说:"各种突发任务对质量要求都很高,对外发布的每一个报表或者图片,我必须做到精益求精。"

2. "我要做奋战在疫情前线将士们的坚强后盾!"

从1月24日除夕到2月8日元宵节,孙玥作为应急保障组的成员,从未离开岗位。由于每批队员的出发都是应急通知,为了保障前线应急队员和单位职工的安全,她先后5次紧急前往超市、药店为大家采购生活物资和药品。为了留下翔实的疫情应对文字资料,她每天无论多晚,都要将全所应急工作大事记录清楚。她说:"17年前'非典'疫情暴发的时候我们懵懵懂懂,现在我们毫不犹豫挺身而出,担当奉献,为守护大家尽我们最大的努力。疫情使我们成长,也让我们明白了责任的重量。"

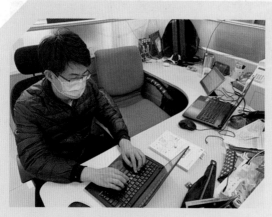

王裕于国家卫生健康委撰写报告(张睿 摄)

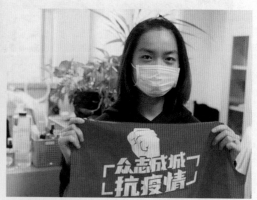

孙玥发放环境所志愿者服装(赵欣 摄)

3. "兵马未动、粮草先行。你们冲锋在前,我为你们当好勤务兵。"

2019 年 12 月 8 日,对于王政凯来说是个值得纪念的日子,因为这一天他的小女儿出生了,儿女双全、幸福满满。本该阖家团圆,但随着疫情形势的日趋严峻,防护物资出现了严重的短缺,"货期太长""运输中断"等困难随之而来。作为环境所条件服务处的骨干,为了保障赴湖北一线人员和留京办公人员的健康安全,从大年初二起,他自己跟车去工厂拉货,联系防护物资采购的电话就没停过。想到妻子的劳累,孩子的哭闹,他心里也愧疚,但他说:"控制疫情就是为了全国人民的幸福生活,我的任务是为前线和重点岗位做好物资保障,当好一个 90 后勤务兵"。

4. "我想让大家看到疾控人的付出与坚强。"

大年初三,李晓突然接到了单位的电话:"在北京吗? 明天能否到岗参加应急工作?""能!"就这样,她成为环境所疫情应对办公室的一员。她有一双发现美的眼睛,作为一名"90 后"摄影摄像、人文纪录是她的强项。对于网上那些对疾控的误解和非议,她很难过,因为在她眼里看到的是疾控人的奉献与坚强。她用手机记录下来同事为疫情忙碌的身影,一个个动人心弦的短视频诞生了,她要把身边人、身边事传播出去,她说:"这是一种信念的传递,而我能做的是让这种信念更立体、更有画面感,让大家可以从一个个镜头中了解我们疾控人的努力,从一个个事件中感悟疾控人坚定的信心。"

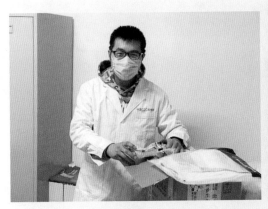 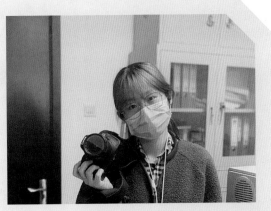

王政凯于潘家园库房整理库存(周铁生　摄)　　　　李晓在潘家园工作区(赵欣　摄)

5. "哪里需要我们 我们就去哪里"

刚刚参加工作的张雪楠在大年初三晚上接到借调任务后,立刻从黑龙江返京。面对忙碌而且紧张的工作,她常常加班到深夜;财务处的郭超,一直参与体温监测工作,体温检测门旁,经常看到她的身影,她为工作区建立起一道安全的屏障。

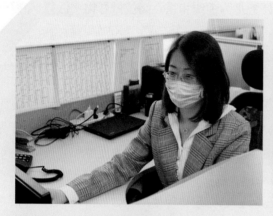
张雪楠(张晨 摄)

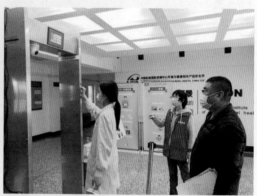
郭超(中)(张晨 摄)

第八章

大 事 记

一　月

6 日　　中国疾控中心印发《启动武汉不明原因的病毒性肺炎疫情二级响应的通知》（中疾控应急便函〔2020〕13 号）。

15 日　　中国疾控中心印发《新型冠状病毒感染的肺炎疫情一级响应的通知》（中疾控应急便函〔2020〕53 号），将二级响应调整为一级响应并成立 12 个工作小组，其中环境所牵头组建爱国卫生组。

16 日　　施小明所长主持召开第 1 次应急响应工作专题会议，提出爱国卫生组工作名单，环境所应急响应工作正式启动；编制《现场消毒技术方案》和《环境卫生整治工作效果评价方案》。

17 日　　李永红、王裕、孙惠惠借调至国家卫生健康委应急办疫情监测组。

19 日　　施小明所长主持召开第 2 次应急响应工作专题会议，根据防控形势和中心工作部署，调整增加爱国卫生组工作成员。

20 日　　完成《现场消毒技术方案》《环境卫生技术方案》等五个技术方案和爱国卫生运动科普知识宣传资料的编制。

21 日 ◆ 王林书记主持会议,讨论和编写指导各地活禽、野生动物等交易市场环境卫生整治工作方案;成立环境所应急响应保障工作领导小组,主要负责会议组织及决议落实、疫情响应工作机制建立、人员调配管理及后勤保障等相关工作;张剑借调至中心防控技术组,张淼借调至中心综合协调组;编制《医疗机构消毒技术方案》,完成《如何做好活禽市场的消毒,预防新型冠状病毒感染》《新型冠状病毒感染的肺炎个人防护“一问一答”》《新型冠状病毒感染的肺炎——交通工具的消毒“一问一答”》《如何做好医疗机构的消毒,预防新型冠状病毒感染》《如何做好居家消毒,预防新型冠状病毒感染》等科普材料撰写。

22 日 ◆ 召开专家讨论会,研究讨论《新型冠状病毒感染肺炎环境卫生综合整治技术方案》《活禽、野生动物等交易市场环境卫生整治工作方案》《环境卫生整治工作效果评价方案》《健康宣教方案》《特定场所消毒技术方案》和《特定人员个人防护方案》。

23 日 ◆ 编制《公共交通工具上新型冠状病毒感染防控指南》,印发《关于成立应急响应保障工作领导小组的通知》(中疾控环办发〔2020〕4 号)。

24 日 ◆ 中国疾控中心印发《新型冠状病毒感染的肺炎疫情一级响应工作框架及人员名单的通知》(中疾控应急便函〔2020〕86 号),调整后的工作小组共 14 个,环境所牵头爱国卫生组,成员包括环境所、卫生应急中心、传染病所和病毒病所等单位和部门的专家共 20 人;王佳奇借调至中心传染病管理处。

25 日 ◆ 段弘扬赴武汉,开展消毒技术指导和现场督导。

26 日 ◆ 首席专家张流波接受人民日报人民直播“疫情紧急,如何预防新型冠状病毒肺炎”专题采访。

28 日 ◆ 《特定场所消毒技术方案》和《特定人群个人防护指南》由国家卫生健康委正式发布。环境所成立疫情应对办公室,室主任张伟,成员罗嵩、李晓。环境所召开第 1 次中层干部会议,通报环境所疫情应对工作组组建及内部防控工作方案,安排落实防控工作各项措施,要求职能部门加强内部管理,业务部门做好技术支持相关工作。

29 日 ◆ 《公共交通工具消毒操作技术指南》由国务院应对新型冠状病毒感染的肺炎疫情联防联控机制发布；张雪楠借调至国家卫生健康委办公厅。

30 日 ◆ 《公共场所新型冠状病毒感染的肺炎卫生防护指南》由国务院应对新型冠状病毒感染的肺炎疫情联防联控机制发布。

首席专家张流波参加保健时报"买不到口罩时，这几招帮你远离新型冠状病毒"专题采访；参加快手直播，在线讲解"新型冠状病毒肺炎"防护知识。

31 日 ◆ 环境所印发《新型冠状病毒感染的肺炎疫情应对工作方案》（中疾控环办函〔2020〕8 号）和《成立新型冠状病毒感染的肺炎疫情应对工作领导小组的通知》（中疾控环办函〔2020〕9 号），成立环境所疫情应对工作领导小组，下设 3 个工作组：综合协调与后勤保障组、健康监测与实验室安全组、舆情监测与信息宣传组。

首席专家张流波接受《新华网》采访，回应"返程潮来袭，如何筑牢病毒'防火墙'"等焦点问题；沈瑾接受中央电视台《特别关注》栏目采访，解读公共交通工具如何消毒、乘坐公共交通如何自我防护。

二　　月

1 日 ◆ 环境所印发《关于加强实验室安全管理及疫情应对期间废弃个人防护用品收集处置工作的通知》（中疾控环实便函〔2020〕3 号）。张流波研究员做客中央电视台《今日关注》，就延期上班对疫情防控的作用、防护资源利用率、过度消毒等问题答疑解惑。消毒中心启动科技部委托项目"可重复使用医用防护服的新技术研究"（项目截止时间 2020 年 5 月）。

2 日 ◆ 首席专家张流波参加国家卫生健康委新闻发布会，介绍新型冠状病毒感染的肺炎疫情防控工作中公共场所、交通工具以及不同风险人群的健康防护要求及消毒技术规范。

3 日 ◆ 《客运场站及交通运输工具卫生防护指南》由交通运输部、国家发展改革委、国家卫生健康委、国家铁路局、中国民用航空局、国家邮政局和国家铁路集团联合发布。

5 日 ◆ 《临时特殊场所卫生防护要求》由国家卫生健康委发布；环境所第二批援鄂

队伍(姚孝元、吕锡芳、钱乐、王佳奇)赴武汉开展消毒和重点场所健康防护工作指导;沈瑾接受央视新闻客户端"社区防控如何科学开展"专题采访。

6日 ◆ 国家卫生健康委委托项目"医用一次性防护服应急复用再处理技术初步研究"启动。

8日 ◆ 中国疾控中心印发《关于调整新冠肺炎疫情一级响应工作框架的通知》(中疾控应急便函〔2020〕139号),爱国卫生组更名为重点场所防护和消毒技术组。

10日 ◆ 国家卫生健康委委托项目"棉布类手术衣替代防护服相关性能的研究"启动(2月12日项目研究结束)。

12日 ◆ 《新型冠状病毒肺炎流行期间办公场所和公共场所空调通风系统运行管理指南》由国务院应对新型冠状病毒肺炎疫情联防联控机制综合组发布;国家卫生健康委员会印发《关于更新国家级新冠肺炎媒体采访专家库名单的函》,张流波名列其中;张流波接受中央电视台《新闻1+1》采访;环境所印发《关于调整新型冠状病毒肺炎疫情应对工作组成员的通知》(中疾控环办函〔2020〕11号)。

13日 ◆ 首席专家张流波出席国务院联防联控机制新闻发布会,介绍重要医用物资保障和医疗资源调配保障最新进展情况,为大众解答健康知识。环境所启动疾控体系改革研究工作,李湉湉任国际组组长,王琼、陈晨(风评室)、王超、朱会卷、班婕和郭亚菲为组员。

14日 ◆ 《新型冠状病毒肺炎流行期间商场和超市卫生防护指南》由国务院应对新型冠状病毒肺炎疫情联防联控机制综合组发布。习近平总书记主持召开中央全面深化改革委员会第十二次会议并发表重要讲话,提出完善重大疫情防控体制机制,健全国家公共卫生应急管理体系。所领导班子在第4次所长办公会上对总书记讲话精神进行了深入学习。

15日 ◆ 《不同人群、不同场所和不同交通工具健康防护指导手册》由中央赴湖北省指导组防控组发布。

17日 ◆ 环境所第三和第四批援鄂队伍(许宁、葛覃兮、李亚伟、宋士勋、程义斌、徐永俊、徐春雨、顾雯)赴武汉开展现场流行病学调查、消毒和重点场所健康防护工作指导。

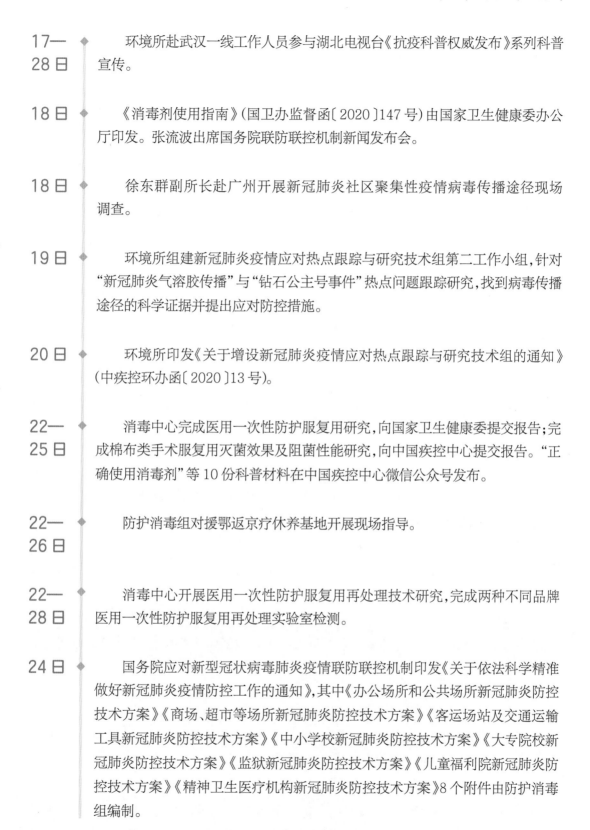

17—
28日　◆　　　环境所赴武汉一线工作人员参与湖北电视台《抗疫科普权威发布》系列科普宣传。

18日　◆　　　《消毒剂使用指南》(国卫办监督函〔2020〕147号)由国家卫生健康委办公厅印发。张流波出席国务院联防联控机制新闻发布会。

18日　◆　　　徐东群副所长赴广州开展新冠肺炎社区聚集性疫情病毒传播途径现场调查。

19日　◆　　　环境所组建新冠肺炎疫情应对热点跟踪与研究技术组第二工作小组,针对"新冠肺炎气溶胶传播"与"钻石公主号事件"热点问题跟踪研究,找到病毒传播途径的科学证据并提出应对防控措施。

20日　◆　　　环境所印发《关于增设新冠肺炎疫情应对热点跟踪与研究技术组的通知》(中疾控环办函〔2020〕13号)。

22—
25日　◆　　　消毒中心完成医用一次性防护服复用研究,向国家卫生健康委提交报告;完成棉布类手术服复用灭菌效果及阻菌性能研究,向中国疾控中心提交报告。"正确使用消毒剂"等10份科普材料在中国疾控中心微信公众号发布。

22—
26日　◆　　　防护消毒组对援鄂返京疗休养基地开展现场指导。

22—
28日　◆　　　消毒中心开展医用一次性防护服复用再处理技术研究,完成两种不同品牌医用一次性防护服复用再处理实验室检测。

24日　◆　　　国务院应对新型冠状病毒肺炎疫情联防联控机制印发《关于依法科学精准做好新冠肺炎疫情防控工作的通知》,其中《办公场所和公共场所新冠肺炎防控技术方案》《商场、超市等场所新冠肺炎防控技术方案》《客运场站及交通运输工具新冠肺炎防控技术方案》《中小学校新冠肺炎防控技术方案》《大专院校新冠肺炎防控技术方案》《监狱新冠肺炎防控技术方案》《儿童福利院新冠肺炎防控技术方案》《精神卫生医疗机构新冠肺炎防控技术方案》8个附件由防护消毒组编制。

25日 ◆ 环境所疾控体系改革国际组工作报告通过专家论证,28日提交中国疾控中心审核,3月16日报告编制工作全部完成。

25—27日 ◆ 防护消毒组完善不同人群、不同场所和不同交通工具健康防护指导手册,将原来的30项扩充为40项,增加清洁员、保安、服务员等个人防护指南和福利院、监狱、精神卫生医疗机构等重点场所卫生防护指南。

26日 ◆ 施小明所长接受中央电视台《新闻1+1》节目采访,在线解读监狱、养老机构、中小学校疫情精准防控工作规范。

27日 ◆ 潘家园工作区安装体温检测门并正式投入使用。

29日 ◆ 《关于进一步规范和加强新冠肺炎流行期间消毒工作的通知》由国务院应对新型冠状病毒肺炎疫情联防联控机制综合组印发。

29日—3月6日 ◆ 根据《关于依法科学精准做好新冠肺炎疫情防控工作的通知》中15个附件内容编写新闻发布会问答资料,制作8项科普材料提交中国疾控中心。受中央赴湖北省指导组委托,将环境所作为技术支持单位编写的《依法科学精准做好新冠肺炎疫情防控工作技术方案》和环境所编写的《重点场所、重点单位和重点人群防控指南》交由人民卫生出版社印刷。完成新冠肺炎疫情期间公众入住宾馆、外出就餐和餐饮企业注意事项等33份科普材料。

三 月

1日 ◆ 《依法科学精准做好新冠肺炎疫情防控工作技术方案》首批3 000册运抵武汉。

2日 ◆ 施小明所长、首席专家张流波参加国务院联防联控机制新闻发布会,介绍现阶段公共场所等疫情防控有关情况,就养老机构、购物场所和办公场所等疫情防控问题进行答疑解惑。

3日 ◆ 落实环境所体温检测门监管工作,由行政科室部分人员轮流值守。召开第2次中层干部会议,通报环境所疫情应对工作情况、参与武汉市和广州市疫情防控现场调查、消毒防护技术指导等工作进展情况,通报国内外疫情总体形势,提出全所干部职工要强化责任意识和风险意识,严格落实上级部门有关工作要求。

4 日　　国家卫生健康委、人力资源和社会保障部、国家中医药管理局联合印发《关于表彰全国卫生健康系统新冠肺炎疫情防控工作先进集体和先进个人的决定》(国卫人发〔2020〕4号),防控组驻武汉市环境卫生与消毒专家工作队荣获"全国卫生健康系统新冠肺炎疫情防控工作先进集体"称号,姚孝元、段弘扬获"全国卫生健康系统新冠肺炎疫情防控工作先进个人"称号。我所队员所在的防控组疫情分析组、防控组驻武汉社区防控小分队、防控组驻武汉市流调工作队获得"全国卫生健康系统新冠肺炎疫情防控工作先进集体"称号。

12 日　　环境所印发《关于成立"科学消毒,精准防护,环境所在行动"资料收集记录工作组的通知》(中疾控环办函〔2020〕20号)。

13 日　　编制完成"新冠肺炎期间如何健身和如何去大型购物中心购物"2份科普材料;完成防护消毒组阶段性工作总结并提交中心。

14 日　　消毒中心应急科研任务"可重复使用医用防护服新技术研究"完成预实验并对结果进行汇总分析。

16 日　　防护消毒组根据现阶段防控要点进一步完善40个重点单位、重点场所和重点人群防控指南,在原有基础上增加10项内容。

18 日　　王强、梁辰前往国家援鄂返京医务人员驻地,接待第一批援鄂返京医疗队,指导酒店、车辆、日常消毒等工作。

20 日　　姚孝元副所长接受中央电视台《战疫情》武汉直播间采访,解读公众科学佩戴口罩指引和环境消杀问题。

21 日　　受国家卫生健康委委派,首席专家张流波对援外医疗队开展消毒和个人防护培训。组织开展环境所第一季度实验室安全与质量管理监督检查。

27日 ◆ 编制完成《援鄂车辆清洁消毒指引(初稿)》,制订《返京医务人员户外活动临时方案》。

21— ◆ 消毒中心开展应急科研任务"可重复使用医用防护服新技术研究",完成
31日 301医院和地坛医院对防护服不同灭菌消毒处理方式的现场试验。

25日 ◆ 环境所向中国疾控中心全球公卫中心推荐应波、孙宗科、孙惠惠、陈晨(风评室)、段弘扬5名人员作为新冠肺炎疫情防控后备人员。

29日 ◆ 张伟返回南疆工作站,孙波担任疫情应对办公室负责人。

四 月

1日 ◆ 《新型冠状病毒肺炎疫情期间会议定点宾馆卫生防护指南》等8篇文章正式在《中华预防医学杂志》发表。

4日 ◆ 施小明所长接受科技日报关于本次新冠肺炎疫情防控环境卫生和消毒主要开展的工作和发挥的作用专访。

6日 ◆ 孙惠惠前往国家援鄂返京医务人员驻地(昌平),接待援鄂返京医疗队,指导酒店、车辆、日常消毒等工作。

8日 ◆ 《重点场所重点单位重点人群新冠肺炎疫情防控相关防控技术指南》由国务院应对新型冠状病毒肺炎疫情联防联控机制综合组印发。召开第3次中层干部会议,通报环境所疫情应对工作进展,强调北京市当前"外防输入、内防反弹"防控战略,要求下一步做好科研成果产出和工作总结,加强内部管理,推进重点项目。

11日 ◆ 应波、宋士勋赴绥芬河,开展现场技术指导。

13日 ◆ 《大专院校新冠肺炎疫情防控技术方案》由国家卫生健康委和教育部联合印发。

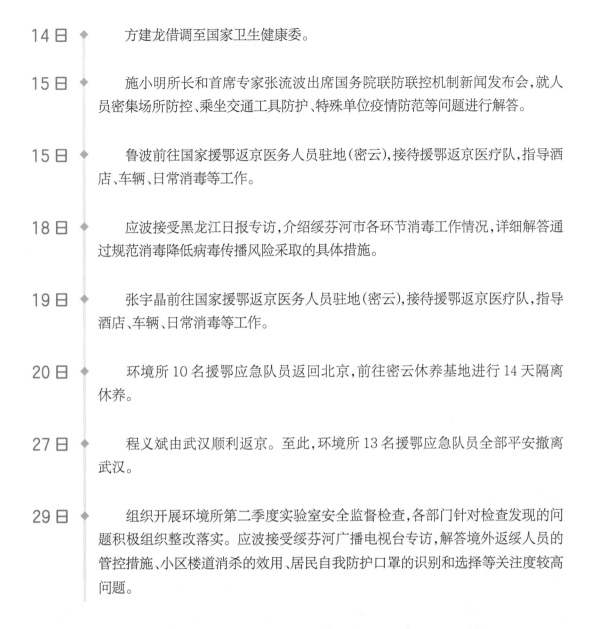

14日 ◆ 方建龙借调至国家卫生健康委。

15日 ◆ 施小明所长和首席专家张流波出席国务院联防联控机制新闻发布会,就人员密集场所防控、乘坐交通工具防护、特殊单位疫情防范等问题进行解答。

15日 ◆ 鲁波前往国家援鄂返京医务人员驻地(密云),接待援鄂返京医疗队,指导酒店、车辆、日常消毒等工作。

18日 ◆ 应波接受黑龙江日报专访,介绍绥芬河市各环节消毒工作情况,详细解答通过规范消毒降低病毒传播风险采取的具体措施。

19日 ◆ 张宇晶前往国家援鄂返京医务人员驻地(密云),接待援鄂返京医疗队,指导酒店、车辆、日常消毒等工作。

20日 ◆ 环境所10名援鄂应急队员返回北京,前往密云休养基地进行14天隔离休养。

27日 ◆ 程义斌由武汉顺利返京。至此,环境所13名援鄂应急队员全部平安撤离武汉。

29日 ◆ 组织开展环境所第二季度实验室安全监督检查,各部门针对检查发现的问题积极组织整改落实。应波接受绥芬河广播电视台专访,解答境外返绥人员的管控措施、小区楼道消杀的效用、居民自我防护口罩的识别和选择等关注度较高问题。

五　月

6日 ◆ 姚孝元副所长出席国务院联防联控机制援鄂疾控工作新闻发布会,就科学消毒回答记者提问。

7日 ◆ 国家卫生健康委和教育部印发《关于中小学校和幼托机构新冠肺炎疫情防控技术方案的通知》。

第二篇

各省份环境卫生与消毒工作

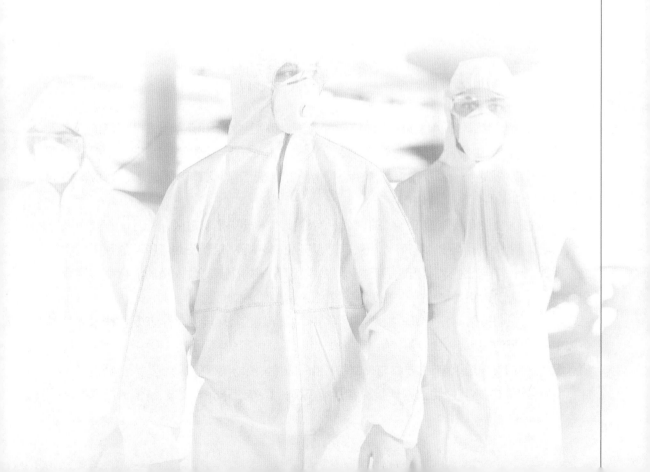

第一章

北 京 市

面对突如其来的疫情,作为首都的北京市,不仅是国内外判断我国疫情形势的观察热点,也是多源风险叠加的集中交汇点,首都疫情防控工作需确保万无一失。北京市疾病预防控制中心环境卫生所和消毒与有害生物防制所(以下简称"消毒所")在中心统一领导下,按照北京市委、市政府总体要求,积极响应市卫生健康委的号召,全员自 2020 年 1 月 24 日起停休,认真履行岗位职责,毫不退缩,充分发挥专业优势,迎难而上,以更坚定的信心、更顽强的意志,积极参与到新冠肺炎疫情防控工作中。

一、下沉一线 掌握动态

根据疫情防控工作需要,在中心的统一调配下,环境卫生所和消毒所派出环境流行病学、环境卫生学、微生物检验、消毒等 50 余名专业技术人员先后下沉一线,利用专业知识,大力支援区县疫情防控工作,积极投身于中心疫情防控专班工作,及时掌握疫情发展动态,为精准防控疫情提供专业技术支持。

1. 支援区疾控开展防控工作。抽调公卫专业技术人员支援朝阳区、海淀区、石景山区疾病预防控制中心,指导并参与确诊病例家庭及单位、集中隔离点、公共场所等的预防性和终末消毒工作;参与密接人员追踪管理工作;参与国际、国内航班高危人员的流行病学调查和样品流转等工作;指导区疾控有关疫情防控空调通风等技术问题。

2. 参与中心疫情防控专班。抽调消毒学、环境流行病学、环境卫生学等专业技术人员参加中心疫情防控专班中社会防控组、现场采样组、现场流行病学调查组、密接管理组、疫情信息组、综合信息报送组等,主要参与疫情防控指引制定、现场流行病学调查、人员咽拭子采样、环境样本采样、本市及协查密切接触者管理疫情信息统计分析与上报、疫情情况汇报撰写等相关工作。

3. 参与核酸检测工作。抽调微生物检验专业技术人员赴传染病地方病控制所实验室开展核酸检测工作;支援中心应急队赴小汤山定点医院,在移动 P2 实验室开展核酸检测工作。

4. 参与防控督查工作。抽调专业技术人员会同卫生监督等部门对社区、写字楼、学校、工厂、集中隔离点、"七小"场所等就防控措施落实情况开展督查工作。

二、精准指导　科学防控

疫情期间,中心组织环境卫生、消毒等专业技术人员参与疫情防控指引制定工作,针对不同人群、不同行业、不同场景制定防控指引,以开展精准防控指导,科学做好疫情防控工作。

1. 制定新冠病毒肺炎疫情期间各类消毒指南(规范)40 个,涉及各类公共场所、教育机构、公共交通、企事业单位、集中隔离场所、入境人员集散地、疫源地等不同场所和行业。

2. 制定新冠病毒肺炎疫情期间各类消毒工作流程 26 个,涉及消毒液的配制流程、不同对象的消毒流程、个人防护流程等方方面面。

3. 根据疫情防控形势的不断变化,制定、修订包括办公、宾馆酒店、购物、公共交通、会议、"七小"、酒吧、集中空调、学校托幼机构、候诊就医相关、集中隔离点、集体住宿等场所的防控指引 50 余个。

三、及时培训　全面提升

抓好疫情防控工作的同时,及时对全市疾控系统开展最新疫情防控知识培训,全面提升我市专业技术人员技术能力,为人员技术储备打下坚实的基础。

1. 第一时间组织全市疾控中心消毒专业技术人员培训新型冠状病毒消毒知识,确保所有消毒专业技术人员全面掌握消毒知识,提升现场消毒处置能力。

2. 多次组织视频培训,全面提升我市疫情防控专业应对能力。

3. 对北京市 16 区开展复工复产防控要点进行统一培训,共开展两期培训。

四、现场指导　确保效果

为扎实做好我市环境卫生、消毒等疫情防控工作,确保消毒等工作有效开展,消毒所和环境卫生所开展了现场技术指导工作。

1. 指导全市开展新冠肺炎疫情的疫源地消毒工作,开展疫源地消毒效果监测,确保终末消毒效果。

2. 现场指导全市各类单位、场所进行消毒及疫情防控知识,赶赴各类隔离场所、新国展、外交部等现场指导疫情防控工作 100 余次。

3. 参加新冠肺炎确诊病例生活、工作场所和集中隔离医学观察点空调通风的现场勘察和风险评估。

4. 疫情期间,完成城六区超市商场通风现状监测,完成方案制订、技术培训、数据分析和评估总结。

5. 开展复工复产“一企一策”指导检查,对全市楼宇经营管理单位和楼宇内办公单位进行指导。

五、全面保障　不遗余力

在中心统一领导下,本着保障工作容不得丝毫闪失的要求,环境卫生所和消毒所充分发挥专业优势,全力开展国家重大活动、重点场所等疫情防控保障工作,以确保各类活动顺利实施和人员健康安全。

1. 国家重大活动进行现场保障。重点开展两会防控保障,先后奔赴人民大会堂、民生大厦等场所近 30 次,进行现场环境卫生、消毒等方面技术指导和培训,涉及消毒区域 12 万余平方米。

2. 关键场所空调通风的疫情防控保障。新国展作为首都机场疫情高发国家入境北京的旅客转运集散地,用于经机场检疫后未出现发热、咳嗽等症状的低风险人群临时集散,再由相关省(区、市)和本市各区接转旅客,24 小时服务不断档,高峰期日转运客流达 2 万人次。环境卫生所专业技术人员多次赴新国展现场勘查场馆布局、空调通风系统等相关情况,由新国展指挥部牵头,会同北京市疾病预防控制中心传染病和消毒专业专家、顺义区交管局、区卫建委和区疾控中心制订场馆布局和工作流程方案,为入境人员防疫工作提供技术保障。

3. 为各行业提供环境卫生、消毒专业意见。全面保障北京市开学、中考、高考、会展及其他复工复产复学相关工作。

六、积极宣传 尽职尽责

在中心组织下,环境卫生所和消毒所参与拍摄情景剧和短视频、录制专家访谈等宣传工作,通过互联网、公交电视、地铁电视、户外大屏等平台全面播出,积极引导公众养成文明健康的生活方式,切实做好实疫情防控宣传引导工作。

1. 积极参与新型冠状病毒肺炎期间防控宣传工作,指导预防性消毒工作,参与《健康北京》《养生堂》《医对1》《晚间新闻》等北京电视台、中央广播电视台的防疫知识节目录制30余次。

2. 录制《家庭消毒方法》《电梯消毒指引》《商场卫生防护指南》《举办会议的防护指南》等各类防疫视频20余次。

七、制定标准 规范防控

为充分发挥标准化在疫情防控中的中坚作用,环境卫生所和消毒所会同相关专业专家牵头、参与地方标准、团体标准等的编写与修订工作。

1. 完成团体标准《新型冠状病毒肺炎疫情期间集中空调通风系统风险调查实施技术规范》立项、起草、颁布工作。本标准基于传染病预防控制角度,针对疫情期间集中隔离医学观察点和一般楼宇的集中空调通风系统风险防控,编制现场调查实施技术指南,解决疾病控制和卫生监督等机构开展风险防控工作中急需规范的系列卫生标准问题。

2. 编写新冠病毒肺炎消毒相关的北京市地方标准5项,北京预防医学会团体标准2项,北京有害生物防制协会团体标准1项。

疫情防控虽然取得了阶段性胜利,但是只要有任务召唤,我们必将不畏艰苦,奋勇上前,因为这就是我们首都疾控人肩上的那份责任和担当!

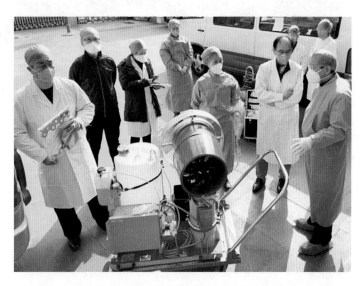

2020年2月26日,佟颖所长在疫源地现场指导消毒(于礼 摄)

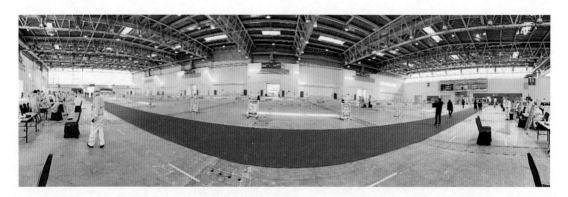

2020 年 3 月 11 日,环境卫生所会同相关专家赴新国展航空集散点开展防控保障工作(沈凡 摄)

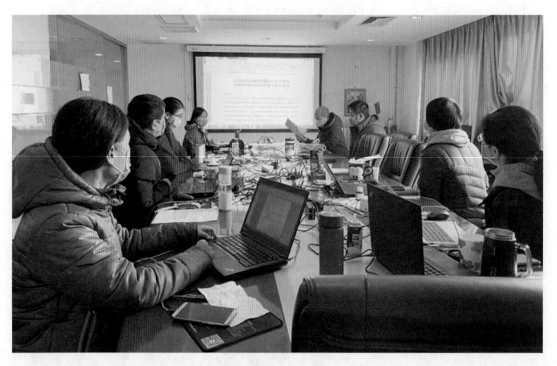

2020 年 2 月 7 日,环境卫生所、消毒所会同相关专家在社会防控专班组制定各类场所的防控指引
(贾予平 摄)

(供稿:安伟 王文韬)

第二章

天 津 市

自新冠肺炎疫情发生以来,天津市疾病预防控制中心环境与健康室(简称"环健室")积极响应天津市委、市卫生健康委和市疾控中心的号召,高度重视,认真组织并配合相关工作,坚决落实上级各项部署和要求,在疾控岗位上守初心,担使命。

一、积极参与疫情防控处置

1月15日,在接到组建抗击疫情预备队的通知后,天津市疾控中心环健室高度重视,积极响应号召,立即召开全员会。全室技术人员以高度的大局意识和责任心,第一时间主动请战,先后安排12人纳入疫情现场处置组,1月23日—3月31日期间分别参与确诊病例、疑似病例和密切接触者的流行病学调查、消毒指导工作,同时赴全市16个区县对征集的约50家公共场所现场就集中空调的安全使用进行指导,并对全市所有密切接触者医学隔离观察点的设置情况和管理情况进行督导,尤其在集中空调通风系统和卫生间排风扇的使用方面给予重点关注。

2月28日—3月1日,6人加入中心督导组,编写区级疾控机构新冠肺炎防控督导检查表(环健部分),并随督导组一起对全市区级疾病控制机构开展督导工作,重点关注其在集中空调消毒及使用和公共场所突发应急处置的情况。

2月11日—3月8日,3人支援宝坻区疾控,协助开展疑似病例流行病学调查、确诊病例/密切接触者补充调查、核查对象轨迹、随访相关居家隔离观察者、相关样品的采样工作等,参与撰写隔离室设置及标准、医学观察点厕所控制管理与消毒等参考性文件。

1人借调市卫生健康委,参与对医学隔离观察点的设置情况、收住情况进行核查,制定首都机场国际航班分流天津机场管理处置流程,并现场处置20余架首都机场分流天津航班乘客入境管理情况;1人纳入中心技术督导组,负责参与各区疾控中心对疫情控制情况的督导工作,后调整到综合协调组,参与病例数据统计和核酸样品接送工作;1人纳入中心疫情信息监测组监测审核传染病网络直报系统病例数据;1人支援安新疾控防疫一线,参与安新疾控新冠肺炎疫情防控工作;其他员工均主动返岗开展后台服务和所内后勤保障工作。

二、精心撰写修订指导文件

为有效指导疫情防控工作,天津市疾控中心环健室充分发挥专业优势,先后编写或参与编写了《公共交通等候室及公共交通工具消毒指南(试行)》《天津市防控新型冠状病毒感染的肺炎公共场所预防性消毒指南(试行)》《天津市防控新型冠状病毒感染的肺炎公共场所集中空调通风系统使用规范(试行)》《不同交通工具健康防护指导手册》《新冠肺炎期间天津市返岗复工须知》《新冠肺炎流行期间出版物发行行业经营服务防控指南》等新冠肺炎疫情防控指南、指导手册、宣传材料共30余件。

疫情就是命令,防控即为责任。环境卫生专业在此次疫情防控中发挥了不可或缺的作用,尤其在针对不同公共场所的疫情防控方面提供了有力的技术支持。

天津市疾控中心环境与健康室将凝心聚力,坚决贯彻执行上级指示精神,发挥专业技术优势,更加积极地投入到疫情防控工作中。

三、工作照片

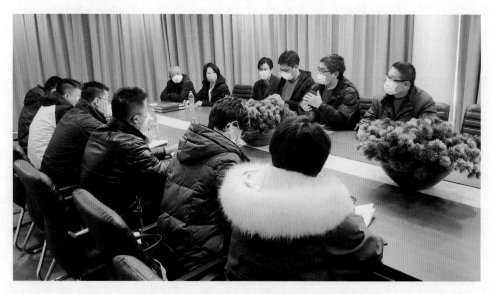

2020年1月29日,侯常春(右二)赴天津市医学隔离留观点指导空调使用、消毒事宜

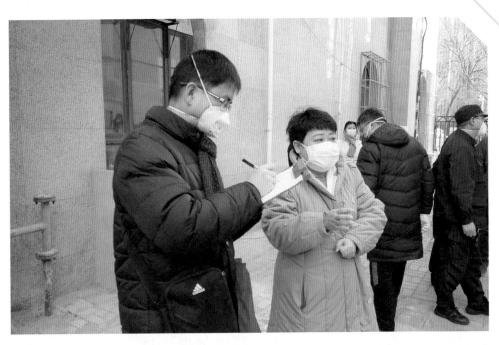

2020 年 2 月 4 日,符刚(左一)至天津市医学隔离留观点对其设置情况、管理情况进行督导检查

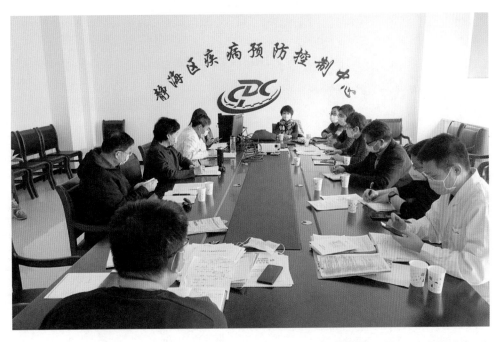

2020 年 2 月 10 日,侯常春(右五)、冯利红(中间)随中心督导组赴静海区疾控中心对其消毒、公共场所防控工作开展督导

(供稿:侯常春 张可欣)

第三章

河 北 省

消毒作为切断传染病传播途径的重要手段,在传染病疫情和自然灾害等突发公共卫生事件处置中是不可或缺的。在新冠肺炎这场突如其来的疫情面前,河北省疾病预防控制中心消毒全体专业人员更是以大局为重,视疫情为命令,做好时刻"冲锋陷阵"的准备。在这场没有硝烟的战场上充分展现了疾控人的靓丽风采。

一、河北省内工作

1. 消毒方案制订

河北省疾病预防控制中心消毒专业人员于 1 月 28 日晚连夜起草了《公共场所新型冠状病毒感染的肺炎预防性消毒指引》,之后陆续起草了《省委机关大院疫情防控方案》《机关企事业单位新型冠状病毒感染的肺炎预防性消毒操作指南》《在新型冠状病毒感染的肺炎疫情流行期间宾馆内的预防性消毒方法》《石家庄机场入境通道污染区域消毒指导工作方案》等一系列相关工作方案及操作技术指南。

2. 消毒及培训

(1) 预防性消毒:疫情开始之后,接上级指示,省疾控中心负责对省级政府机关大院及省疫情指挥部进行常态化预防性消毒,已派出 87 次 434 人次,累计消毒面积约 89.2 万平方米。

(2) 消毒培训:河北省疾控中心消毒专业人员不仅对本单位职工开展了消毒知识与技术培训,还对省委机关后勤、中国大酒店服务人员、石家庄东胜物业员工等进行消毒知识和操作技能培训,对全省监狱系统援鄂女干警50余人进行"监狱新冠肺炎防控技术方案"和"新型冠状病毒肺炎个人防护"等相关知识培训。另外还派出7名消毒专业人员对5家单位进行消毒技术指导和培训,共计9次。

(3) 驻省十三届人大常委会疫情防控保障工作:3月25—27日,河北省十三届人大常委会第十六次会议期间,河北省疾病预防控制中心派出2名消毒专业人员驻会保障。每日对会场、餐厅等关键部位进行消毒,累计消毒面积6万平方米。

(4) 驻平山酒店医疗保障工作:按照河北省卫生健康委员会统一部署,3月18日省疾控中心参与河北援鄂医务人员在平山隔离休整期间的消毒保障工作。截至3月31日共完成两周的消毒保障工作。

(5) 样本转运车辆消毒:自3月24日起,石家庄正定国际机场开始降落入境分流国际航班。河北省疾病预防控制中心负责转运入境人员样本,消毒组负责对转运车辆进行终末消毒。截至3月31日,共消毒3次。

3. 科普、宣传

(1) 编写、录制机关事业单位办公场所、公共区域、公共用品、办公设备、餐具、手卫生消毒操作视频,宣传普及消毒知识。

(2) 编写消毒提醒小知识60余篇,通过电台、电视台和网络等多种形式,普及并宣传科学、精准消毒,避免过度消毒。

(3) 撰写科普书籍《传染病防治一本通》中消毒部分,共二十二节。

(4) 7人次接受新闻媒体有关科学、精准消毒的采访,指导公众科学、规范消毒。

4. 参加全省新冠肺炎疫情防控指导工作

1名消毒专业人员于2月5日—3月20日参加全省新冠肺炎疫情防控指导工作。

二、支援湖北省工作

1. 卫生应急检测队驻神农架林区

河北省疾病预防控制中心支援湖北神农架林区的应急检验队员,除支援当地疾控中心实验室病毒检测工作外,还指导当地开展外环境、隔离病房、确诊病例住家终末消毒及消毒效果检测。

2. 支援湖北卫生防疫工作队

（1）终末消毒：河北省疾病预防控制中心支援湖北卫生防疫工作队员，对武汉市的塔子湖方舱医院、中原大酒店等32家单位开展消毒技术指导、终末消毒、督导评估等工作，累计消毒面积约3.1万平方米。

（2）消毒技术指导：为进一步规范消毒工作，河北省支援湖北防疫工作队6名队员牵头，对3家养老院、2家酒店、3家商超、8个街道办事处、17个社区、8个家庭、1个客运站、1个方舱医院等重点场所的消毒工作进行督导，对存在问题梳理分析，提出合理建议。

（3）社区终末消毒推进：全面推进家庭终末消毒工作。工作队员深入到17个街道办事处完成对2 000余例患者家庭的排查和终末消毒，确保环境生物安全，避免发生再次感染。

面对新冠肺炎疫情防控的阶段性胜利，河北省疾病预防控制中心消毒组同志们没有丝毫自满情绪，在外防输入、内防反弹的疫情防控工作中，一直为保护人民群众的健康努力工作着。

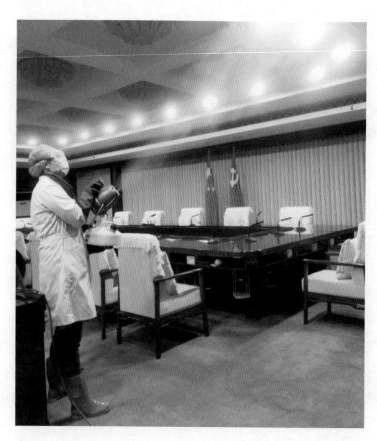

2020年2月25日晚，消毒组成员在驻地机关会议室进行预防性消毒（孙丽　摄）

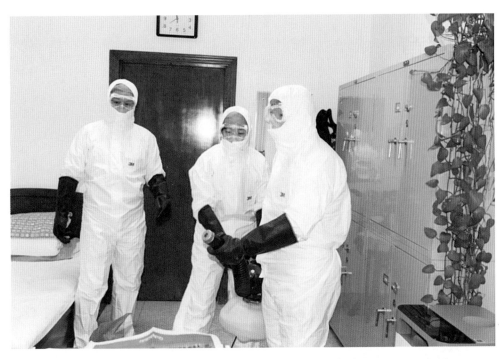

2020 年 2 月 20 日,消毒组成员对某机关发热人员办公室进行终末消毒(陈春雷 摄)

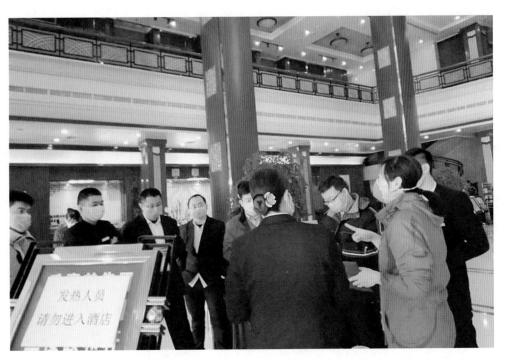

2020 年 1 月 27 日,消毒组专家王茜为某酒店工作人员培训消毒液配制等操作技术(韩艳淑 摄)

(供稿:王茜 崔玉杰)

第四章

山 西 省

疫情就是命令,防控就是责任。新冠肺炎疫情发生后,山西省疾病预防控制中心消毒组全体成员响应中心号召,主动放弃春节假期,坚守岗位,积极参与疫情防控工作,以恪尽职守的实际行动彰显着初心,用汗水诠释着责任与担当。

一、求真务实,扎实工作

1. 制定山西省消毒技术指导性文件

此次疫情发生正值春运期间,疫情扩散危险系数高,全省消毒防控工作迫在眉睫。危急时刻,消毒组毅然承担起指导山西省新冠肺炎消毒技术工作的任务,充分发挥各自专业特长,调动一切可利用的信息手段,先后起草了《山西省防控新型冠状病毒肺炎公共交通工具及火车站、飞机场等公共场所的消毒技术指南》等 12 个技术指南。经省市场监督管理局批准,5 项消毒技术指南作为疫情防控推荐性地方标准,于 2020 年 2 月 14 日发布实施。

中心积极配合山西省卫健委,制定了《山西省疾病预防控制中心关于预防过度消毒的指导意见》以及《针对新型冠状病毒流行期间尸体消毒处置指南》。

2. 全面开展预防性消毒

为了保障人民群众的生命安全和身体健康,消毒组全体成员加班加点,先后对中心疾病核酸检测实验室、特种垃圾站、驻地相关单位、诊疗车、试剂运输货车、援鄂返晋医务人员行李箱等关键场所及物品开展预防性消毒。大规模消毒总计 33 次,消毒面积约 64 000 平方米。

二、指导工作，推动实践

制作机关企事业单位、特殊聚集场所、超市、宾馆、饭店、公共交通工具、学校、单元楼、体育馆等公共场所新冠肺炎流行期间的日常保洁消毒宣传页并进行发放；配合山西黄河电视台完成消毒剂使用、配制的访谈录播节目；对全省各级疾控系统开展《防控新型冠状病毒感染的肺炎消毒技术地方标准》视频宣贯；对中心疾病检验楼、特种垃圾中转站及驻地相关单位的保洁工作人员进行预防性消毒及个人防护技术培训；对一线医务人员集中隔离休养点——并州饭店、晋祠宾馆、山西饭店等酒店进行隔离消毒技术指导；对山西航空产业集团及全省监狱系统进行了新冠肺炎防控消毒技术专题讲座；对全市定点医院、五个发热门诊和四个集中隔离点的医院污水、医疗垃圾及医疗织物处置转运情况进行了指导督查，切实做好了疫情防控和科学消毒的指导宣传工作。

三、服从大局，听从安排

国家危难，中心一声号令，六个不同科室组成的 18 人消毒队伍不约而同为了一个共同的目标而来：科学消毒，战胜疫情。消毒任务刻不容缓。虽然来自于不同科室，但是配合起来非常默契，分工明确，井然有序。抗疫期间，消毒组的每个队员都恪尽职守，做到了召之即来、来之能战、战之必胜，圆满完成各项任务。

四、主动请缨、众志成城

突如其来的疫情既是对党员干部的一次严峻考验，也是一场深刻的党性洗礼。人民利益高于一切。消毒组全体党员同志不忘初心、牢记使命，响应中心的号召挺身而出、主动请缨支援武汉。在疫情凶猛扑来的时刻，在困难艰险面前，一张张请战书是无悔的誓言，一句句"我报名"是最真诚的情义。

疫情尚未结束，消毒工作刻不容缓，消毒组全体成员誓与新冠肺炎疫情抗争到底。

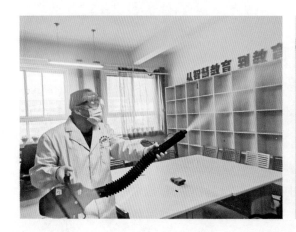

2020 年 1 月 28 日,消毒组成员在驻地相关单位开展预防性消毒(任宇灵 摄)

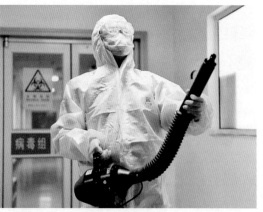

2020 年 2 月 2 日,消毒组成员在山西省疾病预防控制中心疾病检验楼对核酸检测实验室进行消毒处理(郭东力 摄)

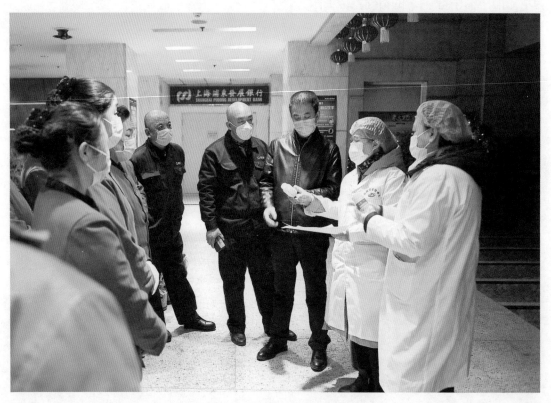

2020 年 2 月 6 日,消毒组组长乔玫带领消毒组成员对相关单位保洁人员进行消毒剂使用及配制的培训(郭东力 摄)

(供稿:乔玫 任宇灵)

第五章

内蒙古自治区

为切实做好新冠肺炎疫情防控工作,保障公众身体健康和生命安全,内蒙古自治区综合疾病预防控制中心上下同心,积极奔走在疫情防控战线上,其中在开展环境卫生和消毒方面主要做了以下工作。

一、环境卫生和消毒工作开展情况

内蒙古自治区综合疾病预防控制中心高度重视新冠肺炎的防控工作,在自治区尚未出现确诊病例之前成立了新型冠状病毒突发公共卫生事件应急队,并开展了一系列相关知识的培训和演练。其中消毒组成员共29人,均在消毒领域有丰富的工作经验,组内包含了预防医学、微生物和理化检验等多个专业的技术人员。

1. 消毒组工作开展日常化　自新冠肺炎防控工作开展以来,消毒组每日均对中心内部公共区域、办公区域、实验室、会议室及垃圾回收点进行全面消毒。截至2020年4月16日,累计消毒180余次,消杀面积累计483.36万平方米。

2. 对自治区级其他工作单位开展消毒工作　深入社区、检察院、监狱、机场等单位进行消毒示范和新冠消毒宣传工作,累计开展消杀162次,消杀2 958人次,在疫情防控期间,保证其他工作单位能够安心工作,健康抗疫。

3. 组织专业技术人员分赴全区12盟(市),指导各盟(市)、旗(县、区)的医院、乡镇卫生院、企业、社区、商场、超市、药店、车站、机场及行政机构规范开展预防性消毒、经常性消毒和终末消毒。

4. 疫情防控期间,密切监测集中空调通风系统,指导相关场所集中空调的关停及正确使用,避免病毒通过集中空调系统传播。

5. 对全区各盟(市)疾控中心的生物安全实验室洁净程度、生物安全柜过滤效果评价,累计评价 26 台实验室运行的生物安全柜,以确保实验室生物安全,保证检测工作顺利开展。

6. 集中指导全区各盟(市)、旗(县、区)开展爱国卫生活动,对普通生活垃圾污水进行持续的管理和治理,对医疗机构、集中医学隔离观察场所及居家隔离所产生的医用垃圾、污水、粪便等进行专项指导,规范处置。

二、环境卫生和消毒宣传教育和科普工作开展情况

1. 组织专业技术人员,分赴全区 12 盟(市),对医疗机构、集中医学隔离观察场所及居家隔离所产生的医用垃圾、污水、粪便等进行专项指导和规范处置。对全区各盟(市)定点救治医院、设立发热门诊的定点医院、100 多家乡镇卫生院、150 家社区卫生服务中心和 46 家开诊的民营医院进行了专项督导和技术培训,主要针对个人防护、院内感染、消毒隔离措施、垃圾污水粪便处理等方面进行指导和培训,确保医疗机构防控措施达到要求,防止发生院内感染和交叉感染。

2. 组织专业技术人员,对内蒙古自治区卫生系统、检察院系统、监狱管理系统、民航、车站、边境检疫站、社区、药店、交通卡口、宾馆等多家单位开展消杀技术培训共 630 余次。

3. 制订内蒙古自治区新型冠状病毒消毒技术方案和11个公共场所的消毒技术子方案,涉及宾馆、饭店、旅店、商场、美容美发等社会行业,为全方位保障内蒙古复工复产的顺利进行奠定了健康保障,确保人民群众日常生活有序进行。

4. 以"内蒙疾控"微信公众号为平台,每日推送新冠肺炎疫情防控知识,从七步洗手法到新冠健康饮食,从消毒剂的正确使用到新冠知识 110 问。内容丰富,图文并茂,成为内蒙古自治区综合疾控中心对外科普宣传的窗口,起到了积极的效果。

三、先进典型事迹

冲锋在抗疫一线的"老环境"——高昇同志

高昇同志,主任医师,现任内蒙古自治区综合疾控中心公共卫生预防控制所副所长。

新型冠状病毒疫情发生后,刚从鼠疫疫情一线返回的高昇同志第一时间主动请缨,申请再到新型冠状病毒疫情一线参加抗疫工作。由于全国疫情发展的严峻形势,内蒙古自治区

卫生健康委于除夕当天紧急召开了疫情防控专题会议,研究制订自治区的防控方案。会后,高昇同志即奔赴通辽市开展地区疫情防控技术指导工作,这一去就是1个月。面对疫情的严峻形势,倍感压力的高昇同志不敢有一丝懈怠,在内蒙古还是寒冬季节的时候,平均每天工作14个小时以上。按照党中央和自治区坚持"外防输入、内防输出、严防扩散"指示精神,结合当地实际情况,紧紧盯住三道防线(交通入口、医疗机构、社区),通过明察暗访、现场培训、座谈约谈、专项调查、督察反馈、问题引导、跟踪督办等形式开展督导工作。先后对1个飞机场、8个火车站、33个交通出入口、9家定点医院、4家乡镇卫生院、22家社区卫生服务中心、20个定点医学隔离观察场所(宾馆改造1 116个病房)、76个社区、42家超市、38家药店、12个企业、21个乡村和72个疫情防控单位进行了疫情防控检查和指导,充分发挥自身专业优势,及时指导各行各业科学开展防控工作。白天深入一线工作,晚上基本工作到深夜,一边学习新方案,一边总结前期工作的不足,针对性地提出一条又一条工作建议,有效地控制了通辽市疫情的发展。同时指导出台了内蒙古地区宾馆旅店、商场、超市、理发店等多个公共场所的防控指南,为全区疫情防控工作贡献了自己的专业力量。

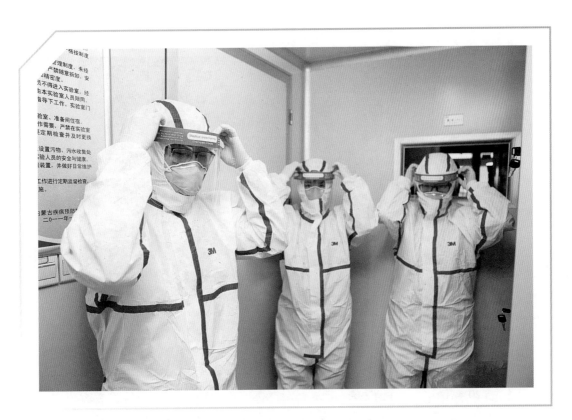

2020年1月23日,内蒙古自治区综合疾控中心开展实验人员生物安全培训(雷霞 摄)

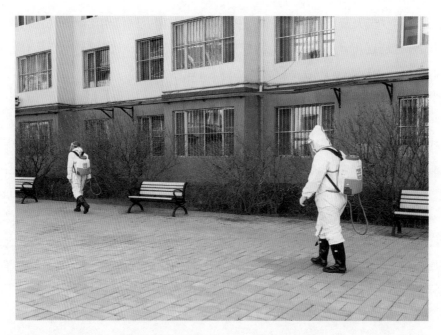

2020 年 1 月 26 日，内蒙古自治区综合疾控中心消杀组到呼和浩特市社区开展消毒工作（司晓燕　摄）

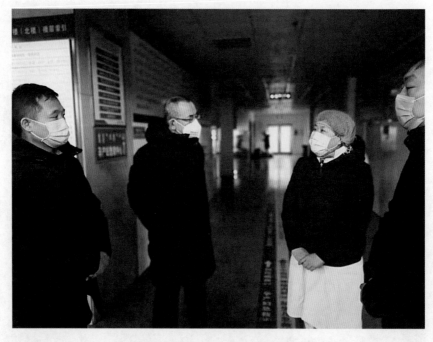

2020 年 1 月 28 日，内蒙古自治区综合疾控中心高昇同志到通辽市新冠肺炎救治定点医院进行业务指导（齐旭光　摄）

（供稿：范耀春　张向楠）

第六章

辽 宁 省

新冠肺炎疫情突如其来,严重威胁人民群众身体健康和生命安全,辽宁省疾控人在这场抗击疫情的战斗中凸显责任担当,在环境卫生和消毒方面主要开展了以下工作:

一、培 训

1. 撰写《辽宁省新型冠状病毒感染的肺炎现场消毒技术指南》,从消毒原则、消毒场所与对象、消毒方法、手卫生四个方面对中心全体公共卫生医生进行培训。

2. 对省政府、省公安厅、省监狱管理局等十余家单位进行防护和消毒培训,共6 000多人次参加了现场或在线培训。

3. 为辽宁卫视《辽宁新闻》节目录制消毒液的使用方法,让老百姓了解如何用正确的方法进行室内及手消毒。

4. 为中心官网撰写"预防新型冠状病毒感染的肺炎的小贴士",在办公室、居家、消毒液使用方面做了详细介绍。

二、指 导

1. 通过电话和微信对14个市疾控中心及部分县区疾控中心在终末消毒方法、消毒剂使用、终末消毒评价、化粪池消毒、医疗机构转运车消毒、殡仪馆工作人员防护等方面进行技术指导,以确保我省在疫情期间用有效的消毒方法切断传播途径。

2. 为中国疾控中心提供辽宁省消毒剂使用的详细资料,为防控方案的修改提供技术依据。

三、咨　　询

1. 为省发改委、省工信委、省卫健委当好参谋,在防护服、医用防护口罩、护目镜采购及消毒液生产和审批方面提供相应的技术支撑,以便达到国家标准要求。

2. 为省内14个市疾控中心及监狱管理局等单位及时提供防护物资的资料并当好参谋,让防疫人员用上合格的防护物资。

3. 协助省卫健委答复省人大代表提案,使省人大代表的提案更科学、更适合疫情防控。

四、全省消毒日报

建立全省14个市的消毒情况日报表,每市每天对疫点消毒、医疗机构消毒、预防性消毒三个方面进行汇总上报,结果每天汇总到防控日志,通过报表发现全省消毒方面问题,及时指导解决。

五、坚　　持

全省14个市、县(区)消毒工作人员一直战斗在第一线,为切断病毒传播途径奋战,无论是终末消毒还是预防性消毒,到处洒下他们的汗水。丹东市疾控中心为隔离宾馆化粪池消毒达到国家标准要求,一遍一遍采样试验直到余氯达标。锦州市疾控中心为保障中心P2实验室安全,无论多晚都坚持把实验室消毒做好,给实验室人员提供一个放心的工作环境。

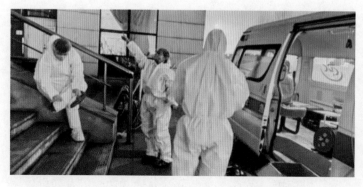

2020年2月21日,沈阳市疾控中心对沈阳市确诊病例房间进行终末消毒(黄牧　摄)

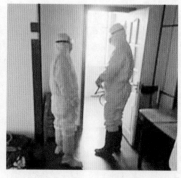

2020年2月1日,沈阳市疾控中心对沈阳市确诊病例房间进行终末消毒(黄牧　摄)

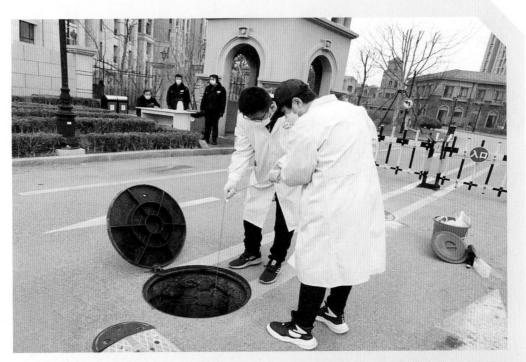

2020 年 3 月 8 日,丹东市疾控中心对新冠肺炎医学观察点(丹东隆庭酒店)化粪池消毒后现场检测
(管兆军 摄)

(供稿:银燕 张倩)

第七章

吉 林 省

    2020年春节期间新冠肺炎疫情来袭,省疾控中心环境与健康所(简称"环健所")、消毒与病媒生物预防控制所(简称"消毒病媒所"),作为我省的环境卫生、消毒专业技术指导部门,承担着制定实施各种环境卫生与消毒技术指引和一系列工作方案的任务,指导公众开展个人环境防护科学有效适度消毒,指导不同单位开展预防性消毒等任务。工作中,同志们不畏困难,迅速行动,全员上阵,严阵以待,在开展消毒咨询、宣传、培训、指导、现场消毒等各项工作中充分彰显了战斗集体团结向上、恪尽职守的无私奉献精神。

    2月份,为明确新冠肺炎疫情防控工作的职责,省新冠肺炎疫情指挥部决定让省疾控中心专家组深入到全省各市州具体指导新冠肺炎疫情防制工作。环健所的何英华所长、倪亚杰同志组成吉林市指导组,深入吉林地区指导新冠肺炎疫情防控工作。在吉林市督查指导期间,虽然专家的专业是饮用水与环境卫生,但在防控工作中始终作为一个多面手来参加各项工作。指导组与当地政府、市卫健委、市疾控中心的人员一起召开疫情分析会,共同研判疫情走势,审核调查报告,共同绘制吉林市确诊病例传播链图表,深入到市疾控生物安全实验室检查指导检测工作。在整个督查指导过程中,还深入到吉林市下辖各县(市、区)疾控中心、留观站、集中隔离点、社区、居民小区,指导基层规范开展疫情报告、流行病学调查、集中隔离、实验室检测和消毒等工作,协助整改涉及物资储备、流行病学调查与密接管理、重点人群检测、生物安全、环境消毒等问题,并负责向当地政府和卫生健康行政部门提出防控建议。结束一天工作后,还要进行梳理、总结、提炼,形成报告,为政府决策和及时调整防控策略提供了技术支撑。

    刘晓杰是消毒病媒所所长,省疾控中心疫情防控报告与现场处置组副组长。疫情发生之前她正休假在美国看望读书的孩子。腊月三十,她陆续接到省内疾控和医疗机构关于消毒知识的咨询信息,凭着多年从事疾病预防控制工作的职业敏感性,她感到了疫情形势严峻,立即提交了改签机票的申请,正月初一没等到机票改签的处理结果,便果断退掉机票,提

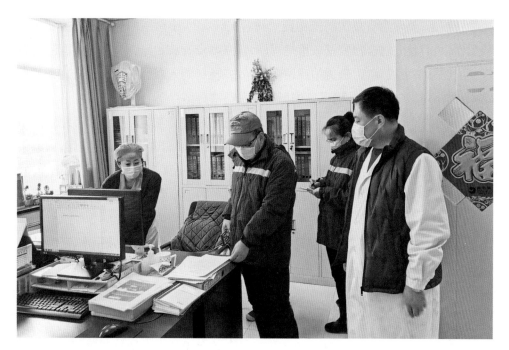

何英华、倪亚杰同志深入吉林市船营区医院就医院留观人员网络直报、信息采集、确诊病例的转送等进行现场指导(吉林市疾病预防控制中心办公室　提供)

前结束休假,辗转两天回到工作岗位投入到疫情防控工作中。

苏海涛是消毒病媒所的副所长,在得知被抽调到中心应急办后第一时间迅速到位开展工作,很多时候都是凌晨左右才回家,有时甚至要通宵加班工作。在绥芬河口岸和吉林市疫情形势骤然严峻的情况下,他勇往直前、逆行而上,加入到了自绥芬河口岸入境返吉人员的转运和支援吉林市抗击新冠肺炎疫情工作中,负责转运工作人员防护知识培训、转运人员信息核对、现场转运工作具体实施、吉林市各城区流行病学调查培训和指导、疫情防控中消毒工作技术指导,极大地缓解了绥芬河口岸的防控压力,为吉林市疫情防控提供了强大的技术支撑,体现了"吉林担当",展示了"吉林作为",提供了"吉林经验"。

刘维负责疫情协查工作。大年三十他本想一家过一个团圆的节日,但由于疫情防控的需要他被安排在当日进行疫情值守,作为机动队员处理疫情相关的工作,他二话没说立即到岗,进入工作状态。紧接着又抽调到中心疫情组的协查督导组,负责全省新冠肺炎协查督导工作,一干就是 6 个月,逐步完成了人员、物资、设施和数据的积累,完善了数据库构建和信息动态上报流程。在这场疫情防控战役中,科室人员临危受命,俨然是出征的战士,迅速集结,义无反顾踏上没有硝烟的战场。

新冠肺炎疫情发生后,环健所的潘阳同志参加了后勤物资保障组工作。防控物资充足是打赢这场阻击战的基础,他和组内其他同志一起,不分昼夜地清点应急储备物资,加班加点,千方百计地筹集各项防控物资。工作期间,他们帮助搬运疫情防控物资出入库,统计疫情防控物资数据,整理全省疫情防控物资消耗情况等。24 小时待命负责库内物资接收搬运及发放工作,同时建立健全物资发放审批程序,建立物资发放台账,明确出入库流程,每日对出入库情况汇总并上报库存,来货拍照留存,验收并核对调入、调拨清单,财务定期开展库存盘查,中心纪检同志全程参与,确保库内所有物资日清日结。

戴飚是一位五十多岁的老同志,前些年刚献完血就脑梗住院,身体康复以后,除了一直积极完成本科室工作以外,还热心单位的工会工作,被同事们选为分工会主席,大家亲切称他为"飚哥"。疫情发生以后,"飚哥"从大年三十开始就一直奋战在疫情防控工作岗位上,曾作为综合材料组成员兼职现场消杀工作,深夜完成紧急现场消毒任务,综合材料组很多都是琐事杂事"跑腿儿"的工作,但他始终以乐观的心态影响着周围的人。

王本贺患有手臂滑膜炎,一直忍着疼痛坚持现场消毒工作,直到做手术,还坚持上班不休息。白丹凤、赵岩 2 位同志,由于身体欠佳,本次疫情防控没有将他们编到工作组,但是他们并没有因此而放松,每天坚持疫情值守的同时完成好科室日常工作,尽力为大家做好取餐等服务保障。作为所长和小组负责人的刘晓杰,由于连续忙于疫情防控工作,休息时间甚少,腰疾复发,经常处于失眠状态,爱人作为一名医务工作者和医院疑似病例诊断专家组的成员,也无暇顾及家里,然而恰在此时她 80 多岁的婆婆又因细菌性肺炎合并胸膜炎和下肢静脉栓塞手术两次住院治疗,二人都忙于工作无法照顾老人,只好把家在外地的姐姐请来帮

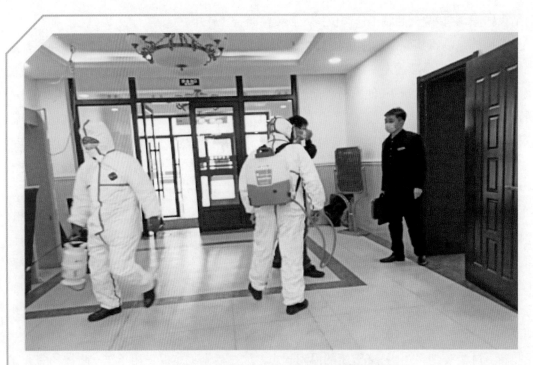

郭建华、王本贺在长春市体育馆开展现场消毒

忙。苏海涛母亲去年年底发生肺栓塞后一直处在恢复期,需要有人照顾,他本人也血压增高,但疫情防控期间他一直吃降压药坚持工作。正是这些身体并不强健的人,牢记职责的召唤,挺身担起了这份平凡而艰巨的责任。

随着新冠肺炎疫情的全面暴发,群众对疫情的恐慌和关注持续升温,省疾控中心于1月25日迅速成立疫情电话小组,开通两部疫情防控咨询热线,根据疫情变化和社会热点及时提供技术指导,回应关切,为大家答疑解惑。环健所解名环、孙利群两位同志被抽调到了疫情咨询组。自疫情电话开通以来,电话小组接到了群众反映的方方面面的问题:咳嗽发热了怎么办? 去哪里隔离? 老人不听话要外出怎么办? 去哪里购买口罩? 接快递安不安全? 宠物是否携带病毒,等等。疫情电话已经不单单承担技术指导的职责,俨然成了老百姓唠唠烦心事,寻求心灵慰藉的一个出口。她们像对待家人一样,耐心热心地解答着群众关心的问题。为了更好地应对电话咨询,她们利用下班后的时间开展业务学习,从最新的新冠肺炎防控方案到各地防控领导小组公告,从社区居家隔离要求到省内交通通行政策,只要是群众需要的,想要了解的,都加强关注,提前了解。能帮助到来电群众,她们的心里非常高兴。

担责守责尽责是全所和全组成员共同的信念,共同的使命促使他们在不同的岗位都加倍努力工作。郭建华在疫情发生后全国消毒方案还未下发的窗口期,便利用相关专业知识,第一时间编写出消毒方案,做到未雨绸缪,腊月二十九又与同事赶赴松原对全省首例病例进

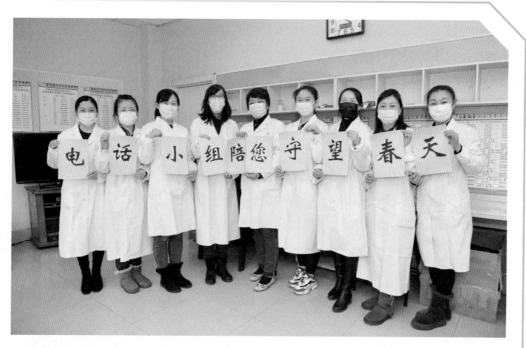

解名环、孙利群两位同志在疫情电话小组,根据疫情变化和社会热点及时提供技术指导,回应关切,为大家答疑解惑(吉林省疾病预防控制中心办公室 摄)

行督导。李新宇除了负责消毒药械请领保管签字以外，坚持每天早起赶在上班之前跟王本贺、郭建华一起对省应急指挥中心和省疾控中心进行现场消毒，晚上他们还要轮流值班。身兼数职的毛翘，及时准确地将国家有关疫情防控的通知、防控指南、专业防控知识等相关信息在网上发布，为防控工作提供了有力的信息支持和宣传。王平吉也积极协调配合相关部门，把疫情防控和持续开展冬春季爱国卫生运动结合起来，通过加强整治降低疫情传播的风险。

现场消杀小组在坚守职责的同时还开展了其他工作，为长春市体育馆进行现场消毒，确保吉林省驰援武汉医疗队出征仪式顺利进行；对省应急指挥中心的保洁工作人员进行消毒知识培训；在中心外网的科普专栏等板块发布信息，宣传消毒知识；为吉林省青年防疫志愿者进行防护知识线上网络直播授课；在中心外网新闻"卫生标准"板块，发布新冠肺炎防控相关卫生标准；在"健康吉林"栏目中开展"预防新冠肺炎居家防护和消毒知识"宣传；在吉林电视台开展"如何正确佩戴口罩"的防控知识宣传；参加省政府办公厅"关于机关、企事业单位复工后疫情防控新闻发布会"，回答记者关于"企业复工后应该怎么消毒？外环境消毒和单位门口设关卡对人员消毒可取吗？"提问，宣传科学消毒、精准消毒理念。

2020年3月19日深夜，省政府为迎接驰援湖北的医疗和防疫队员凯旋，为他们集中休整的生活和防疫安全做好保障，紧急成立了省卫健委、工信厅、发改委、公安厅、宣传部等各部门工作专班，刘晓杰和郭建华两位同志有幸作为其中的疾控工作人员。20日中午，11名成员紧急集结，奔赴休整驻地二道白河镇。这一去，又是33天。从3月22日迎接第一批医疗队员到4月22日最后一批欢送仪式，1 222名湖北返吉队员，91名北京、上海、广州等六大口岸返回的关口前移工作人员，他们的消毒和防护安全责任重大。连夜召开会议落实分工，起草制订多项工作方案，紧急培训六家酒店工作人员350余人，赴机场指导消毒车辆400余辆及行李3 000余件。三四月份的长白山地区还是冰天雪地，33天，往返于六家入驻酒店，进行消毒与防护巡查指导，迎来送往，每一批队员顺利解除隔离，心情就随之轻松一分。

天使与天池同辉，白衣共白雪一色。

吉林省疾控中心环境健康所与消毒病媒所的每一个人在这场战"疫"中都在努力工作，为疫情防控筑起了坚固的屏障，为吉林省打赢疫情防控阻击战奠定了坚实的基础。

（供稿：何英华　刘晓杰）

第八章

黑 龙 江 省

一、环境与健康所工作

2020 年伊始,新冠肺炎疫情迅速蔓延至全国。1 月 25 日,黑龙江省启动一级应急响应,疫情形势告急。黑龙江省疾控中心环境与健康所全体成员响应中心号召,克服一切困难投入到防控疫情的工作中,为做好本省新冠肺炎疫情防控工作贡献力量。

1. 新冠肺炎疫情暴发初期,省疾控中心即对本中心全体专业技术人员及全省防疫工作者开展了《新型冠状病毒感染的肺炎防控方案》及《新型冠状病毒肺炎聚集性疫情流行病学调查指南》的培训。环境与健康所全所全员到岗 13 人,立即派出 8 名同志赶赴各地市,与当地疾控中心同仁全力配合,全面梳理确诊病例的密切接触者,严格做到早发现、早报告、早隔离、早治疗,不漏一人,不留死角。从专业的角度帮助当地疾控部门开展聚集性疫情流行病学调查报告分析,绘制病例关系图、疫情时序图,为及时找到首发病例和分散的聚集性案例串联起到关键性的作用。

2. 疫情暴发初期,环境所所长唐剑辉同志被抽调到黑龙江省应对新型冠状病毒感染肺炎疫情工作领导指挥部协调督导组,开展了为期两个多月的协调督导工作,多次前往省内高风险地区齐齐哈尔市、大庆市深入调研疫情防控措施落实情况,作为参与督导工作的疾控专家,尽职尽责提出合理化建议,稳步推进疫情防控工作,做好政府参谋,撰写督导材料一万余字。五一期间,唐剑辉同志随省委督导组对黑龙江省各地开放景点进行疫情防控督导巡查。

3. 为有序推进复工复产,环境所组织编写《黑龙江省公共场所新型冠状病毒感染肺炎卫生防护指南》。唐剑辉同志经常深入到发热门诊、隔离病房、交通枢纽站等各类公共场所检查区域及周边环境防控设施、防控措施落实情况,查找防控漏洞,解决问题,展开流调工作,为全省应对新冠肺炎疫情防控工作提供了及时的技术支持。在督导中发现问题,环境所

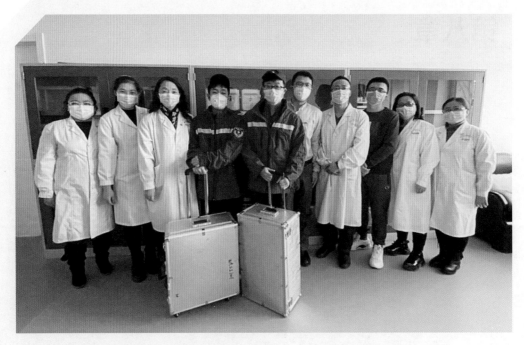

2020 年 2 月 8 日,环境与健康所深入防控一线开展疫情流调(梁雪松　摄)

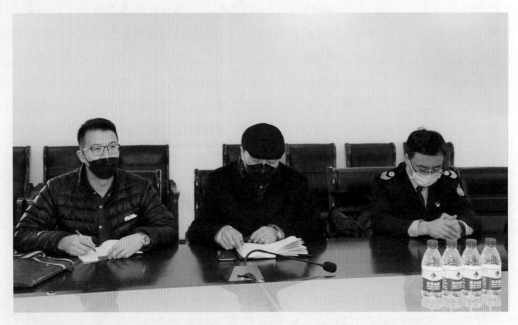

2020 年 3 月 12 日,环境与健康所所长唐剑辉深入企业督导复工复产情况(梁雪松　摄)

及时对接,累计对50家企业开展公共场所卫生学检测及集中空调通风系统卫生学检测,为企业恢复正常营业提供了有效的技术支持和保障。

4. 2020年3月,所长唐剑辉同志随中心领导对双鸭山市、鹤岗市、佳木斯市复工复产企业进行疫情防控措施落实情况督导巡查工作,在督导中发现问题及时提出,推动企业在做好疫情防控的前提下复工复产。

5. 随着核酸检测应检尽检政策的推广实施,黑龙江省各地市开展新型冠状病毒感染的肺炎样本检测工作任务量激增,纷纷着手新改扩建新冠病毒检测实验室。实验室是否符合相关要求至关重要,为保证核酸检测工作的顺利开展,环境所对35家新冠病毒检测实验室开展洁净性能检测并出具合格报告,疫情期间,他们的足迹遍布了黑龙江省12个地市。

6. 两会前夕,为保证省内参会人员防疫安全及集中住宿地点环境空气质量,环境所对花园邨宾馆、省人大培训中心宾馆、太阳岛宾馆进行了苯系物及新风量的现场监测及后期实验分析,弥补了区级疾控监测能力上的短板,充分利用专业所长为两会保驾护航。

二、消毒与医院感染控制工作

2020年的新冠肺炎疫情像是一场集结令,从1月19日参加第一场全国新冠肺炎疫情视频会议开始,消毒与医院感染控制所全体同志便一直坚守疫情防控岗位。

1. 牵头多家医院应急改造流程设计,满足不同时期收治需求

2020年1月28日按照省委、省政府统一安排部署,决定将黑龙江省中医药大学附属第二医院哈南分院新增为定点救治医院。消毒所肖佳庆所长作为省新冠肺炎疫情防控指挥部指派的改建工程消毒组负责人,立刻响应,和院区相关部门人员、设计院同志组成改建团队,一起研究对消毒供应中心、洗衣房的建筑布局、施工及整体流程的设计和区域间的封堵等工作。在各方的共同努力下,黑龙江版"小汤山"医院半个月如期完工,大大提升了全省确诊病例的收治容量。

省疫情防控指挥部提出"四集中"救治原则,将重症病例全部集中到哈医大一院重症中心进行统一收治,但常态化的重症监护病房要满足呼吸道传染病确诊病例的救治,需要进行硬件的布局改造。2月11日,受省卫健委指派,专家连夜到哈医大一院群力院区现场指导收治隔离病房的应急改造、风险评估等,医务人员零感染。

4月1日,专家到达绥芬河后第一时间了解当地境外人员输入性疫情防控形势。针对入境流量大,入境人员核酸检测阳性率高的特点,按照疫情防控临时指导组的意见,着手建设隔离收治医院。实地察看了绥芬河人民医院、中医医院、妇幼保健院、社区服务中心、传染病院、职业高中教学楼、篮球馆等多个备选地址,综合考虑床位、收治容量以及基础条件、改

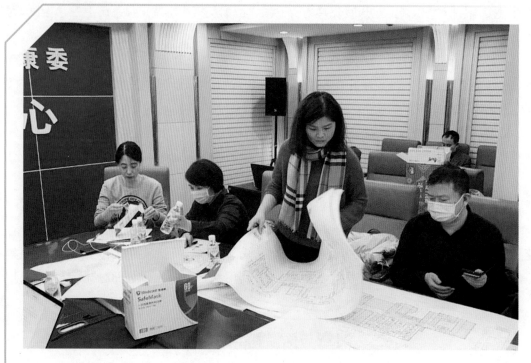

2020 年 1 月 28 日,消毒与医院感染控制所肖佳庆所长作为临时指派消毒组负责人连夜进行定点收治医院的病房改造设计

造成本等综合因素,决定第一批改造人民医院住院部为 300 张床位的隔离收治定点医院。从选址、图纸设计、和城投公司对接工程施工、实施封堵到第一批收治 104 名患者入院仅用了 3 天时间。解决了应急收治的问题,大大缓解了入境人员隔离难题。

4 月 4 日,在改造人民医院的同时,又开始更大容量收治工程的设计,将位于绥芬河市北寒村北部边合区办公大厦重新规划流程,经过一周的工程对接、图纸设计、改造施工,截至目前已经基本完成总体工程框架、区域封堵、流程改建、医疗废物暂存间设置、医用污水处理外网布置等工作。建成收治床位 600 张的无症状感染者收治病区。

2. 提供多层次业务培训指导,满足不同行业防控需求

(1) 随着不同时期疫情形势及需求的变化,省卫健委开展全省视频防控方案及诊疗方案的消毒与医院感染控制专题培训,累计授课 8 次;为哈南院区入住 200 名医务人员提供现场个人防护培训及考核;为省监狱管理局、边检、机场、龙运集团、省政府机关、绥芬河党员突击队等不同行业、领域提供现场及视频培训 15 场。

(2) 积极参与绥芬河口岸入境人员管理全流程风险排查工作,夯实闭环管控。参与了整个境外入境人员的全流程走访,针对海关、边检、隔离点、铁路货运站、社区等所有可能产生

风险的环节及部门进行实地查看,指导相关场所的消毒隔离工作。结合实际制定了《密接隔离宾馆的终末消毒临时工作技术指南》,对消毒程序、关注的重点环节、作用时间、质量把控等都做了明确的规定,并现场组织相关人员技术培训。为加强隔离点的房间周转率,确保隔离工作正常运行,深夜到宾馆现场监督指导第三方消杀公司进行操作,确保一切工作落实到位。

(3) 1月20日黑龙江省牡丹江市出现首例新冠疑似病例,正在委里进行发热门诊流程梳理的肖佳庆所长,立即做好交接工作,随省里专家组驱车连夜赶赴收治医院的负压病区,进行现场指导,确保流程安全合理、消毒技术可靠;疫情期间现场检查指导哈尔滨医科大学附属第一医院等12家省直省管医疗机构收治过程中的院感防控、发热门诊管理等,形成文字指导意见,配合医政医管处形成通报文件;作为"回头看"督导组成员参加鹤岗市的防控督导检查,及时查找防控漏洞,避免风险。

3. 参加多维度媒体宣传,回应百姓防控知识关切

(1) 消毒与医院感染控制所专家积极配合媒体宣传,接受省电视台、省法制频道、央视网等记者现场采访10余次,针对百姓居家消毒、防护用品的鉴别与使用注意事项等普通百姓关注的问题及时回应;作为消毒专家参与全省新闻发言会两场。

(2) 消毒与医院感染控制所结合我省实际组织编写了《黑龙江省现场消毒技术指南》并以中心红头文件的形式下发各市地,对疫情期间科学消毒进行必要的指导;针对不同时期医院感染防控热点问题,主持和参与起草《黑龙江省新型冠状病毒感染防控指导手册》《新型冠状病毒肺炎防控手册》两版;针对不同行业不同人群个人防护及消毒特点,组织编写了《新型冠状病毒肺炎防控指引》《黑龙江省新型冠状病毒消毒与个人防护指导手册》,发放到教育、机场等重点场所累计5 000余册,收到了省教育厅的感谢信。

(3) 疫情防控期间,消毒与医院感染控制所专家利用手机微信等方式为各级医院、疾控提供技术咨询,累计解答医院发热门诊及隔离病区的改建、设计图纸审核、防护用品穿脱流程、消毒、个人防护等相关问题1 000余条。

4. 响应中心党委号召,积极参与多方面消毒保障

(1) 临时组建消毒小分队。由消毒所牵头成立了16人组成的省疾控中心应急消毒小分队,在疫情之初发挥了重要的作用。累计完成省委、政协、省卫健委等消毒保障任务50余次。

(2) 响应省政府的批示精神,为解决疫情期间社会消毒剂短缺问题,消毒所实验室加班加点,完成乙醇消毒剂等70份样品应急消毒剂安全性评价试验,全力保障疫情期间消毒产品的源头供应,极大地缓解我省消毒剂短缺的燃眉之急。

(3) 利用专业知识,为物资保障组提供防护服、消毒产品等防护物资的资质审核,并起草使用指导方案。

（4）所内"80后"杨晨龙同志在孩子幼小、妻子刚生产7个月后,义无反顾地参加援鄂任务。

新冠病毒是试金石,检验了公共卫生的应急能力,也检测了个人的技术水平。经过新冠肺炎疫情防控实战,见证了无数公共卫生同行对疫情防控的无悔坚守,家国大爱的责任担当,这样的经历必将激励我们在公共卫生的道路上坚定前行!

（供稿:唐剑辉 肖佳庆）

第九章

上 海 市

新冠肺炎疫情暴发后,上海市疾病预防控制中心快速启动疫情应对机制,充分发挥环境卫生和消毒在疫情中的关键性作用,开展工作如下:

一、消毒工作开展情况

1. 确诊病例消毒

截至 2020 年 3 月 14 日,上海市疾控对本市 353 例确诊病例居住地、行动轨迹涉及场所全部落实了消毒措施,共开展了 334 次终末消毒工作。截至 4 月 2 日,对本市 188 例确诊病例(187 例境外输入病例,1 例境外输入关联病例)留观点及病家全部落实了消毒措施,共开展了 133 次终末消毒工作,对境外输入关联病例的病家及其行动轨迹涉及场所进行了消毒。

2. 疑似病例消毒

对疑似病例、社区居家隔离人员、集中隔离观察点隔离人员实施消毒和感染控制指导。截至 4 月 1 日共对 2 436 例疑似病例居住地和行动轨迹涉及场所分别消毒 2 204 次和 825 次,对居家隔离人员进行消毒与感染控制指导 15 142 次,对集中隔离观察点进行消毒与感染控制指导 2 493 次。

3. 预防性消毒

指导对学校、养老机构、楼宇单位、公共场所和公共交通工具等进行预防性消毒,既起到了预防疾病传播作用,防止过度消毒,又有利于安抚民众,保持社会稳定。截至4月1日共对相关单位指导消毒4 430次。

二、消毒技术支持、科普、宣教工作

1. 相关防控方案

制订《上海市新型冠状病毒肺炎现场消毒技术指南》《上海市新型冠状病毒肺炎感染控制与个人防护技术指南》《上海市新型冠状病毒肺炎隔离医学／健康观察感染控制与消毒技术指南》等防控方案数十个,为上海市新冠肺炎疫情防控提供了强有力的消毒与感染控制技术支撑。

2. 院感风险评估

对收治新冠肺炎疑似病例、确诊病例的医疗机构进行医院感染风险评估,合理指导医疗机构进行隔离病房(区)设置、消毒及个人防护用品使用,有效避免了医务人员医院感染的发生。截至3月29日,累计对本市83家收治新冠肺炎疑似病例、确诊病例的医疗机构评估983次。

3. 技术支持

(1) 上海市新冠肺炎疫情防控指挥部:为本市疫情防控综合协调组、疾控组、物资保障与市场供应组、交通口岸组、地区组、环境整治组、新闻宣传组和监督指导组就消毒、隔离、个人防护等方面提供相关方案和资料,消毒剂和个人防护用品识别、分类使用指导及技术咨询。对合理分配紧缺的个人防护用品起到了指导作用。

(2) 重点场所、重点人员:对本市省际交通道口、高铁车站的消毒与感染控制进行指导;对浦东机场和虹桥机场入境人员集中隔离观测点、采样点,对在国外训练国家队运动员(冰球、空手道、跆拳道等)回国集中隔离观察点,以及援鄂医务人员返沪后的健康休整场所的设置、流程、消毒与感染控制进行现场指导,对工作人员进行消毒与个人防护用品使用培训。

(3) 本市相关环境采样:为了解相关环境新型冠状病毒污染情况,促进相关场所落实和改进消毒隔离防护工作,有效应对新冠肺炎疫情,制订了《上海市新型冠状病毒相关环境采样要求》,对新冠肺炎病例涉及的相关场所进行环境物体表面采样,并进行新型冠状病毒核酸检测。至2020年3月9日,对本市部分医疗机构、病例家庭及办公场所、集中隔离观察点、公共交通工具、农贸市场等进行了采样,累计采集样本687份,撰写检测报告7份,并上报至市卫生健康委,为有重点地开展新冠肺炎疫情防控工作提供了科学支撑。

(4) 国家督导组:田靓副主任医师作为"国务院应对新型冠状病毒感染的肺炎疫情联防联控机制第18督导组"的成员,于2020年1月29日—2月1日赴浙江省进行督导。在杭州市、嘉兴市和桐乡市督导期间,累计督导3家卫生行政部门、4家疾病预防控制中心、5家医疗机构、2家市场和2家检测卡口。督导内容主要包括:①组织领导和工作部署情况;②部门履职尽责情况;③疫情监测情况;④医疗救治情况;⑤街道(乡镇)和社区(村)防控情况;⑥防控物资储备情况。共完成督导表单16份,撰写《浙江新冠肺炎疫情防控工作督导报告》1份。

(5) 保障:为本市党政会议、公务员招录、开学、中考、高考、会展、培训以及其他复工复产复学相关工作进行疫情防控现场指导和保障达三十余次。

4. 培训

(1) 消毒人员培训:2020年2月29日至3月4日,依托上海市预防医学会、上海市健康促进协会,采用线上直播课程形式,开展了8课时的"新冠肺炎疫情防控消毒人员培训"。培训对象包括医疗卫生机构、学校、托幼机构、养老机构、酒店、消毒企业等机构人员,同时在线观看人数最多达3万余人,约1.9万人通过各次测验。

(2) 重点场所人员培训:对本市重点单位和场所进行消毒与感染控制培训,如上海市教委、上海市司法局(监狱)、希尔顿集团、华住集团、空调清洗协会、室内空气净化协会等。

5. 科普、宣教

(1) 书籍:撰写《新发呼吸道传染病消毒与感染控制》一书,于2020年3月由人民卫生出版社出版。

(2) 科普文章:通过"上海疾控"微信公众号发布新冠肺炎防控相关科普文章21篇,其中《震惊! 小区、街面这样消毒不仅无用! 而且有害!》《新型冠状病毒防控——选戴口罩》等5篇文章阅读量达10万余次。多篇科普文章被健康中国、共青团中央、上海发布等中央及地方官方媒体广泛转载。《使用过的口罩该怎么处理》在健康报上发表;《回归校园 你可以这样保护自己》在少年日报上发表。

(3) 媒体采访:朱仁义主任接受上海电视台、上海广播电台、东方卫视、新民晚报等媒体的现场采访、电话采访达数十次。主要采访内容涉及消毒剂选择与使用、口罩分类与使用、居家隔离等。

(4) 视频拍摄:朱仁义主任录制《学做防疫小卫士》电视公开课,于2月7日、2月8日18:25在上海教育电视台播放。朱仁义主任拍摄《N95口罩与KN95口罩有何区别》,网络播放量近1 300万次。田靓副主任医师拍摄《5步学会咳嗽礼仪》《7步教您正确洗手》,张玉成医师拍摄《4步教您家庭消毒》《6步教您正确戴口罩》等科普视频,在全国各地电视、电子屏幕和互联网上广泛传播。

三、典型事迹

1. 消毒与感染控制科朱仁义主任

朱仁义同志,中共党员,上海市疾病预防控制中心传染病防治所消毒与感染控制科主任,全国知名的消毒与感染控制专家。

自 2020 年 1 月 17 日,上海市出现首例新冠肺炎疑似病例以来,连续工作至今,经常加班至凌晨,多次连续工作 48 小时无休。作为一名 50 多岁的老同志,这样的工作强度确实是有一些吃力的。但是他坚定不移,义无反顾,在近半年的时间里,他带领科室做了大量扎实而有建设性的工作。

(1) 消毒是切断疫情传播之路的重要手段,朱仁义同志带领科室业务骨干,组织撰写了《上海市新冠肺炎现场消毒技术指南》《上海市新型冠状病毒肺炎感染控制与个人防护技术指南》等数十个政策性文件,涵盖新冠肺炎防控方案中感染控制、现场消毒、隔离医学观察、个人防护等内容,并根据国家发布的相关文件,及时进行更新、发布,为本市疫情防控工作提供了强有力的支撑。

(2) 他参加市委、市府、市建委、市地区组、市药品监督管理局等会议 7 次,为大型场所、机场、铁路等口岸、公共交通工具、重点场所等重点人员健康筛查,为消毒与个人防护提供技术咨询。

(3) 他为疫情防控综合协调组、疾控组、物资保障与市场供应组、交通口岸组、地区组、环境整治组、新闻宣传组和监督指导组就消毒、隔离、个人防护等方面提供相关方案和资料,消毒剂和个人防护用品识别、分类使用指导及技术咨询,为本市各类行政部门、疾控机构、医疗机构及社会机构等单位多次提供咨询及技术支持。

(4) 带领本市消毒团队严格落实各类场所、机构、重点人群开展消毒与感染控制工作,指导医疗机构开展感染风险评估、消毒措施落实、医务人员个人防护督导等工作,指导本市疫点消毒,对突发情况进行处置。

(5) 他还是位科普达人。《N95 口罩与 KN95 口罩有何区别》网络播放量近 1 300 万次;录制《学做防疫小卫士》电视公开课,在上海教育电视台播放;《过度消毒没有必要》在新闻频道播放;接受全国各类媒体现场采访、电话采访数十次;审阅中心微信文章数十篇,通过中心微信公众号等途径解答市民问题近百个。这些专业知识对普通民众来说犹如雪中送炭,让大家能够掌握最科学的防病知识和方法,保护自己和家人的健康。

谈及他带领团队所做的这一切,略显疲惫的朱主任只是淡淡地说:"疫情猖狂,国家遇到这样的困难,我们身为抗击疫情的公共卫生排头兵,尽全力投身抗'疫'工作,不是理所当然的事情吗？！"

他用实际行动，诠释了无怨无悔，展现了家国情怀。作为一名老党员，他的担当和无畏精神深深地感染了上海市疾控系统的每一位同仁。在他的带领下，消毒战线上的勇士们也不畏艰难，在疫情防控中冲锋陷阵、一往无前。

2. 上海市疾控系统援鄂消毒工作队

(1) 江宁

2020年2月19日，上海市疾控中心江宁主管医师踏上了援鄂的征程。

从1月16日到3月9日，江宁在战疫岗位上连续工作了五十多天，战场从申城到江城，他时刻践行着"江水饮处皆安宁，平凡初心护人民"的初心。

尚未抵汉，任务先至。江宁将负责武汉市洪山区疫源地消毒、消毒药械储备与使用、方舱医院布局与感染控制、居民区隔离措施督查、环境无害化处理等工作。在武汉一线，他白天外出，奔波于各个重点场所，指导消毒与感染控制工作，晚上则要进行工作日志和报告的撰写，有时还要参加视频会议，与后方同事沟通工作近况。

承受着繁重的工作压力，江宁也常常接收到领导、同事、朋友的关心，被挂念多注意身体，不可过于疲劳。但对于工作，江宁从不觉得辛苦。"到了这种环境下，所见所闻给了我很大冲击，我真实地想为武汉人民多做一点事情"江宁说，"我为他们多做一点，也许情况就能好转一点，大家都能轻松一点。看到现状一天天变好，我觉得自己的努力是有价值的。"

2020年3月28日，中国疾控中心援鄂战疫前线临时党支部召开党员大会，江宁同志成为一名光荣的中国共产党预备党员。逆行路上，党徽始终熠熠生辉；防控一线，党旗鲜红而高高飘扬。共产党员的队伍里，又多了一名忠诚担当的铮铮勇士，江宁的肩上，也更多了一份光荣和责任。这是江宁个人的光荣，也是疾控人的骄傲。

(2) 张亮、刘天

国有召，战必胜。2020年2月23日，上海市青浦区疾控中心刘天医师、上海市普陀区疾控中心张亮医师，响应国家号召，作为消毒与感染控制专家，踏上了援鄂战疫的列车。

两人在上海市疾控系统摸爬滚打多年，工作经验丰富，早已是各自单位的青年骨干。此次出征，单位同仁为他们取了一个充满美好寓意的名字——"天亮"组合，寓意"疫情的黑夜结束，胜利的曙光到来"。

在武汉，他们深入一线，活跃在疫情防控的最前沿、最基层，每天处理大量的疫源地消毒、预防性消毒、指导督导、方案撰写等工作。但正是在这些工作中，才充分体现了他们作为中共党员、作为消毒专家的责任与担当。

刘天充分考虑不同等级防护用品与实际工作的需求，合理配置紧缺的个人防护用品，将最好的装备留给最需要的同事；他像战士精心呵护钢枪一样对个人防护用品、消毒器械进行维护保养，工作完成后，时间再晚，也要先给器械清洗消毒，以备下一次使用。工作之余，他留下了数十篇战疫日记,记录了工作中的点点滴滴与感悟。在消毒实际工作中,张亮不拘泥于方案,充分考虑城郊差异、场所差异、消毒对象差异等情况,为每一次消毒定制科学、可行的方案。他还为"消毒突击队"队员做个人防护及消毒剂浓度检定的培训,与大家交流上海消毒的经验。

对于他们自己来说,他们是最平凡的人,在最平凡的岗位上,做着最平凡的事。但是对国家和人民来说,他们英勇逆行,发挥了党员模范作用,他们是最不平凡的人。

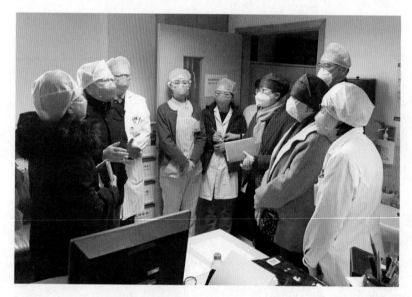

2020年1月19日,上海交通大学医学院附属同仁医院,朱仁义主任指导个人防护、消毒以及感染控制工作(张玉成 摄)

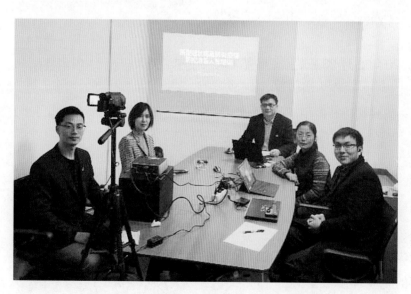

2020年2月29日,上海市疾病预防控制中心,消毒与感染控制科线上直播团队进行"新冠肺炎疫情防控消毒人员培训"(朱民 摄)

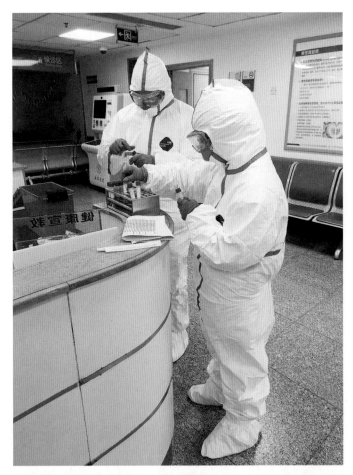

2020 年 3 月 7 日,上海交通大学医学院附属新华医院,田靓副主任
医师、季晓帆医师对医疗机构环境物表进行采样(王绍鑫 摄)

(供稿:朱仁义 张玉成)

第十章

江 苏 省

一、环境卫生工作

1. 环境卫生工作概况

(1) 江苏省疾控中心于1月23日应中心疫情防控指挥部要求派出徐燕副主任和环境所丁震所长去南通和扬州疾控中心驻点,根据国家防控方案指导当地开展密切接触者流调、实地走访、交流、调研当地各项防控措施落实情况。环境与健康所累计派出赴武汉、省内各设区市等驻点7人,最长时间2个月。

(2) 开展了公共场所疫情防控、人员复工、集中式中央空调通风系统运行等各类指南、方案的编写。编制了相关疫情防控的地方标准。丁震所长赴新华日报中国江苏网对《公共场所新型冠状病毒感染的肺炎防控》做了全省各行业直播培训。

(3) 率先在国内开展了新冠病毒的环境气溶胶传播途径研究,病毒采样方法、检测方法、传播空气动力学等研究;为获得病毒传播和环境(气候)相关联系,开展典型聚集性案例的分析研究。

(4) 多次召开专家论证会,研讨公共场所、办公、住宅等各类场所新冠期间集中式中央空调的使用注意事项和归国人员转运车辆及人员防控的要求。

(5) 针对疫情发生发展情况,制订了农贸市场环境样品采集操作指南,指导省内各级疾控对农贸市场、大型超市等场所的环境样品进行采样检测。

2. 环境卫生技术支持、科普、宣教

(1) 编写疫情防控地方标准:环境所编制了《新型冠状病毒肺炎疫情防控公共场所消毒

技术规范》(DB 32/T 3756—2020)、《新型冠状病毒肺炎疫情防控技术规范第6部分:公共场所》(DB 32/T 3761.6—2020)2个江苏省地方标准,获得省市场管理局颁布。后续又编制了大型活动场所、临时医学观察和隔离场所、公共浴室、影剧院、轨道交通等5项江苏省地方新冠肺炎疫情防控场所标准,为本省疫情防控做好技术支撑。

(2)开展新冠病毒环境气溶胶传播机制的相关科研工作:环境所于2月8日深入南京市收治新冠肺炎患者的医院对收治病房进行环境气溶胶和物体表面病毒采样检测,在国内率先获得了大量实测数据,先后被国家科技部、香港科技大学、武汉市疾控中心等单位咨询采样方法与结果,有效探索了新冠病毒的空气气溶胶传播途径,为医院的相关院感工作和人员防护提出了重要的参考意见。撰写了新冠病毒环境传播研究英文论文4篇。

(3)编写复工复产操作手册:参与编写了《新冠肺炎疫情防控手册——复工复产篇》(江苏凤凰教育出版社)等相关科普宣传读本手册,组织专业人员赴超市、商场、宾馆等重点公共场所指导和宣传疫情防控工作。

3. 典型事迹

(1)省疾控中心徐斌和孙宏同志不顾自身感染风险,为探索新冠病毒的空气气溶胶传播途径和了解收治医院院感工作,先后5次进入定点收治医院病房采集病人生物样本和环境样品,及时获得了大量具有重要价值的样品。

(2)环境所周连副所长参加了国家卫生健康委组派的第三批江苏疾控援武汉公卫队被派往武汉经开区执行援鄂防控任务,连续工作38天,会同当地区疾控中心高效开展了新冠肺炎疫情防控事宜,深入社区、特殊场所(养老机构、精神卫生机构、监狱等)、方舱医院、发热门诊、定点医院、预防接种门诊、隔离点、康复驿站、复工复产企业、地铁,指导各级各类单位开展新冠肺炎疾病预防控制工作,得到各级单位的高度好评。

二、消 毒 工 作

面对突然袭来的新冠肺炎疫情,江苏省疾控中心消媒所积极应战,全面强化科学消毒,精准防护,有效控制了新冠肺炎疫情的扩散。

1. 赴湖北和省内一线开展疫情传播途径控制

新冠肺炎疫情发生后,江苏省疾控中心消媒所第一时间组织全省派出5名消毒专业人员赴赴武汉、黄石两地开展驻地医疗队消毒防护保障、医院感染防控、疫点终末消毒和培训、指导等工作。其中王崇、王晓蕾主要在武汉开展医疗队消毒保障和院感防控工作,袁建明同志深入当地社区指导社区防控,吴晓松副所长与田野在黄石实地指导病家、密接隔离点、康复病人隔离点、特殊场所、基层医疗机构、复工企业、超市、公交调度站和农贸市场等场所的消杀工作214家次。向各单位提出防控、整改等建议207条，参与制订和修订技术方案13件。率先在黄石全市集中隔离点对阳性病例居所进行环境病毒采样，开展消毒效果评价，为新冠肺炎疫情精准防控提供科学依据。赴鄂人员把江苏抗疫经验与当地具体情况相结合，实施消毒流调协同作战，直接参与实施和指导消毒数百次。开展消毒相关培训上千人次，联合拍摄相关教学资料，帮助当地复工复产复学。

为指导本省基层疫情防控工作的开展，江苏省疾控中心向每个地市均派驻专家组，褚宏亮所长前往连云港，吴治明、张爱军先后前往扬州，对当地疫点终末消毒、集中医学观察点消毒工作管理、企业复工复产、学校开学等消毒工作均进行了实地指导和督查，有效促进了疫情控制和经济恢复。

为严防输入，江苏省疾控中心协同相关部门在北京、上海、昆山等口岸派驻了专家组，中心副主任、党委副书记徐燕同志亲自带队指导入境人员筛查分流，规范入境人员和驻地工作组成员消毒防护，消媒所孙巍同志参与每日接驳点现场督查和驻地酒店人员健康监测和防疫管理，落实防疫工作在实处，有效避免了输入病例导致的本地感染，确保达成"有输入、零传染"，实现全程闭环管理，做到"转运人员零失控，转运数据零差错"。疫情防控过程中，全省各级疾控中心均直接参与了当地疫点终末消毒、不同场所和单位消毒防护指导、武汉至当地的航班消毒等上千次。

2. 组织制定不同场景消毒防护技术指南和标准

疫情发生后，为指导全省做好科学消毒和精准防护，江苏省疾控中心徐燕副主任带领消媒所协助卫生行政部门制定了疫点、集中医学观察点、临时交通查验点和接驳点等各类场所消毒防护技术指南和方案13个；牵头制定江苏省公共场所、学校、集中医学观察点、病例居室和防控人员等重点场所和对象新冠肺炎疫情防控消毒地方标准5个：《新型冠状病毒肺炎疫情防控公共场所消毒技术规范》（DB 32/T 3756—2020）、《新型冠状病毒肺炎疫情防控学校消毒技术规范》（DB 32/T 3757—2020）、《新型冠状病毒肺炎疫情防控集中医学观察场所消毒技术规范》（DB 32/T 3758—2020）、《新型冠状病毒肺炎疫情防控病例居室消毒技术规范》（DB 32/T 3759—2020）、《新型冠状病毒肺炎疫情防控 防控人员消毒技术规范》（DB 32/T 3760—2020）；涉外防控驻昆山工作组制定涉外防控工作方案和技术指南5个，使基层疾控中心和相关单位消毒和防护工作做到了有据可依。积极开展科学研究工作，开展了消毒因子对新冠病毒的灭活效果评价研究，为全国科学消毒和精准防护奠定了基础。

3. 全方位多渠道开展全省消毒和防护技术培训

为了迅速宣贯消毒和防护技术方案，江苏省疾控中心组织召开全省视频培训会议2

次;单位内部培训若干次;录制居家消毒液配制、车辆消毒、电梯消毒、托幼机构消毒等消毒培训指导和科普视频 11 个,在微信等各类媒体进行了大量播放;接受省、市级媒体采访 5 次,讲授网络科普课程 9 次,并参与编写复工复学手册等,其中网课点击量超亿次,并在"学习强国"等平台进行了播放,有效指导了群众科学消毒,并对群众的情绪稳定起到了重要作用。在疫情防控的同时,开展新冠肺炎病毒消毒效果研究,为提高消毒效果提供了技术支持。

4. 全力开展消毒产品应急检测助力疫情防控

疫情的扩散和发展导致消毒剂市场供应严重短缺,为保障消毒剂能及时上市,缓解防控压力,江苏省疾控中心的同志为消毒产品检测开辟绿色通道,及时受理样品,第一时间开展试验。大家克服人员少、样品多的压力,加班加点完成了平时三倍多的工作量,保障了质量合格消毒剂的及时上市。同时,科室同志发挥专业优势,协助后勤进行消毒和防护物资的采购,确保前线的同志能用到合格的消毒药物和防护用品。

5. 舍小家为大家只为早日控制疫情

为了疫情防控的需要,消毒专业的同志从春节前即开始全面投身新冠肺炎疫情防控工作,大家放弃了春节和周末假期休息,在接到疫情防控命令后克服一切困难从湖南、大连、新疆等地的家中及时赶赴防控一线,很多同志的家庭都有着各种各样的困难,有的同志带病,有的孩子尚小,有的父母生病,有的夫妻一方在湖北抗疫尚未回家、另一方已经赴基层驻点防控疫情了,还有的同志全省第一批赴武汉,却最后一批返回,大家心中没有任何怨言,有的只是使命和责任。

6. 典型事迹

王岿同志与王晓蕾同志最早前往武汉进行抗疫工作,两人克服武汉早期住宿条件差、气温低等恶劣条件,不顾自身支气管炎的疾病,为驻武汉医疗队零感染做出了自己的贡献,其中王岿同志在武汉坚持工作七十余天,是江苏疾控援鄂时间最长的队员。

田野同志与爱人张之同志都是疾控中心工作人员,他俩的孩子年纪尚小,两人为了抗疫工作,把孩子托付给岳父岳母照顾,一个前往黄石前线,连续工作 47 天,一个在省内驻点进行防控,平时只能通过网络与孩子见面,把使命与责任放在了最前面。

江苏省疾控中心各位同仁在新冠肺炎疫情防控中担当起了应负的责任,受到了政府的认可,多名同志受到了省级及以上部门的表彰。在境外输入疫情严峻的形势下,我们将一如既往,奋力拼搏,为国内外疫情防控继续做出我们的贡献,展现出我们的风采。

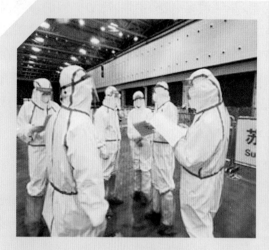

徐燕副主任在昆山指导外防输入新冠病毒防疫工作

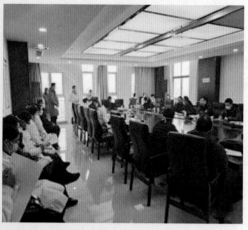

褚宏亮所长在连云港开展江苏省内新冠疫情防控工作

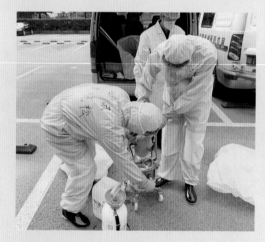

吴晓松副所长与田野在湖北黄石开展新冠疫点终末消毒工作

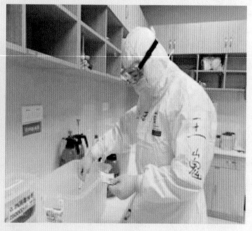

王嵬在湖北武汉江夏区第一人民医院新冠病区开展院感消毒剂浓度检测工作

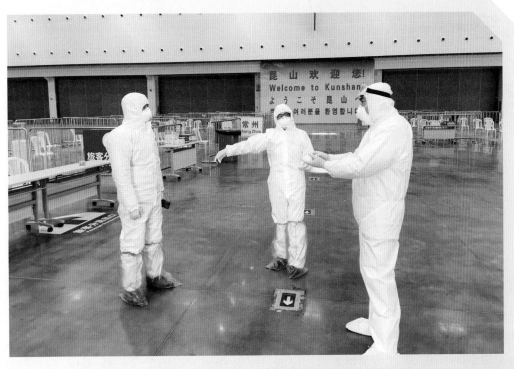

2020 年 3 月 12 日,昆山接驳点内场,徐燕副主任在指导防控(孙巍 摄)

（供稿:丁震 褚宏亮）

第十一章

浙 江 省

一场突如其来的新冠肺炎疫情给疾病预防控制机构带来严峻挑战,消毒作为切断传染病传播途径,阻断疾病传播的手段,在此次疫情防控中发挥了重要作用,也成为老百姓的"定心丸"。如何科学防护、精准消毒,如何探索传染病消毒新技术,如何指导医疗机构应对重大传染性疾病。浙江省疾控对本次疫情防控中的传染病消毒工作进行总结,并对消毒工作定位进行了思考。

一、疫情防控中的工作

1. 参与全省防控策略制定

1月11日起参与浙江省卫健委组织的新冠肺炎疫情防控工作,提出防控建议。在疫情早期资料有限的情况下,根据本省疫情特点,制定了《新冠定点隔离消毒技术要点》《新冠疫源地消毒指引》等11个技术性文件,通过省卫健委以文件形式下发;1月19日在国家诊疗防控方案基础上,根据本省疫情形势及时升级医疗机构全部医护工勤人员的呼吸道防护,首次参与启动全省疫情防控应急响应机制升级和后期降级的报告起草工作;以疾控中心为主要单位,起草了《医疗机构新冠医院感染控制技术指引》,指导医院消毒隔离工作;参与对归国人员入境检验检疫策略制定;为缓解口罩等防护物资紧缺,协助省疫情防控指挥部制定"口罩管理十条"等全省规范性文件;参与制定省级地方标准、市级地方标准10余项。

2. 参与医疗机构院感防控

除了传统地指导病家消毒、街道社区消毒,疾控中心还开展了发热门诊的改造、隔离病房的应急分区改造、个人防护用品的正确选择和穿脱、医疗队驻地布局和消毒防护技术指导等工作。

不仅指导省内医疗机构在应对疫情时如何做好发热门诊、隔离病房的流程和建筑布局改造以及个人防护用品使用和消毒隔离,同时利用信息技术、远程协助技术,指导武汉新建医院重症病房应急改建、方舱医院的院感建筑布局和污水处置、兄弟省医疗队的驻地和接管医院的建筑布局。代表卫健委加入了省政府组织的进口捐赠

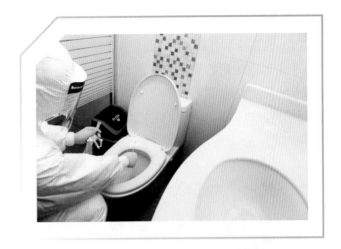

2020 年 2 月 10 日,陆烨医师对定点医院隔离病房内环境表面进行病毒核酸采样(骆欣　摄)

物资和应急采购物资鉴定专家委员会,对医用物资按危险程度分类,保障了一线医疗队员的安全。

3. 驰援武汉

"一方有难,八方支援",自新冠肺炎疫情在武汉发生以来,省疾控中心多次派出流调、消毒专业人员驰援武汉。传染病预防控制所消毒与院感控制科 3 名消毒专家是最早被派出的驰援人员。在武汉一线,蔡冉和陆龙喜分别负责医疗队两个驻地的院感防控,主要包括开展全员上岗前培训、设计三区、制定相关流程和制度、驻地感控日常工作、参加医院的相关工作。每家驻地酒店 200 多医护人员的日常生活、进出路线、工作交接都在两位医师的掌握中。

林军明医师赴武汉市汉阳区负责环境消毒与医院感染控制工作,对汉阳区 11 个街道、96 个小区进行科学消毒、合理选用和配制消毒剂指导;对 10 个街道社区卫生服务中心、28 个疑似病例密接隔离点进行改造、流程布局设计、消毒隔离防护措施,以及院感控制指导;对 10 个养老院、1 个临时滞汉人员安置点、1 家医疗队驻地酒店、29 家超市便利店开展消毒防控工作指导,并对存在的风险点进行评估。

此外,省疾控中心派出黄良、郭颂、周振,抽调杭州市疾控中心王慧敏和曹阳、宁波市疾控中心杨思嘉、嘉兴市疾控中心洪伟伟、绍兴市疾控中心何学军、金华市疾控中心张涛作为消毒技术骨干赴湖北参加现场消毒工作。

4. 科研攻关　技术研发

参与浙江省科技厅 2020 年度省重点研发计划应急攻关项目子课题,紧急研发智能消毒机器人,利用 5G 网络技术远程操控病房消毒过程,提高消毒效果,减少医护人员职业暴

露。利用大数据技术,在浙江省首创的"五色图"基础上,作调配重要防护物资和消毒物资的使用,也为今后开辟消毒"五色图"奠定基础。受中国感染控制杂志主编约稿,撰写并发表《手消毒剂对病毒灭活效果研究进展》《应对新型冠状病毒肺炎防护服的选择和使用》《新冠肺炎疫情期间医疗机构不同区域工作岗位个人防护专家共识》,为一线医护人员正确选择手消毒剂和个人防护用品提供参考。

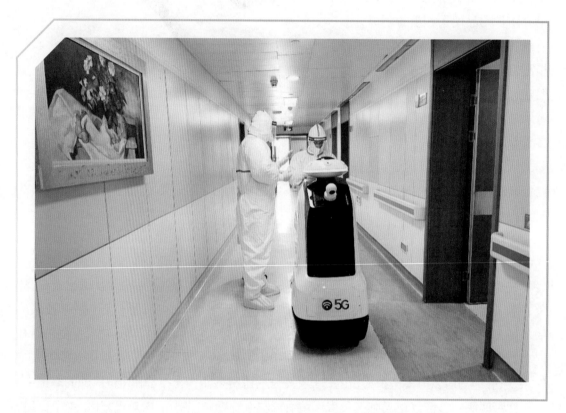

2020年3月13日,智能消毒机器人对定点医院隔离病房进行终末消毒(李晔　摄)

5. 公众的"定心丸"

除了对全省疾控工作人员培训,省疾控中心还将培训扩大到了外行业,制作了公安系统的消毒防护视频指引,开展生物安全实验室消毒隔离培训,对金融机构、教育机构和萧山机场等行业人员培训消毒和个人防护,为奋战在一线的非医护人员提供了防护指导,保障他们的安全。

首次由消毒专业人员出席全省疫情防控新闻发布会,向公众宣讲科学消毒和个人防护知识。全省消毒专业人员共接受媒体采访200余次,撰写消毒专项科普推文80余篇,其中2篇阅读量突破10万。通过多媒体多渠道指导公众如何正确消毒,如何使用空调,消除百姓忧虑,证明消毒在普通大众心目中的"定心丸"作用无可动摇。

二、疫情常态下的保障

在常态化疫情防控阶段,全省经济逐渐复苏,复工复产有序开展,特别是全省以及各地市两会的陆续召开,意味着在有效防控不放松的条件下,社会活力可恢复。消毒科多名专业人员在全省两会召开期间被派往省内各地市保障两会顺利召开,指导浙江两会代表赴北京参加全国两会的隔离和防护工作,接受企业复工后关于环境消毒、空调使用、口罩选择、就餐管理等咨询,指导归国人员在机场转运、隔离以及隔离点环境消毒等工作。

三、典 型 事 迹

1. "病毒清道夫"——蔡冉

传染病预防控制所消毒与院感控制科蔡冉同志,于1月27日接受中心委派驰援武汉,是中心第一批派出的驰援人员。蔡冉主要负责驻地酒店感染防控工作,在到达工作现场后迅速制定医护人员进出酒店流程、个人防护用品穿脱规范、酒店环境消毒、转运车辆消毒、突发事件应急预案,对医护人员及相关工作人员进行感染防控培训。由于表现突出,被国家卫生健康委、人力资源和社会保障部、国家中医药管理局联合授予"全国卫生健康系统新冠肺炎疫情防控工作先进个人"称号。

2. 医疗队的"安全管家"——陆龙喜

传染病预防控制所消毒与院感控制科陆龙喜同志,于1月28日接受中心委派驰援武汉,是中心第二批派出的驰援人员。第一时间成立了医疗队感控小组,以最短时间制定了工作流程,同时对全体队员进行了多次培训。从队员的衣食住行到吃喝拉撒,从队员进驻酒店、乘电梯到各自房间门口,进行了"全流程、全方位"监管。由于表现突出,陆龙喜所在团队被国家卫生健康委、人力资源与社会保障部、国家中医药管理局联合授予"全国卫生健康系统新冠肺炎疫情防控工作先进集体"称号。

3. "问过陆医师,就安心了"——消毒专家陆烨

2月22日,浙江省新冠肺炎疫情防控工作新闻发布会上,有一位消毒专家为大家详细介绍了近期公共场所、复工复产企业以及大众日常生活中如何做好消毒防疫工作。他就是

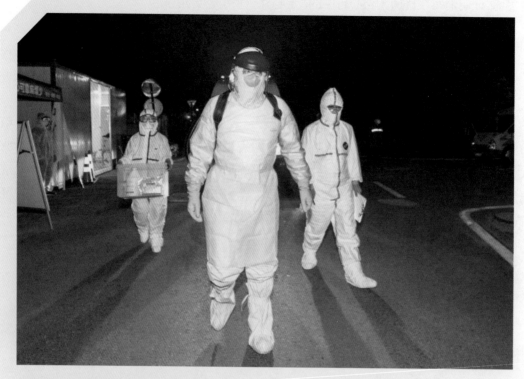

2020 年 2 月 25 日,消毒人员深夜赴现场开展流调和消毒工作(谢军 摄)

浙江省疾病预防控制中心消毒专家陆烨,他长期从事疫源地消毒管理、医院感染控制和消毒产品检测管理工作,在重大应急事件消毒工作领域有丰富的经验。

新冠肺炎疫情出现后,各机构场所的消毒工作迫在眉睫,陆烨始终奔走抗疫,手机铃声响个不停。作为"消毒热线",他电话 24 小时开机;作为"技术参谋",他及时制订多项方案,为一线消毒工作做好保障;作为"科普达人",他是中心消毒和个人防护科普的一把"宝刀",《如何处理使用过的口罩》《额温枪准不准? 有没有辐射? 》在"浙江健康教育"公众号上的阅读量达到 10 万余次。

(供稿:陆烨 李晔)

第十二章

安　徽　省

针对这次突如其来的新冠肺炎疫情,安徽省疾控中心环境卫生和消毒专业技术人员克服家庭困难,加班加点工作在防控疫情的岗位上。消毒是切断传播途径、阻止和控制新冠肺炎疫情的关键措施。为做好新冠肺炎疫情防控工作,安徽省疾控一方面积极开展本省工作,另一方面选派专业人员对武汉市武昌区进行支援。

一、工作开展情况

在国家防控方案中特定场所消毒方案发布之前,紧急起草《安徽省新型冠状病毒感染的肺炎密切接触者居家隔离消毒技术指南》《安徽省新型冠状病毒感染的肺炎病例终末消毒技术方案》等技术方案和相关技术指引。

安徽省疾控中心承接了全省新型冠状病毒感染的肺炎样本检测复核工作,生物安全工作至关重要,及时起草《省疾控中心大楼公共区域消毒工作方案》《压力蒸汽灭菌器监测和有效氯含量监测方案》,对本中心医疗废物暂存点、垃圾集中点、污水处置点等重要环节的消毒问题提出针对性措施;对微生物室的高压灭菌器进行灭菌效果评估;对中心购买的84消毒液有效氯含量进行测定;并对检测新冠病毒核酸的实验室进行终末消毒,确保在疫情防控关键时期更好地做好消毒工作,确保生物安全。

编写《新型冠状病毒感染防护指导手册100问》的消毒篇和全国首套《新型冠状病毒消毒防控规程》挂图6幅,包括有效消毒方式、居家消毒、场所消毒、消毒误区、七步洗手法、消毒剂的选择与使用,取得良好的社会反响。编写针对新冠肺炎疫情关于家庭预防性消毒的折页文字材料。

编写《过度消毒,小心误伤自己》《这种消毒方法不可取》《共享单车安全吗》《公共交通工具个人防护与预防性消毒措施》《如果必须要外出,这些你一定要做到》《返岗工作,这些事儿不能忽略》等宣传科学消毒相关微信稿 6 篇,在安徽疾控公众号发布;接受合肥新闻频道、安徽经济频道《第一时间》栏目和安徽日报采访,进行科学消毒相关知识宣传。

解答各地市的消毒相关技术咨询,阻止多地拟对市区各主干道进行大面积消毒,阻止小区建立消毒通道等误区,大力宣传科学消毒、精准消毒,避免了过度消毒对环境造成的影响。

3 月下旬以来,为安徽省援鄂医疗疾控队 8 批 1 362 人陆续返皖进行后勤保障、培训,指导机场、宾馆、车队科学消毒处置,对交通工具和行李等物品进行适度科学处置,为返回英雄提供有力的安全保障。

二、支援武汉工作开展情况

按照国务院应对新型冠状病毒肺炎疫情联防联控机制《关于组派第三批疾控队伍支援湖北省防控新型冠状病毒肺炎疫情的通知》的统一安排,受安徽省卫健委指派,安徽省第三批支援湖北疾控队于 2020 年 2 月 23 日出发前往武汉,对疫情最为严重的武昌区进行支援,主要开展消毒技术培训、重点场所及病家的终末消毒、消毒效果评价、复工复产技术指导等工作。

1. 消毒技术培训

为做好当地新冠肺炎疫情消毒工作,对居住医务人员酒店的工作人员、社区消毒工作人员、从事消毒工作的消防战士进行现场消毒技术培训,详细讲解消毒剂的种类、配比及消毒方法等内容。共开展现场培训 3 次,培训人数 100 余人,同时建立了"武昌区场所消毒咨询"微信群,在线指导重点场所消毒技术,累计回答消毒技术问题 200 余起。

2. 重点场所消毒及效果评价

方舱医院闭舱、隔离点清除、痊愈病人回家均需进行终末消毒。现场消毒工作是最耗体力、最累的工作,穿上密不透气的防护服,本身已经行动缓慢,背上几十公斤重的消毒药械,加上很多需要消毒的病家是没有电梯的老旧小区,需要爬楼梯进行终末消毒,每次消毒完毕,基本上都会全身汗透。但是支援武汉疾控队从事消毒的工作人员从没一句怨言、一步退缩,共对 124 户病家、2 家酒店、1 家超市进行了终末消毒,总消毒面积累计 26 640 平方米,对方舱医院、湖北大学、武汉软件工程职业学院等隔离点进行了现场指导消毒,消毒面积达 270 000 平方米,采集空气和物体表面样品共 1 265 份并进行消毒效果评价,初步处理医疗废物 16 桶 70 千克。

3. 现场指导企业复工复产

疫情期间,企业复工复产的环境卫生及消毒显得尤为重要,参加了武昌区第一家(湖北中昌植物油有限公司)、第二家(七〇一研究所)复工复产企业的现场技术指导。在了解复工复产企业的基本情况、拟复工的生产情况,查看企业办公室、生产车间、职工食堂等现场后,针对企业的自身情况提出了企业复工复产的宝贵建议和意见。

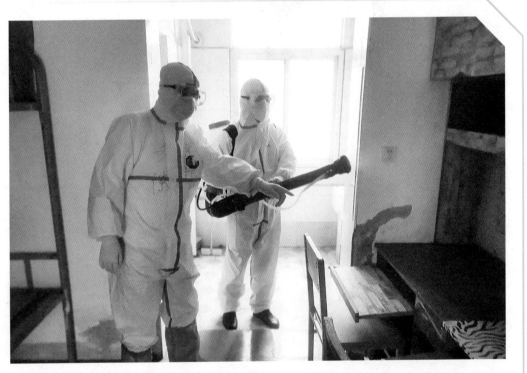

2020年3月16日,环境卫生科徐艳龙副科长现场指导人员对湖北大学隔离点消毒

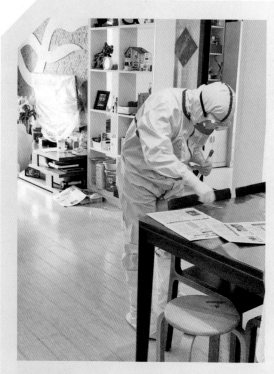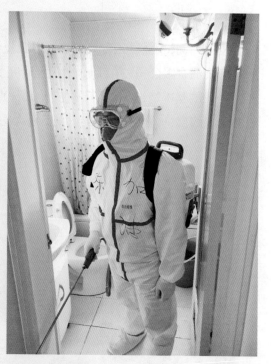

2020 年 3 月 20 日,支援湖北的消毒杀虫科陈李进行桌面采样,开展消毒效果评估

2020 年 2 月 27 日,支援湖北的消毒杀虫科陈李开展病家终末消毒

（供稿:吴磊　徐艳龙）

第十三章

福 建 省

疫情发生以来,福建省疾病预防控制中心贯彻落实党中央、国务院、省委省政府及省卫健委关于抗击新冠肺炎疫情的决策部署,组建强有力工作专班,全力做好疫情防控工作。现将在此次抗击疫情工作中的环境卫生与消毒工作情况总结如下。

一、成立防控领导小组

中心成立了以主要领导为组长,分管领导为副组长,各处(所)长为领导小组成员的新型冠状病毒肺炎疫情防控工作领导小组;下设办公室挂靠传防所,办公室设置7个工作组,分别为综合组、疫情分析评估组、流调组、检测组、健康随访管理组、消毒指导组和保障组,其中消毒指导组由应急所消毒杀虫研究室相关专家和业务骨干组成,承担指导全省开展特定场所消毒和公共场所预防性消毒,指导相应工作人员做好个人防护用品、消毒药械使用及环境卫生学处置等工作。

二、做好消毒技术指导

1. 完善相关消毒技术指南 中心组织专家编写《新型冠状病毒感染的肺炎密切接触者集中隔离观察场所消毒指南(试行)》《新型冠状病毒感染的肺炎病例终末消毒指南(试行)》和《公共场所预防性消毒指南(试行)》等技术指南(闽疾控函〔2020〕13号),下发至市、县疾控中心供各地参照执行。同时根据各地防控需求及不同阶段,陆续组织专家编写《新型冠状病毒肺炎消毒和个人防护工作手册》《养老机构消毒技术要点》《工地消毒技术要点》《学校消毒技术要点》《防范新型冠状病毒社区传播消毒工作指南》《家庭新型冠状病毒感染的肺炎预防消毒指南》《企业复工复产新冠肺炎疫情防控手册》《学校新冠肺炎防控消毒工作指南》《福建省新型冠状肺炎疫情防控消毒效果评价方案(试行)》等技术指南,指导和规范全省疾控系统消毒工作。

2. 加强技术培训 中心多次举办新冠肺炎知识全员培训,传达国家及省卫健委相关工作要求,对相关专业人员进行流行病学调查、实验室标本采集、检测、生物安全、病原体及标本运输、废弃物管理、消杀与个人防护等方面培训,通过培训普及防控知识,提高处置能力,为应对疫情打好坚实基础。

3. 建立我省各级疾控中心消杀技术人员微信群和 QQ 群,通过微信、QQ 等方式及时解答、指导基层疾控中心在新冠病毒防控工作中遇到的各类消毒和个人防护问题。

三、参与现场支援

1. 中心派出消毒指导组成员参与我省首例新冠病毒肺炎病例和首起聚集性疫情的终末消毒工作。派出相关工作人员前往各设区市疾控中心驻点指导做好流行病学调查和消毒工作。

2. 在疫情防控期间,安排专业人员每日收集各地新型冠状病毒感染的肺炎病例(确诊、疑似)终末消毒情况,对疫点终末消毒所用消毒剂品种、生产企业、应用浓度、使用量及消毒面积等情况进行跟踪、分析并评价消毒效果,对发现问题及时提出指导意见。

3. 根据国家卫生健康委和省卫健委安排,派出 2 名消毒专家到湖北宜昌对口支援宜昌市疾控中心开展新冠肺炎防控工作。

四、开展新冠肺炎消毒知识科普宣教

1. 针对某些地方存在过度消毒、盲目消毒情况,拟文提出"科学消毒,避免过度消毒之建议",强调科学消毒、精准消毒,并避免对环境造成不良影响。派人员参加省政府"口罩供需研讨会",协助相关部门起草《机关单位工作人员健康防护手册》《工业企业健康防护手册》等,为行政决策提供技术支撑。

2. 编写《新型冠状病毒肺炎消毒知识要点》《新冠流行期间如何科学消毒》等多个宣传稿,通过中心公众号向民众宣传新冠肺炎疫情防控知识,同时为福建省卫生报撰稿提供宣传资料。

五、在抗击疫情工作中涌现出的典型事迹

中心消毒杀虫研究室陈祖毅副主任医师,作为一名具有30多年消毒工作经验的一线专家,参与过2003年非典防控、2008年汶川地震抗震救灾等大型自然灾害、重大传染病疫情防控工作,这次又作为我省消毒专家于2月11日—3月30日受派到宜昌参加对口支援新冠肺炎防控工作,被宜昌市委、市政府授予"抗疫功臣"称号,福建省直机关工会工作委员会、共青团福建省直机关工作委员会等授予"最美逆行者"称号。其间工作内容如下。

1. 采样检测工作

根据国家和湖北省卫健委要求开展消毒效果检测,但宜昌市疾控中心无相关经验,协助其开展此项工作,是消杀组的重要任务。对47家收治确诊病例等各类单位采集近500份标本,进行消毒效果检测卫生学评价,及时反馈检测结果,并给予指导;采集不同类型的重点场所200份标本进行核酸检测,未检测到阳性标本。

2. 消毒指导

为全面落实和规范新冠肺炎疫情防控消毒处置工作,进行现场考察指导,实地查看了确诊和疑似病例收治医院/发热门诊等各类场所消毒防疫工作。现场查问疫情防控消杀流程,严格对标、细心指导,确保每项消毒措施落到实处。做到精准消毒,科学消毒,共指导各类人员150人。

3. 葛洲坝中心市场消毒

葛洲坝中心市场区域是疫情的重灾区,其市场是开展消毒工作的重点场所和特殊场所,也是作为其他市场开市前清洁消毒的"样版"。市场及周边饮食街/商业街1万多平方米,3月9日—13日,接收任务和实地考察,根据市场结构布局、设施及病例摊位位置,制订了周密消毒实施方案,与市区政府多部门通力合作,进行垃圾清理和消毒作业,对消毒过程监督,消毒前后采样进行效果评价,达到了预期效果,成为卫生安全场所。

4. 开展培训

对疾控系统、卫生机构开展视频培训《新冠肺炎现场消毒技术》,对宜昌海关培训《个人防护技术》及现场指导,对宜昌市民政局视频培训《特殊场所消毒与防护技术》,课后进行相关问题解答,共受训人员500多人。

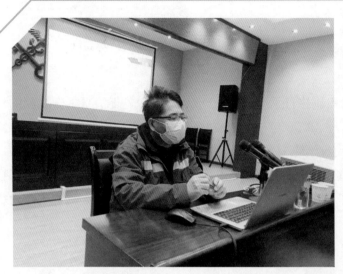

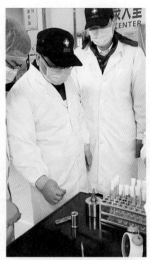

2020 年 3 月 27 日,陈祖毅副主任医师在宜昌市海关培训

2020 年 3 月 2 日, 宜昌市隔离场所消毒效果采样工作

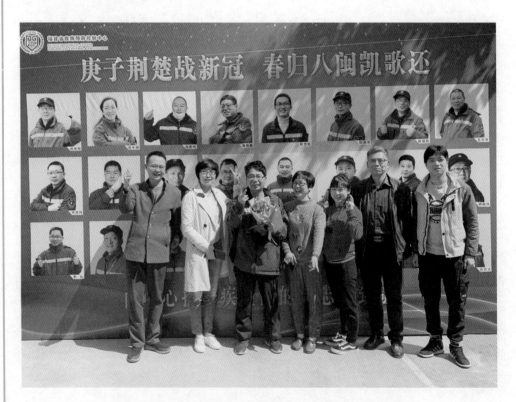

2020 年 4 月 13 日,支援宜昌抗疫凯旋归来合影(左三:陈祖毅)

（供稿:章灿明　陈祖毅）

第十四章

江 西 省

一、环境卫生和消毒工作

1. 处置一起医院聚集性疫情。
2. 直接参与 1 家密接隔离点、1 家养老院、1 家监狱等特殊场所的终末消毒。
3. 对 5 家密接隔离点消毒效果进行评价。
4. 雷神山医院污水消毒效果评价,医疗废物转运消毒方案设计。
5. 江西省新冠肺炎疫情防控指挥部办公大楼的日常消毒等。

二、环境卫生和消毒技术支持、科普、宣教等

1. 指导 5 家隔离点、16 家养老院、2 家监狱的日常消毒。
2. 指导 1 家方舱医院的日常消毒,以及闭舱后的终末消毒。
3. 3 月 22 日起,为加强对企业复工复产疫情防控指导和宣传教育,江西省疾控中心对口援汉防疫队在武汉江夏区开展了"疾控能力大培训"活动。
4. 由江西省疾控中心撰写的《江夏区新冠肺炎疫情防控"四早"工作方案》《复工复产企业新冠防控方案》等,为武汉江夏区疫情防控和复工复产提供了技术保障。

三、典 型 事 迹

在突如其来的新冠肺炎疫情防控斗争中,江西省疾控中心环境所所长付俊杰同志以实际行动践行了"疫情就是命令,防控就是责任"的工作要求,充分表现出一名共产党员的使命感和责任感,召之即来,来之能战。

在疫情暴发之初,付俊杰同志付出大量精力,结合我省实际情况撰写了《江西省新冠肺炎集中隔离点设置规范(第一版)》《新冠肺炎公共服务人员个人防护指南》《公共交通工具新冠肺炎防控指南》等 11 个技术指南,均被江西省新冠肺炎疫情防控指挥部采纳,为我省所有市县区新冠肺炎疫情防控参照使用,发挥出了巨大作用。2020 年 1 月 22 日下午,作为国家卫生健康委新冠肺炎督导组专家成员,付俊杰同志赴杭州督导新冠肺炎防控工作,走访了疾控中心、定点医院、发热门诊、预检分诊、传染病医院等场所,还调研了一起聚餐引起的疫情,明确提出定点医院要重点加强空气消毒、新冠肺炎病人收治医院一线医护人员要集中管理,这些建议在随后的国家防控政策中也得到了体现。

为响应支援武汉的号召,付俊杰同志又临危受命,勇担重任。作为江西省疾控系统援汉防疫队队长,与江夏区疾控中心紧密合作,开展流行病学调查、实验室检测、环境消毒等工作,依靠流行病和统计学方面的丰富经验,迅速找出地区疫情分布特征,指出了防控重点。对不同的场所和物品,他都会给出相应的消毒方案,如发热病人隔离点、阳性检测病例房间、方舱医院、物体表面、呕吐物和排泄物等。其间,还对江夏区第一人民医院进行了卫生学调查,向医院作了新冠肺炎疫情风险评估报告,所提建议均被采纳落实,有效降低了该院新冠肺炎疫情扩散风险。他也多次前往雷神山医院,深入了解医疗废弃物转运过程中每个环节,沉着冷静、不顾危险,采集存在传染风险的医院污水进行消毒效果评价,其撰写的《雷神山医院医疗废物转运以及消毒方案》,被雷神山医院建设指挥部采纳并实施,为武汉人民架起了最后一道生命安全防护网。

在疫情得到有效控制后,各地陆续开始准备复工复产。付俊杰同志又结合江西的复工复产经验和武汉江夏区的实际情况,编写的《江夏区企业复工复产新冠肺炎防控方案》《江夏区新冠防控四早方案》《江夏区企业复工复产应急预案(范例)》均被江夏区新冠肺炎疫情防控指挥部采纳并下发,为推动企业复工复产、推动江夏区经济复苏打下坚实的基础。

付俊杰同志说:"我们江西省疾控防疫队,会为援助武汉站好最后一班岗。我们坚信,在党中央和国务院的坚强领导下,必将早日赢得疫情防控和经济发展的全面胜利!要以自己的实际行动坚守在疫情防控工作的第一线,有担当、讲奉献,充分展现出疾控卫士的忠诚与信仰!"

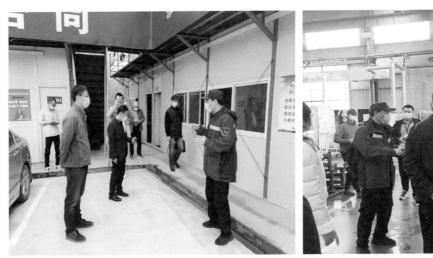

2020 年 3 月,江西省疾控中心付俊杰于武汉江夏区复工复产企业现场指导环境卫生和消毒工作

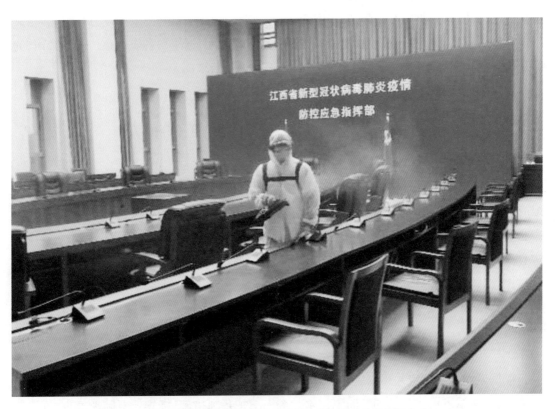

2020 年 3 月,江西省疾控中心对省防疫指挥部进行消杀作业

(供稿:付俊杰)

第十五章

山 东 省

疫情就是命令,防控就是责任,面对新冠肺炎疫情,山东省各级疾控消毒与环境卫生专业人员,充分发挥专业技术优势,根据疫情各阶段需要,制订消毒与感染控制方案,开展相关培训,科学开展疫源地消毒处理,规范各类场所预防性消毒,通过各种媒体宣传防控知识,为人民群众的健康构建起一道防线。

一、完善工作机制,夯实消毒工作根基

健全组织领导,科学组织部署。省疾控中心和各级疾控中心相继成立由相关专业人员组成的工作专家小组,全面负责疫情期间消毒工作,保证消毒工作有序、科学开展。省疾控中心环境所 1 人为山东省卫健委专家组成员,1 人为省疾控中心专家组成员,2 人为省疾控中心流调组成员。多数市疾控中心成立了消毒专家指导组。

二、制定技术指南,规范完善消毒工作流程

根据工作需要制定并逐步完善新冠肺炎消毒工作流程,为消毒工作的规范开展提供文件依据,落实重点场所重点部位消毒技术及个人防护各项措施,指导新冠肺炎疫点、疫区等现场消毒作业。省疾控中心起草制定《山东省新冠肺炎消毒隔离及个人防护技术指南》《关于规范废弃口罩收集管理的通知》《关于审慎对外环境实施大面积消毒的建议》《关于进一步规范学校、社区及公共场所消毒工作的通知》《新冠肺炎疫情应急响应期间公共场所空调通风系统使用指引》等。济南、青岛、潍坊、烟台、济宁、泰安等市疾控中心也制定了疫源

地、交通工具、公共场所、集中空调通风系统、开学指导、企业复工复产等多项消毒工作技术规范。

三、加强技术培训和指导，提升消毒工作科学化水平

1. 加强卫生防疫及医疗机构专业人员的业务培训，进一步规范医院感染防控技术。疫情发生以来，省疾控中心开展全省消毒相关专业视频培训，并通过山东教育电视台、医学会等平台开展网上培训。各市也积极组织消毒人员对消毒方案、流程和医疗垃圾的处理进行规范化培训。

2. 对学校、企业、商场、车站、社区等重点公共场所工作人员开展现场消毒技术指导及培训。全面提高社区消毒工作科学化水平，及时纠正错误的消毒方式，避免过度和不必要的消毒，为消毒工作的全面开展提供有力的技术支撑。济南市对 PCO 机构、蓝天救援队、红十字会救援队、援鄂特警、交警支队等工作人员开展相关培训 17 次，累计培训 786 人次；烟台市通过举办培训班、现场演示及网络视频等多种形式共对各企事业单位、团体、学校、社区开展消毒知识培训 300 余次，3 万余人次接受培训。

3. 参加重大活动消毒保障工作。省疾控中心环境所分别参与省人大、省公安厅、省消防支队等相关防控工作指导，为两会、援鄂返鲁工作人员迎送、援鄂物流运送等工作开展了消毒与防护指导等工作。

四、全面做好重点区域消毒处理，切断传播途径

1. 做好疫源地消毒工作　对疫点疫区做好精准消毒、彻底消毒，有效阻断疫情的进一步扩散。全省各级疾控中心共计对 630 余处疫点进行了终末消毒，对近 200 处疫点进行了随时消毒，累计环境表面消毒面积逾 915 万平方米，累计空气消毒体积逾 253 万立方米，疾控中心参与消毒近 8 000 人次。

2. 做好预防性消毒工作　全省各级疾控中心共计对 1 000 余处地点进行了预防性消毒，累计环境表面消毒面积逾 4 948 万平方米，累计空气消毒体积逾 1 142 万立方米，疾控中心参与消毒逾 1 万人次。此外，山东省疾控中心参与省新冠肺炎防控工作指挥部卫生保障工作，累计工作 70 天，消毒办公场所面积 210 000 平方米。消毒专业人员的工作在疫情防控、稳定民心方面起到了积极的作用，为复工复产复学，经济生活重启运行提供了有力保障。

五、服从大局,派出骨干力量支援各地防控

1. 按照国家和省政府统一工作部署,我省疾控系统承担了对湖北鄂州和黄冈的新冠肺炎疫情防控支援任务,各级疾控中心共派出 3 批 31 人,支援黄冈疾控工作队,累计指导参与完成消毒面积近 160 万平方米。派出省疾控中心环境所 4 人、市级疾控消毒专业人员 3 人,在完成消毒相关任务的同时,还承担流行病学调查、技术培训、撰写疫情分析报告,有力支援了湖北新冠肺炎疫情的防控工作。

2. 省疾控中心、济南及烟台市疾控中心选派科室专业技术骨干赴北京、上海机场等地参加新冠肺炎疫情防控工作。

六、宣传科普,提高居民的科学防控意识和能力

全省各级疾控系统开展了多渠道、多形式的科普宣传工作,利用微信、短信、电视、宣传册等方式,强化消毒知识科普,提升群众消毒防控意识及消毒知识技术水平,引导公众了解新冠肺炎的相关知识,理性面对新冠肺炎疫情消毒工作,科学做好个人防护。其间,省疾控中心环境所在山东广播电视台各频道进行科普宣讲 20 余次;青岛市疾控中心接受媒体相关采访 8 次,通过中心公众号向社会推送微信 28 篇,并被包括人民日报在内的社会媒体大量转载;临沂市疾控中心接受临沂电视台《临沂新闻》栏目采访 13 次,先后录制了 6 个科普视频,另外印刷预防性消毒知识宣传单页 50 400 份,发放到全市各单位、社区、公共场所等,指导消毒工作。青岛疾控还成立环境监测防控组,针对市民关心的公共交通工具、商场超市、医院、酒店等 27 类环境,进行了 30 批次环境采样监测,累计采集样本 5 848 份,及时发布检测数据。

防控工作开展以来,山东省疾控系统消毒与环境卫生专业人员一直坚持在防控工作第一线,充分发扬"特别能吃苦、特别能战斗、特别能奉献"的老防疫精神,做守护人民健康的忠诚卫士,与全社会各行各业人民同舟共济,共同打赢疫情防控阻击战!

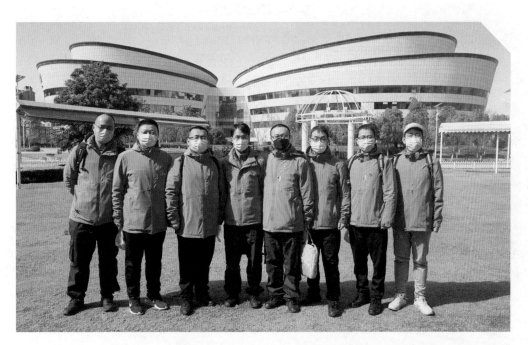

2020年2月16日,山东省援助黄冈疾控队消杀组王延东、段曦、苏冠民、李仁波、刘雷、刘文杰、王东、宋富成在所住酒店门口合影(吴光健　摄)

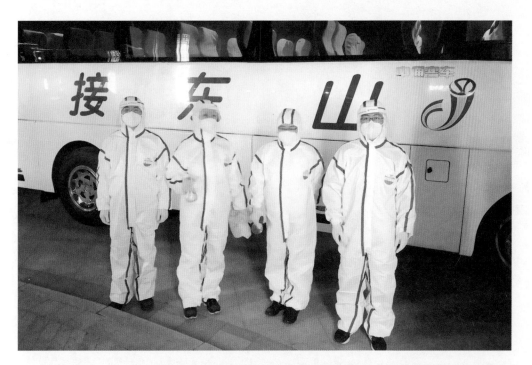

2020年3月17日,山东省疾控中心环境所隋少峰、孟蔚、董非、陈璐、孙文等参与卫生保障工作(杨彬　摄)

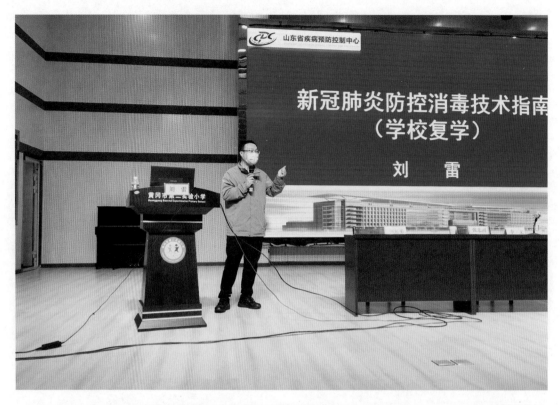

2020 年 3 月 26 日,山东省援助黄冈疾控队队员刘雷对黄冈市中小学教师骨干进行培训(张志刚　摄)

（供稿：陈璐　王赛）

第十六章

河 南 省

　　1月15日全国新冠肺炎疫情防控视频会议后,中心启动应急响应,成立疫情防控应急组织。消杀组紧急制订消毒技术方案,开展个人防护演练,对重点省辖市进行督导检查,开展消毒技术指导与培训,积极做好疫情防控消毒知识宣传。1月21日河南省出现首例输入病例,疫源地消毒工作逐渐开展。中心还承担了本省重点单位重要会议的消毒保障工作。现将截至3月31日河南省疾控中心消毒工作简要总结如下。

一、现 场 消 毒

　　1. 省疾控中心为河南省重点单位、重要会议、疫情发布会及非疫情发布会提供消毒保障。为河南省重点单位省委预防性消毒2次、省政府消毒1次、省卫健委提供消毒保障1个月,为省委组织部、政法委、统战部、省直工委重要会议提供消毒保障8次,为河南省新冠肺炎疫情防控专题39场次新闻发布会提供消毒保障39次,为省政府新闻非疫情发布会场消毒3次。

　　2. 下发《河南省疾病预防控制中心新型冠状病毒感染内部防控方案(试行)》,为中心重点场所如疫情值班室、指挥部办公室、会议室、电梯、食堂等进行预防性消毒,为病毒检测实验室提供随时消毒。

　　3. 对全省消毒工作实行"日报告"制度,掌握全省消毒工作。下发《河南省疾病预防控制中心关于报送新型冠状病毒感染的肺炎病例现场消毒处置信息日报表的通知》,要求参与疫源地消毒的各级疾控机构从2020年1月30日起报送现场消毒处置信息日报表。共收到130个市、县(区)的消毒处置日报表,共进行疫源地消毒2 356次,包括终末消毒2 185次和随时消毒171次;开展预防性消毒5 589次。

4. 派出精干力量支援武汉。唐振强援助硚口区开展消毒处置工作。

二、消毒技术支持

1. 消毒技术指导

(1) 下发《河南省新型冠状病毒感染防控消毒技术指南(试行版)》,在国家《特定场所消毒技术指南》下发前,指导全省消毒工作。

(2) 拍摄教学片《新冠肺炎病家终末消毒工作程序》,指导全省各级疾控消毒技术人员规范开展消毒工作。

(3) 对疫情严重省辖市驻马店、南阳、信阳等8市开展消毒督导检查。重点关注市县疾控中心消毒药械和个人防护用品物资储备、现场消毒、防护技术及消毒效果评价工作,指导全省在做好个人防护的前提下,开展消毒工作,做到科学消毒、精准消毒,必要时开展消毒效果评价。

(4) 应用电话和微信等通讯方式开展远程消毒技术指导,对现场消毒遇到的病家被褥、集中隔离点地毯、污水、粪便等消毒难点及卡点工作人员个人防护等进行技术指导。

2. 消毒技术培训

(1) 召开全省新冠肺炎疫情防控消毒技术方案培训会:培训新冠病毒疫情防控消毒技术,强调严格个人防护,终末消毒要及时、彻底,消毒工作要科学,避免过度消毒。

(2) 对河南省重点单位开展消毒技术培训:分别对河南省委、省政府、省卫健委、省电视台、省广播电视台、省人民会堂开展培训,明确对人员密集度大的重点场所定期消毒,对公共区域高频接触对象增加消毒频次,注意消毒安全。

(3) 中心内部消毒技术培训:开展新冠病毒检测实验室消毒技术培训,为生物安全提供保障;对中心餐厅工作人员和物业全体保洁员开展消毒技术培训,以保障消毒的精准性、有效性及消毒人员的个人安全。

3. 消毒监测保障

为中心病毒检测实验室、样品保存生物资源室及其他处所微生物实验室进行紫外线灯、压力蒸汽灭菌器消毒监测,为实验室生物安全提供保障。

三、科普宣教工作

1. 河南省疫情防控新闻发布会消毒宣传

刘吉起所长参加河南省疫情防控新闻发布会两场,建议医院、超市和环卫设施等重点单位重点场所加强消毒工作;建议复工复产后落实消毒工作,指出科学消毒、精准消毒是复工复产后疫情防控工作的关键,指明办公区域、会议室、生产车间、职工餐厅、职工宿舍、电梯、卫生间等重点场所重点设施的消毒是消毒工作的重点。

2. 河南省疾控抖音公众号及微信公众号消毒科普宣传

抖音发布"居家消毒,有问必答"系列和"体温检测人员如何做好个人防护"系列视频共8条。在中心微信公众号发布居家、办公、出行及"复工复产系列""复课系列"疫情防控消毒科普信息24篇。

3. 网络媒体消毒科普宣传

据不完全统计,在河南医药卫生网、郑州日报、大河网、大河健康报等网络媒体发布消毒科普信息近30篇。

4. 电视节目和新闻广播节目消毒科普宣传

接受电视台专访10场,接受电视台采访23次,接受新闻广播采访3次,对居民关注的消毒问题及复工复产相关消毒问题进行了解答。从科学消毒、精准消毒角度出发宣传疫情防控消毒知识,倡导消毒要在做好个人防护的前提下开展,要保证消毒安全,防止消毒事故,避免或减少消毒负效应。

5. 为复工复产复课编制消毒与防护资料

编制9万余字的《新冠肺炎消毒与防护知识问答》,指导复工复产复课等单位进行疫情防控消毒措施落实,包括新冠肺炎、消毒学、消毒剂及个人防护基本知识和各类单位及部分重点场所消毒与疫情防护共16篇,每篇附有20道测试题,可做自测或单位检测。

四、典 型 事 迹

　　河南省疫情防控消杀组组长刘吉起,平日里是个孝顺的儿子,父亲心脏病发作住院,他熬了好多个夜晚照顾在病床前。春节时父亲正在心脏冠脉搭桥术后康复中,他不能在家照顾父亲,也不能回家看望父亲一眼,等到父亲药吃完了,他才慌忙拿药然后急着找人捎回家。刘吉起儿子是高三毕业生,正是冲刺高考的关键时期,他顾不得儿子学习,更顾不得儿子生活。他一心扑在疫情防控工作上,加班加点制订消毒技术方案、消毒防控专题采访、新闻发布会准备,颈椎病发作了,酸困沉重难耐时,才逼得他站起身,活动片刻。

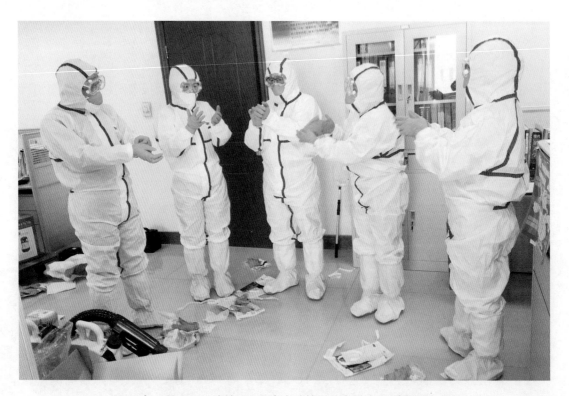

2020 年 1 月 20 日,消杀组开展个人防护用品穿脱演练(唐振强　摄)

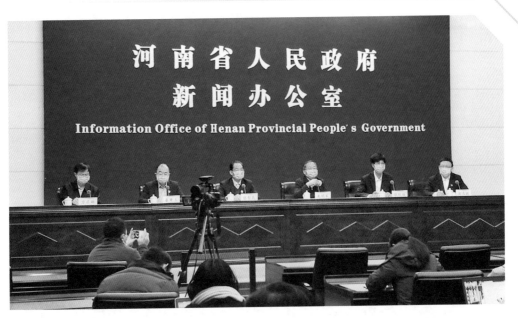

2020 年 2 月 7 日,刘吉起参加河南省疫情防控工作第五场新闻发布会

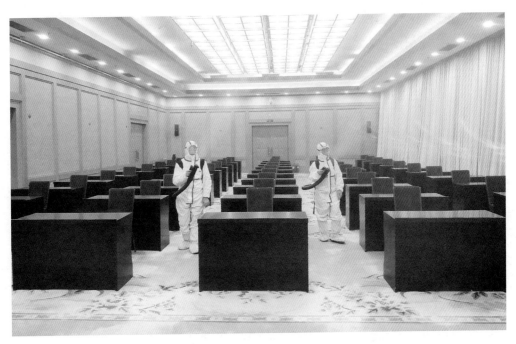

2020 年 3 月 2 日,赵奇、高丽君在河南省人民会堂消毒(张玉勤 摄)

(供稿:张玉勤 刘吉起)

第十七章

湖 北 省

一、守土尽责，火线出击，为重点场所撑起"防护之盾"
——湖北省疾控中心环境卫生抗疫纪实

环境卫生风险控制是传染性疾病防控和公共卫生安全的重要基础工作。新冠肺炎疫情暴发后，作为本土队伍，湖北省疾控中心环境卫生团队紧急投入抗疫工作中，守土尽责，火线出击，为重点场所撑起"防护之盾"，全力保障公共卫生安全。

1. 火线开展火神山、雷神山医院及安陆小汤山医院应急环境检测

为做好收治医院应急环境检测，确保负压病房、重症监护室、检验科环境指标符合国家标准要求，保障公共卫生安全。省疾控中心环境卫生团队自 1 月 24 日就主动参加火神山医院建设设计咨询工作，并积极做好检测仪器调试准备，24 小时待命，随时准备出动开展应急环境检测。

2 月 3 日，火神山医院要求晚 20:00 收治第一批病人，下午 13:00 接通知要求紧急赶赴火神山医院，晚上 19:20 感染七科一、二病区基本完工，检测组利用不到半小时的窗口期，开展战斗式检测，19:50 完成检测，口头确认了负压等环境状态，20:00 第一批病人开始收治进入。22:00 返回到单位写原始记录编制检测报告，晚 24:00 完成，2 月 4 日上午报告审核发出。随后又于 2 月 8 日对火神山医院刚交付的 1 间负压手术室、2 个重症监护室、检验科和 6 间负压病房进行了紧急检测。央视新闻频道、焦点访谈、人民日报等媒体对上述工作均作了及时报道。

2 月 7 日至 2 月 13 日，先后 5 次赶往火神山、雷神山医院对后续完工的负压病房、负压手术室、重症监护室、检验科进行了收治病人前的紧急负压环境确证检测，现场提出了完善

环境安全的专业建议。

2月26日,赶往安陆新建小汤山医院——普爱医院护国院区对完工的洁净重症监护室进行了收治病人前的紧急洁净负压环境确证检测。

2. 开展生物安全柜应急设备检测

为保障病毒核酸确证检测设备正常投入使用,提升检测产能,尽快使病人及时收治,环境卫生团队先后8批次紧急检测了5家定点医院的16台生物安全柜。其中有被确定为第二批病毒核酸检测实验室的长江航运集团总医院4台生物安全柜(8—9日),黄陂人民医院6台生物安全柜(13—26日),省妇幼保健院光谷院区6台生物安全柜(21日),并分别提供了反馈意见。

3. 参与方舱医院等技术规范的紧急编制

为应对新冠肺炎疫情蔓延的严峻形势,及时规范各地临时收治设施的新建、改建工作,2月5—13日,环境卫生团队专家参与了省住建厅组织的《呼吸类临时传染病医院设计导则》《关于方舱医院设计和改造的有关技术要求》《旅馆建筑改造为呼吸道传染病患集中收治临时医院技术要求》三个临时性收治医院改建技术文件的紧急编写和审查,均在深夜完成修改审核,次日发布。

1月29日—2月10日,环境卫生团队专家参与了省市场监管局紧急组织的地方标准《食用农产品集中交易市场运营管理指南》(DB42/T 1540—2020)的编制工作,该地方标准已于3月5日正式发布。

4. 完成重点办公场所卫生安全保障

2月5日晚,环境卫生团队紧急赶往农行培训中心,勘察空调通风等环境,确定了省疫情指挥部搬迁选址。

2月6日,环境卫生团队赶往省委办公厅,安排重点办公场所中央空调紧急清洗消毒工作。

5. 指导临时收治院区改建

1月20日开始,环境卫生团队对同济医院、亚心总医院、泰康同济医院、武大中南医院、洪湖人民医院、武穴人民医院等20余家医院在线进行了收治院区感染病区、负压隔离病房、重症监护室等重点科室的卫生流程技术审核与改建技术指导。

1月25—27日,环境卫生团队专家应武汉市黄陂区疫情防控指挥部要求,紧急赶赴黄陂区中医院,现场对内科楼500张病床感染病区改建工作进行了指导与确认,28日已收治病人,由广西医疗队入驻接管。

6. 开展重点医疗场所公共卫生安全监测评估

为回应社会关切,保障公共卫生安全,2月26日和3月1日,按省疫情防控指挥部要求,环境检测评估组参与完成了对火神山医院、金银潭医院、武汉客厅方舱医院、丰颐大酒店隔离点等10个收治机构粪污水样的采集,进行实验室检测,评估了粪污消毒处理效果及粪—口传播的公共卫生安全风险。

武汉解封至今,环境卫生团队正紧张投入到对医疗机构、大型商场、超市等通风空调系统清洗消毒的卫生安全确认检测工作中。

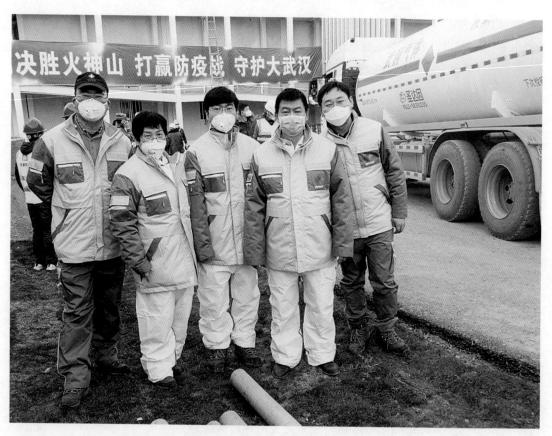

2020年2月3日下午,湖北省疾控中心环境卫生检测团队进入火神山医院感染七科病区紧急开展负压病房环境检测(崔秀青 摄)

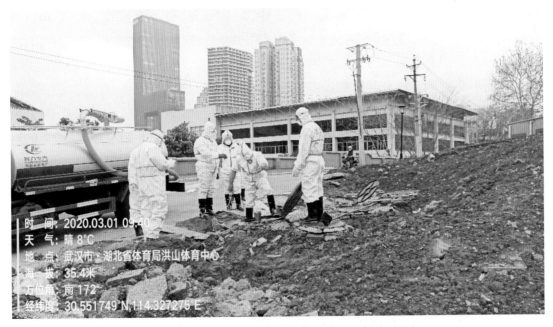

时　间：2020.03.01 09:40
天　气：晴 8℃
地　点：武汉市·湖北省体育局洪山体育中心
海　拔：35.4米
方位角：南172
经纬度：30.551749°N,114.327275°E

2020年3月1日,范传刚(左一)在洪山体育馆方舱医院粪污处理点采样(谢曙光　摄)

二、病毒无情,人间有爱
——湖北省疾控中心消毒与院感防控抗疫纪实

自1月24日湖北省启动新冠肺炎疫情重大突发公共卫生事件一级响应后,湖北省疾控中心立即组建了新冠肺炎疫情防控工作专班,下设消毒与院感控制指导组,负责指导全省疫点消毒、公共场所与特殊场所(监管机构、养老机构等)的预防性消毒、消毒效果评价以及感染控制等工作。全组人员在统一指挥下,完成以下主要工作。

1. 提供技术支撑

(1)制订技术方案和指引:指导组把对全省疫情防控工作中消毒技术支持作为首要任务,根据不同疫情防控阶段消毒重点工作的变化及时制订了各项方案,由省疫情防控指挥部、省疾病预防控制中心下发,指导全省消毒工作。代表性方案有《湖北省新型冠状病毒感染的肺炎消毒技术方案》《宾馆临时集中隔离点一般消毒防护要求》《方舱医院消毒技术指引》《收治新冠肺炎患者的医疗机构恢复常规服务前终末消毒工作指引》《关于加强新冠肺炎流行期间重点场所消毒效果评价的通知》等。同时,支持其他行业部门制定了行业规范、消毒与个人防护规程、特殊场所消毒技术方案等。

(2)指导开展消毒工作:一是开展全省视频培训、市州现场培训,培训对象涵盖疾控中心、特殊机构、公共场所、社区一线等人员,累计约 1 200 人。二是通过 QQ、微信、电话进行技术交流,解答各级疾控中心专业人员在工作中的疑惑,指导各地的消毒与效果评价,达 1 000 余人次。三是及时发现工作中存在的问题,并纠正错误做法,特别是对部分地区消毒过度、消毒不到位等情况,及时发布工作要求予以勘误。

(3) 组织回复社会热心人士建言:针对关注疫情防控社会热心人士提出的关于"启用可以反复消毒棉质防护服的建议""高压静电除尘紧急用于新冠肺炎医院空气净化的建议""新冠肺炎定点收治医院入口处设置雾化消毒间的建议",以及《智库成果要报》第 226 期报道关于排污系统消毒问题、省级信访消毒问题的信访函件,指导组及时组织消毒、环境、生物安全、流行病等相关专家进行论证,回应社会关切。

(4) 提供消毒保障实现安全目标:自我省新冠肺炎疫情应急响应以来,为确保中央领导来汉视察和驻汉领导的健康安全,维持省级核心机构的正常运转,指导组应急采购一批物体表面消毒剂、空气消毒剂、手消毒剂和喷雾喷洒器械等,对每一个重点场所制订特有的预防性消毒方案、应急消毒预案,并开展有效的消毒保障工作。在抗击新冠肺炎半年里,对社区、办公区、定点医院、监狱、机场及会场等开展预防性和终末消毒达 200 余次,出动人员 700 余人次,消毒总面积 76 万平方米。

(5) 技术援外:接墨西哥驻华使馆的要求,分享有关公共场所消毒工作流程的技术信息,协助墨政府主管部门汲取中方防控工作的成功经验。

2. 发挥阵地作用,开展科普宣传

(1) 利用新闻发布会平台宣传:受省疫情防控指挥部委派,2月8日我中心消毒专业人员参加湖北省新型冠状病毒感染的肺炎疫情防控工作新闻发布会并答记者问,回答了记者"关于强化公共区域和环卫设施消杀管理的效用和建议""如何正确使用医用酒精消毒"等提问。本场新闻发布会获得人民日报、中央电视台、湖北卫视等媒体的直播,中新网、新浪网关于消毒问答的点击量达到 436 万次,下载 1 200 余次,点评 8 000 余条。

(2) 利用传统媒体平台宣传:疫情发生后,指导组全员上阵,积极构思,提供道具,撰写台词,拍摄了"正确佩戴口罩""居家消毒剂配制""家用车辆消毒""手机消毒""怎样阻断新冠病毒粪—口途径传播"等近 20 个视频短片,将最简单有效、易于上手的消毒方式方法教给公众,防控疫情蔓延。

同时接受武汉广播电视台新闻综合频道《坚决打赢疫情防控阻击战》特别节目的现场采访和湖北经视电话连线采访,指导公众在日常生活中如何防控新冠肺炎,并就市民关注的热点问题进行解答。

(3) 利用新媒体平台宣传:与省疾控中心其他专业人士共同完成了"口罩使用误区""家有发热病人,家人该怎样预防感染""居家消毒宝典""症状轻微者的居家隔离要点""重点场所消毒宝典""家有老人,预防新型冠状病毒肺炎必须知道的几件事""家有小孩如何预

防新型冠状病毒肺炎""小区封闭了,团购的蔬菜来了,怎么取更安全""居家消毒,千万别过度""熊孩子在家,要格外注意消毒剂的存放与使用""消毒剂是把双刃剑"等20余篇科普材料,通过湖北省疾控中心微信公众号向全省推送,指导公众正确消毒与防护,在疫情防控采取小区封闭措施期间,这些知识和防护建议发挥了积极的作用。

3. 根据省疫情防控指挥部需求开展专题工作

疫情防控期间,省新冠肺炎疫情防控指挥部在决策前需要掌握基本的真实情况,消毒指导组为此开展了多个专项工作。

(1) 开展重点单位污水消毒情况调查和监测:了解省生态环境厅对全省污水处理监管情况,现场查看新冠肺炎收治定点医院、收治轻症患者的方舱医院、观察疑似感染者和密切接触者的集中隔离点等场所的粪便污水消毒处理方式,对10个场所(3家定点医院、4家方舱医院及3个隔离点)开展了粪便污水消毒效果的监测采样,共检测21份样品,消毒专业人员根据调查和检测情况撰写报告,并提出结果研判,确保污水消毒合格后外排。

(2) 开展武汉市部分医疗机构新冠肺炎院内感染调查:为了解应对新冠肺炎的院感控制情况,对部分医疗机构的感控制度、隔离病区布局、防护物资储备、人员培训与消毒管理等情况开展现场调查,发现疫情暴发期间存在的风险因素,进而提出了对应的改进建议。

(3) 建立重点场所终末消毒与效果评价的流程:指导组以重点关注的有疫情发生的女子监狱、收治新冠肺炎患者的中南医院为切入点,从审核第三方消毒技术方案到制订科学的评价方案,从监督第三方消毒措施落实到严格效果评价采样,全方位开展了规范的终末消毒指导,从而为指导其他场所和机构开展终末消毒及评价提供了依据,在确保消毒措施合理、消毒操作到位、消毒效果达标方面做出了示范。

4. 开展消毒技术与经验交流

指导组在开展疫情防控的同时,参与了湖北省市场监督管理局组织的省级地方标准《食用农产品集中交易市场运营管理指南(试行)》(DB42/T 1540—2020)的制定;撰写了"新型冠状病毒肺炎方舱医院消毒与感染防控措施""某新冠重症定点医院终末消毒效果监测及医疗机构终末消毒效果评价方法探讨""一起监狱发生的新冠肺炎终末消毒措施与评价"等学术论文,从防控疫情一线的视角针对疫情防控中的重点、难点问题进行探讨,与全国消毒专业同行交流和借鉴。

消毒人的身影,在寒风中温暖人心。虽没有惊天动地的豪言壮举,却用平凡的坚守诠释英雄的含义。"没有一个冬天不会过去,没有一个春天不会到来"。因为默默无闻、无私奉献的疾控人,我们有理由相信,我们一定会取得防控"新冠肺炎"阻击战的胜利!

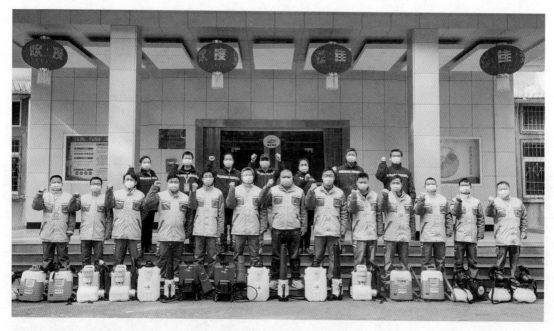

2020 年 3 月 5 日，湖北省疾控中心消毒与院感控制指导组全体成员在湖北省疾控中心传染病防治研究所前合影　为抗击新冠肺炎疫情备齐消毒药械　时刻准备整装待发（蒋湧　摄）

（供稿：谢曙光　姚璇　唐利军　崔秀青）

第十八章

湖 南 省

2020 年的春来的特别得早,特别得"冷"。突如其来的新冠肺炎疫情打乱了人们的春节气氛,疫情在湖南省还刚刚冒头,1 月 23 日下午近 16 点,接到中心李俊华主任的指令,要求消毒与感染控制科在下班前完成新冠肺炎的消毒技术方案制订。科长陈贵秋马上带领科室成员撰写《湖南省新型冠状病毒感染的肺炎防护与隔离消毒技术指南》(第一版),17:40 完成任务,并于当晚发布,用于指导湖南省各级疾病预防控制中心进行消毒与防护新冠肺炎,疾控的同事们一致评价这真是一场"及时雨"。

一、制订方案,献言献策

疫情就是命令,防控就是责任! 从大年初一接到单位紧急通知,初二一大早全体成员准时出现在科室,马上投入到抗击疫情的第一线。科室成员在科长陈贵秋的带领下,制定《居家预防新型冠状病毒肺炎消毒指南》《湖南省公共区域的预防新冠肺炎的消毒技术方案》,依据国家新冠肺炎防控方案,做相应调整后,相继发布《湖南省新型冠状病毒感染的肺炎防护与隔离消毒技术指南》第二版和第三版,指南和方案对新冠肺炎疫情的防控起到了重要指导作用。2 月 12 日宋江南和陈贵秋参加了省委书记召开的就口罩能否重复使用的专家研讨会,并提出在限定的条件下适当延长使用时间等建议。

二、赴一线指导新冠病毒肺炎防控工作

科室多次选派宋江南和尹进赴省卫生健康委等现场指导工作人员对公共区域消毒并采

样做消毒效果评价。陈贵秋和尹进作为机动队队长和队员多次赴常德市和株洲市处置聚集性疫情,对预防控制新冠肺炎提出防控措施与建议,处置聚集性疫情10余起。针对境外来势汹汹的输入疫情,中心3月11日选派尹进同志赴北京首都国际机场阻击疫情。在长达一个多月的时间内,他克服各种困难,每日坚守岗位,充分发挥专业优势,做好境外抵京入湘旅客的基本健康问询、信息登记和可疑情况排查,在京驻守近一个月时间,先后排查出15名新冠肺炎可疑旅客送北京定点医院进一步诊治。同时主讲消毒与感染控制的十多场培训,得到了驻京办同事们的一致好评。

三、科普宣传科学消毒

精准消毒知识不仅仅专业技术人员需要,普通大众也希望学如何配置消毒剂,如何确保消毒效果。宋江南同志充分利用直播平台进行《新冠肺炎的消毒技术解读》直播并及时答复50余个消毒相关问题,超过4.7万人次参与学习,取得良好的效果,得到领导和热心公众的好评。参加编写《新型冠状病毒感染的肺炎防控知识问答》,已由湖南科技出版社出版;在新湖南、红网等各级权威媒体发表25篇疫情消毒的科普文章与通讯稿,抗击疫情专业论文4篇,拍摄2部科普视频,接受电视台与新闻媒体采访5次。

四、先 进 典 型

不辞辛苦的领头人——陈贵秋

陈贵秋科长是国家卫生健康委员会消毒标准委员会委员,全国消毒与感染控制领域的专家,面对来势汹涌的疫情,他敏锐迅速地制定隔离、防护与消毒方案,指导疫情防控。作为专家,多次撰写文稿,在媒体发声,指导公众精准防护、科学消毒。疫情初期,针对众多消毒方面的咨询,短短3天时间整理19个相对集中的问题答疑解惑,参加编写《新型冠状病毒感染的肺炎防控知识问答》——消毒处理篇并出版发行。负责制订防控方案6个,修改论文3篇、通讯稿10余篇。特别是针对当前疫情个别地区过度消毒的问题,2月12日接受湖南都市频道、湖南卫视新闻大求真和红网的专题采访,指出自制消毒通道、对室外空气与道路消毒是过度消毒,会危害人民健康、污染环境,取得了非常好的社会效果。有位70多岁老人第二天上午来电说"昨天你在电视台讲话非常及时!否则我们小区今天就要建消毒通道了,谢谢你!"同时作为机动队长,不辞辛苦,多次赴株洲处置聚集性疫情。作为科室带头人,组织多次业务知识培训,为抗击疫情作出应有的贡献。

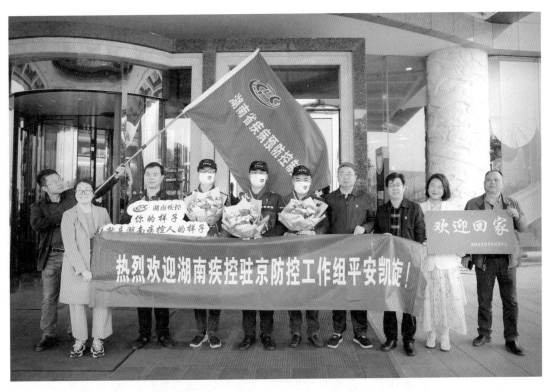

2020 年 4 月 18 日,中心领导迎接赴京抗疫勇士尹进等凯旋

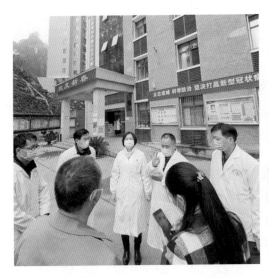

2020 年 2 月 3 日,陈贵秋在芦淞区社区服务中心
指导疫情处置工作

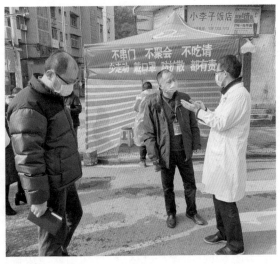

2020 年 2 月 22 日,陈贵秋在株洲市茶陵县指导聚集
性疫情处置

（供稿:陈贵秋　尹进）

第十九章

广 东 省

2020年1月14日启动新冠肺炎防控应急响应工作以来,广东省疾控中心院感消杀、环境卫生团队着力加强全省医疗机构院感防控指导、消毒方法和消毒剂使用技术指导、编制相关消毒技术指引、环境卫生整治、公共场所卫生、空调科学使用和清洗、重大活动卫生保障等工作,对全省各地市疾控院感防控人员开展手拉手培训,开展多种形式、卓有成效的科普工作,并制作医护人员个人防护宣教海报一万份下发至全省各级医疗机构和疾控中心。成立了包括消毒与病媒生物预防控制所为主,卫生化验所、毒理所、环学所和公共卫生研究院的部分专业技术人员组成的消毒与院感控制指导组,主要开展了以下工作。

一、及时编制印发各类技术指引和规范

1月16日广东省报告新冠肺炎首发病例,1月21日,我中心消媒所组织专家发布第一份针对新冠病毒的消毒指引《关于印发新型冠状病毒感染的肺炎病例密切接触者居家隔离消毒、集中隔离消毒和病例家居终末消毒指引的通知》,成为全国最早发布消毒指引的疾控中心之一。自1月至5月,指导组组织专业人员加班加点及时且有针对性编写了医院感染防控、消毒、隔离、监测、采样等涵盖医疗机构、隔离场所、公共场所、农贸市场、学校和托幼机构、养老机构、居家和社区、机场和出入境边检部门、交通工具、检察院和信访部门等各种场所的隔离防护清洁卫生消毒指引40余份,这些隔离防护消毒技术指引编写后及时通过公文发送至各相关行政部门和各级疾控中心,并根据疫情发展及时更新,为全省各级疾控系统指导各行业各部门开展疫情防控工作提供技术保障和支持。

此外,防控指引还编成微信文稿和视频及时通过中心微信公众号和中心官网对民众进行科教宣传。如在疫情防控各关键时期,作为专业审核参与编写的《新冠肺炎疫情期间公共

场所电梯(扶梯)及空调通风系统相关工作指引》《消毒真相大科普一/二》《家庭成员防控新冠病毒感染必备》《速看！网传的口罩消毒妙招到底有没有用？》等科普指引在微信公众号及时发布,为广大民众提供科学实用的新冠肺炎疫情防控要点,同时也纠正和阻止了社会上存在的滥用、乱用消毒剂等现象,做到科学防控、精准消毒,得到了社会的广泛认可。

二、积极开展医院感染防控

1. 对我省各市首例新冠肺炎病例收治医院开展病例调查及院感防控指导

2020年1月14日,深圳市出现我省首例新冠肺炎输入性病例,应中心安排,钟昱文副所长前往病例收治医院开展流行病学调查和院感防控指导,发现广东省首个新冠肺炎确凿的人传人证据,并对深圳各级医疗机构门诊提出了个人防护及隔离要求。随后工作组对全省20个地市出现的首例新冠肺炎病例均派人员赴现场开展病例调查,并对收治医院、当地疾控中心和密接隔离场所进行院感防控指导。及时对医院的收治能力、防护物资、感染防控措施落实以及实验室生物安全进行调查评估,现场反馈指导意见,及时将存在问题和工作难点进行双向沟通,为医院应急救治能力的迅速启动和医务人员个人防护提供技术指导。同时对当地疾控中心进行疫情防控现场培训和指导,为后续应对疫情上升期的病例有序收治和疫情防控提供了技术保障。

2. 对全省出现疑似院感事件开展调查处置

疫情应急响应期间,全省一些医院陆续上报疑似院感病例,院感控制小组均第一时间亲赴医院进行细致调查、科学询证,最后排除。对医护人员和医疗行为开展院感风险评估,并根据实际情况开展现场采样检测工作,为医院提供院感防控建议,指导工作部署,并将调查结果及时上报省卫健委,为广东省医护人员零院感提供有力的技术保障。合计完成对涉事医院采样250份,现场指导40余次,提交院感调查报告数十份。

3. 对全省医疗机构开展院感风险排查和督导

(1) 在省卫健委综合监督处组织下,派员对全省部分新冠肺炎病例收治医院和定点隔离医院的预检分诊、发热门诊、隔离病房等进行院感防控工作检查和指导。在疫情初期,院感控制小组派出3名专家配合省卫健委工作要求对省内首批新冠肺炎病例收治医院和广佛地区部分综合医院共计14间病房进行预检分诊、发热门诊、隔离病房院感防控工作专项检查和指导,及时对医院的收治能力、防护物资和感染防控进行调查评估,现场反馈指导意见,及时将存在问题和工作难点进行双向沟通,为医院应急救治能力的迅速启动和医务人员个人

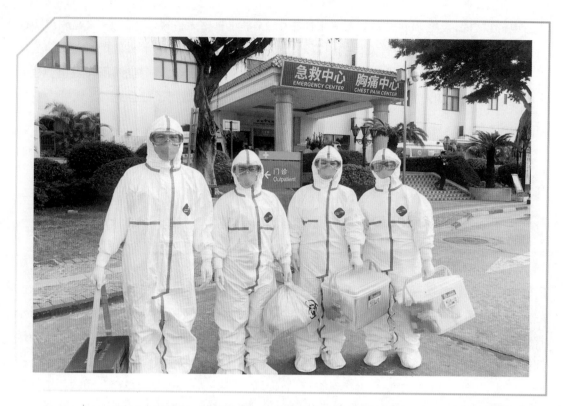

2020 年 2 月 9 日，指导组在医疗机构进行环境采样工作（王冰姝 摄）

防护提供政策决策依据和技术保障，也为后续其他医疗机构应对疫情上升期的病例有序收治和感染防控提供了良好的经验借鉴。

（2）积极配合省疫情防控指挥部办公室医疗救治组工作，开展医院感染防控措施落实情况专项指导调研。2 月底，我省疫情正处于高峰期，院感控制小组派出 14 名专家分成 7 组对全省病例收治医院开展医院感染防控措施落实情况专项指导调研。通过"开展一次现场指导""开展一次人员培训""开展一次现场监测采样"三个一的方式对全省所有病例收治医院进行专项指导调研。对医院的预检分诊、发热门诊、检验科、放射科、隔离病房等新冠肺炎病例收治流程涉及的部门进行现场调研和风险评估，对存在问题及时现场反馈并提供整改方案，督促当地卫健局落实整改；根据现场调研情况指导当地疾控中心完成对医疗机构环境采样 1 444 份，并及时将结果通报医院和省卫健委。

三、对病例社区等重点场所开展现场调查评估及处置

1. 2 月，我省相继出现多宗新冠肺炎聚集性疫情，祈福新村、保利天悦等大型社区短时

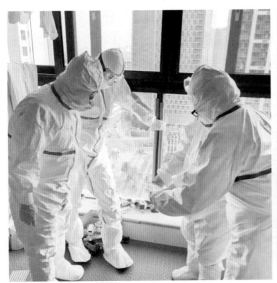
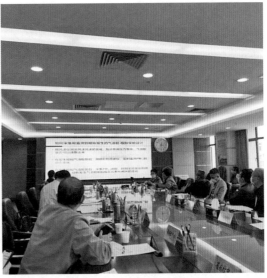

2020年3月2日,我中心配合中疾控环境所徐东群副所长开展感染楼宇下水道气溶胶传播现场捕捉试验
(张建鹏　摄)

间内出现多例病例。为尽快掌握疫情动态,避免疫情扩散,小组安排专人专组对涉事社区开展现场流行病学调查和环境评估采样,分析感染途径,并及时指导社区物业管理公司积极开展社区体温监测、人员隔离、环境消毒等隔离防控工作。共计对病例社区开展环境监测采样214份,现场调查和指导10余次。同时我中心派员配合中疾控环境所徐东群副所长开展保利天悦感染楼宇下水道气溶胶传播现场捕捉试验。

2. 积极对病例重叠接触的重点场所开展环境监测及感染风险调查评估处置。如3月初根据流行病学调查资料对输入性病例居住的越秀区丽枫酒店开展现场环境采样,结果显示病例曾住房间多处物表新冠病毒核酸阳性,院感控制小组根据检测结果认真分析存在风险,及时调整扩大采样环境,合计采集环境标本121份,并指导辖区疾控中心开展终末消毒。为涉事酒店的消毒隔离和重新营业提供科学依据和技术指导。

四、开展公共场所环境监测,为公共场所管理部门提供防控技术支撑

1. 社区环境消毒效果防控工作(2月8—11日)

为了严防新冠肺炎疫情在社区中暴发,2月4—6日,中心组织技术人员分为三个小组对广州11个行政区34个涉及病例社区开展抽查工作,督促社区落实各项消毒防控措施。

2月8—11日,中心组织了专业技术人员对越秀区等10个行政区(从化除外),华侨新村等54个小区/农贸市场的重点区域进行了现场采样,其中有确诊病例的小区31个,没有病例的对照小区11个,农贸市场12个。共采集样本578份,新冠病毒核酸检测结果均为阴性(100%)。

2. 公共场所联防联控工作(2月15—19日)

根据国家应对新型冠状病毒肺炎疫情联防联控工作要求,为进一步做好新冠肺炎的防控工作,我中心组织专业技术人员于2月15—19日对广州市越秀区等7个行政区19个地铁站、12个公交站和13个大型超市进行新冠肺炎疫情防控和卫生消毒措施落实情况进行调研,并对重点区域/部位采样检测。

通过现场调查,对44个地铁站/公交站/大型超市等公共场在联防联控工作中做得好的措施、方法进行总结并协助推广;对发现存在的问题及不足之处进行及时纠正。同时,工作小组还对44个地铁站/公交站/大型超市现场的重点区域进行现场采样,采集样本580份,其中包括电梯/扶梯物表144份、售票机/充值机物表37份、收银台/自助收银台物表43份、手样37份、钱币19份、公交车厢内物表(扶手、吊环等)115份、其他物表139份、空气样本46份。580份样本(534份物表和46份空气)新冠病毒核酸检测结果均为阴性。

3. 防止因复工潮引起疫情二次暴发风险,"两站一场一港口"环境监测工作(2月24—27日)

二月中下旬,广东省迎来了复工复产人员流动的高峰期,新冠肺炎疫情的严防严控再次面临考验。为帮助企业做好防止复工复产可能带来新冠病毒疫情二次暴发的准备工作,2月24—27日,开展了"两站一场一港口"(包括:广州火车站等3个火车站、10个汽车客运站、1个机场和9个港口/码头)新冠肺炎疫情防控和卫生消毒措施落实情况进行调研,并对重点区域/部位采样检测。针对发现的问题,还专门派出了专家技术人员下企业,协助交通部门企业进行员工规范消毒的培训及防控措施落实的指导工作。在调查的同时,共采集重点区域现场环境样本911份,样本类型包括:洗手间物表、电梯/扶梯物表、售票机等自助机物表、手样、钱币、其他物表、空气样本。所有样本的新冠病毒核酸检测结果均为阴性。

4. 集中隔离医学观察场所污水消毒处理措施落实情况调研和现场余氯复核检测工作

3月4—7日,中心派出两组技术人员分赴广州、佛山、东莞、中山市等地,调研集中隔离医学观察场所开展化粪池污水消毒处理措施落实情况并对余氯指标进行现场复核检测。我中心技术人员通过对集中隔离观察点的管理人员、消毒相关工作人员询问的方式,对各隔离点化粪池结构、消毒剂投料的种类、剂量、频次等情况进行梳理,并结合化粪池污水投入消毒剂作用90分钟后,现场监测复核余氯指标含量达标的情况进行评估,对于发现的问题及时通报相关单位。督促管理方应尽快落实化粪池投药口的正确位置,了解化粪池污水的容积,按要求对集中隔离观察点化粪池进行规范消毒,并及时开展余氯检测工作,做好消毒剂投放和余氯检测记录,同时配合辖区疾控部门开展监测工作,进一步做好隔离医学观察场所疫情防控工作。

5. 白云机场"外防输入内防扩散"环境专项采样监测工作(3月26—31日)

随着新冠肺炎疫情在世界范围内暴发,我国对外实施更为严厉的"外防输入,内防扩散"的相关新冠肺炎疫情防控措施,广东省卫健委要求对机场外环境7天内3次采样检测新冠病毒的指标要求。3月26—31日,我中心再次派出技术工作人员,前往白云机场进行环境专项采样监测工作。工作组对国际机场公共区域内人群高频接触物体表面进行采样,主要包括升降电梯内、扶手电梯、门把手、饮水机、厕所门、卫生间水龙头、自助服务设备、桌椅台面、儿童游乐设施、行李转运推车等处的物表,3月26日、28日和31日3次共采集样品805份,所有样本新冠病毒核酸检测结果均为阴性。

五、积极开展污水监测,评估粪—口传播风险

根据省生态环境厅发布《广东省疫情防控指挥部办公室疫情防控组关于印发加强污水污物监管工作的通知》(粤环函〔2020〕60号)、《广东省疾病预防控制中心关于规范开展疫情期间重点涉疫场所污水消毒监测工作的通知》(粤疾控函〔2020〕112号)文件要求,我中心立即组织全省各市、县(区)级疾控机构开展重点涉疫场所污水消毒及新冠病毒核酸监测工作。监测工作从2020年2月开始至今,共采集标本1 051份标本,其中4份标本阳性,1 047份标本阴性。标本采集地点包括病例收治医院、隔离点、污水处理厂、病例所在小区等,其中病例收治医院共采集标本248份、隔离点682份、污水处理厂68份、学校16份、疾控中心21份、病例所在小区16份,共1 051份标本。检出阳性标本后,我中心接到报告立即组织专家对医院或集中隔离点污水消毒措施进行现场指导,并提出解决方案,消毒后污水再次复检结果为新冠病毒核酸阴性。为配合各地市参加污水监测工作,消媒所下发超滤管1 600支,用于各地市根据辖区情况开展污水监测。这项工作的实施,充分保障了我省城市污水系统安全,保障了广大人民群众的健康。

六、积极为政府联防联控部门提供防疫保障

疫情防控期间,积极为政府各联防联控部门提供疫情防控技术支持和物资保障。

1. 多次对省府省委办公场所、工作车辆、新闻发布会场地等进行预防性消毒,消毒面积

超过2万平方米。为疫情期间政务工作的正常开展提供了安全的环境保障。

2. 协助省卫健委为省教育厅、省检察院、住建厅、生态环境厅、机场边检等政府机关部门制定《学校及托幼机构清洁消毒指引》《检察机关接访场所新冠肺炎防控工作技术指引及应急预案》《疫情期间重点涉疫场所污水消毒及监测工作指引》《新冠肺炎防控常态化下夏季口罩科学佩戴指引》《机场、海关、边检、民航相关部门工作人员个人防护建议》等多项工作指引和防控建议。与上述部门保持良好沟通,并对其管理和工作的现场及工作流程多次进行实地考查,根据实际情况为其提供行之有效的防控建议。

3. 中心甘萍一级调研员带领环境卫生、病媒消杀专家,多次到广交会琶洲展馆进行卫生保障现场调研和座谈,协助省新冠肺炎防控指挥办疫情防控组(省卫生健康委)起草第127届广交会卫生保障相关工作方案,并对展馆通风、消毒和集中空调通风系统管控提出建议。

七、以高度的政治责任感做好援鄂返粤医疗队防疫保障工作

自3月19日起,援鄂医疗队陆续返粤,我中心承担了省部属援鄂返粤医疗队集中隔离休养期间的人员采样检测和疫情防控工作。接待医疗队员共计1 222人,分批分点分段返粤,人数众多,耗时长,隔离酒店分散,不确定因素多。为保障抗疫英雄们的身心健康,从隔离酒店的选取、现场环境的调研评估、防控方案的撰写到组织成立省、市、区三级疾控中心专班驻点和现场消杀等,工作组以高度政治责任感承担了防疫保障相关的现场统筹指导和措施实施工作,认真做好每一个环节的防疫保障,组织省、市、区三级疾控中心派员驻点指导承接休养酒店科学开展健康监测、环境消毒、病媒生物控制、食品安全等工作,为15批次共计1 222名医疗队人员进行口咽拭子核酸采样监测3 923人次,结果均为阴性。防疫保障工作耗时一个多月,省、市、区三级疾控中心派出工作人员700余人次,车辆120余车次,我中心为休养队员提供口罩750个、过氧化氢消毒剂24箱、消毒粉8箱、含氯泡腾片24箱。市、县疾控中心提供次氯酸钠消毒剂数桶用于行李、交通工具、环境物表及酒店污水消毒。每个休整点均由当地派出医疗保障人员6名,专用救护车1台,常用保障药物、额温枪、血压计及心电监测仪器等物资若干。经过大家齐心协力,实现了集中休养期间零事故、零感染、所有队员健康返家返岗的目标。

八、消毒相关产品消毒效果检测鉴定

1. 疫情初期,为保障疫情防控用应急消毒物资的消毒效果,配合省科技厅、联防联控办

组织疫情防控工作的开展,消毒实验室对 SDST 抗菌剂、次氯酸水等若干消毒产品消毒效果做了检测鉴定,对其消毒作用效果进行评估,为政府部门科学防控、选择有效合理的物资提供科学严谨的依据。

2. 为执法出证据。协助省卫生监督部门对流通在市场的怀疑具有消毒效果错误宣传的部分产品如酵素开展消毒效果鉴定,共完成 5 个产品的消毒效果及微生物污染指标的检测,及时为我省各级卫生监督部门开展监督执法提供科学依据,及时制止消毒剂滥用乱用的问题。

九、利用多种形式开展防控宣传、强化对疫情防控重点部门重点场所和基层疾控的专业培训

1. 多形式开展新冠肺炎疫情防控宣传,为全省科学防控和精准防控提供了强有力的技术支持

(1) 利用中心微信公众号、电视台采访、现场培训等方式及时对广大市民宣传普及居家隔离防控要点、消毒剂使用、口罩使用等相关知识。刘礼平所长多次接受广东电视台采访,亲自示范操作"手卫生方法""口罩正确佩戴和使用后处理""居家消毒剂介绍和使用方法"等,采访视频通过广东卫视等新闻媒体在黄金时段播报;受邀对地铁运营部门开展"轨道交通新冠肺炎疫情消毒防控"现场授课答疑等。

(2) 在发布的 20 余份消毒和防护指引上均提供了编写部门联系人及联系电话,无偿为疫情防控相关单位和社会民众提供专业技术解答数百次。

(3) 制作了"消毒科普""集中隔离医学观察场所化粪池污水消毒与监测""污水超滤富集"等系列视频作品,通过微信工作群、微信公众号、中心官网等途径进行科普宣传。

2. 积极配合联防联控部门,开展现场教学和现场示范培训

为做好重要会议的疫情防控工作,工作组对广东大厦新闻发布会会场,广东省人大等十余个重点场所的清洁消毒作业人员进行消毒作业现场培训,培训达 300 人次。消毒院感控制指导组的技术专家还多次受邀对地铁、边检、机场、车站、社区、学校等相关人流密集场所从业人员开展个人防护和清洁消毒现场教学培训。对地铁、边检等部门进行防护服穿脱、口罩选择及正确佩戴等个人防护的现场示范和指导,辅以现场答疑等方式,为这些部门的非专业防控人员迅速提供科学有效的培训,为全省联防联控贡献了专业力量。

十、积极推进复工复产复学工作

为认真落实省委省政府关于切实加强疫情科学防控有序做好企业复工复产工作的决策部署,消媒所组织专家奔赴各行业开展消毒指导工作。

1. 了解有代表性酒店公共场所环境中新型冠状病毒污染情况　我中心于对广州市白天鹅宾馆等8家有代表性的酒店进行了环境采样和新型冠状病毒核酸检测,共采集酒店大堂、客房、餐饮区、健身区、游泳池等公共区域人群高频接触的物体表面、客房内住客高频接触的物体表面、洗手间物体表面(包括门把手、水龙头、洗手池台面)、电梯扶梯物体表面、桌椅物表、空调进出风口以及酒店工作人员手表面等标本共298份,检测结果均为阴性。

2. 指导学校安全复学工作　消媒所派多名专家去五邑大学、广东省育才第一幼儿园等现场指导消毒和复课防疫工作;为高考英语听说考试顺利进行,奔赴考点进行现场防疫指导工作,协助省考试院制定英语听说考试防疫工作指引。

3. 落实两会赴京人员集中期间疫情防控工作　消媒所派专家驻点指导酒店科学开展健康监测、环境消毒、病媒生物控制、食品安全等方面的保障工作。在两会赴京人员进驻酒店之前,消媒所专家对酒店的餐饮人员和客房人员进行了消毒及入住期间保障相关注意事项等方面的培训,并定期巡查指导;完成对所有工作人员和两会赴京人清洗、消毒、核酸采样现场技术指导工作。

4. 2月19日,环学所张建鹏副所长、消杀所钟昱文副所长到广州市卫健委参加"广东某民营医院新冠肺炎疫情防控专家研讨会",并对该院重点区域通风、集中空调系统清洗消毒提出意见;3月4日,张建鹏副所长带队,环学所、消杀所专家到广州市某民营医院进行集中空调通风系统现场调研,并指导番禺区疾控中心制定该院重点区域集中空调新冠病毒核酸采样方案;3月9日,张建鹏副所长带领环境卫生、院感消毒所专家,现场指导番禺区疾控中心专业人员对该院重点区域清洗后的集中空调系统进行新冠病毒核酸采样。

2020年新冠病毒疫情席卷全球,至今仍在世界多个国家肆虐。在过去的几个月里,消毒院感控制指导组为新冠肺炎疫情防控贡献了专业技术力量:为我省各联防联控部门、医疗机构、社区居民、公共场所服务部门、学校、企业等提供了一系列的技术指引和现场指导,提供科学消毒和精准消毒方法,为我省疫情防控赢得了时间;积极开展医院感染防控工作,为广东省医护人员零院感提供有力的技术保障,同时也提高了全省疾控队伍消毒与感染控制能力;为广大民众提供科学的消毒技术和个人防护技术,同时也纠正了社会上存在的滥用消毒剂等现象,得到了社会的广泛认可,体现了疾控人对社会和人民健康的高度责任感和担当。

在新冠肺炎疫情防控工作中,消毒与院感控制组共印制个人防护宣传海报 10 000 册,分发给全省各家医院;制作视频资料和培训课件数十份,指导全省各级疾控开展相关工作;开展新冠肺炎疫情防控相关监测采样达 10 000 多份,开展新冠肺炎疫情防控培训超过 11 500 人次,完成新冠肺炎疫情防控消毒产品监督抽检报告 5 份,撰写学术类文章 3 篇(待发表)。

十一、先 进 典 型

疫情就是命令,疫情就是号角! 面对来势汹汹的疫情,广东省疾控中心很快进入紧急战备状态,迅速成立了消毒与院感控制指导组,指导组将根据疫情发展态势和防控工作需要,前往各地对重要疫情开展院感防控、现场消毒和环境整治督导等工作。

在疫情还不是很紧急的时候,身经百战的林立丰便高度警觉起来,作为消毒与院感组的领头羊,他马上行动,提前布置,带领工作组全员加班加点制订了工作方案、消毒重点场所的工作流程与指引,制定农贸市场、餐饮、学校等各类场所的消毒隔离指引,对新型冠状病毒进行科普宣传等,为接下来的疫情应对做好准备。

自疫情发生以来,林立丰率领团队日夜兼程几乎跑遍了全省所有地市。接到驰援湖北荆州任务后,林立丰二话不说,在几个小时内便整理好行李、安排好交接工作,跟随支援荆州第一批医疗队,连夜赶赴荆州开展支援工作。根据广东支援湖北荆州医疗队前方指挥部安排,担任指挥部副总指挥,负责与当地卫生健康部门建立沟通协调机制,协调相关医疗设备物资,与国家卫生健康委前方指挥机构、广东省新冠肺炎疫情防控指挥部办公室建立对接机制;兼任疫情防控组组长,负责指导荆州市加强疫情防控,开展流行病学调查和风险研判,协助医疗管理组做好广东支援医疗队院内感染控制;同时,根据党中央国务院安排,担任中央赴湖北指导组防控组驻荆州防控队队长,负责流调排查和巡回督导,推动当地全面加强新冠肺炎疫情防控一线工作。

在荆州期间,面对严峻复杂的疫情防控局势,林立丰带领的工作组通过党组织和专家队伍相结合的工作机制、重点下沉和面上覆盖相结合的工作方法、摸排督导和帮扶带教相结合的工作模式、广东模式和荆州实际相结合的工作特点,抓住精准施策、精准流调、精准摸排和精准施教的战术要点,放眼荆楚全局,确定荆州市区、洪湖市和监利县三大重点区域为主战场,经过一个多月艰苦奋斗,有效地控制了荆州市疫情传播,圆满地完成了援助荆州抗击疫情的任务。

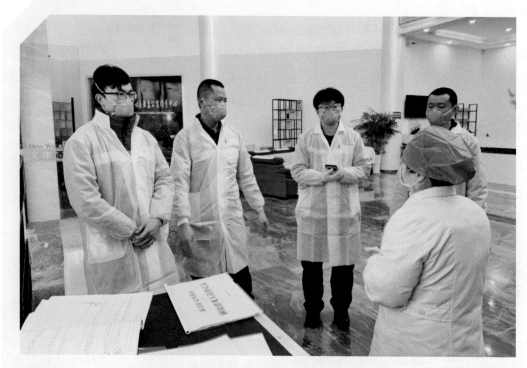

2020 年 2 月 17 日,林立丰主任医师在湖北省荆州洪湖市调研集中隔离点防控措施(芦瑞鹏　摄)

（供稿:郑小凌　陈宗晶）

第二十章

广西壮族自治区

一、消毒工作总结

1月20日新冠肺炎发生以来,广西疾控中心消杀与媒介防制所全所人员主动放弃春节假期和双休日,加班加点,积极应对新冠肺炎疫情,参与起草修订40多个防控文件方案和55个配套子方案;积极开展疫情督导,指导消毒与个人防护培训;共落实96家次消毒工作任务;开展数十家次消毒产品及其车间环境应急检测;积极参加相关健康教育工作等,完成了大量的工作任务。

(一) 投入人力资源情况

我中心消媒所共12人,从中心应急队抽调2人,共14人参加消毒工作;另外,培训了一家消杀公司的10名骨干作为补充力量;还有6名司机参加消毒出车工作。共投入人力30名,出动消毒任务共514人次。

(二) 现场疫点消毒和重要场所活动预防性消毒剂消毒指导

消媒所组织完成对银林山庄隔离观察场所终末消毒、都安县人民医院等20个疫点终末消毒、邕武医院应急病房关舱终末消毒、援鄂和疫区返回车辆消毒、中心门诊咽拭子排查采样场所终末消毒、外勤车辆终末消毒及其医疗废物处置、援鄂医疗队休整有关迎接车辆、行李和5家休整宾馆消毒、指挥部、新闻发布厅、自治区重要办公场所和高考、参加全国"两会"等自治区重大活动、重要会议防疫保障及消毒工作等,共出动消毒任务96家次,消毒面积

53万平方米。视频培训指导全区疾控系统和现场指导社区、医院、学校、宾馆、企事业等50多家单位开展消毒防疫工作。

（三）防控督导、疫情处置、派出人员协助广西边境和驰援武汉、北京机场工作

1. 防控督导

（1）1月20—21日，消媒所长唐小兰参加自治区卫健委防控督导工作，对桂林市和贺州市开展督导指导。

（2）2月11—15日，副所长欧阳颐参加广西指挥部督导工作，赴5市对9家定点医院开展防控工作督导。

（3）5月26—28日，副所长马海芳和魏超赴梧州、玉林、贵港市参加新冠肺炎疫情防控疾控大培训督导工作。

（4）6月15—16日，派出专家参加高考疫情防控消毒防护指导工作。

（5）12月28—30日，派出苏伟东主任技师赴凭祥、防城港、东兴、钦州四地参加指挥部冷链食品督导。

2. 疫情处置

（1）消媒所牵头完成对江滨医院一起发热疫情的调查处置工作。

（2）消媒所派出甘永新等2名专家参加都安县新冠肺炎疫情消毒处置工作，起草都安县疫区消毒工作方案，对河池市和都安县疾控中心开展消毒技术培训，并参加20多个疫点消毒处置工作，消毒面积8万平方米。

3. 驰援武汉和北京机场

（1）2月23日—4月8日，派出魏超同志驰援武汉，参加大量疫区调查处置、现场消毒及相关培训工作。

（2）3月17—20日，中心派出急传所、应急办、消媒所的李永红、黄君、甘永新、黎少豪等7名骨干驰援北京机场，参加机场境外输入防控及对广西境外接待工作组开展消毒与防护相关培训指导。

（四）草拟文件方案、培训指导、公众健教工作

1. 草拟文件方案

消媒所参与起草《广西新冠患者及密切接触者污物消毒处置指南》《广西公共场所预防性

消毒技术指南》《广西交通工具预防性消毒处置方案》《广西重要办公场所预防性消毒处置指南》《加强新冠肺炎密切接触者隔离观察场所消毒工作的通知》《广西援鄂医疗队返桂集中休整工作方案》《教育厅、卫健委关于印发广西学校防控新型冠状病毒肺炎疫情卫生清洁消毒指南的通知》《广西现阶段社会公众使用口罩建议》《广西常态化疫情防控公众科学佩戴口罩指引》《广西常态化社会公众科学佩戴口罩指引(修订版)》《广西公务活动科学戴口罩指引》《全国"两会"参会代表新型冠状病毒肺炎防护方案》等 40 个文件方案和 55 个配套子方案。

2. 培训指导,多次开展消毒与个人防护培训授课 10 余次

(1) 消媒所组织全员参加全国及全区疾控疫情防控工作视频会及培训会,组织科室学习有关文件方案,跟踪疫情进展,研究应对策略;

(2) 唐小兰所长在广西疾控系统视频培训会上作消毒和个人防护知识培训;

(3) 唐小兰所长在中心外勤卫生防护及医疗废物处置管理培训会进行有关知识培训;

(4) 唐小兰所长在自治区卫健委组织的疾控大培训上作为主要师资作培训;派出援鄂队员魏超参加中心赴各市的疾控大培训工作;

(5) 甘永新对河池和都安疾控开展消毒与个人防护培训 2 次;

(6) 多次对中心内外派出驰援湖北人员和援外人员进行消毒和个人防护知识培训指导;

(7) 唐小兰所长在自治区指挥部组织的援港检测队培训班作消毒、防护培训;

(8) 唐小兰所长在南方海关和自治区卫健委联合检测培训作消毒、防护技术培训。

3. 公众健康教育

(1) 唐小兰、甘永新组织制作疾控人员二级防护操作视频,起到很好的示范培训效果;

(2) 为中心微信公众号撰稿、组稿 8 篇;

(3) 协助健教所完成一系列新冠肺炎消毒与个人防护方面宣教资料的撰写与修订。

(五) 应急物资保障工作

消媒所先后派出 3 人参加指挥部物资保障组,指导全区防护用品的分类、鉴定和规范使用,共计完成 1 000 万件以上防护物资的验收鉴定和分类指导工作。协助自治区卫健委和中心应急物资采购计划制订等相关工作。应指挥部和企业委托,组织完成数十家消毒剂应急办证产品和车间环境检测及对消毒企业的指导工作。

(六) 感控指导、应急病房验收检测及终末消毒指导工作

消媒所完成对自治区人民医院邕武医院("广西小汤山")的感控指导、应急病房验收

检测、关舱终末消毒指导和 ICU 防护指导、核酸实验室建设评估指导；完成对医科大附院、江滨医院等多家医院消毒隔离与感控指导工作；参加自治区边境三市应急中心建设设计论证；参加高考相关防疫指导；参加全国"两会"防护工作指导、首长视察防疫保障工作和重要外事活动防疫工作等。

（七）返桂休整防疫工作

消媒所作为主要防疫技术部门，落实援鄂、援柬、援港返桂 1 155 名医疗队员和 150 名公安队员的集中休整相关防疫工作，包括参加指挥部有关休整工作部署会议及休整方案起草；落实全部各批次队员迎接车辆、行李和 5 家休整宾馆多批次迎接、终末消毒及相关防疫指导工作。

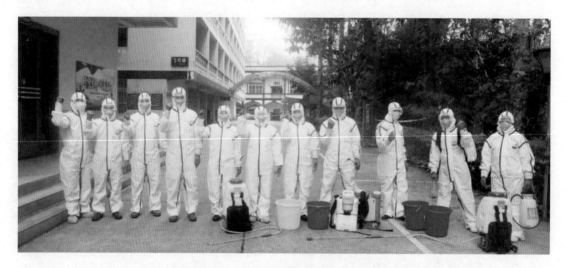

2 月 17—19 日，广西疾控中心消媒所对银林山庄密切接触者隔离点终末消毒

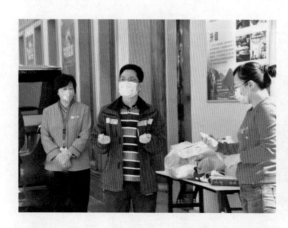

3 月 17—20 日，广西疾控中心消媒所甘永新对北京机场广西境外接待工作组开展消毒与防护培训指导

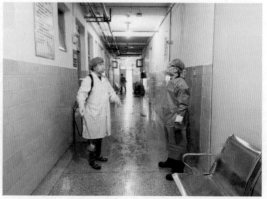

3 月 3 日，广西疾控中心消媒所在都安县人民医院指导消杀工作

二、环境卫生工作总结

自新冠肺炎疫情发生以来,广西疾控中心环境卫生与地方病防制所(以下简称"环境所")全体人员积极响应号召,认真履行岗位职责,并充分结合本所的业务职责优势,积极参与到新冠肺炎疫情防控工作中,取得一定成绩。

(一)积极响应号召,派出人员援鄂参加疫情防控工作

接到报名通知后,本所人员积极响应,有数名技术人员主动报名,经中心遴选,最后选派陆皓泉副主任医师代表本所前往湖北武汉开展有关工作。在其赴武汉期间,同事们时刻牵挂着他的安全及有关工作开展情况,积极谏言献策,并通过微信、电话等方式做好其本人和家属的关心关爱工作,及时了解、帮助解决其家庭存在的困难。前往慰问家属1次,录制全所人员参与的视频对其本人慰问1次,并及时将社会捐赠援鄂人员物品送至家属手中。所有这些都对陆皓泉同志在鄂期间顺利开展各项工作起到激励作用。

(二)服从安排,积极参加疫情防控有关现场工作

1. 派出2人前往贵港及其辖区开展疫情防控技术指导工作。根据《自治区疾病预防控制中心关于开展新型冠状病毒感染的肺炎疫情防控技术指导的通知》(桂疾控〔2020〕12号),为贯彻执行国家和自治区新冠肺炎疫情相关防控策略,指导各地落实各项防控措施,切实做细做实疫情防控各项工作,2020年1月30日—2月1日,广西疾控中心环境所钟格梅所长、廖敏副主任医师对贵港市疫情防控相关工作进行现场监督检查和技术指导。

2. 派出1人前往广西重点疫情防控地区都安县参加新冠肺炎疫

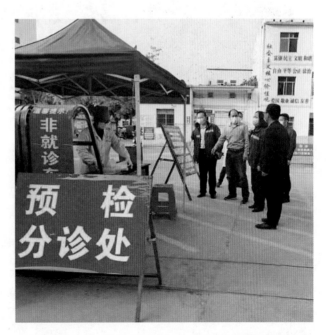

2020年1月31日,广西疾控中心环境所派出专家在贵港市人民医院覃塘区三里镇分院指导

情防控工作。根据自治区卫健委和中心领导部署,广西疾控中心环境所于2月16—21日派出陆皓泉副主任医师前往都安县参与疫情防控工作。主要负责核实密切接触者隔离措施的落实情况、被封闭医院人员的分流情况,以及督导各乡镇落实疫情防控措施等工作,确保各隔离点和相关乡镇按要求严格执行新冠肺炎疫情的各项防控措施。

3. 派出1人前往来宾、柳州、桂林、河池及其辖区县开展新冠肺炎定点收治医院感染管理专项督查工作。

4. 派出2人分别前往贵港、梧州和桂林、贺州等地监狱开展新冠肺炎疫情防控工作技术指导。

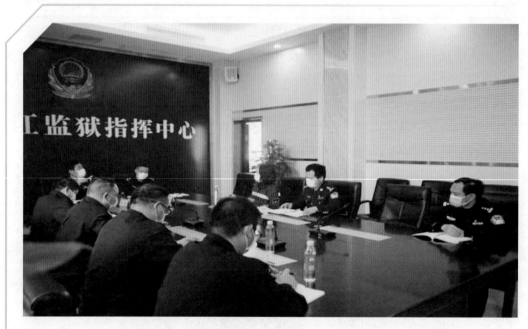

2020年2月23日,钟格梅所长带队对广西某监狱疫情防控工作进行指导

5. 派出3人前往自治区政务中心指导有关复工后疫情防控工作,并针对场所环境现状提出可行的防控工作建议。2020年2月22日,应自治区大数据发展局邀请,广西疾控中心环境所钟格梅所长、陈莉副所长和黎智副主任技师到自治区政务服务中心,针对其复工复产进行疫情防控工作指导,对该中心重点区域和常用设备的保洁、消毒,特别是人员安全防控及集中空调通风系统的启动提出了具体、专业的意见和建议。

6. 派出2人分别前往隆安县和南宁市第四人民医院开展有关新冠肺炎疫情防控的现场调查和评估工作。

7. 派出3人前往荔园维景国际大酒店、沃顿国际大酒店、五象山庄等定点酒店对援鄂返桂工作组及医护人员采集咽拭子标本进行病毒核酸检测工作。

8. 派出 20 人次在自治区 12320 热线值班,派 20 人次参加中心疫情在岗值班;派出 8 人次参加国家疫情风险评估视频会议,派 2 人次列队接受领导检阅。

9. 派出 2 人参加自治区指挥部组织的赴自治区直属高校开学前有关疫情防控工作评估工作。

10. 派出 2 人对口支援边境口岸凭祥市和龙州县,投入当地疫情防控工作。

(三)发挥专业优势,组织全所人员积极起草疫情有关防控文件和知识手册

1. 在疫情防控前期阶段,根据自治区卫健委和中心领导工作部署,代自治区疫情防控指挥部起草《新冠肺炎疫情公共场所预防指引》以及《旅店业新冠肺炎防控指南》《商场新冠肺炎防控指南》《公共交通工具新冠肺炎防控指南》《长途客运行业新冠肺炎防控指南》《农贸交易市场新冠肺炎防控指南》《工厂企业新冠肺炎防控指南》《小学及托幼机构新冠肺炎防控指南》《中高职院校及初高级中学新冠肺炎防控指南》《养老机构新冠肺炎防控指南》《新冠肺炎疫情流行期间召开会议防控指南》《普通家庭新冠肺炎防控指南》等防控指引或指南,其中 11 个防控指南以自治区指挥部名义下发全区市县执行,以上指南对公共场所等重点场所疫情防控发挥了重要指导作用。

2. 积极协助自治区爱卫办起草《开展抗疫爱卫"五大清洁行动"实施方案》《自治区卫生健康委自治区爱卫办关于新型冠状病毒感染的肺炎疫情防控倡议书》《自治区爱卫办关于紧急征求深入开展爱国卫生运动做好新冠肺炎疫情防控工作方案意见的函》等 13 个文件;协助中心相关科所撰写或审核新冠肺炎防控知识手册。

3. 在复工复产阶段,根据自治区卫健委的工作部署,先后撰写《新冠肺炎防控期间影剧院、歌舞厅、游艺厅等公共场所复工指引》《新冠肺炎流行期间夏季办公场所和公共场所空调通风系统运行管理指南》等指导性文件。

4. 结合学科知识积极撰写并在中心公众号发表"家庭 tony 老师修炼手册——用具卫生""神秘的气溶胶,到底是什么?""准备开学了,上一堂校园新冠肺炎防控课吧""夏天来了,如何安全使用集中空调通风系统"4 篇防疫科普微信稿。

三、援鄂工作总结

环境所和消媒所共派出了 2 名专业技术人员参加援鄂工作,主要支援武汉市东湖高新区的疫情防控工作。

陆皓泉,中共党员、副主任医师。2020 年 2 月 23 日,作为国家组建的第三批援鄂流调

督导队成员,和广西疾控中心技术骨干魏超、官晨一道紧急驰援武汉,工作内容主要包括开展现场流调、消毒指导、疫情分析。参与了对第三方消杀公司、工业园区、企业等普通场所,以及养老院、福利院、监狱等特殊场所的疫情防控和消杀工作指导;并与其他队员一起,在完成疫情现场处置的同时,还参与了辖区内方舱医院的休舱消杀和终末消杀工作,进一步积累了在大型公共场所开展科学消杀工作的经验。

魏超,中共预备党员、助理研究员。2020年1月24日,广西启动重大突发公共卫生事件一级响应,当天是大年三十,他立即放弃休息,准时到岗。作为国家突发传染病防控应急队消杀组副组长,主动请缨加入应急队消杀组应急值守。作为援汉消杀组专家于2月23日到达武汉,共奋战46天,每天工作约12个小时。在消杀工作上秉承全方位覆盖的原则,对消杀公司、社区医院、社区服务中心、小区物业、消防中队、隔离点、方舱医院、医院、监狱、养老院、福利院、企事业单位、教育机构等多部门进行了消杀指导和培训,累计指导50次,累计培训3万多人次。直接参与隔离点、方舱医院、监狱等场所的终末消毒工作,累计参与消毒面积约2.6万平方米。

四、援边工作总结

按照《广西防范境外新冠肺炎疫情输入工作实施方案》要求,广西疾控中心派出援边队员入驻广西各边境口岸县(市、区),支援当地开展新冠肺炎疫情各项防控工作。其中,广西疾控中心环境所先后派出黄林主任医师前往龙州县边境口岸,陈莉副所长、主任医师前往凭祥市口岸开展相关工作。她们通过实地走访当地疾控中心、县级医疗机构、发热门诊、隔离点、卫生院、学校、边防派出所、边境口岸等重点单位和重点场所,了解和掌握边境地区疫情防控存在的问题,协助当地排查边境防控漏洞和薄弱环节,并根据存在的问题及时提出相应的工作建议,促进和完善相关防控工作,同时参与指导完善各类工作预案。通过对当地开展相关技术培训和技术指导,积极推动当地相关疫情流行病学调查能力提升,提高了当地疾控中心应对各类突发公共卫生事件的处置能力。

(供稿:唐小兰 钟格梅)

第二十一章

海 南 省

自新冠肺炎疫情在武汉及湖北其他地区暴发以来,海南省疾病预防控制中心及时成立了新冠肺炎疫情应急处置组织机构。消杀队作为其中重要的组成部分,负责消杀器械、药品的准备,配合现场流行病学调查组开展工作,进行相关消毒宣传教育、消毒技术指导等工作。消杀组目前共10人,组员专业背景为传染病防制、核辐射卫生、环境卫生、消杀、质量控制、病媒防制等。

一、消毒技术支持

1. 根据国家下发的新冠肺炎防控方案,结合海南实际,拟定并下发《海南省新型冠状病毒感染的肺炎消毒指南(第一版)》《海南省新型冠状病毒感染的肺炎消毒指南(第二版)》《疑似暴露的疾控工作人员洗消程序(第一版)》等指南。根据下发的有关方案,培训本中心、各市县疾控中心消毒专业技术人员5次共700多人次。到现场指导疫点、集中隔离观察点、复产复工企业、学校开展消毒工作,主要指导内容涵盖消毒重点部位、消毒剂选择、使用注意事项等方面。

2. 确保现场工作生物安全。与中心流调队配合,到现场开展采样后的消毒工作,并对本中心疑似暴露人员进行消毒处置,累计开展6次。

3. 指导培训省委大院、省大数据局、省级重点建筑企业开展预防性消毒工作。主要培训消毒剂配制方法、重点消毒部位、施药方法等知识,帮助建立日常消毒制度。

4. 帮助海南省卫健委、海南省红十字会开展预防性消毒工作。根据消毒场所环境,在会议室及其他人员较多的部位分别进行了抹湿及喷雾消毒。

二、科普宣教

疫情期间,消杀组成员接受电视媒体现场采访 6 人次、到电视台录节目 5 人次,开展科普讲座 3 次,主要向群众宣讲新冠肺炎疫情期间预防性消毒原则、居家消毒方法、消毒剂选择及消毒剂使用注意事项等方面的知识。

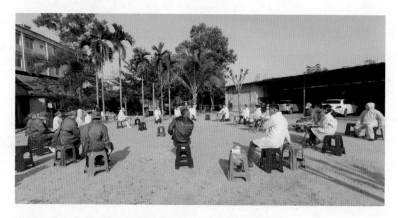

海南省疾控中心驻琼中县流调组组织该县卫生系统相关工作人员召开新冠肺炎疫情防控工作会议

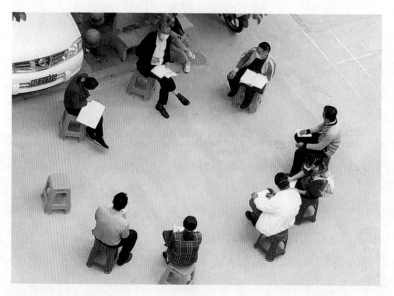

海南省疾控中心流调组成员苏新元、封丹、邢泰然汇报确诊病例密切接触者追踪排查等情况

(供稿:孙定炜)

第二十二章

重 庆 市

自疫情发生以来,为贯彻落实党中央、国务院关于抗击新冠肺炎疫情的决策部署,重庆市疾控中心高度重视,成立了7个工作组,分解、细化、落实各项防控工作。其中环境卫生和消毒工作由疫情防控组牵头;消媒所主要负责疫情防控消毒、隔离、防护以及相关专业技术培训与宣传,春节无一人休假;消媒所11人全员在岗,连续奋战70余日,全力以赴致力于疫情防控。

一、积极组织开展环境卫生和消毒工作

疫情初期,参与制订《重庆市卫健委关于进一步加强新冠肺炎防控工作的通知》,要求各地组织开展好爱国卫生运动,督促有关部门做好密闭交通工具及相关客运场所的消毒、通风等工作,强调各区县要提高辖区内医疗卫生机构院感防控、个人防护能力,严防医护人员感染的发生。

疫情期间,参与制订有关爱国卫生、密切接触者等的隔离管理、集中隔离场所垃圾处置、废弃口罩收集处理、复产复工复学等多项防控实施工作要求、方案;针对个别过度消毒、错误消毒的现象,及时下发《关于新型冠状病毒感染肺炎疫情期间科学、规范地开展消毒工作的通知》,确保疫情防控科学有序进行。

二、立足专业开展各项工作

1. 加强疫情防控技术支持,通过制定技术指南、方案、地方标准举办视频培训、现场或

网络技术指导等方式,全方位提供环境卫生和消毒技术支持。

(1) 主持、参与或协助制定下发消毒、防护等技术方案、指南 24 份,涉及消毒、隔离、个人防护以及院感防控等,规范各区县医疗卫生机构及相关部门疫情防控操作流程与技术要求。

(2) 主持制定重庆市新冠肺炎防控地方标准 7 项,参与制定 10 项,对不同人群、机构与重点场所制定了针对性的疫情防控技术指南。

(3) 对警察、学校、医护、疾控、社区和消毒服务机构人员进行消毒防护视频培训 30 多期,有效提升防控人员的技术能力与水平。

(4) 奔赴区县指导疫点消毒、集中隔离场所消毒防护和垃圾、污水处置,累计出动 40 余人次;累计通过网络、电话指导区县疾控 1 000 余次、消毒服务机构 700 余次。

(5) 参与市经信委疫情防控物资采购论证和咨询,累计提供专业咨询 300 余人次,助力全市防控物资应急采购。

(6) 现场指导企业复产复工 10 余家,协助制订企业疫情防控方案 2 份,加入志愿者服务平台,为有序推进复工复产提供技术支撑。

(7) 现场指导复学 6 家,开展视频培训 3 次,指导沙坪坝区教委拍摄学校消毒技术示教片 1 部并向全市推广。

(8) 随着境外疫情形势严峻,加入了侨胞工作组,为重庆市两支援外医疗队提供消毒防护技术咨询。

(9) 成功申报市卫健委应急科研专项《新冠肺炎疫情防控消毒效果评价研究》。

2. 通过不同平台、媒体加大疫情防控知识宣传普及力度。累计参加市政府新闻发布会 4 场,电视台访谈及科普节目 16 期,公益直播与讲座 2 期,各类媒体采访报道 200 余起,撰写微信公众号 14 篇,完成市科协复工复产复学的科普宣传项目 1 项。

3. 全力做好重要场所、重要会议、重要接待任务中的消毒技术指导,承担重点场所、交通工具、集中空调等的卫生保障消毒共计 50 余次。

4. 派出 1 人援助湖北孝感开展疫情防控消杀工作。援孝期间充分发挥专家作用,向孝感市指挥部疫情防控组提交技术报告 3 份,参与制定技术指南、实施方案 13 份;对 3 家核酸检测机构开展生物安全与消毒现场指导,对监管场所、医疗机构等重点场所现场消毒、指导 10 余次;开展培训 5 次、累计 400 余人次;"疾控大培训" 期间制作消毒防护课件,以供援孝感当地技术人员做专题培训;接受孝感电视台等访谈 6 次。另派出 1 人赴北京参与境外人员回国返渝分流工作。

重庆市疾控中心消媒所全员在一级响应期间每天工作超过 12 个小时,甚至通宵达旦。根据疫情防控的需要,或参与疫情形势研判、防控策略制定,或奔赴疫情现场指导,或查阅资料制订方案、撰写科普宣传,或开展技术培训指导,或 24 小时无条件接听解答咨询电话,竭尽所能履行岗位职责。

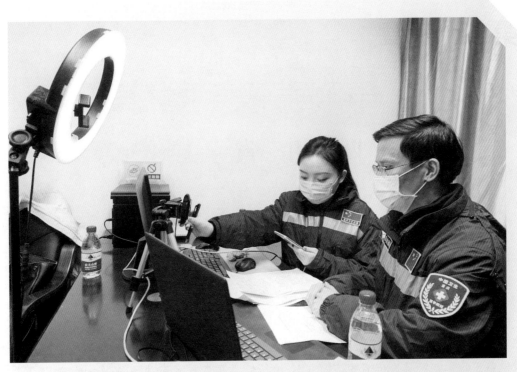

2020 年 2 月 5 日,季恒青参与中华预防医学会、淘宝直播平台联合举办的新冠肺炎防控公益直播

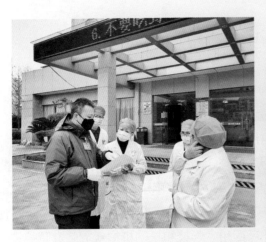

2020 年 3 月 3 日,何亚明于孝感市航天医院指导开展个人防护与终末消毒

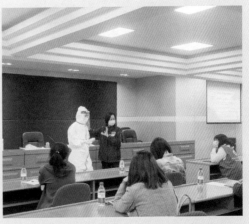

2020 年 3 月 27 日,刘南、王乙棋于重庆市团委为防境外疫情输入工作的大学生志愿者开展个人防护培训

（供稿：季恒青　刘南）

第二十三章

四川省

2020年春节注定会是一个让人铭记的春节,在新型冠状病毒逐步蔓延扩散的形势下,中心印发了取消春节休假的紧急通知。作为疾控人,四川省环境与学校卫生消毒所所有员工立即进入战时状态。整理消毒工作相关的规范、标准等技术材料进行分享和学习,做好技术储备。收集新冠肺炎疫情的防控方案、流行病学调查方案等材料,多次集中学习,及时掌握相关要求。

一、技术指导

1. 编制防控方案、技术指南等指导全省开展新冠肺炎疫情防控工作。环卫所在1月25日编制《新型冠状病毒感染的肺炎密切接触者集中医学观察消毒指南》和《新型冠状病毒感染的肺炎病例家庭终末消毒指南》,由四川省疾控中心及时下发;1月28日四川省疾病预防控制中心印发《四川省家庭"新型冠状病毒感染的肺炎"预防指南》等5个预防指南,在第一时间为四川省科学规范新型冠状病毒感染的肺炎密切接触者管理、规范终末消毒、预防性消毒提供了依据。在疫情期间落实分区分级精准复工复产复学,及时编制《四川省企业复工复产新冠肺炎防控技术指南》和《四川省学校和托幼机构新冠肺炎防控技术指南》。

2. 参与编写《四川省新冠肺炎疫情防控卫生员培训大纲》,包括第一部分新冠肺炎疫情防控基础知识、第二部分重点单位和相关行业新冠肺炎疫情防控技术和操作要点中的教育系统、工矿企业、公共(办公)场所、特殊场所共8个防控技术要点。为四川省卫健委开展联防联控群防群控队中社区、单位"卫生员"培训提供了技术支撑。

3. 多形式开展防控宣传。联合四川电视台、成都电视台、大众健康报等媒体,针对重点场所、重点人群开展了分期分类的健康宣教,包括"开学后,学校需要做什么准备?学生怎么防护?""新冠肺炎疫情期间办公场所和公共场所空调通风系统使用注意事项""新冠肺炎疫情期间居家隔离观察相关知识建议"等主题内容;编写了"预防新冠联防联控走出七大消毒误区"的微信推文,指导居民科学规范合理消毒,第一天点击量就达2万余人次,广泛地指导大众科学规范合理消毒;为广大农村地区撰写微信推文"防'新冠肺炎',靠大家!(农村防控篇)";通过四川手机报宣传"疫情期间,如何减少传染病发生?"四川省疾控中心再次提醒,养成良好的卫生习惯,包括勤用流水洗手、不随地吐痰、外出戴口罩、打喷嚏遮住口鼻、喝开水、吃熟食、注意开窗通风、家庭内外环境保持清洁、清除卫生死角、做好垃圾管理以及营造卫生整洁的环境等。

二、防 控 指 导

胡顺铁,副主任医师,作为环境与学校卫生场所防控专家,积极做好对德阳、广汉复工企业疾病防控工作的检查指导;加强对企业临时留观隔离区、车间、职工宿舍、职工食堂和公共卫生间等消毒情况进行现场指导;对预检分诊、发热门诊、留观室、医疗垃圾暂存以及医院污水处理等工作进行检查指导,提出预检分诊窗口前移、优化发热病人专用通道等改进建议。

周亮,党员、医师,自新冠肺炎疫情发生以来,始终冲在防控第一线,先后参加了省政府市长会议的卫生保障工作、广元市首例新冠肺炎病例疫情处置工作、阿坝州首例新冠肺炎病例疫情处置工作、广安市疫情处置驻点与督导工作,其间作为省指挥部疫情防控第五督导组成员对广安市进行了督导。

三、驰 援 武 汉

秦岭,党员、高级工程师,疫情发生后连续加班。2月3日—3月20日,加入国家(四川)医学紧急救援队,作为四川省第四批援鄂医疗队公共卫生组成员,和中心党员、技术骨干赖发伟、宋阳一道紧急驰援武汉开展医疗队驻地的卫生防疫工作。开展感染防控消毒处理约1 800人次,公共空间累计消毒面积约45 000平方米,累计消毒物资用品4 500件、消毒车辆约110车次,并建立完善防控制度和流程,确保了驻地四川和甘肃两支医疗队172名队员零感染,并荣获汉阳方舱医院"院感之星"光荣称号。

郁文,副主任医师,四川省疾控援鄂抗击新冠肺炎疫情第三批防疫队9名队员之一。2月23日至4月7日在武汉从事新冠肺炎疫情防控消毒工作。先后参与对武汉江汉区某福

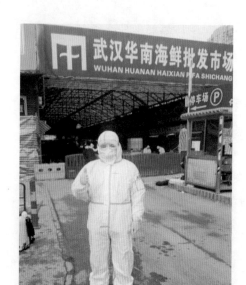

2020年3月24日,郁文副主任医师等消毒7组人员参加华南海鲜市场消毒等工作

利院、某养老院3个集中隔离点新冠肺炎防控及院感工作现场指导,参加设置符合感染防控的三区两通道,开展环境规范消毒等工作。进入武汉华南海鲜市场进行大规模消杀作业,队伍作业面积2 000余平方米。

四、驰援道孚

李张,党员、主管医师;周亮,党员、医师。2月11日至3月9日两位同志被派驻道孚县开展流调工作。克服高原、低温、干燥等状况,深入一线,每天工作时间长达15小时以上。工作内容包括开展流调、消毒指导和疫情分析等。积极指导并参与密切接触者信息梳理,帮助建立密接人员"一人一档";分析疫情数据,每天更新道孚县新冠肺炎疫情动态;按照省疫情防控指挥部办公室的要求分析道孚县疫情数据、制作专题地图,为疫情防控提供前方数据支撑;进入集中隔离医学观察点指导消毒和垃圾处理等;深入多个疫情较重的村(社区)、疫情传播关键场所(灵雀寺)和病例家庭等实地调查了解和指导疫情防控。

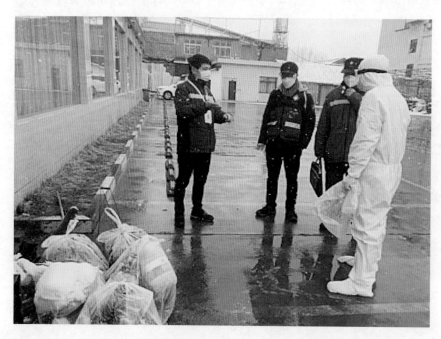

2020年2月18日,李张主管医师在海拔3 200米以上疫情较重道孚县深入多个村(社区)、疫情传播关键场所等调查搜索和指导疫情防控

五、饮水安全、消毒产品监测

加强新冠肺炎疫情防控期间饮用水安全监测。全省累计检测水样 4 037 份,合格率为 95.38%。持续加强对自来水公司的技术指导。

根据四川省卫生健康委员会《关于开展消毒产品监督抽检工作的紧急通知》要求,组织人员与省卫健委监督处、省卫生监督执法总队对接,按中心质量管理体系文件的相关要求开展消毒产品检测工作。2 月 4—6 日受理样品,一周内完成检测工作,出具"75% 乙醇、含氯消毒剂、过氧乙酸消毒剂、皮肤黏膜 / 手消毒剂、二氧化氯消毒剂"五类消毒产品检测报告共计 134 份,顺利完成抽检任务。编制"消毒剂配制方法说明"和"消毒剂计算模板",直观易操作使用,便于基层疾控及社区快速合理合规配置消毒剂。

六、医院环境采样

3 月 7—8 日,按照四川省卫健委要求对四川大学华西医院重点科室进行新冠病毒消毒质量监测。由于国家暂无相关技术规范,在接到通知后,会同病毒检测专家讨论采样技术细节,最终在华西医院院感科老师的陪同下采集了急诊科、发热门诊、CT 室、神经外科病房和隔离病房内环境物体表面共 23 份病毒检测样品。

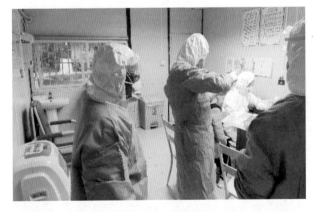

2020 年 3 月 8 日,胡顺铁刘睿聪等在华西医院采集环境样品 (康晓熙　摄)

(供稿:朱鸿斌　康晓熙)

第二十四章

贵 州 省

面对突如其来的新冠肺炎疫情,贵州省疾控中心以高度凝聚力、专业敏锐性,吹响新冠肺炎疫情防控的"进军号令",带领全体党员干部职工提前谋划,迅速行动,在做好疫情监测、流行病学调查处置、实验室检测、健康教育的同时,抓好环境卫生与消毒工作,多管齐下、精准施策,坚决遏制疫情蔓延势头。

在新冠肺炎疫情防控工作中,贵州省疾控中心专门成立消杀组和消毒防护用品应急检测组,还利用"贵州疾控"微信公众号、中心官网、报刊、新媒体等,以方言、漫画等方式,向公众普及个人防护和消毒知识。

农历大年三十晚,中心派出 11 名消毒工作队员身着防护服、背着消毒液,奔赴重要场所开展消杀工作。从那时开始,队员们一直以饱满的工作热情、认真的工作态度投入到现场消毒工作中。随着工作量的增加,中心将最初的消杀组扩充力量为 3 个消杀分队,主要承担我省重要场所、重点区域以及援鄂疾控医疗队返回人员隔离观察指定入住酒店开展消杀工作,各分队轮流值班开展现场消杀,遇到时间紧、工作量大、任务重的情况下,三个分队一起集中人力物力开展工作。截至 2020 年 3 月 31 日,共组织 450 余人次开展消杀工作,消杀面积约 1 148 830 平方米。

消毒防护用品应急检测组主要承担新冠肺炎疫情防控期间市场监管局、卫生监督局等抽检的消毒产品、防护用品的应急检测。在健康宣教方面,结合贵州省疫情防控情况,贵州省疾控中心还精准开发防控新冠肺炎形式多样的健康教育科普信息,通过贵州疾控、健康贵州、贵州省突发事件应急预警信息发布系统等省内外多个新媒体和其他媒体平台进行广泛推送。摄制了《疫情期间,建筑工地活动板房如何做好日常消毒》《贵州疾控为您演示:私家车消毒》等科普视频,制作《如何正确使用医用酒精消毒,你 get 到了几点》手机微信稿、《如何避免会被传染新冠》小册子、《工作区域防护折页》等 200 余件新冠肺炎疫情防控健康科普材料。

在环境卫生和消毒工作中,涌现了一些典型事例。我中心实验中心健康相关产品微生物检验与消毒产品检验科科长廖春,作为一名在消毒方面有 20 余年经验的专业人员,参与编写全省消毒技术方案,为正确开展消毒工作提供技术支持,陆续编写了贵州省重点公共场所及公共交通工具新冠肺炎预防性消毒处置方案、贵州省新型冠状病毒感染肺炎患者及密切接触者污物消毒处置方案等消毒技术方案,指导全省正确开展现场消毒处理及个人防护工作;承担对全省疾控系统、基层医疗机构以及排查站点相关人员的技术培训视频授课,指导基层医务人员做好个人防护和现场消毒。2020 年 2 月,廖春作为贵州援鄂医疗队武汉工作组人员,赴湖北武汉主要参与援助武汉的五支贵州医疗队组织协调工作,对医疗队驻地的卫生防疫、消毒、队员个人健康监测、院感控制等作技术指导。

同样作为援鄂队员的贵州省疾控中心病媒生物监测科科长、博士田珍灶,随贵州援鄂防疫分队在湖北鄂州负责援鄂医疗队驻地卫生管理和消杀指导工作,协助指导当地开展定点医院、集中医学隔离观察点的消毒工作。通过摸排当地实际情况,快速制订了防疫方案和制度,组织人员对医疗队入住宾馆内环境消毒,对援鄂人员开展体温监测,对宾馆空调运行情况开展了人群高峰时段的用时评估。健全完善了宾馆的公共环境消毒和援鄂人员体温监测工作机制,通过评估,打消了援鄂人员能否使用所住酒店空调的疑虑,为援鄂人员在心里建立一个安全、健康的工作环境打下一针强心剂。

疫情就是命令,防控就是责任。贵州疾控人充分发扬特别能吃苦、特别能战斗、特别能奉献的“三特”疾控精神,在抗击新冠肺炎疫情中勇于担当,主动作为,始终坚守疾控人的初心使命,发挥专业优势,控制疫情蔓延,为贵州人民抗击新冠肺炎疫情取得阶段性胜利奠定了坚实的基础。

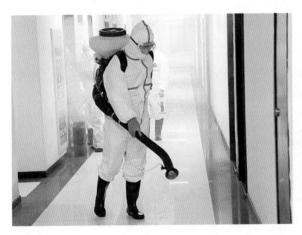

2020 年 1 月 24 日(农历大年三十)晚,贵州省疾控中心消杀队员在重点场所开展消杀工作(赵大志 摄)

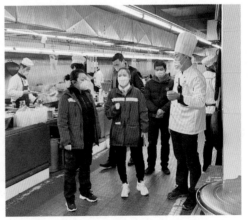

2020 年 3 月 6 日,贵州省疾控中心援鄂队员廖春到给贵州第三批援鄂医疗队送餐的武汉餐馆后厨了解餐食制作过程及环境消毒情况,确保医疗队食品卫生安全(查筑红 摄)

(供稿:周洁 周光荣)

第二十五章

云 南 省

云南省卫生健康委员会于1月23日下发了取消2020年春节休假的紧急通知,吹响了全省打赢疫情防控阻击战的战斗号角,云南省疾控中心消毒病媒所和环境卫生所立即投入疫情防控阻击战。

一、建立应急消毒通道,做好消毒保障

1月24日,云南省疾控中心消毒病媒防制所建立了应急消毒通道、标本运送专用通道,制订了应急消毒通道管理制度、工作流程。应急消毒通道实行24小时应急值班制,每天对州市县送检样本转运车辆、标本转运箱、标本运送专用通道、生物垃圾房等重点场所进行消毒。各地送检样本必须经应急消毒通道消毒后方能进入云南省疾控中心,有效保证了中心内部的安全。截至3月31日,应急消毒通道累计通过样本转运车辆170辆、转运人员307人、消毒处置标本转运箱341个、处置生物垃圾57件,出动消毒人员238人次,消毒面积110 998平方米。定期对中心急传所开展核酸检测等实验室使用中高压灭菌器进行灭菌效果生物监测,累计监测19台次。

做好疫情防控指挥部、重要会议场馆等重点场所消毒保障工作,累计出动车辆62次,出动人员248人次,消毒房间700间,消毒面积99 883平方米。

二、制订方案,开展全省培训

2月10日,云南省疾控中心制订印发了云南省有关重点场所新冠肺炎疫情防控技术指

南,其中包括《现场消毒技术指南》《预防性消毒技术指南》《集中空调通风系统使用技术指南》《应急队员赴现场调查采样消毒工作要求》《云南省新型冠状病毒肺炎疫情流行期间活禽市场消毒技术指南》《云南省新型冠状病毒感染肺炎疫情防控中小学消毒技术指南》《云南省新型冠状病毒感染肺炎防控公众消毒指导意见》等。

1月25日,消毒病媒所对中心应急队员进行消毒和个人防护培训。2月1日召开全省疾控系统重点场所新冠肺炎防控工作视频培训会,培训了《新冠肺炎疫情防控重点场所消毒技术指南》,就规范开展消毒工作进行培训,强调合理使用消毒剂、遵循"五加强七不宜"、防止过度消毒。2月17日环境卫生所组织开展"公共场所集中空调通风系统卫生要求与卫生学评价"培训。2月12日环境卫生所组织相关领域的专家召开"昆明市宾馆酒店通过集中空调通风系统传播新冠肺炎风险评估"讨论会。

2月至3月,省疾控中心消毒病媒所和环境卫生所派出专业人员到州市指导环境卫生和消毒工作。

三、利用各种媒体开展宣传

1月27日,消毒病媒所所长周晓梅接受云南新闻广播春节特别节目"主播陪你过大年"天天健康栏目采访,宣传消毒相关知识。

2月7日,消毒病媒所所长周晓梅接受云南广播卫视"全民战疫,健康课堂"节目消毒相关知识采访。

2月13日,消毒病媒所所长周晓梅参加云南省新冠肺炎疫情防控工作新闻发布会(第五场),深入解读《云南省重点场所新型冠状病毒肺炎疫情防控技术指南》和《消毒及预防性消毒技术指南》的相关内容。明确指出防止过度消毒,不必要对室外环境(包括空气)开展大面积消毒,室外地面、交通工具外部不需要进行消毒。

图解《云南省新型冠状病毒肺炎现场消毒技术指南(试行)》《云南省新型冠状病毒肺炎预防性消毒技术指南(试行)》《云南省新型冠状疫情防控中小学消毒技术指南》等在"云南疾控"微信公众号刊出。2月29日"新冠肺炎疫情期间,家庭消毒你做对了吗"、3月4日"科学防控新冠,走出消毒误区"、3月15日"科学消毒,警记五要十不要"等科普文稿在"云南疾控"微信公众号刊出。

消毒病媒所建立了全省消毒工作微信群,及时将疫情防控国家和省级消毒相关方案、指南、科普知识传递给全省各州市县,积极为全省消毒专业人员解惑答疑。

四、典型事迹

云南省疾控中心消毒病媒所和环境卫生所共派出 6 人员驰援湖北咸宁和武汉黄陂,开展环境卫生和消毒技术指导。

周晓梅是云南省疾控中心消毒病媒所所长,科室人称"小铁人",行为铁,做事雷厉风行,说干就干,从不拖沓,做什么决策都能稳、准、狠。之所以能有这样的底气,不仅来自于她过硬的专业知识,更来自她多年现场处置各种疫情的宝贵经验,2003 年 SARS、2008 年汶川抗震救灾、2009 年玉溪市通海县霍乱疫情、2014 年鲁甸抗震救灾、2015 年尼泊尔抗震救灾,真是数不胜数。1 月 23 日,针对新冠肺炎的疫情形势,"小铁人"所长就开启了她的铁人模式,不仅白天要对重要场所进行消毒保障,同时深入基层现场消毒指导、接受媒体采访、为全省消毒专业人员解惑答疑,晚上还要加班到深夜写各种消毒技术方案、科普文稿、学习知识、了解各地情况。她撰写了多个消毒技术方案和多篇科普文稿,为指导全省科学规范消毒尽了自己一份力量。

李建云是云南省疾控中心环境卫生所所长,是一名中国共产党党员。1 月 27 日,根据云南省疾控中心安排,李建云同志马不停蹄前往云南昭通,对昭通市开展疫情防控驻点督导工作。2 月 19 日,李建云同志毫不犹豫主动请缨,参加第六批云南疾控援鄂医疗工作队,奔赴湖北省咸宁市,投入到咸宁市的疫情防控工作中,他及时到达确诊病例多、风险高的乡镇实地查看乡村疫情防控工作,现场对乡镇卫生院、封闭村镇等进行查看。在此次新冠肺炎疫情防控中,李建云同志的工作轨迹从云南的县城移动到咸宁的各县区,为打赢这场无硝烟的战争贡献了自己的力量。

向以斌是云南省疾控中心消毒病媒所副所长,在地震、重大传染病疫情"急、难、险、重"任务面前,迎难而上,出色地完成了各项工作,参与处置了云南省 H7N9 人感染禽流感、MERS、不明原因猝死、不明原因肺炎、腹泻等传染病疫情。他有着丰富的援助经验,参加过尼泊尔抗震救灾工作,代表国家赴塞拉利昂支援埃博拉疫情防控、缅甸霍乱防控、老挝水电站溃坝等重大突发卫生事件应急处置工作,参加过"8·3"鲁甸地震、"8·14"通海地震等灾后防病工作。此次驰援武汉,他积极响应,主动请缨。其实向以斌在 2017 年体检时发现了甲状腺结节,后被诊断为甲状腺癌,他经历过手术治疗和 2 次化疗,目前一直在坚持服药。他没有透露自己的身体状况,毅然奔赴抗击新冠肺炎的最前线。

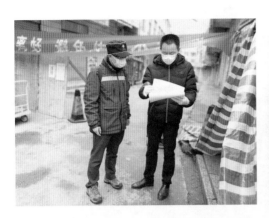

2020 年 2 月 22 日,李建云专家在咸宁市通山县查看社区防控(李红喜 摄)

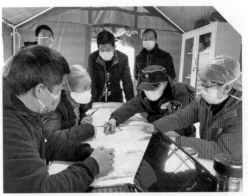

2020 年 2 月 23 日,李建云专家在咸宁市通山县人民医院商讨应急传染病区设计图纸(李红喜 摄)

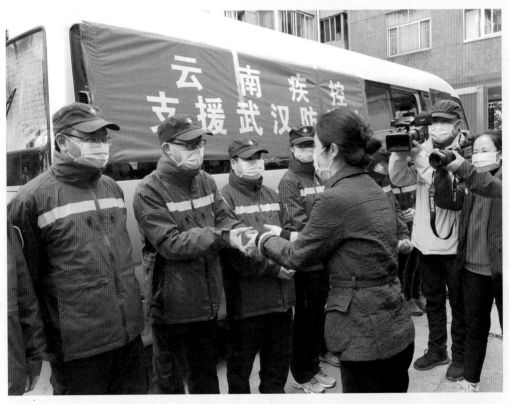

2020 年 2 月 24 日,张旭辉、向以斌、陶洪专家在云南省疾控中心驰援武汉出征仪式上(李彦忠 摄)

(供稿:周晓梅 李建云)

第二十六章

西藏自治区

自新冠肺炎疫情发生以来,西藏自治区疾病预防控制中心(以公共卫生监测所为主)迅速在全中心抽调相关专业技术人员成立消杀组,组员们克服各项困难,加班加点工作在防控疫情的工作岗位上,消毒是切断传播途径、阻止和控制新冠肺炎疫情的关键措施,现将工作情况汇总如下。

一、工作开展情况

在疫情起始,及时组建消杀组,制订消杀组人员 24 小时值班计划及详细的消杀流程图,确保消杀工作有的放矢。

在国家防控方案中特定场所消毒方案发布后,及时举办了《西藏自治区新型冠状病毒感染的肺炎消毒方案》视频培训会并下发了自治区级消毒方案,为全区疾控部门及时、准确、有效地开展消杀工作奠定了基础。

单位承接了全区新型冠状病毒感染的肺炎样本检测工作。生物安全工作至关重要,消杀组成员对本中心医疗废物暂存点、垃圾集中点等重要环节的消毒问题提出针对性措施,并积极配合中心流行病学调查工作组做好防护器材消毒及医疗废弃物处置工作,确保在疫情防控关键时期更好地做好消毒工作,确保生物安全。

与西藏卫视共同录制了消毒液配制小视频,点击率为 7 000 余次;编写了《中小学新型冠状病毒肺炎防控手册》、农牧区及寺庙的消毒方案;指定专人负责指导七市(地)消杀工作,解答七市(地)的消毒相关技术咨询,大力宣传科学消毒,精准消毒,避免了过度消毒对环境造成的影响。培训、指导各区直单位科学消毒处置,深入社区基层进行预防性消毒,并由专家组成员通过网络和现场培训广泛开展消毒和个人防护技能宣传教育。

二、消毒技术培训

为做好当地新冠肺炎疫情消毒工作,自治区疾控中心消毒组专业技术人员深入各区直属单位、酒店、社区和寺庙,针对相关工作人员及僧众、各级各类学校进行现场消毒技术培训,详细讲解消毒剂的种类、配比及消毒方法等内容,共开展现场培训 24 次,培训人数 650 余人次。消杀组累计开展了 1 116 场次的预防性消杀工作,完成 1 431 个护目镜消毒清洗,累计派出 1 052 人次专业技术人员参与预防性消毒、培训和宣传。

三、现场指导拉萨市师范附小、那曲第二、三高级中学及西藏大学复学

疫情期间,学校复学的环境卫生及消毒显得尤为重要,消毒组参加了拉萨市师范附小、那曲第二、三高级中学及西藏大学复学前的现场技术指导工作。在了解复学学校的基本情况、拟复学的开学情况,查看学校办公室、学生宿舍、学生食堂等现场后,针对学校的自身情

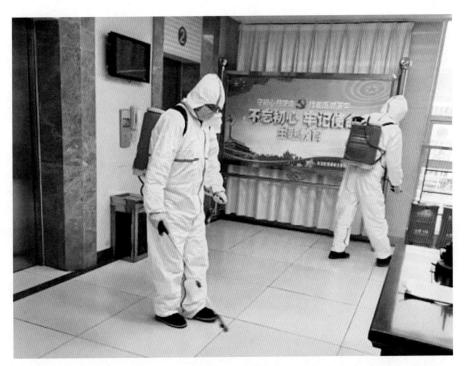

2020 年 1 月 25 日,消杀组赴自治区国安指挥部开展预防性消毒(普布卓玛　摄)

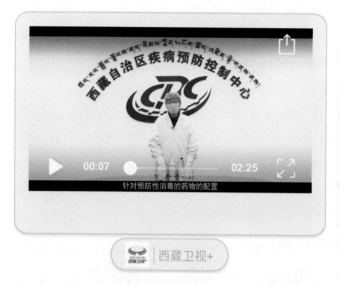

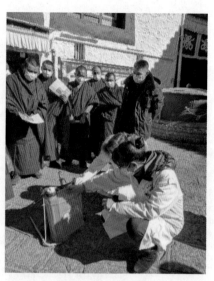

2020年1月30日,普布卓玛所长在西藏卫视宣讲新馆期间如何正确使用消毒水(西藏卫视记者 摄)

2020年2月6日,消杀组赴大昭寺开展消杀技术指导

况提出了学校复学的宝贵建议和意见,并现场教授相关工作人员如何进行消毒液配置和七步洗手法等知识,受到以上部门的一致好评。

在今后的工作中,自治区疾控中心消杀组将继续积极配合中心其他科所和工作组做好消杀工作,编织出牢固的疫情防护网,阻断新冠病毒肺炎疫情扩散传播。

(供稿:普布卓玛 李素娟)

第二十七章

陕 西 省

庚子鼠年,一场突如其来的新冠肺炎疫情,牵动着每个人的心。陕西省疾控中心的消毒人员积极响应指挥部的安排部署,积极投入到疫情防控中,筑起了全民战"疫"的坚固堡垒。他们当中,有经历过非典疫情、汶川地震、绥德水灾的老消毒,也有刚刚入职充满干劲的疾控新兵,所有队员都义无反顾加入了抗"疫"一线,在本该团聚的日子选择了坚守岗位。

一、制订消毒方案,做好科普宣传

众所周知,消毒是切断传播途径、预防和控制传染病最重要的手段。新冠肺炎疫情初期,省内各基层单位急需专业、有针对性的消毒指导意见,为了能够科学、有效地指导基层同志开展疫情消毒工作,中心迅速组建消毒应急防疫小组,研究新冠病毒特点、查阅文献,具有丰富现场消毒经验的老同志在大格局上把关,大家群策群力,经过修改讨论,再修改再讨论,陕西省新型冠状病毒感染的肺炎防控消毒技术指南、新型冠状病毒感染的肺炎病例密切接触者居家隔离及集中隔离消毒技术指导意见、公共交通等候室及公共交通工具消毒指南以及新型冠状病毒感染的肺炎个人防护技术指南正式颁布并下发至全省各设区市,为指导全省科学有效开展消毒工作起到了积极重要的作用。

除此之外,针对老百姓关注的热点问题,通过陕西疾控微信公众号,发布《给返岗者的提示:电梯,最高危!》《口罩,您选对了吗?》《如何科学有效开展消毒,避免消毒过度?》《居家常用消毒剂系列之:含氯消毒剂、酒精、过氧乙酸、免洗手消毒剂》等多篇科普文章,累计阅读量超过 10 万余次。

二、积极开展现场消毒工作

在此次疫情防控工作中,陕西省疾控中心消毒人员每天值守,24小时待命,背负几十斤的设备行走在需要他们的每个地方。他们跟随各流调采样组追踪病例,每到一处他们总是先期进入,首当其冲为流调、采样人员打开通道,确保工作人员安全。流调、采样工作结束后,再对流调、采样人员、流调车辆等进行消毒,防止携带污染。

2月9日晚,临时接到通知某医院需要进行终末消毒,全体队员在第一时间作出响应,迅速准备消毒剂、消毒设备、穿戴好防护用品"全副武装"奔赴现场,对整栋门诊大楼进行终末消毒。整夜的连续作业,队员们已是疲惫不堪,直不起腰来。除了大量消耗体力之外,消毒剂的味道也让队员吃足了苦头,几个小时下来嗓子熏得说不出话来,眼睛酸得直流眼泪,当所有工作结束返回单位已是凌晨。西安市公共卫生中心建成使用前期,第三方检测公司由于人员滞留,无法正常开展检测工作,他们收到消息后,多次组织人员前往现场查看,检测病房是否符合使用标准,保证了公共卫生中心的安全运行。

2月中旬,某区县中心医院有医务人员确诊,向当地疾控中心求助,对该医院进行终末消毒及消毒效果评价,以保证医院的安全运行。他们迅速制订消毒效果评价方案,圆满完成任务,受到区县基层同志们的一致好评。

疫情期间,完成二十三场陕西省新冠肺炎疫情防控新闻发布会会场消毒以及多起省级会议消毒保障工作。利用下班时间对各层楼道预防性消毒,对中心内部公共场所、餐厅、电梯等重点区域配备消毒用品,确保中心工作环境的安全。

三、千里驰援武汉

2月21日,单位接到援鄂任务,中心四名同志义无反顾地走向疫情最严重的武汉,为武汉的疫情防控贡献自己的力量。在武汉期间,积极参与采样任务,同时对养老院、福利院、监管场所等人群密集的场所开展了地毯式的排查,对当地方舱医院、定点医院、隔离点、康复驿站等数百个场所开展了消毒和消毒效果评价,指导企业复工复产并开展实地培训,为当地留下了一只带不走的疫情防控队伍。

省疾控中心的消毒人员只是各级疾控中心众多消毒队员的缩影,哪里有传播风险,消毒队员就在哪里,他们穿梭在大街小巷,为广大市民打开一条条安全通道,筑起坚实的健康防线。

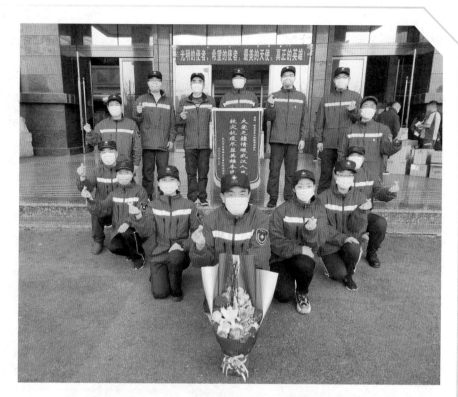

2020 年 3 月 30 日,陕西省第三批援鄂疾控队员合影

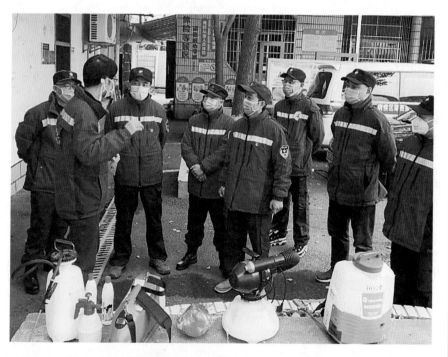

2020 年 2 月 25 日,陕西省援鄂疾控队消毒人员与东西湖区疾控工作人员现场交流

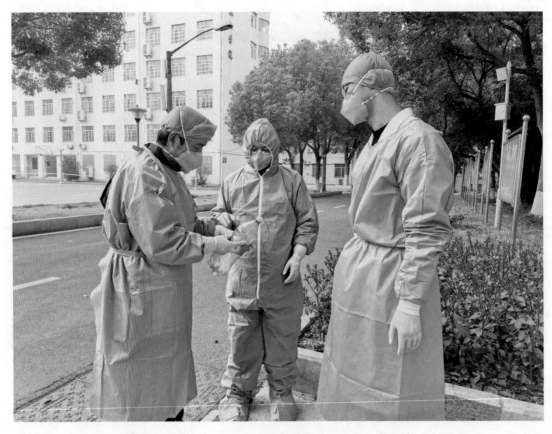

2020 年 3 月 10 日,陕西省疾控中心援鄂队员董小锋老师指导隔离点消毒工作

（供稿：程永兵　陈宝宝）

第二十八章

甘 肃 省

在本次新冠肺炎疫情防控工作中,甘肃省按国家和省本级制订的《新冠肺炎疫情防控消毒方案》和各类场所消毒指引,自2020年1月24日甘肃省首例病例确诊开始,全面开展了流调、采样、送样的疫点消毒、密接医学集中隔离点和病家的终末消毒、实验室消毒、重要场所和会议的预防性消毒以及疫情防控期间一系列的消毒卫生保障,有条不紊地开展各项消毒工作。

一、组建队伍,完成知识和物资的储备

1月18日全国视频会后,按省卫健委和中国疾控中心要求,省疾控中心在原消毒与病媒生物防制科的基础上,抽调人员组建了15人的"新冠工作团队",并立即进行了人员分工和工作部署,组内又分别成立了技术指导、现场消毒、预防性消毒、综合组和后勤保障组等专项工作组,明确各组职责,实行24小时值班,进行业务培训,进入应急状态,并迅速补充消毒药品,做到有备无患。

二、专家制订消毒方案,做好全省疫情防控技术指导

1月22日,组内老专家连夜制订《甘肃省新型冠状病毒感染的肺炎疫情消毒技术方案(试行)》,并在短短的几天内组内业务骨干编撰完成了公共服务单位及交通工具、密切接触者、病人转运救护车、学校及托幼机构、商场、超市、居家场所、特殊场所等不同场所的消毒技术指引11个,省卫键委下发至全省各地执行,为甘肃省疫情防控消毒工作科学、规范实施提供了重要的技术支撑。

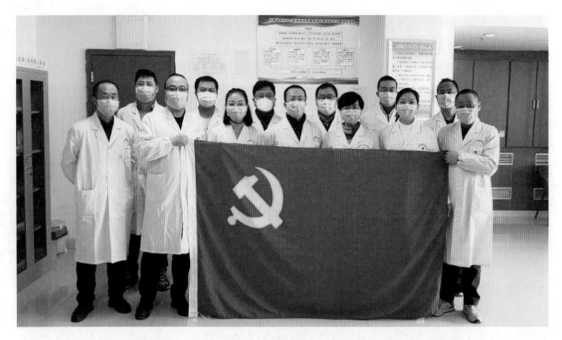

2020 年 1 月 31 日,甘肃省疾控中心新冠肺炎疫情防控消毒工作团队

三、开辟通道,做好消毒知识宣传咨询

为科学防控疫情,有序开展消毒,消杀组利用现场培训、电话咨询、微信和 QQ 工作群等方式积极开展各类消毒技术培训。一是派出专家为 120 咨询平台医护人员、定点医疗机构、重点单位进行消毒知识的现场培训和技术指导;二是配合省健康教育所和信息组录制消毒宣传视频、公共场所消毒和病家终末消毒等宣传视频 3 部,在全省电视台、医疗机构内循环播放,起到了良好的宣传效果;三是对全省公安、司法系统干警开展了新冠肺炎疫情防控重点场所消毒与防护技术现场或视频培训;四是利用咨询电话、全省微信群、QQ 消毒工作群,及时解答基层工作人员关于消毒方面的难题,共解答咨询 300 多人次。

四、创造条件,为流调人员做好消毒保障

为保障好"疫情侦察兵"流调人员,消杀组不但要做好流调现场的消毒,还要做好流调人员回单位后的洗消。每一次有流调任务,不管是白天黑夜,消杀组都认真准备好消毒药械和防护用品,陪同流调人员一起到现场流调,让流调人员把他们的"后背"放心地交给我们。二是协调中心后勤、物业搭建了流调人员洗消处和休息室,购置了热水器、洗衣机和洗漱用

品,加班加点两天之内完成洗消处的改造,解决了现场人员回单位后的洗消问题。三是想方设法改造了流调人员临时休息室,添置了床上用品,使流调人员归来时能有一个临时的"温暖的家",同时还解决了疫情期间基层送样人员住宿难的问题。消杀组 24 小时值班人员及时更换床单、被套,认真做到一人一换洗,及时做好消毒。四是开辟洗消通道,将外出流调归来人员车辆和办公通道分开,流调归来人员直接进入洗消处,做到有效隔离,大家放心安心。

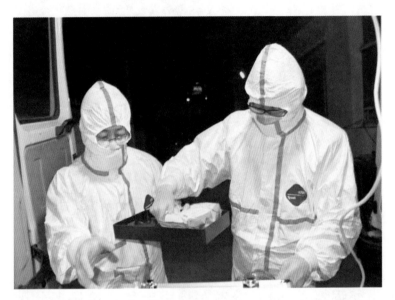

2020 年 2 月 6 日,消杀组对流调、采样现场人员及车辆的消毒保障

五、保障有力,做好特定场所的预防性消毒

为了防止疫情传播蔓延,特定场所的预防性消毒是消杀组一项重要工作。消杀组积极与各方沟通,针对不同场所特点,制订不同的消毒方案,共计完成对省委、省政府重要会议、新闻发布厅特定场所的预防性消毒 3 次,出动人员 18 人次,消毒面积约 3 800 平方米,并对相关单位保洁及物业日常性消毒工作进行了培训和指导。

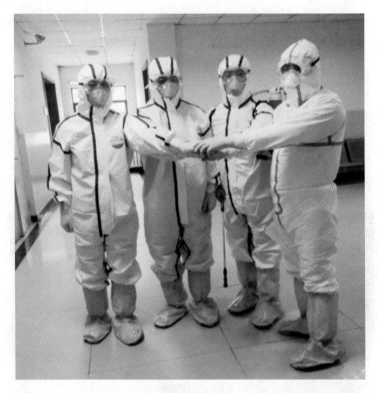

2020 年 1 月 28 日,对省内重要会议、新闻发布厅特定场所的预防性消毒保障

六、加强督导,做好全省医疗机构和特殊场所的消毒

甘肃省新冠肺炎疫情防控由一级响应降为三级之后,2 月 25 日,根据省疫情联防联控领导小组部署,组织了省级督导组对全省各级定点医院、发热门诊、传染病医院、疾控中心、药店、私立医院、社区服务中心、个体诊所、村卫生室、社区、居民小区、学校、幼儿园、宾馆酒店、超市、两站一场、企业、餐饮、特殊场所监狱、戒毒所、养老院、福利院等单位场所的综合督导,其中将消毒工作也列为一个主要内容进行督导和指导,并现场培训各级相关人员。

七、为伊朗回国同胞做好卫生保障

甘肃本省疫情平稳后,按国家联防联控指挥部及省卫键委部署,省疾控中心各组包括消毒组业务骨干驻扎兰州新区近一月,为 300 多名伊朗回国人员进行流调、采样、检测消毒保障。

八、援鄂医疗队卫生保障

消毒组对 5 批次共计 796 名甘肃援鄂医疗队返兰进行了消毒卫生保障,消毒车辆、队员行李,培训宾馆服务人员、采样检测人员消毒等,无论白天昼夜,随时完成任务。

九、提倡科学消毒、精准消毒

针对疫情防控中出现的过度消毒、盲目消毒的苗头,加大培训力度,提倡和强调"科学消毒、精准消毒",避免室外环境大面积过度消毒的现象,将宝贵的消毒资源用在最需要消毒的对象和场所,收到良好效果,甘肃在本次防控中基本没有出现大面积消毒或过度消毒的现象。

消毒组将新冠肺炎疫情防控消毒工作为己任,召之即来,来之能战、战之能胜! 涌现出许多先进典型和感人事迹,此次推选出省级新冠肺炎疫情防控先进个人两名,2020 年度全省"最美家庭"一名,伊朗包机人员卫生保障先进两名。在甘肃省新冠肺炎疫情防控阻击战、保卫战中,处处有我们消毒保护神的身影,"有我们在,你放心!"消毒组为全省新冠肺炎疫情防控作出了应有的贡献。

(供稿:吴照　刘旭红)

第二十九章

青 海 省

消毒是切断新冠病毒传播途径的重要手段,车站、机场等人员密集场所是重点,其中确诊病例的居住地、活动场所、医疗机构等疫源地消毒更是疫情防控的重中之重。为此,青海省疾控中心按照省疫情防控处置指挥部工作安排,发扬下沉消毒实干精神,深入疫情防控一线,推进全省消毒工作有力有序有效开展。

一、开展人员大培训,提升能力强本领

省疾病预防控制中心组织开展消毒技术视频培训会 4 期,累计培训全省各级各类疫情防控参与单位和医疗卫生机构代表 2 245 人次,马永成、郭鹏和李寿江先后担任讲解员,详细讲授了消毒防护、消毒剂使用、公共场所消毒等预防性消毒技术,并针对各级疾控机构、医疗机构、交通检疫、农贸市场和各级各类学校等重点单位或场所进行了专题培训,为规范和深入推进全省预防性消毒和疫源地消毒、切断接触传播途径起到了积极的推动作用。

同时,省疾病预防控制中心传染所消毒科深入县区疾控中心、社区、街道办等疫情防控一线,现场技术培训和指导开展消毒工作,累计培训 120 余人。2 月 20 日,消毒技术人员李寿江、来军和荣奥 3 人到城中区疾病预防控制中心,针对社区、企事业单位、街道办事处等机构代表 50 余人开展了消毒技术培训;3 月 3 日,李寿江参加西宁市卫生健康委员会组织举办网络视频培训,并讲授个人防护、特殊场所与公共场所防护消毒等知识,培训辖区疾控专业技术人员 70 余人。

二、聚焦重点抓落实，规范人群聚集重点场所消毒

首先是根据省疫情防控处置指挥部工作安排，省疾病预防控制中心先后 3 次到西宁市火车站指导落实消毒防护工作，包括党委书记王晓节同志，郭鹏、王学文、李寿江、来军等技术人员累计出动 7 人次，针对高频接触的物体（件）表面消毒、乘旅客防护注意事项、候车室、出站口通风消毒等进行现场指导。

每天两次对实验室、电梯、门把手、楼梯扶手等重点区域、重点部位或高频接触物品开展消毒工作，累计出动技术人员 120 余人次，消毒面积 1.3 万平方米；紫外线消毒灯从 2 月 27 日开始每天中午、晚上无人条件下各消毒 1 小时，截至 3 月 13 日累计消毒 32 小时，有效防止污染和交叉污染，确保了工作人员"零感染"。

三、咬定关键不放松，下沉疫源地实施精准消毒

省疾病预防控制中心针对确诊病例的居住地、活动场所、医疗救治场所等疫源地，启用国家突发急性传染病防控（青海）队消杀防疫车，赴湟中区李家山、汉水沟村、大通县城关镇

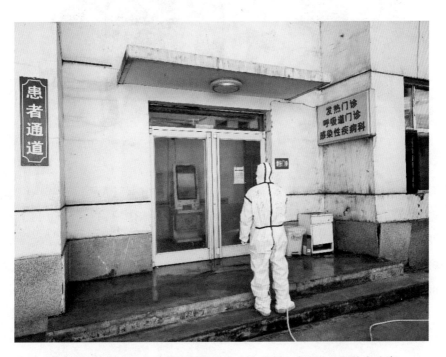

青海省疾控中心工作人员在新冠肺炎病人定点治疗医院开展终末消毒

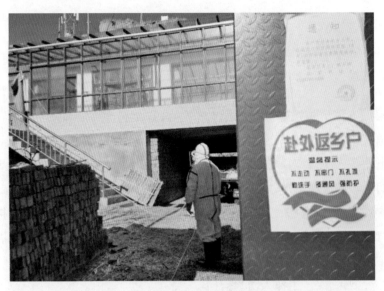

青海省疾控中心工作人员在确诊病例居家开展终末消毒工作

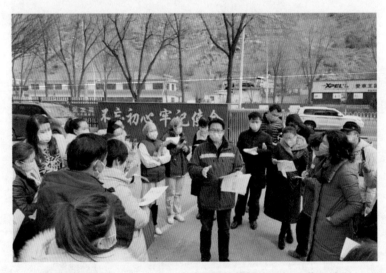

青海省疾控中心工作人员在室外开展消毒技术现场示范和培训

好来村、城北区青塘小镇和大堡子、省第四人民医院、西宁市第三人民医院等重点单位、重点区域实施精准消毒,一般场所开展预防性消毒。截至 3 月 31 日,累计出动 115 人次,喷洒消毒液 7 200 余升,完成疫源地消毒面积近 20.1 万平方米。

省疾病预防控制中心传染病预防控制所、预防医学门诊部和后勤服务中心人人争当行动派,全面贯彻落实省疫情防控处置指挥部"积极推进生产生活秩序恢复"指示精神,不遗余力贯彻落实疫源地精准消毒工作,切断疫情传播途,全力以赴坚守疫情防控"前沿阵地",以实际行动和过硬成效践行好守护人民群众身体健康和生命安全的目标。

(供稿:李寿江　荣奥)

第三十章

宁夏回族自治区

为做好新冠肺炎疫情防控工作,根据《自治区疾控中心新型冠状病毒感染的肺炎疫情防控工作方案》,自治区疾控中心公共卫生所、地方病防治所等科所专业技术人员组成了"自治区疾控中心疫情防控消毒杀虫组"(以下简称"消杀组"),消杀组以中心环境卫生与消毒杀虫科为核心,完成了以下疫情防控工作。

一、完善工作制度,保障消毒工作高效推进

消杀组自成立起,不断制订完善组内工作制度并严格按照制度开展消杀工作。消杀组工作人员掌握消毒相关标准、消毒剂配制、消毒器械操作和个人防护用品使用技能,经培训合格后上岗。

二、科学设置工作流程,有效有序防范

根据国家相关标准规范、防控方案、技术指南等,针对新冠肺炎疫情分别制订了预防性消毒、终末消毒、随时消毒及对流调人员的消毒工作程序。

三、切实履行工作职责,规范开展消毒

消杀组自成立之日起,认真履行职责,做好各类场所预防性消毒和终末消毒工作。

1. 预防性消毒

对自治区疫情防控重点单位和场所开展预防性消毒 9 次,完成预防性消毒面积约 5.5 万平方米。

2. 终末消毒

对中心现场流调人员和疫源地进行终末消毒。协助中心流调组外出开展工作 20 余次,对流调人员进行终末消毒 13 人次,对自治区人民医院、宁东医院、援鄂医疗队返回物资等可能被病原体污染环境进行终末消毒 5 次,消毒面积约 2.5 万平方米、行李箱约 500 件。

3. 中心查验点工作

在中心大门口设置留验点,对 372 辆外来车辆进行了登记,对 106 辆怀疑被病原体污染车辆进行了消毒,对 924 名办事及送样人员进行了登记和体温测量,未发现体温异常者(数据截至 3 月 27 日)。

四、加强技术指导与培训,提高全区技术能力

1. 做好疫情防控消毒技术支持

在国家第一、二版防控方案中没有专门消毒方案的情况下,消杀组整理了消毒相关国家标准、规范,并起草了密切接触者居家消毒技术指南、重点场所消毒及人群防护指南等文件共 10 份。同时,协助自治区防控领导小组相关部门起草相关文件、标准、规范、手册。

2. 在全区疾控系统视频培训班上讲授消毒技术方案与基础知识

从 1 月下旬开始,先后举办了 5 期视频培训班,其中消毒专项培训班 1 期。培训自治区、市、县(市／区)疾控工作人员约 1 300 人次,解答基层疾控关于人群防护和消毒方面的问题。对基层来电进行了答疑,有针对性地指导基层人员开展工作,截至 3 月 31 日,共回复来电约 120 次。

3. 指导各级各类企事业单位开展消毒工作

疫情防控期间,配合自治区爱卫办、教育厅对全区疫情期间消毒工作进行督导与技术指导;接受银川河东机场、宁东学校等单位邀请,在疫情防控培训班上授课。

4. 对宁夏宁东工业基地进行驻点督导

2月16日起,每天派专人对宁夏宁东工业基地的学校、企业、医院等公共场所疫情防控工作进行督导及技术指导。

5. 对中心援鄂和北京驻点人员开展电话咨询答疑

共完成电话咨询答疑10余次,帮助修改相关防控技术方案3份。

五、在不同媒体宣传消毒和个人防护知识与技能

消杀组组长及相关技术人员多次接受新华社宁夏分社、宁夏电视台等媒体关于新冠肺炎疫情防控消毒工作方面的采访,向多个媒体提供消毒方面的技术类和工作宣传类稿件;接受自治区教育厅邀请,录制高校、中小学和托幼机构个人防护与消毒类课件,并在宁夏教育电视台播出。

六、选派优秀人员赴湖北支援

全体队员全身心投入到疫情防控工作中,日夜值守、认真履职。消杀组17名组员,1月19日—3月31日期间,全体组员24小时待命,连续73天无休息,奋战于抗疫一线。消杀组中,有两位队员被选派至湖北和北京参与疫情防控工作。

消杀组田涛同志于疫情开始时,便主动向中心递交了志愿到湖北抗击疫情的请战书。1月19日起,田涛同志一直奋战在防控一线,每天忙碌着对疫点和场所的消杀。作为一名共产党员,他自愿到最危险的地方抗击疫情,为打赢疫情阻击战贡献自己的力量。2月12日—3月20日,田涛同志与自治区选派的其他队员一起在湖北襄阳抗击疫情,出色地完成了支援任务。

消杀组田华同志自消杀组成立后就一直奋战在防控一线。3月12日—3月30日,田华同志被选派至北京首都机场参加北京口岸入境赴宁人员转送工作。工作期间,田华同志每天穿着严密的防护服,往返于机场、火车站和各定点隔离酒店之间,平均每天仅能休息三四个小时。田华同志作为专业技术人员,还对机场参与防控人员进行个人防护知识的培训和指导。田华同志专业的防控知识、技能和敬业的工作态度受到机场工作组的一致好评。

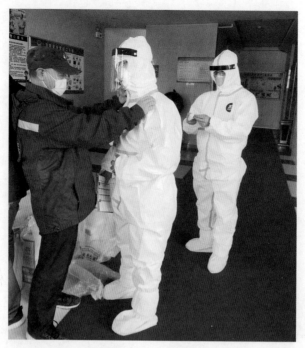

2020 年 3 月 8 日,宁夏疾控中心消杀组驻宁夏宁东工业基地
专干舒学军同志(图中左一)指导宁东公共卫生中心工作人员
穿脱防护服(杨艺　摄)

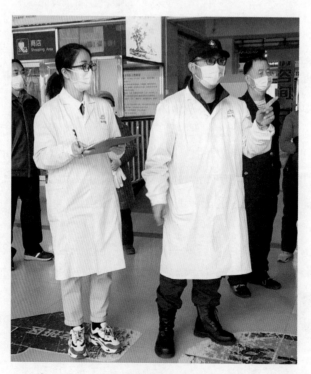

2020 年 3 月 10 日,宁夏疾控中心消杀组田涛同志在湖北
襄阳汽车站指导消毒工作(夏定兵　摄)

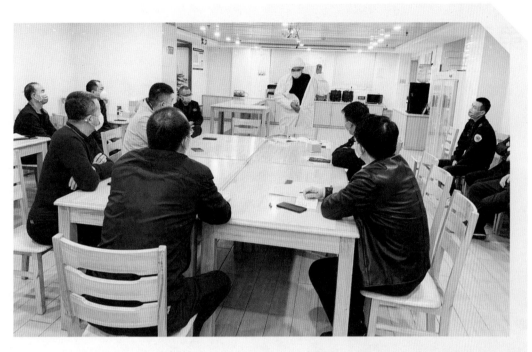

2020 年 3 月 15 日,宁夏疾控中心消杀组成员田华同志支援北京机场疫情防控工作(曹鹏　摄)

(供稿:齐爱)

第三十一章

新疆维吾尔自治区

新疆维吾尔自治区疾控中心于2020年1月26日成立新冠肺炎消杀技术指导组,工作职责为指导全区做好消毒处理与技术指导工作,起草相关技术规范并进行培训。

一、人员组成

组长孙静轩,副组长杨洪彩、龚晓虎,联络员张燕、史深,成员37人,分别来自中心消杀灭科、职业病和放射卫生所、动物中心、地方病防制科、食品安全科、应急和鼠疫防治所。

二、环境卫生和消毒工作情况

对各医疗机构、宾馆、司法厅等国家机构进行现场培训和示范,讲解消毒液的配制和使用中的注意事项。要求各单位加强通风,每天定期对会议室、洗手间和电梯等场所消毒,增加对高频接触物体表面(如电梯间按钮、扶手、门把手等)的消毒频次。加强餐(饮)具的消毒,保持被褥、座椅套、地毯等纺织物的清洁,做好卫生洁具的消毒。加强垃圾分类管理,及时收集并清运。加强职工个人防护(佩戴口罩),工作人员要随时进行手卫生等工作要求。对流调技术指导组外勤人员随身衣服和鞋子进行消杀。

2020年,根据疫情防控需要,疾控中心消毒感染控制中心选派56组现场检测人员,对南北疆200余家医疗机构、疾控中心的76间负压病房、654间实验室和445台生物安全柜进行检测。

成立检查组和暗访组,为做好新冠肺炎疫情防控工作的落实,在南北疆进行全面督导,特别是对现场消毒、防护、旅客检疫等工作情况,强化兵团、地方联防联控。

每日中心消杀技术指导组指导食堂、车队、办公楼、洗手间预防性消毒工作,并对中心9楼、6楼、505会议室进行消毒,对中心各科室进行现场消毒和消杀技术培训,制作消杀记录表格,提供给各科室,累计消杀面积达3万余平方米。

三、环境卫生和消毒技术支持、科普、 宣教方面的工作开展情况

(一) 立足消杀技术指导组工作职责,起草相关技术规范

指导组起草了《新疆维吾尔自治区新型冠状病毒肺炎现场消毒技术指南(试行)》,撰写《现场消毒工作流程》《自治区新型冠状病毒感染的肺炎死亡人员尸体处理原则》《新型冠状病毒感染的肺炎流行期间饮食营养安全指导》《新疆维吾尔自治区新型冠状病毒肺炎流行期间公共场所消毒技术要点》《公共交通工具新型冠状病毒感染的肺炎预防控制指引》《托幼机构消毒》《新疆维吾尔自治区疾控中心关于新型冠状病毒居家隔离医学观察技术指南》等8份技术规范,完成近60份消杀宣教材料的制作。

(二) 开展科普、宣教材料制作工作

消杀技术指导组加强组内外人员的培训,制作70余份消杀宣教材料,接受媒体采访3次,通过全疆疾控中心、医疗机构及新疆广播电视台电视新闻中心开展50余次培训工作,受众人数达20 000余人次,报送信息、快讯75篇;宣教具有公众的可及性和接受度,录制常用消毒剂的配制视频,并制作新冠肺炎宣传折页的宣教内容;进一步提高新疆维吾尔自治区公众对新冠肺炎及其消杀知识的普及;参加全区疫情防控调度会,对现场疫情防控工作存在的问题进行答疑;为全区疾控机构和医疗机构提供技术指导和咨询工作。

四、典型事迹

在新冠肺炎疫情期间,作为中心消杀技术指导组组长,杨洪彩主任带领全体组员,牵头组织撰写相关技术规范8项及材料59篇,带领消杀技术指导组开展工作,坚持在岗266天无休假,并为全区疾控中心开展近百次培训和督导工作,全天候为全区疾控和医疗机构专业

技术人员提供消杀技术咨询,为疫情防控工作贡献力量,圆满完成各项工作任务,为疫情防控工作的有序开展和提高专业人员的专业技术素养保驾护航。

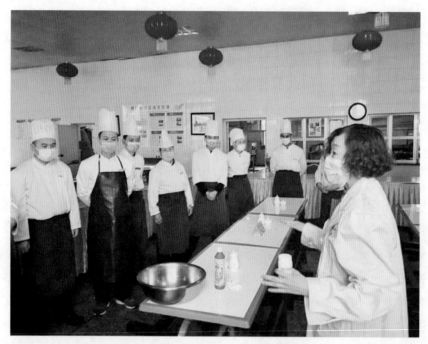

2020 年 1 月 28 日,消杀组专家在昆仑宾馆指导餐厅人员消毒操作(杨洪彩 摄)

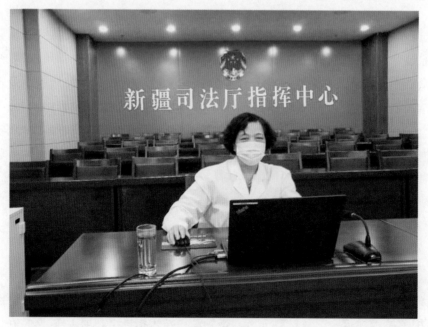

2020 年 2 月 1 日,消毒组专家在新疆司法厅指挥中心指导全司法厅人员消杀防护(杨洪彩 摄)

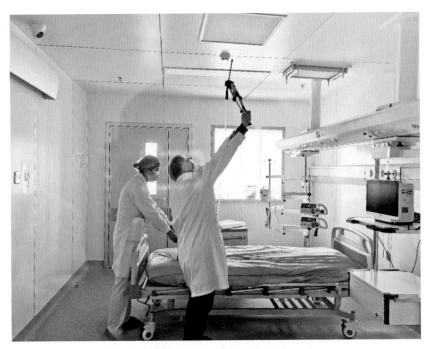

2020 年 2 月 15 日,消毒组专家在南疆喀什检测负压病房(史深　摄)

（供稿:杨洪彩　张燕）

附录

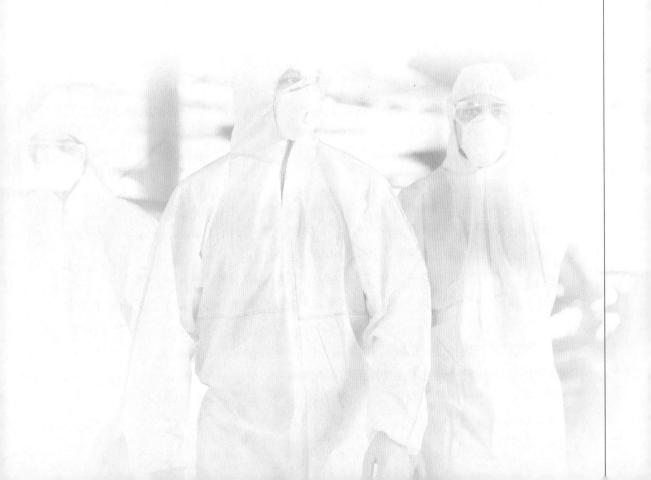

附录1

特定场所消毒技术方案

（发布单位:国家卫生健康委;发布时间:2020 年 1 月 28 日;更新时间:2020 年 2 月 6 日、2020 年 2 月 21 日）

一、消毒原则

(一) 范围和对象确定

根据流行病学调查结果确定现场消毒的范围、对象和时限。病例和无症状感染者居住过的场所,如家庭、医疗机构隔离病房、转运工具等应进行随时消毒,在病例出院或死亡后,无症状感染者核酸检测阴转后均应进行终末消毒。

(二) 方法选择

医疗机构应尽量选择一次性诊疗用品,非一次性诊疗用品应首选压力蒸汽灭菌,不耐热物品可选择化学消毒剂或低温灭菌设备进行消毒或灭菌。

环境物体表面可选择含氯消毒剂、二氧化氯等消毒剂擦拭、喷洒或浸泡消毒。

手、皮肤建议选择有效的消毒剂,如碘伏和过氧化氢消毒剂等手皮肤消毒剂或速干手消毒剂擦拭消毒。

室内空气消毒可选择过氧乙酸、二氧化氯、过氧化氢等消毒剂喷雾消毒。

所用消毒产品应符合国家卫生健康部门管理要求。

二、消 毒 措 施

(一) 随时消毒

随时消毒是指对病例和无症状感染者污染的物品和场所及时进行的消毒处理。患者居住过的场所如家庭、医疗机构隔离病房、医学观察场所以及转运工具等,患者排出的污染物及其污染的物品,应做好随时消毒,消毒方法参见终末消毒。有人条件下,不建议喷洒消毒。患者隔离的场所可采取排风(包括自然通风和机械排风)措施,保持室内空气流通。每日通风 2~3 次,每次不少于 30 分钟。

有条件的医疗机构应将患者安置到负压隔离病房,疑似病例应进行单间隔离,确诊病例可多人安置于同一房间。非负压隔离病房应通风良好,可采取排风(包括自然通风和机械排风),也可采用循环风空气消毒机进行空气消毒。无人条件下还可用紫外线对空气进行消毒,用紫外线消毒时,可适当延长照射时间到 1 小时以上。医护人员和陪护人员在诊疗、护理工作结束后应洗手并消毒。

(二) 终末消毒

终末消毒是指传染源离开有关场所后进行的彻底的消毒处理,应确保终末消毒后的场所及其中的各种物品不再有病原体的存在。终末消毒对象包括病例和无症状感染者排出的污染物(血液、分泌物、呕吐物、排泄物等)及其可能污染的物品和场所,不必对室外环境(包括空气)开展大面积消毒。病例和无症状感染者短暂活动过的无明显污染物的场所,无须进行终末消毒。

1. 病家

在病例住院或死亡后,无症状感染者核酸检测阴转后均应进行终末消毒,包括:住室地面、墙壁,桌、椅等家具台面,门把手,患者餐(饮)具、衣服、被褥等生活用品,玩具,卫生间包括厕所等。

2. 交通运输工具

病例和无症状感染者离开后应对交通运输工具进行终末消毒,包括:舱室内壁、座椅、卧铺、桌面等物体表面,食饮具,所用寝(卧)具等纺织品,排泄物、呕吐物及其污染的物品和场所,火车和飞机的卫生间等。

3. 医疗机构

医疗机构发热门诊、感染科门诊等每日工作结束后,以及病区隔离病房,在病例住院或死亡后,无症状感染者核酸检测阴转后,均应做好终末消毒,包括:地面、墙壁、桌、椅、床头柜、床架等物体表面,患者衣服、被褥等生活用品及相关诊疗用品,以及室内空气等。

4. 终末消毒程序

终末消毒程序按照《疫源地消毒总则》(GB 19193—2015)附录 A 执行。现场消毒人员在配制和使用化学消毒剂时应做好个人防护。

三、常见污染对象的消毒方法

(一) 室内空气

居住过的场所如家庭、医疗机构隔离病房等室内空气的终末消毒可参照《医院空气净化管理规范》(WS/T 368—2012),在无人条件下可选择过氧乙酸、二氧化氯、过氧化氢等消毒剂,采用超低容量喷雾法进行消毒。

(二) 污染物(患者血液、分泌物和呕吐物)

少量污染物可用一次性吸水材料(如纱布、抹布等)蘸取有效氯 5 000~10 000mg/L 的含氯消毒液(或能达到高水平消毒的消毒湿巾/干巾)小心移除。

大量污染物应使用含吸水成分的消毒粉或漂白粉完全覆盖,或用一次性吸水材料完全覆盖后用足量的有效氯 5 000~10 000mg/L 含氯消毒液浇在吸水材料上,作用 30 分钟以上(或能达到高水平消毒的消毒干巾),小心清除干净。清除过程中避免接触污染物,清理的污染物按医疗废物集中处置。

患者的分泌物、呕吐物等应有专门容器收集,用有效氯 20 000mg/L 的含氯消毒剂,按物、药比例 1∶2 浸泡消毒 2h。

清除污染物后,应对污染的环境物体表面进行消毒。盛放污染物的容器可用有效氯 5 000mg/L 含氯消毒剂溶液浸泡消毒 30 分钟,然后清洗干净。

（三）粪便和污水

具有独立化粪池时，在进入市政排水管网前需进行消毒处理，定期投加含氯消毒剂，池内投加含氯消毒剂（初次投加，有效氯 40mg/L 以上），并确保消毒 1.5 小时后，总余氯量达 10mg/L。消毒后污水应当符合《医疗机构水污染物排放标准》（GB 18466—2005）。

无独立化粪池时，使用专门容器收集排泄物，消毒处理后排放。用有效氯 20 000mg/L 的含氯消毒液，按粪、药比例 1 : 2 浸泡消毒 2h；若有大量稀释排泄物，应用含有效氯 70%~80% 漂白粉精干粉，按粪、药比例 20 : 1 加药后充分搅匀，消毒 2h。

（四）地面、墙壁

有肉眼可见污染物时，应先完全清除污染物再消毒。无肉眼可见污染物时，可用有效氯 1 000mg/L 的含氯消毒液或 500mg/L 的二氧化氯消毒剂擦拭或喷洒消毒。地面消毒先由外向内喷洒一次，喷药量为 100~300ml/m²，待室内消毒完毕后，再由内向外重复喷洒一次。消毒作用时间应不少于 30 分钟。

（五）物体表面

诊疗设施设备表面以及床围栏、床头柜、家具、门把手、家居用品等有肉眼可见污染物时，应先完全清除污染物再消毒。无肉眼可见污染物时，用有效氯 1 000mg/L 的含氯消毒液或 500mg/L 的二氧化氯消毒剂进行喷洒、擦拭或浸泡消毒，作用 30 分钟后清水擦拭干净。

（六）衣服、被褥等纺织品

在收集时应避免产生气溶胶，建议均按医疗废物集中处理。无肉眼可见污染物时，若需重复使用，可用流通蒸汽或煮沸消毒 30 分钟；或先用有效氯 500mg/L 的含氯消毒液浸泡 30 分钟，然后按常规清洗；或采用水溶性包装袋盛装后直接投入洗衣机中，同时进行洗涤消毒 30 分钟，并保持 500mg/L 的有效氯含量；贵重衣物可选用环氧乙烷方法进行消毒处理。

(七) 手卫生

参与现场工作的所有人员均应加强手卫生措施,可选用含醇速干手消毒剂或醇类复配速干手消毒剂,或直接用 75% 乙醇进行擦拭消毒;醇类过敏者,可选择季铵盐类等有效的非醇类手消毒剂;特殊条件下,也可使用 3% 过氧化氢消毒剂、0.5% 碘伏或 0.05% 含氯消毒剂等擦拭或浸泡双手,并适当延长消毒作用时间。有肉眼可见污染物时应先使用洗手液在流动水下洗手,然后按上述方法消毒。

(八) 皮肤、黏膜

皮肤被污染物污染时,应立即清除污染物,再用一次性吸水材料蘸取 0.5% 碘伏或过氧化氢消毒剂擦拭消毒 3 分钟以上,使用清水清洗干净;黏膜应用大量生理盐水冲洗或 0.05% 碘伏冲洗消毒。

(九) 餐(饮)具

餐(饮)具清除食物残渣后,煮沸消毒 30 分钟,也可用有效氯 500mg/L 的含氯消毒液浸泡 30 分钟后,再用清水洗净。

(十) 交通运输和转运工具

应先进行污染情况评估,火车、汽车和轮船有可见污染物时应先使用一次性吸水材料蘸取有效氯 5 000~10 000mg/L 的含氯消毒液(或能达到高水平消毒的消毒湿巾 / 干巾)完全清除污染物,再用有效氯 1 000mg/L 的含氯消毒液或 500mg/L 的二氧化氯消毒剂进行喷洒或擦拭消毒,作用 30 分钟后清水擦拭干净。对飞机机舱消毒时,消毒剂种类和剂量按中国民航的有关规定进行。织物、坐垫、枕头和床单等建议按医疗废物集中处理。

(十一) 患者生活垃圾

患者生活垃圾按医疗废物处理。

（十二）医疗废物

医疗废物的处置应遵循《医疗废物管理条例》和《医疗卫生机构医疗废物管理办法》的要求,规范使用双层黄色医疗废物收集袋封装后按照常规处置流程进行处置。

（十三）尸体处理

患者死亡后,要尽量减少尸体移动和搬运,应由经培训的工作人员在严密防护下及时进行处理。用有效氯 3 000~5 000mg/L 的含氯消毒剂或 0.5% 过氧乙酸棉球或纱布填塞病人口、鼻、耳、肛门、气管切开处等所有开放通道或创口;用浸有消毒液的双层布单包裹尸体,装入双层尸体袋中,由民政部门派专用车辆直接送至指定地点尽快火化。

（十四）注意事项

现场消毒工作应在当地疾病预防控制机构的指导下,由有关单位及时进行消毒,或由当地疾病预防控制机构负责对其进行消毒处理。医疗机构的随时消毒和终末消毒由医疗机构安排专人进行,疾病预防控制机构做好技术指导。非专业人员开展消毒工作前应接受当地疾病预防控制机构专业培训,采取正确的消毒方法并做好个人防护。

四、消毒效果评价

必要时应及时对物体表面、空气和手等消毒效果进行评价,由具备检验检测资质的实验室相关人员进行。

（一）物体表面

按《医院消毒卫生标准》(GB 15982—2012)附录 A 进行消毒前后物体表面的采样,消毒后采样液为相应中和剂。

消毒效果评价一般以自然菌为指标,必要时,也可根据实际情况,用指示菌评价消毒效果,该指示菌抵抗力应等于或大于现有病原体的抵抗力。以自然菌为指标时,消毒后消毒对象上自然菌的杀灭率≥90%,可判为消毒合格;以指示菌为指标时,消毒后指示菌杀灭率≥99.9%,可判为消毒合格。

(二) 室内空气

按《医院消毒卫生标准》(GB 15982—2012)附录 A 进行消毒前后空气采样,消毒后采样平板中含相应中和剂。消毒后空气中自然菌的消亡率≥90%,可判为消毒合格。

(三) 工作人员手

按《医院消毒卫生标准》(GB 15982—2012)附录 A 进行消毒前后按《医院消毒卫生标准》(GB 15982—2012)附录 A 进行消毒前后手的采样,消毒后采样液为相应中和剂。消毒前后手上自然菌的杀灭率≥90%,可判为消毒合格。

(四) 医院污水消毒效果

按《医疗机构水污染物排放标准》(GB 18466)相关规定进行评价。

附录 2

特定人群个人防护指南

（发布单位：国家卫生健康委；发布时间：2020 年 1 月 28 日；更新时间：2020 年 2 月 6 日、2020 年 2 月 21 日）

本指南用于新型冠状病毒肺炎疫情防控工作中，开展流行病学调查、隔离病区及医学观察场所工作人员，及参与病例和感染者转运、尸体处理、环境清洁消毒、标本采集和实验室工作等专业人员。

一、个人防护装备及使用

接触或可能接触新型冠状病毒肺炎病例和无症状感染者、污染物（血液、体液、分泌物、呕吐物和排泄物等）及其污染的物品或环境表面的所有人员均应使用个人防护装备，具体包括：

（一）手套

进入污染区域或进行诊疗操作时，根据工作内容，佩戴一次性使用橡胶或丁腈手套，在接触不同患者或手套破损时及时消毒，更换手套并进行手卫生。

（二）医用防护口罩

进入污染区域或进行诊疗操作时，应佩戴医用防护口罩或动力送风过滤式呼吸器，每次佩戴前应做佩戴气密性检查,穿戴多个防护用品时,务必确保医用防护口罩最后摘除。

(三) 防护面屏或护目镜

进入污染区域或进行诊疗操作,眼睛、眼结膜及面部有被血液、体液、分泌物、排泄物及气溶胶等污染的风险时,应佩戴防护面屏或护目镜,重复使用的护目镜每次使用后,及时进行消毒干燥,备用。

(四) 防护服

进入污染区域或进行诊疗操作时,应更换个人衣物并穿工作服(外科刷手服或一次性衣物等),外加防护服。

二、手　卫　生

参与现场工作的所有人员均应加强手卫生措施,可选用含醇速干手消毒剂或醇类复配速干手消毒剂,或直接用 75% 乙醇进行擦拭消毒;醇类过敏者,可选择季铵盐类等有效的非醇类手消毒剂;特殊条件下,也可使用 3% 过氧化氢消毒剂、0.5% 碘伏或 0.05% 含氯消毒剂等擦拭或浸泡双手,并适当延长消毒作用时间。有肉眼可见污染物时应先使用洗手液在流动水下洗手,然后按上述方法消毒。

在日常工作中应严格采取手卫生措施,尤其是戴手套和穿个人防护装备前,对患者进行无菌操作前,有可能接触患者血液、体液及其污染物品或污染环境表面之后,脱去个人防护装备过程中,需特别注意执行手卫生措施。

三、特定人群个人防护

(一) 流行病学调查人员

对密切接触者调查时,穿戴一次性工作帽、医用外科口罩、工作服、一次性手套,与被调查对象保持 1 米以上距离。

对疑似、确诊病例和无症状感染者调查时,建议穿戴工作服、一次性工作帽、一次性手套、防护服、KN95/N95 及以上颗粒物防护口罩或医用防护口罩、防护面屏或护目镜、工作鞋或胶靴、防水靴套等。

（二）隔离病区及医学观察场所工作人员

建议穿戴工作服、一次性工作帽、一次性手套、防护服、医用防护口罩或动力送风过滤式呼吸器、防护面屏或护目镜、工作鞋或胶靴、防水靴套等。

（三）病例和无症状感染者转运人员

建议穿戴工作服、一次性工作帽、一次性手套、防护服、医用防护口罩或动力送风过滤式呼吸器、防护面屏或护目镜、工作鞋或胶靴、防水靴套等。

（四）尸体处理人员

建议穿戴工作服、一次性工作帽、一次性手套和长袖加厚橡胶手套、防护服、KN95/N95及以上颗粒物防护口罩或医用防护口罩或动力送风过滤式呼吸器、防护面屏、工作鞋或胶靴、防水靴套、防水围裙或防水隔离衣等。

（五）环境清洁消毒人员

建议穿戴工作服、一次性工作帽、一次性手套和长袖加厚橡胶手套、防护服、KN95/N95及以上颗粒物防护口罩或医用防护口罩或动力送风过滤式呼吸器、防护面屏、工作鞋或胶靴、防水靴套、防水围裙或防水隔离衣,使用动力送风过滤式呼吸器时,根据消毒剂种类选配尘毒组合的滤毒盒或滤毒罐,做好消毒剂等化学品的防护。

（六）标本采集人员

建议穿戴工作服、一次性工作帽、双层手套、防护服、KN95/N95及以上颗粒物防护口罩或医用防护口罩或动力送风过滤式呼吸器、防护面屏、工作鞋或胶靴、防水靴套。必要时,可加穿防水围裙或防水隔离衣。

（七）实验室工作人员

建议至少穿戴工作服、一次性工作帽、双层手套、防护服、KN95/N95及以上颗粒物防护口罩或医用防护口罩或动力送风过滤式呼吸器、防护面屏或护目镜、工作鞋或胶靴、防水靴套。必要时,可加穿防水围裙或防水隔离衣。

四、防护装备脱卸的注意事项

（一）脱卸时尽量少接触污染面。

（二）脱下的防护眼罩、长筒胶鞋等非一次性使用的物品应直接放入盛有消毒液的容器内浸泡;其余一次性使用的物品应放入黄色医疗废物收集袋中作为医疗废物集中处置。

（三）脱卸防护装备的每一步均应进行手消毒,所有防护装备全部脱完后再次洗手、手消毒。

附录 3

公共交通工具消毒操作技术指南

（发布单位：国务院应对新型冠状病毒感染的肺炎疫情联防联控机制；发布时间：2020 年 1 月 29 日）

一、范　　围

本指南适用于新型冠状病毒感染的肺炎流行期间，正常运行的飞机、火车、长短途客车、公交车、地铁、轮船等公共交通工具上的感染防控，包括工作人员和旅行人员在公共交通工具上采取的消毒等技术操作。

二、工作人员操作指南

新型冠状病毒感染的肺炎流行期间，公共交通工具工作人员需开展以下工作：

（一）做好物体表面消毒

日常情况下，应保持公共交通工具上的环境整洁卫生，并采取预防性消毒措施；飞机、火车、地铁、公交车、轮船等公共交通工具运行结束后，对内部物体表面（如车身内壁、司机方向盘、车内扶手、桌椅等），采用含有效氯 250~500mg/L 的含氯消毒剂进行喷洒或擦拭，也可采用有效的消毒湿巾进行擦拭；座椅套等纺织物应保持清洁，并定期洗涤、消毒处理。

当公共交通工具上出现人员呕吐时,应立即采用消毒剂(如含氯消毒剂)或消毒干巾对呕吐物进行覆盖消毒,清除呕吐物后,再使用新洁尔灭等消毒剂进行物体表面消毒处理。

当有疑似或确诊病例出现时,在专业人员指导下,有肉眼可见污染物时应先完全清除污染物再消毒;无肉眼可见污染物时可用 1 000mg/L 的含氯消毒液或 500mg/L 的二氧化氯消毒剂擦拭或喷洒消毒。地面消毒先由外向内喷洒一次,喷药量为 100~300ml/m²,待室内消毒完毕后,再由内向外重复喷洒一次。消毒作用时间应不少于 30 分钟。

(二) 加强通风换气

日常情况下,可采用自然通风或机械通风。飞机、高铁、地铁等相对密闭环境,建议适当增加空调换风功率提高换气次数,并注意定期清洁处理空调滤网;短途客车、公交车等有条件开窗的公共交通工具,有条件时可开窗低速行驶,也可在停驶期间开窗通风,保持空气流通。

当出现疑似或确诊病例,在专业人员指导下,在无人条件下选择过氧乙酸、含氯消毒剂、二氧化氯、过氧化氢等消毒剂,采用超低容量喷雾法进行消毒。

(三) 注意个人防护

日常情况下,建议工作人员佩戴医用外科口罩(或其他更高级别的口罩)和手套;一次性使用手套不可重复使用,其他重复使用手套需每天清洗消毒,可流通蒸汽或煮沸消毒 30 分钟,或先用 500mg/L 的含氯消毒液浸泡 30 分钟,然后常规清洗即可。

当有疑似或确诊病例出现时,在专业人员指导下进行个人防护。

(四) 手卫生

应加强手卫生措施,工作人员随时进行手卫生。可用有效的含醇速干手消毒剂。特殊条件下,也可使用含氯或过氧化氢手消毒剂;有肉眼可见污染物时应使用洗手液在流动水下洗手,然后消毒。

(五) 设立应急区域

建议在公共交通工具上设立应急区域,如飞机、火车、客车等后部三排座位,当出现疑似或确诊病例时,可在该区域进行暂时隔离。

（六）健康宣教

时刻注意开展公共交通工具上的防控健康宣教。

三、旅行人员操作指南

（一）佩戴口罩、手套

旅行人员乘坐公共交通工具时，建议佩戴医用外科口罩（或其他更高级别的口罩），旅行结束时及时弃用。有条件的旅行人员可选择佩戴手套，一次性使用手套不可重复使用，其他重复使用手套需注意清洗消毒，可流通蒸汽或煮沸消毒 30 分钟，或先用 500mg/L 的含氯消毒液浸泡 30 分钟，然后常规清洗即可。

（二）手卫生

注意手卫生，旅行人员在旅程中应加强手卫生，旅程结束后需做手卫生。可选用有效的含醇速干手消毒剂，特殊条件下，也可使用含氯或过氧化氢手消毒剂；有肉眼可见污染物时应使用洗手液在流动水下洗手，然后消毒。

（三）注意保持距离

旅行人员乘坐公共交通工具，有条件时，相互之间尽量保持一定距离。

（四）积极配合工作人员

日常情况下，听从公共交通工作人员的安排，做好个人防护。当有疑似或确诊病例出现时，听从工作人员的指令，及时自我隔离，听从安排进行排查检测，不可私自离开。

附录 4

公共场所新型冠状病毒感染的肺炎卫生防护指南

(发布单位:国务院应对新型冠状病毒感染的肺炎疫情联防联控机制;发布时间:2020 年 1 月 30 日)

一、适 用 范 围

本指南适用于新型冠状病毒感染的肺炎流行期间,正常使用的宾馆、商场、影院、游泳馆、博物馆、候车(机)室、办公楼等人群经常聚集活动的公共场所和工作场所的卫生防护,包括消毒、通风、个人防护等措施。

二、场所卫生操作指南

(一) 清洁与消毒

1. 做好物体表面清洁消毒。应当保持环境整洁卫生,每天定期消毒,并做好清洁消毒记录。对高频接触的物体表面(如电梯间按钮、扶手、门把手等),可用含有效氯 250~500mg/L 的含氯消毒剂进行喷洒或擦拭,也可采用消毒湿巾进行擦拭。

2. 当出现人员呕吐时,应当立即用一次性吸水材料加足量消毒剂(如含氯消毒剂)或有效的消毒干巾对呕吐物进行覆盖消毒,清除呕吐物后,再使用季铵盐类消毒剂或含氯消毒剂进行物体表面消毒处理。

3. 加强餐(饮)具的消毒,餐(饮)具去残渣、清洗后,煮沸或流通蒸汽消毒 15 分钟;或采

用热力消毒柜等消毒方式;或采用有效氯含量为 250mg/L 溶液,浸泡消毒 30 分钟,消毒后
应将残留消毒剂冲净。

4. 保持衣服、被褥、座椅套等纺织物清洁,可定期洗涤、消毒处理。可用流通蒸汽或煮
沸消毒 30 分钟,或先用 500mg/L 的含氯消毒液浸泡 30 分钟,然后常规清洗。

5. 卫生洁具可用有效氯含量为 500mg/L 的含氯消毒剂浸泡或擦拭消毒,作用 30 分钟
后,清水冲洗干净,晾干待用。

6. 当有疑似或确诊病例出现时,在专业人员指导下进行消毒处理。

(二) 通风换气

场所内应当加强通风换气,保持室内空气流通,首选自然通风,尽可能打开门窗通风换
气,也可采用机械排风。如使用空调,应保证空调系统供风安全,保证充足的新风输入,所有
排风直接排到室外。未使用空调时应关闭回风通道。

(三) 洗手设施

确保场所内洗手设施运行正常,配备速干手消毒剂,有条件时可配备感应式手消毒
设施。

(四) 垃圾处理

加强垃圾的分类管理,及时收集并清运。加强垃圾桶等垃圾盛装容器的清洁,可定期对
其进行消毒处理。可用含有效氯 250~500mg/L 的含氯消毒剂进行喷洒或擦拭,也可采用
消毒湿巾进行擦拭。

(五) 设立应急区域

建议在公共场所设立应急区域,当出现疑似或确诊病例时,及时到该区域进行暂时隔
离,再按照其他相关规范要求进行处理。

(六) 健康宣教

在场所内显著区域,采用视频滚动播放或张贴宣传画等方式开展防控健康宣教。

三、个人防护指南

(一) 工作人员防护

1. 注意个人防护。在人群较为密集的公共场所，建议工作人员佩戴医用外科口罩(或其他更高级别的口罩)。建议穿工作服并保持清洁，定期洗涤、消毒。可用流通蒸汽或煮沸消毒 30 分钟，或先用 500mg/L 的含氯消毒液浸泡 30 分钟，然后常规清洗。当有疑似或确诊病例出现时，在专业人员指导下进行个人防护。

2. 注意手卫生。应当加强手卫生措施，工作人员随时进行手卫生。洗手或使用速干手消毒剂，有肉眼可见污染物时，应用洗手液在流动水下洗手。

3. 注意身体状况。在岗期间注意身体状况，当出现发热、咳嗽等症状时，要及时按规定去定点医院就医，尽量避免乘坐公交、地铁等公共交通工具，前往医院路上和医院内应全程佩戴医用外科口罩(或其他更高级别的口罩)。

(二) 流动人员防护

1. 减少聚集。新型冠状病毒感染的肺炎流行期间，避免到人群聚集尤其是空气流动性差的场所，减少不必要的外出，如果外出应做好个人防护和手卫生。在人口较为密集的公共场所，建议佩戴医用口罩。

2. 勤洗手。尽量减少接触公共场所的公共物品和部位，从公共场所返回、咳嗽手捂之后、饭前便后，用洗手液或香皂在流动水下洗手，或者使用含乙醇成分的免洗洗手液；不确定手是否清洁时，避免用手接触口鼻眼；打喷嚏或咳嗽时，用手肘衣服遮住口鼻。减少与他人接触，以点头礼取代握手，条件允许时，尽量与他人保持一定距离。

3. 来访人员管理。新型冠状病毒感染的肺炎流行期间，办公楼等场所应当加强对来访人员健康监测和登记等工作。

附录5

客运场站及交通运输工具 卫生防护指南

（发布单位：交通运输部、国家发展改革委、国家卫生健康委、国家铁路局、中国民用航空局、国家邮政局和国家铁路集团；发布时间：2020年2月3日）

一、铁　　路

（一）通过售票控制乘客数量，尽可能安排乘客隔位、分散就坐。

（二）在火车站增加体温测量设备，对进出站乘客进行体温检测，高于37.3℃的乘客应在应急区域进行暂时隔离，再按照其他相关规范要求进行处理。

（三）增加候车室和旅客列车卫生间等公用设施清洗消毒频次，有条件时配备速干手消毒剂、感应式手消毒设施。

（四）旅客列车载客前应对车厢进行清洁消毒。座椅套等纺织物应保持清洁，并定期洗涤、消毒处理。

（五）保障候车室和旅客列车车厢空调系统正常，以最大新风量运行。

（六）乘客、乘务员佩戴口罩，乘客保持安静、减少交流，打喷嚏时用纸巾遮住口鼻，或采用肘臂遮挡等。

（七）旅客列车宜配备手持体温检测仪，在适当位置设立应急区域，临时隔离出现发热、干呕等症状乘客。

（八）旅客列车宜配备消毒剂；乘客呕吐时，采用消毒剂对呕吐物进行覆盖消毒，清除呕吐物并使用消毒剂进行物体表面消毒处理。

（九）在车站电子屏、旅客列车车厢滚动电子屏和广播等开展卫生防护知识宣传。

二、道　路　客　运

（一）合理组织运力，通过售票、包车团组人数限制，控制乘客数量，尽可能安排乘客隔位、分散就坐。

（二）在汽车客运站增加体温测量设备，对进出站乘客进行体温检测，具备条件的汽车客运站设置应急区域，高于 37.3℃ 的乘客应在应急区域进行暂时隔离，再按照其他相关规范要求进行处理。

（三）增加车站公用设施和公共区域的消毒频次，卫生间和洗手池配备消毒液。

（四）车辆每次出行载客前应对车厢进行清洁消毒。座椅套等纺织物应保持清洁，并定期洗涤、消毒处理。

（五）在自然气温、行驶速度等条件允许的情况下，尽量关闭车内空调，开窗通风。若使用空调系统，应增加清洗消毒频次。适当提高进入服务区停车休息的频次，对客车进行通风换气。

（六）乘客、乘务员和驾驶员佩戴口罩，乘客保持安静、减少交流，打喷嚏时用纸巾遮住口鼻，或采用肘臂遮挡等。

（七）三类以上客运班线客车和客运包车宜配备手持体温检测仪，将车厢后两排设置为应急区域，使用简易窗帘（盖布）遮挡，临时隔离出现发热、干呕等症状乘客。

（八）三类以上客运班线客车和客运包车宜配备消毒剂；乘客呕吐时，采用消毒剂对呕吐物进行覆盖消毒，清除呕吐物再使用消毒剂进行物体表面消毒处理。

（九）在汽车客运站和客运车辆上通过广播、视频、海报等开展卫生防护知识宣传。

三、水　路　客　运

（一）合理组织运力，通过售票控制乘客数量，尽可能安排乘客隔位、分散就坐。

（二）在客运码头增加体温测量设备，对进出站乘客进行体温检测，具备条件的客运码头设置应急区域，高于 37.3℃ 的乘客应在应急区域进行暂时隔离，再按照其他相关规范要求进行处理。

（三）客运码头增加公用设施和公共区域的消毒频次，卫生间和洗手池配备消毒液，保持排风系统正常运行，定期对座椅等公用设施消毒。

（四）有条件的船舶内部咨询台或服务台配备速干手消毒剂；船舶每次出行载客前应对船舱、驾驶台等重要场所表面进行清洁消毒。座椅套等纺织物应保持清洁，并定期洗涤、消毒处理。

（五）船舶行驶过程中,应使用最大通风量;气温适合的,建议船舱开窗通风,保持室内空气流通。

（六）乘客、船舶工作人员佩戴口罩,乘客保持安静、减少交流,打喷嚏时用纸巾遮住口鼻,或采用肘臂遮挡等。

（七）优化服务流程,简化餐食供应。

（八）船舶宜配备手持体温检测仪、在适当位置设立应急区域,临时隔离出现发热、干呕等症状乘客。

（九）船舶宜配备消毒剂;乘客呕吐时,采用消毒剂对呕吐物进行覆盖消毒,清除呕吐物再使用消毒剂进行物体表面消毒处理。

（十）在客运码头和船舶上通过广播、视频、海报等开展卫生防护知识宣传。

四、民　　航

（一）条件允许时,在乘客值机时,安排乘客隔位、分散就坐。

（二）在机场增加体温测量设备,对进出港乘客进行体温检测,高于 37.3℃的乘客应在应急区域进行暂时隔离,再按照其他相关规范要求进行处理。

（三）值机柜台配备手消物品。

（四）增加客舱乘客经常接触的客舱内物体表面、盥洗室等公用设施擦拭清洁消毒频次。座椅套等纺织物应保持清洁,并定期洗涤、消毒处理。

（五）检修保障候机厅和机舱空调系统正常,加强通风。航空器飞行过程中,在保障安全的前提下,加强通风;地面运行期间,使用 APU 系统的气源进行通气。

（六）客舱乘务员佩戴口罩,可携带含醇类消毒湿巾。乘客佩戴口罩,保持安静、减少交流,打喷嚏时用纸巾遮住口鼻,或采用肘臂遮挡等。

（七）通过控制登机时间减少乘客在客舱等待时间。优化服务流程,简化餐食供应。

（八）机舱宜配备手持体温检测仪、在后舱设置应急区域,临时隔离出现发热、干呕等症状乘客。条件允许时,对发热乘客原座位周围前后左右排的乘客配发口罩,并禁止各舱位间人员流动。

（九）对乘客呕吐等状况,必要时使用机载防疫包,按程序进行操作。

（十）在候站楼电子屏、航空器客舱和座椅后面液晶屏等开展卫生防护知识宣传。

五、城市公共汽电车

（一）根据客流情况，合理组织运力，降低车厢拥挤度。

（二）在自然气温、行驶速度等条件允许的情况下，尽量关闭车内空调，开窗通风。若使用空调系统，应增加清洗消毒频次。

（三）车辆每次出行载客前应对车厢进行清洁消毒。

（四）乘客、乘务员和驾驶员佩戴口罩，乘客保持安静、减少交流，打喷嚏时用纸巾遮住口鼻，或采用肘臂遮挡等。

（五）车辆宜配备消毒剂；乘客呕吐时，采用消毒剂对呕吐物进行覆盖消毒，清除呕吐物再使用消毒剂进行物体表面消毒处理。

（六）在车厢通过广播、视频、海报等开展卫生防护知识宣传。

六、城市轨道交通

（一）根据客流情况，合理组织运力，降低车厢拥挤度。

（二）在城市轨道交通站增加体温测量设备，对进站乘客进行体温检测，高于 37.3℃的乘客应在应急区域进行暂时隔离，再按照其他相关规范要求进行处理。

（三）增加城市轨道交通站公用设施和公共区域的消毒频次，卫生间和洗手池配备消毒液。站厅卫生间等公用设施配备速干手消毒剂，有条件时可配备感应式手消毒设施。

（四）列车每次出行载客前应对车厢进行清洁消毒。

（五）加强设备巡检，保障站台和列车车厢通风系统正常运行。

（六）乘客、与乘客接触的城市轨道交通运营服务人员佩戴口罩，乘客保持安静、减少交流，打喷嚏时用纸巾遮住口鼻，或采用肘臂遮挡等。

（七）城市轨道交通站宜配备消毒剂，站内或到站列车上的乘客呕吐时，采用消毒剂对呕吐物进行覆盖消毒，清除呕吐物再使用消毒剂进行物体表面消毒处理。

（八）在城市轨道交通站厅和列车车厢通过广播、视频、海报等开展卫生防护知识宣传。

七、出租汽车

（一）车辆每日出行载客前应对车辆内部进行清洁消毒。

（二）司机携带含醇类消毒湿巾,增加车门把手等部位的清洗消毒频次。

（三）在自然气温、行驶速度等条件允许的情况下,尽量关闭车内空调,开窗通风。

（四）司机佩戴口罩,提醒车上的乘客佩戴口罩并减少交流,打喷嚏时用纸巾遮住口鼻,或采用肘臂遮挡等。

（五）车辆宜配备消毒剂;乘客呕吐时,采用消毒剂对呕吐物进行覆盖消毒,清除呕吐物再使用消毒剂进行物体表面消毒处理。

（六）通过车载广播、汽车座椅背面张贴宣传海报或提示性标语等方式开展卫生防护知识宣传。

附录6

临时特殊场所卫生防护要求

(发布单位:国家卫生健康委;发布时间:2020年2月5日)

国家卫生健康委疾控局关于印发
临时特殊卫生防护要求的函

湖北省卫生健康委疾控处:

为指导改造为临时特殊场所的宾馆、体育场馆、民营医院(社区卫生服务中心)开展预防性卫生防护措施,严防新型冠状病毒感染的肺炎疫情蔓延和扩散,我局组织专家制定了《临时特殊场所卫生防护要求》。现印发给你们,供工作中参考。

附件:1. 室内体育场卫生防护要求

2. 宾馆卫生防护要求

3. 民营医疗机构(社区卫生服务中心)卫生防护要求

国家卫生健康委疾控局

2020年2月5日

附件 1

室内体育场卫生防护要求

一、范围

本指南适用于新型冠状病毒感染的肺炎流行期间,大型室内体育场馆改造为新型冠状病毒感染的肺炎轻症患者治疗场所的卫生防护要求,包括场所要求、个人卫生防护和管理要求。

二、场所要求

(一) 功能分区

1. 功能分区。体育场馆总体按照"三区"(污染区、半污染区、清洁区)、"两通道"(污染通道和清洁通道)进行分区运行使用。

污染区包括轻症患者接受诊疗的区域,如病室、处置室、污物间以及患者入院出院处理室等。清洁区包括更衣室、配膳室、值班室及库房等。半污染区指位于清洁区与污染区之间、有可能被患者血液体液等污染病毒的区域,包括医务人员的办公室、治疗室、护士站、患者用后的物品、医疗器械等处理室、内走廊等。

2. 各区域应设置明显标识或隔离带,病床区应做好床位分区、男女分区。床位之间宜间隔 1.2m 以上。

3. 在医院外围设置显著危险标识或隔离带。尽量避开高密度居民区、幼儿园、小学校等城市人群密集活动区。确实无法避开的下风向少数附近居民可以考虑暂时搬离。

(二) 供水

每个病区应单独设置饮用水供水点,供水点应足额提供冷水、开水。生活用水水质应符合《生活饮用水卫生标准》(GB 5749)的要求。

(三) 通风换气

1. 污染区和半污染区应以自然通风和 / 或机械通风为主,集中空调通风系统应开启空气净化消毒装置。清洁区等小空间可采取机械通风方式或自然通风。

2. 污染区和半污染区集中空调系统应使用空气净化消毒装置。有条件时空调机组可设置亚高效过滤器以上等级的洁净空调系统;可在回风过滤器、表冷器附近安装紫外线消毒灯。

（四）物表消毒

污染区消毒按照传染病医院要求进行。厕所、走廊地面、患者接触到的生活物品用具等可参照《疫源地消毒总则》（GB 19193—2015）进行消毒。公共桌椅、公共门窗把手、公共卫生间及洗手池等公共用品用具物体表面消毒，可用有效氯浓度 500mg/L 消毒剂擦拭消毒。

（五）污水处理

1. 排水管应用不收缩、不燃烧、不起尘材料密封；排水管上的通气管口必须设高效过滤器或其他可靠的消毒设备，同时应使通气口四周的通风良好。排水管上的通气管口不得接入空调通风系统的排风管道。

2. 污水废水必须进行集中消毒处理；医院空调冷凝水应分区集中收集，随各区污废水集中处理。污水参照《疫源地消毒总则》（GB 19193—2015）、《医院污水处理技术指南》要求处理，处理后的水质应符合现行的《医疗机构污水排放要求》。

（六）厕所卫生

1. 临时厕所　病人如厕使用临时厕所，并走另行搭建的专用密闭通道；优先选用泡沫封堵型移动厕所。厕所数量按照男厕 20 人 / 蹲位、女厕 10 人 / 蹲位配置，可依据病人实际需求适当增加。厕所位置应该在体育场下风向并尽量远离餐饮区和供水点。

2. 临时厕所中的病人粪便等排泄物需要进行投药消毒或集中无害化处理。安排专人投药消毒，1 日两次。

3. 固定厕所。体育场馆内外的固定厕所仅供身体健康的医务工作人员使用。

4. 所有厕所粪便均需按照传染病医院要求严格管理，严禁直接外排。

（七）医疗垃圾

各病区单元设置套有医疗废弃物垃圾袋并加盖的专用垃圾桶。生活垃圾放置在专用垃圾桶内，每日清理或随时清理。清理前用含有效氯 500~1 000mg/L 的含氯消毒液喷洒或浇洒垃圾至完全湿润，作用 30 分钟后送往专门储存医疗废物的房间待集中收运处置。

（八）病媒消杀

以鼠类、蟑螂和蝇类为重点防控对象进行病媒消杀。重点区域为储物库、垃圾堆放点、污染物处理场所、杂物间及厕所等。

三、个人卫生防护

工作人员防护应按照传染病医院的要求加强自我健康防护。非工作需要可减少交流和聚集；注意手卫生。

病人禁止近距离接触。

四、服务管理

1. 加强环境卫生管理。确保做好全环节消毒工作,为相关消毒操作人员配备防护服、手套、面罩、护目镜、防毒面具以及急救用品。

2. 保持食堂卫生,避免供应凉菜。操作台、各种物表及地面每日必须进行常规清洁,并用1 000mg/L含氯消毒液消毒。餐具要严格执行"一洗、二清、三消毒、四保洁"的工作程序进行清洗消毒,消毒保洁柜内留用。

3. 地面防滑。体育场内需注意病人防滑;若场所内均未做防滑处理,应铺设临时防滑地垫。

附件 2

宾馆卫生防护要求

一、范围

本指南适用于新型冠状病毒感染的肺炎流行期间,宾馆改造为密切接触者隔离场所的卫生防护要求,包括场所要求、个人卫生防护和管理要求。

二、场所要求

(一) 选址要求

1. 用于改造为密切接触者集中隔离的宾馆(包括宾馆饭店、培训中心、疗养院等)宜为多层独栋建筑。应远离中小学校以及幼儿和老年人聚集的建筑及场所,与其他邻近建筑有安全的卫生防护距离。

2. 选址应避开城市人口稠密区(如学校、住宅区、商业中心等),建议选择郊区宾馆。

(二) 供水

宾馆生活给水系统宜在供水设备处预留应急加氯消毒剂投加设备,保证生活给水余氯,必要时,可以提高氯消毒剂含量,增强消毒灭菌效果。生活饮用水水质应符合《生活饮用水卫生标准》(GB 5749)的要求。

(三) 污、废水处理

1. 宾馆客房面盆下宜有存水弯。卫生间地漏应有水封。

2. 集中空调系统的冷凝水应分区集中收集,分体空调的冷凝水宜集中收集或排到卫生间地漏。

(四) 通风

1. 室外新风口与排风口应保持一定的间距,新风口应避开冷却塔、热泵排风的污染。

2. 当空调系统为风机盘管加新风系统时,新风系统应按最大新风量全天运行,同时各房间排风不间断运行;房间应合理开窗通风。

3. 当空调系统为全空气空调系统时,应关闭回风阀,采用全新风运行,室内温度达不到要求时可降低送风量,有条件时可提高供水温度。

4. 没有新风系统又不能开窗通风换气的房间,应停止使用。

5. 系统运行前,清洗或更换空气过滤器;清洗空调加热(表冷)盘管,对空调风管进行消毒灭菌处理。系统运行中,空气过滤器等应不定期进行清洗和消毒灭菌,空调房间内的送、回风口应经常擦拭,室内机(含风机盘管)应定期进行清洗、消毒,空调器凝结水水盘应保持清洁。有条件时系统上应加装低阻中效过滤器,并进行压差监测。

三、个人卫生防护

(一) 工作人员防护

1. 在岗期间应穿工作服,佩戴口罩。应保持工作服清洁,定期洗涤、消毒。可煮沸消毒30 分钟,或先用有效氯 500mg/L 的含氯消毒液浸泡 30 分钟,然后常规清洗。

2. 工作期间减少交流和聚集。

3. 注意手卫生。应加强手卫生措施,工作人员随时进行手卫生。洗手或使用速干手消毒剂,有肉眼可见污染物时,应用洗手液在流动水下洗手。

4. 注意身体状况。在岗期间注意身体状况,当出现发热、咳嗽等症状时,要及时按规定去定点医院就医,前往医院路上和医院内应全程佩戴口罩。

(二) 密切接触者个人防护

尽量减少接触公共物品和设施,打喷嚏、咳嗽手捂之后用洗手液或香皂在流动水下洗手,或者使用含乙醇成分的免洗洗手液;不确定手是否清洁时,避免用手接触口、鼻、眼。

四、管理要求

(一) 居住要求

密切接触者居住房间不应超过两人,隔离期间不得出入房间。

(二) 场所消毒

1. 物体表面消毒

客房应由密切接触者自行清洁、消毒。桌面、床头柜、家具、门把手等高频接触的物体表面可用含有效氯 500mg/L 的含氯消毒剂进行喷洒或擦拭。

公共区域应由宾馆工作人员清洁消毒。对高频接触的物体表面(如电梯间按钮、扶手、门把手等)、公共卫生间,可用含有效氯 500mg/L 的含氯消毒剂进行擦拭。

分体式空调部件应在更换密切接触者时清洗消毒。

2. 餐(饮)具清洁消毒。餐(饮)具清除食物残渣后,煮沸消毒 30 分钟,也可用有效氯为500mg/L 含氯消毒剂浸泡 30 分钟后,再用清水洗净。

3. 密切接触者呕吐物处理。呕吐物应立即用一次性吸水材料加足量消毒剂(如含氯消毒剂)对呕吐物进行覆盖消毒,清除呕吐物后,再使用季铵盐类消毒剂或含氯消毒剂进行物体表面消毒处理。

4. 终末消毒。当密切接触者确定为确诊病例后,房间和物品应按照《新型冠状病毒感染的肺炎防控方案(第三版)》附件6特定场所消毒技术方案进行终末消毒。

(三) 垃圾、污水

1. 垃圾。密切接触者生活垃圾应当统一收集,按生活垃圾处理。当密切接触者确诊后,生活垃圾按照医疗废物处理。医疗废物的处置应符合《医疗废物管理条例》和《医疗卫生机构医疗废物管理办法》的规定。

2. 污水。污水在进入市政排水管网前,应进行消毒处理,消毒1.5小时后,总余氯量10mg/L。

(四) 室内外环境卫生清洁

1. 宾馆内公共区域应无痰迹和烟头,楼道内无杂物堆放、无卫生死角,楼梯扶手无灰尘。

2. 宾馆外地面无纸屑、果皮、烟头、痰迹、污物和积水。垃圾桶整洁、无异味、定时清理;垃圾房日产日清、无裸露垃圾。

(五) 服务管理

1. 员工健康体检制度。每天对工作人员进行体温测量和身体健康监测,并做好记录,严禁带病上岗。工作人员家中如有疑似病人出现,则应按相关规定进行隔离,严禁上岗。

2. 餐厅管理。餐厅员工应实行错峰就餐,单独用餐。疫情流行期间,餐厅应与厨房完全隔断,并应防止餐厅的风流向厨房。

3. 密切接触者就餐。实行送餐制,由服务人员送餐至客房门口。

五、其他

(一) 应去除宾馆现有地面的软装织物,如地毯等。

(二) 应在宾馆设立急救人员、设备和设施。

附件 3

民营医疗机构（社区卫生服务中心）卫生防护要求

一、适用范围

本指南适用于接收新型冠状病毒感染的肺炎疑似患者的民营医疗机构（社区卫生服务中心），内容包括消毒和卫生防护措施。

二、基本原则

1. 民营医疗机构应根据《医院隔离技术规范》（WS/T 311—2009），将院内划分为清洁区、半污染区、污染区。清洁区包括医生值班室、办公室等，半污染区包括护师值班室、护士站、患者使用后物品及医疗器械处理室及走廊，污染区包括病房、处置室、污物间等。

2. 疑似患者需单间隔离。

三、场所要求

（一）通风

开窗通风（下风向要有隔离区），加强空气流通，并根据气候条件适时调节；或安装通风设备，加强通风；有条件时可安装循环风空气消毒机。

宜使用独立空调，并隔一段时间进行开窗通风（至少半小时以上）。可以 24 小时打开房内卫生间排风扇，保证室内空气有序排放。

（二）污水和粪便的处理

应当具有独立化粪池。污水在进入市政排水管网前，进行消毒处理，定期投放含氯消毒剂，消毒 1.5 小时后，总余氯量 10mg/L。消毒后污水应当符合《医疗机构水污染物排放标准》（GB 18466—2005）。如无独立化粪池，则用专门容器收集排泄物，消毒处理后再排放，消毒方式参照《疫源地消毒总则》（GB 19193—2015）。

四、消毒措施

1. 物体表面消毒　台面、地面、门把手、电话机、开关、热水壶、洗手盆、坐便器等日常可能接触使用的物品表面，用含有效氯 500~1 000mg/L 的含氯消毒剂擦拭，消毒 30 分钟后用清水洗净;每天至少一次。

2. 污染物(血液、呕吐物、排泄物、分泌物)消毒　少量污染物可用一次性吸水材料(如纱布、抹布等)蘸取 5 000~10 000mg/L 含氯消毒剂(或能达到高水平消毒的消毒湿巾)小心移除。大量污染物,应使用一次性吸水材料(干毛巾)完全覆盖后用足量的 5 000~10 000mg/L 含氯消毒剂浇在吸水材料上消毒作用 30 分钟以上(或能达到高水平消毒的消毒干巾)小心清除干净。清除过程中避免接触污染物,清理的污染物按医疗废物集中处置。再用 1 000mg/L 的含氯消毒液进行喷洒、擦拭或浸泡消毒,作用 30 分钟后清水擦拭干净。

3. 垃圾处置　患者生活垃圾应统一收集,按医疗废物处理。医疗废物的处置应当遵循《医疗废物管理条例》和《医疗卫生机构医疗废物管理办法》要求,规范使用双层黄色医疗废物收集袋封装后按照常规处置流程进行处置。

4. 餐(饮)具　餐(饮)具清除食物残渣后,煮沸消毒 30 分钟,也可用有效氯为 500mg/L 含氯消毒液浸泡 30 分钟后,再用清水洗净。

5. 手卫生　所有人员均应加强手卫生措施,可选用含醇速干手消毒剂,特殊条件下,也可使用含氯或过氧化氢手消毒剂;有肉眼可见污染物时应使用洗手液在流动水下洗手,然后消毒。

6. 皮肤、黏膜　皮肤被污染物污染时,应立即清除污染物,再用一次性吸水材料蘸取 0.5% 碘伏或过氧化氢消毒剂擦拭消毒 3 分钟以上,使用清水清洗干净;黏膜应用大量生理盐水冲洗或 0.05% 碘伏冲洗消毒。

五、工作人员个人防护

病区工作人员建议穿戴工作服、一次性工作帽、一次性手套、防护服、医用防护口罩或动力送风过滤式呼吸器、防护面屏或护目镜、工作鞋或胶靴、防水靴套等。

附录 7

新型冠状病毒肺炎流行期间办公场所和公共场所空调通风系统运行管理指南

（发布单位：国务院应对新型冠状病毒肺炎疫情联防联控机制综合组；发布时间：2020 年2 月12 日）

一、目　　的

为保证新冠肺炎流行期间，办公场所和公共场所空调通风系统的安全合理使用，防止因空调通风系统开启而导致新冠肺炎疫情的传播和蔓延，最大限度地保护使用者，特制定本指南。

二、运 行 要 求

（一）当空调通风系统为全空气系统时，应当关闭回风阀，采用全新风方式运行。

（二）当空调通风系统为风机盘管加新风系统时，应当满足下列条件：

1. 应当确保新风直接取自室外，禁止从机房、楼道和天棚吊顶内取风；

2. 保证排风系统正常运行；

3. 对于大进深房间，应当采取措施保证内部区域的通风换气；

4. 新风系统宜全天运行。

（三）当空调通风系统为无新风的风机盘管系统（类似于家庭分体式空调）时，应当开门或开窗，加强空气流通。

三、管 理 要 求

（一）新风采气口及其周围环境必须清洁,确保新风不被污染。

（二）对于人员流动较大的商场、写字楼等场所,不论空调系统使用运行与否,均应当保证室内全面通风换气;并且,每天下班后,新风与排风系统应当继续运行 1 小时,进行全面通风换气,以保证室内空气清新。

（三）人员密集的场所应当通过开门或开窗的方式增加通风量,同时工作人员应当佩戴口罩。

（四）建议关闭空调通风系统的加湿功能。

（五）加强对风机盘管的凝结水盘、冷却水的清洁消毒。

（六）下水管道、空气处理装置水封、卫生间地漏以及空调机组凝结水排水管等的 U 形管应当定时检查,缺水时及时补水,避免不同楼层间空气掺混。

（七）当场所出现下列情况时应当停止使用空调通风系统:

1. 发现疑似、确诊新型冠状病毒感染的肺炎病例;

2. 集中空调通风系统的类型、供风范围等情况不清楚。

（八）空调通风系统的清洗消毒应当符合下列要求:

1. 空调通风系统的常规清洗消毒应当符合《公共场所集中空调通风系统清洗消毒规范》(WS/T 396—2012)的要求。可使用 250~500mg/L 含氯(溴)或二氧化氯消毒液,进行喷洒、浸泡或擦拭,作用 10~30 分钟。对需要消毒的金属部件建议优先选择季铵盐类消毒剂。

2. 当发现新冠肺炎确诊病例和疑似病例时,在疾病预防控制中心的指导下,对空调通风系统进行消毒和清洗处理,经卫生学评价合格后方可重新启用。

附录8

新型冠状病毒肺炎流行期间
商场卫生防护指南

(发布单位:国务院应对新型冠状病毒肺炎疫情联防联控机制综合组;发布时间:2020年2月14日)

一、适用范围

本指南适用于新型冠状病毒肺炎流行期间,正常运营的商场(商业综合体)等的卫生防护。主要内容包括经营场所运营管理、环境卫生要求、加强清洁消毒、个人卫生防护和功能区要求等。

二、经营场所运营管理

(一) 落实主体责任

商场负责人是疫情防控第一责任人,建立防控制度,做好员工信息采集工作。

(二) 提高风险防范意识

可通过视频滚动播放或张贴宣传材料等,加强从业人员和顾客对新冠病毒感染的风险防范认知。

（三）加强健康管理

员工在岗期间注意自身健康状况监测，当出现发热、咳嗽等症状时，要及时并按规定去定点医院就医。合理安排从业人员轮休。

（四）实施人员体温检测

应当在经营场所门口设置专人对每位上岗员工和顾客测量体温，体温正常方可进入。

（五）所有人应当佩戴口罩

所有员工佩戴口罩上岗。安排专人提醒顾客在进入大型商场之前佩戴口罩，回家后注意洗手；顾客不戴口罩时，拒绝其进入大型商场购物。

（六）禁止组织聚集性活动

避免集体餐食，集中会议、培训、娱乐等；不得组织开展大规模促销活动、展览展示等聚集性活动；员工应当避免自发性的聚集活动。

（七）暂停部分服务设施

暂停母婴室、儿童游乐场所、室内娱乐场所服务；无法暂时关闭的，必须对全部公共设施进行消毒后开放。

（八）实行错时分桌就餐

员工应当采取错峰、打包的方式就餐，可考虑一人一桌就餐；避免聚集堂食用餐，尽量减少近距离交谈。

（九）合理使用电梯

所有人员乘梯时相互之间注意保持适当距离；低楼层购物推荐走安全通道，较高楼层优先使用扶梯并尽量避免与扶手直接接触，高楼层乘用直梯时，不要直接用手接触按键并快进快出。

（十）设置应急区域

可在经营场所内设立应急区域；当出现疑似症状人员时，及时到该区域进行暂时隔离，再按照相关规定处理。

三、环境卫生要求

（一）加强室内通风

在保证经营场所温度达标前提下，加强室内空气流通，首选自然通风，尽可能打开门窗通风换气，保证室内空气卫生质量符合《公共场所卫生指标及限值要求》（GB 37488—2019）。

运行的空调通风系统应当每周对开放式冷却塔、过滤网、过滤器、净化器、风口、空气处理机组、表冷器、加热（湿）器、冷凝水盘等设备部件进行清洗、消毒或更换。若场所内空调无消毒装置，需关闭回风系统。

（二）垃圾清运处理

每天产生的垃圾应当在专门垃圾处理区域内分类管理、定点暂放、及时清理。存放垃圾时，应当在垃圾桶内套垃圾袋，并加盖密闭，防止招引飞虫和污染其他食品和器具。垃圾暂存地周围应当保持清洁，每天至少进行一次消毒。

（三）其他卫生要求

确保商场地面无污水。下水道口应当每天清洁、除垢、消毒。确保公共卫生间及时清洁，做到无积污、无蝇蛆、无异味。

四、加强清洁消毒

（一）加强餐饮具消毒

员工用餐场所应当保持通风换气，加强公用餐（饮）具的清洁消毒，餐（饮）具应当一人一具一用一消毒,每日对餐桌椅及地面进行清洁和消毒。

(二) 物体表面清洁消毒

应当保持环境整洁卫生,每天定期消毒,并做好清洁消毒记录。对高频接触的物体表面(如收银台、柜台、休息区、服务台、游戏机、电梯间按钮、扶手、门把手、公共桌椅座椅、公共垃圾桶、购物篮、购物车、临时物品存储柜等),可用含有效氯250~500mg/L 的含氯消毒剂进行喷洒或擦拭,也可采用消毒湿巾进行擦拭。建议每天至少在营业前消毒一次,可根据客流量增加情况适当增加消毒次数。

(三) 垃圾桶消毒

可定期对垃圾桶等垃圾盛放容器进行消毒处理。可用含有效氯250~500mg/L 的含氯消毒剂进行喷洒或擦拭,也可采用消毒湿巾进行擦拭。

(四) 卫生洁具消毒

卫生洁具可用有效氯含量为500mg/L 的含氯消毒剂浸泡或擦拭消毒,作用30分钟后,清水冲洗干净,晾干待用。

(五) 消毒工作服

定期更换工作服;可用流通蒸汽或煮沸消毒30分钟,或先用500mg/L 的含氯消毒液浸泡30分钟,然后常规清洗。

(六) 方便顾客洗手

确保经营场所内洗手设施运行正常,在问询台和收银台等处配备速干手消毒剂;有条件时可配备感应式手消毒设施。

五、个人健康防护

（一）佩戴口罩

从业人员在岗时应当佩戴防护口罩，与顾客交流时不得摘下口罩。顾客在商场内要一直佩戴口罩。

（二）保持安全距离

从业人员与顾客服务交流时宜保持一定距离和避免直接接触。

（三）注意手卫生

工作人员在上岗期间应当经常洗手，可用有效的含醇速干手消毒剂；特殊条件下，也可使用含氯或过氧化氢手消毒剂；有肉眼可见污染物时，应当使用洗手液在流动水下洗手。在工作中避免用手或手套触碰眼睛。

（四）商场内的重点防护人群包括柜台销售人员、收银员、接货员、理货员、保洁员、保安等与顾客接触较多的工作人员，需要注意在上岗时佩戴手套和口罩。

（五）接货员和采购人员传递文件或物品的前后都要洗手，传递时都要佩戴口罩；对于负责收发文件或其他用品频繁的工作人员，应当佩戴口罩和手套。

（六）收银员优先采用无线扫码支付方式，有条件的商场现金收银岗位人员可配护目镜。

（七）商场快递交接优先考虑网络下单付款和使用快递柜办理交接。

六、商场功能区要求

（一）商场中的酒吧、舞厅、电影院、电子游戏厅等人员密集的娱乐区域应当考虑关闭。

（二）商场中的学习培训机构应当暂停组织集中学习培训，推荐使用网络远程授课方式。

（三）商场中的服装专卖店等物品销售区，销售人员与顾客交谈时保持 1m 及以上距离，尽量不要直接接触；视情况适当控制销售大厅的顾客人员数量。

（四）商场中的运动健身区，建议顾客适当缩减健身时长；顾客健身时应当相对分散。

（五）商场中的餐饮集中区，应当推荐顾客采用打包带走方式用餐；或提供远程网络订餐，顾客取餐时注意不与服务人员直接接触。

（六）关于商场中的超市，环境卫生防护可按照专门要求办理。

附录 9

新型冠状病毒肺炎流行期间
超市卫生防护指南

(发布单位:国务院应对新型冠状病毒肺炎疫情联防联控机制综合组;发布时间:2020 年 2 月 14 日)

一、适 用 范 围

本指南适用于新型冠状病毒肺炎流行期间,正常运营的超市的卫生改善与健康防护。主要内容包括超市运营管理、环境卫生要求、加强清洁消毒、个人健康防护等,为保护超市卫生安全提供技术支持。

二、超市运营管理

(一)提高防范意识

可通过视频滚动播放或张贴宣传材料等,加强从业人员和顾客对新冠病毒感染的风险防范认知。

(二)加强健康管理

员工在岗期间注意自身健康状况监测,当出现发热、咳嗽等症状时,要及时汇报并按规定去定点医院就医。合理安排从业人员的轮流休息。

(三) 人员体温监测

应当在超市门口设置专人对每位上岗员工和顾客测量体温,体温正常方可进入。

(四) 引导顾客佩戴口罩

提醒顾客在进入超市之前应当佩戴口罩,回家后注意洗手;不戴口罩拒绝进入超市购物。

(五) 设置应急区域

可在超市内设立应急区域,当出现疑似症状人员时,及时到该区域进行暂时隔离,再按照其他相关规范要求进行处理。

三、环境卫生要求

(一) 加强通风

超市应当保持空气流通、清新,保证室内空气卫生质量符合《公共场所卫生指标限值要求》(GB 37488—2019)。

超市的集中空调应当保证供风安全,每周对运行的集中空调通风系统的开放式冷却塔、过滤网、过滤器、净化器、风口、空气处理机组、表冷器、加热(湿)器、冷凝水盘等设备部件进行清洗、消毒或更换。若超市的空调无消毒装置,需关闭回风系统。

(二) 垃圾处理

每天产生的垃圾应当在专门垃圾处理区域内分类管理、定点暂放、及时清理。存放垃圾时,应当在垃圾桶内套垃圾袋,并加盖密闭,防止招引飞虫和污染其他食品和器具。垃圾暂存地周围应当保持清洁,每天至少进行一次消毒。

(三) 重点区域的卫生要求

确保超市地面无污水。生鲜加工区应当保持地面墙面整洁,下水道口应当每天清洁、除垢、消毒。确保公共卫生间及时清洁,做到无积污、无蝇蛆、无异味。

四、加强清洁消毒

(一) 物体表面清洁消毒

应当保持环境整洁卫生,每天定期消毒,并做好清洁消毒记录。对高频接触的物体表面(如电梯间按钮、扶手、门把手、公共桌椅座椅、公共垃圾桶、购物篮、购物车、临时物品存储柜等),可用含有效氯250~500mg/L的含氯消毒剂进行喷洒或擦拭,也可采用消毒湿巾进行擦拭。建议每天至少在营业前消毒一次,可根据客流量增加情况适当增加消毒次数。

(二) 垃圾桶消毒

可定期对垃圾桶等垃圾盛放容器进行消毒处理。可用含有效氯250~500mg/L的含氯消毒剂进行喷洒或擦拭,也可采用消毒湿巾进行擦拭。

(三) 卫生洁具消毒

卫生洁具可用有效氯含量为500mg/L的含氯消毒剂浸泡或擦拭消毒,作用30分钟后,清水冲洗干净,晾干待用。

(四) 消毒工作服

定期更换工作服;可用流通蒸汽或煮沸消毒30分钟,或先用500mg/L的含氯消毒液浸泡30分钟,然后常规清洗。

(五) 方便顾客洗手

确保超市内洗手设施运行正常,配备速干手消毒剂;有条件时可配备感应式手消毒设施。

五、个人健康防护

(一) 佩戴口罩

从业人员应当佩戴防护口罩上岗,与顾客交流时不得摘下口罩。顾客在超市内要一直佩戴口罩。

(二) 注意手卫生

工作人员在上岗期间应当经常洗手,可用有效的含醇速干手消毒剂;特殊条件下,也可使用含氯或过氧化氢手消毒剂;有肉眼可见污染物时,应当使用洗手液在流动水下洗手。在工作中避免用手或手套碰自己的眼睛。

(三) 重点人群防护

收银员、售货员、理货员、保洁员、保安等与顾客接触较多的工作人员,需要注意在上岗时佩戴手套;有条件的超市工作人员可配护目镜。

附录10

不同人群、不同场所和不同交通工具健康防护指导手册

(发布单位:中央赴湖北省指导组防控组;发布时间:2020年2月15日)

一、人 群 篇

(一) 儿童

1. 对于低龄儿童,看护人要戴口罩,不要对着孩子打喷嚏、咳嗽,不与孩子共用餐具、饮具,喂食时不用嘴吹食物,也不要嚼过后喂给孩子,不亲吻孩子,不对孩子呼气、喘气。

2. 房间通风时,应将孩子转移至另一房间以免受凉感冒。

3. 不要带孩子去人多的地方,外出一定要给孩子佩戴口罩,回家后要及时更换衣物并洗手。

4. 疫情期间免疫接种门诊将发放新的预约通知,请根据预约时间前往,前往时请尽量避免乘坐公共交通,家长和儿童必须做好自身防护。

5. 教育、督促孩子养成良好卫生习惯,勤洗手、不乱摸、不吃手、不挖鼻孔、不揉眼睛。

6. 孩子的玩具和学习、生活用品等可用75%乙醇擦拭消毒。

7. 若家长出现发热、干咳、咽痛等症状时,应立刻隔离,避免与孩子继续接触,应将孩子交由其他人员照顾。

8. 有疫情高发区旅行史或新型冠状病毒感染者接触史的孩子,应及时向社区和学校报告。

（二）孕妇

1. 减少出门,尽量不到封闭、空气不流通的公共场所和人员密集的地方,不参与聚餐、聚会等活动,避免亲朋好友探视。

2. 保持居室空气清新,温度适宜,适时开窗,避免过冷或过热,以免感冒。

3. 保持正常生活规律,保证充足睡眠,清淡饮食,均衡营养,早、中、晚餐后室内散步,避免久坐、久卧。

4. 做好自我健康监测,每日测量体温、体重,监测胎心,胎动变化有异常情况及时咨询医生或就诊。

5. 尽量选择步行或自驾车外出或去医院。在路上和医院时,人与人之间尽可能保持距离,并全程佩戴口罩和手套。

6. 通过网上预约挂号、预约检查;尽量减少在人群拥挤诊室的停留时间;可随身携带免洗洗手液或消毒湿巾,保持手卫生,避免用手揉眼睛、鼻子和嘴巴。

7. 外出或产检回家后,应妥善处理口罩,及时更换衣物,洗手洗脸。

8. 早孕期、中孕期没有特殊问题的孕妇,在医生的建议和指导下,可以适当延长到医院检查间隔时间。

（三）老人

1. 确保老人掌握预防新型冠状病毒感染的肺炎的个人防护措施、手卫生要求、卫生和健康习惯,避免共用个人物品,注意居室通风,落实消毒措施。倡导老人养成经常洗手的好习惯。

2. 老人应减少外出,避免聚会、打牌、下棋、跳广场舞等活动。

3. 不建议有慢性肺病、心脏病的老人佩戴 N95/KN95 口罩。

4. 患有基础疾病的老人需长期服药,可定期去附近的社区医院就近就医,并做好自身防护。

5. 需要陪护的老人,陪护人员应注意自身健康。陪护人员要注意减少外出,如果必须外出要做好自身防护。

6. 老人出现发热、咳嗽等可疑症状时,应自我隔离,避免与其他人员近距离接触。由医护人员对其健康状况进行评估,视病情状况送至医疗机构就诊,送医途中应佩戴口罩,尽量避免乘坐公共交通工具。

（四）伤残人士

1. 居室多通风换气并保持整洁卫生，勤洗手，脏手勿触摸眼睛、口鼻。

2. 出门时佩戴口罩，注意保暖。避免前往人群密集的地方。随身携带消毒湿巾或手消液，外出期间双手触摸外物后及时进行手卫生。

3. 康复训练过程中佩戴口罩，注意安全，康复训练量不宜过大。训练结束后及时进行手卫生。

4. 若需要就医，提前做好预约。

5. 前往医院的路上，全程佩戴口罩。如果条件容许，路上打开车窗。

6. 就医期间佩戴口罩，应尽量缩短在医院逗留的时间。

7. 就医结束回家后换洗外衣裤，对轮椅等就医期间携带的物品进行消毒。

（五）农民工

1. 返城前，要进行体温测量，确保体温无异常升高。

2. 工作日每天上班前测量体温并做好记录，如出现发热以及咳嗽等症状，要及时隔离并就医。

3. 工作场所多人一起工作时，每人应佩戴口罩。

4. 去往工作场所路上应佩戴口罩，各人之间保持一定距离。

5. 集体宿舍勤通风，床铺间距离1米以上，每日打扫卫生，垃圾及时清理，每周对宿舍进行彻底清扫和清洁。

6. 采取错时分餐，避免聚餐。每次餐后彻底清扫餐厅环境卫生，餐桌无食物残渣，地面无卫生死角，厨余垃圾及时清运处理。对使用完餐具及时进行清洗和消毒。

7. 公共卫生间保持通风。每日随时进行卫生清洁，保持地面、墙壁清洁，洗手池无污垢，便池无粪便污物积累。每日对便池进行消毒。

8. 日常出行时佩戴口罩，外出期间不乱扔垃圾，不随地吐痰，打喷嚏时用纸巾遮住口鼻，或采用肘臂遮挡，尽量与他人保持一定距离，不到人群密集场所活动。外出返回后手卫生。

（六）警察

1. 工作日每天上班前应测量体温，体温正常可进入工作岗位。

2. 在入户调查、设卡检查等外出执勤时应佩戴口罩。

3. 实行错时就餐和分桌就餐。加强餐(饮)具的清洁消毒,餐(饮)具应一人一具一用一消毒。用餐场所应保持通风换气,每日对餐桌椅及地面进行清洁和消毒。

4. 上班期间办公室每日定时通风不少于 2 次,每次 20~30 分钟,办公室设有洗手龙头或配备手消液。

5. 交通路口执勤时可配备携带消毒纸巾或便携手消液。

6. 参加案情会议时,全程佩戴口罩,参会人员会议期间相互距离不少于 1 米。会议室应每日一消,配备手消液或消毒纸巾。

7. 走廊、电梯间等公共区域应保持空气流通,每日对地面以及公用设备进行清洁和消毒。

8. 警用车辆在驾驶过程中建议采用开窗通风。每日执勤完后对车辆进行清洁和消毒,车辆在消毒之后,打开门窗进行通风。

9. 在接待访客、审讯嫌疑人时,全程佩戴口罩,并要求访客、嫌疑人佩戴口罩。

(七) 企业工人

1. 在上岗前先进行体温测量,体温测量正常后,身着统一的工作服进入厂区。

2. 工作时建议佩戴口罩和手套。

3. 加强手卫生,可用有效的含醇速干手消毒剂,特殊条件下,也可使用含氯或过氧化氢消毒剂进行消毒。

4. 开门开窗或者增大空调通风系统新风量,增加室内外空气的换气次数,并注意定期清洁处理空调滤网。

5. 对工作区、办公区或休息区经常接触的物体表面(如桌面、扶手、座椅等)消毒,可采用含有效氯 250~500mg/L 的含氯消毒剂进行喷洒或擦拭。

6. 在工作区和休息区,减少与工友交流,采取手势或者其他形体语言示意对方;若必须交流时,则双方佩戴口罩并保持最少 1 米以上的距离。

7. 在就餐区,应采取错峰、打包的方式就餐,避免在食堂中堂食,同时减少与同事在食堂中交流。餐具要注意清洗消毒。

8. 如果出现发热、咳嗽等可疑症状时,应立即前往医疗机构就诊,不要带病上班。

(八) 环卫工人

1. 在上岗前先进行体温测量,体温测量正常后,身着统一的环卫工作服。

2. 在垃圾清理过程中,对垃圾收运工具进行消毒,佩戴口罩、手套,尽量不用手触碰眼、口、鼻等处。

3. 在道路清扫期间,如遇弃用口罩、手套等医疗垃圾,必须使用作业工具挟起后置于保洁车内,切忌徒手捡拾。

4. 在人群密集的场所作业时,应当错峰待人群分散后再继续保洁。

5. 在清扫保洁过程中需要与工人交谈时,保持最少 1 米以上的距离,避免与其他工人近距离接触和交谈。

6. 在保洁结束后,环卫工人对清扫保洁工具进行全面消毒处理。

7. 下水道维修工人要佩戴口罩、手套、护目镜,使用前后对工具进行清洁消毒;口罩脏污、变形、损坏、有异味时需及时更换。

8. 当需要检修的部位要求与污水直接接触时,检修结束后要立即洗手,清洁工具及其他可清洁的防护用具。

(九) 水、电、煤气等工作人员

1. 公司要为员工上门服务提供口罩、手套、手消毒液、消毒纸巾、体温计等防护用品。

2. 工作人员要自行监测健康状况,若出现可疑症状(发热、咳嗽等),按相关规定上报。

3. 上门服务前要与客户电话沟通,并做好必要的个人防护。

4. 工作人员上门服务时应避免使用公共交通工具。

5. 上门服务时要注意佩戴口罩和手套等。

6. 工作中尽量避免与客户近距离接触,尽量缩短交谈时间。

7. 出勤归来后要立即洗手,必要时清洁消毒。

8. 做好工作与轮休安排,确保工作人员得到足够的休息。

(十) 学生

1. 课余时间减少外出,尽量不去人员密集或通风不良的场所,如剧场、电影院、商场等。

2. 如果发现自己出现发热、咳嗽等可疑症状时,需及时通知学校并就医。

3. 从疫情发生地返校或出现疑似症状的学生应进行居家或集中隔离,同时通过手机等其他非接触途径向学校进行报告。

4. 随身携带有效的含醇速干手消毒剂,随时进行手清洁。未进行手清洁时,不要用手碰自己的眼睛。

5. 在教室、图书馆、食堂、宿舍等人员密集场所应佩戴口罩,尽量少参加群体性聚集性活动。

6. 咳嗽、打喷嚏时使用手帕或纸巾掩面,避免飞沫喷溅,且要避开直对他人。

7. 在教室上课或在宿舍休息时应定时开窗通风,气温合适时,每日开窗 2~3 次,每次

20~30 分钟。

8. 饮食要清淡,不要太油腻,摄入食物的种类要尽量丰富,减少生食摄入,生吃瓜果要洗净。

9. 劳逸结合,减少久坐,适度进行运动以增强身体的抵抗力。

10. 保持规律的作息习惯和充足的睡眠。

11. 出现负面情绪时,应向心理健康咨询师咨询。

二、场　所　篇

(一) 家庭

1. 开窗通风,提升室内空气质量;家庭物体表面以清洁为主,预防性消毒为辅,避免过度消毒。

2. 不要接触、购买和食用野生动物,禽肉蛋要充分煮熟后食用。

3. 家庭成员不共用毛巾,勤晒衣被;不随地吐痰,咳嗽或打喷嚏时用纸巾掩住口鼻。

4. 从室外返回、咳嗽手捂后、饭前便后应用洗手液或香皂等流水洗手,或者使用含酒精成分的免洗洗手液。

5. 不串门、不聚众、不聚餐、不相互请吃,尽量减少外出活动,少到人员密集的公共场所。

6. 减少前往商场、超市等空气流动性差的场所。

7. 外出前往公共场所、乘坐公共交通工具时,应佩戴口罩。

8. 主动做好家庭成员的健康监测,建议早晚测量体温各一次。

9. 家庭储备体温计、口罩和消毒用品等防护用品。

10. 加强营养,科学饮食,适量运动,保障睡眠,提高身体抵抗力。

(二) 社区

1. 在社区门口、楼梯口等处张贴告示,提醒居民加强通风、勤洗手、外出注意佩戴口罩等,也可通过短信、社区公众号等进行宣传。

2. 清除暗沟、角落等处的垃圾,做到社区内无垃圾堆积,无污水溢流,无卫生死角。

3. 每天对社区内公用厕所门把手、面盆、电梯按键、垃圾桶等公用设施进行消毒。

4. 对生活垃圾进行分类,并及时清理。

5. 在各垃圾收集点设立收集废弃口罩的带盖专用垃圾桶。环卫部门负责统一封袋收运处理。

6. 居家隔离等家庭的垃圾用 84 消毒液处理后统一投放于社区专用垃圾箱。

7. 确保社区公用洗手设施运行正常,有条件时可配备速干手消毒剂或感应式手消毒设施。

8. 提醒居民尽量减少外出,避免社区内人群聚集性活动。

9. 社区居民外出活动时佩戴口罩;尽量不用手直接触摸门把手、扶手、电梯按钮等公共物品。

(三)医疗机构

1. 医疗机构要重视消毒隔离工作,各部门要密切协作,确保消毒隔离和防护措施落实到位,定期进行消毒效果监测。

2. 医疗机构内所有区域均要注意环境卫生和通风换气,做好环境清洁消毒工作。

3. 诊疗环境应通风良好,并常规进行物体表面及地面的消毒,每天 2 次。发现疑似或确诊患者,立即为患者佩戴口罩,及时转送发热门诊或隔离病区,及时进行终末消毒并做好记录;通知该患者就诊过的有关科室如放射科、化验室等,做好相应的消毒工作。

4. 所有医疗用品、防护用品和环境等均应加强日常消毒,对疑似、确诊患者排出的污染物及其污染的物品和场所要进行随时消毒;病区通风良好,空气流向由清洁区流向污染区,有条件的医疗机构建立空气负压病房或者采用循环风空气消毒机进行空气消毒;患者出院时,其携带的各种物品均要进行相应的消毒处理;在患者康复、死亡或离开后,做好终末消毒。

5. 医疗机构的随时消毒和终末消毒由医疗机构安排专人进行,选择合法有效的消毒产品,采取正确的消毒方法,并做好个人防护,疾病预防控制机构做好技术指导。

(四)宾馆

1. 场所内应定期开门开窗通风换气。

2. 对于全空气的集中空调系统,应采用全新风方式运行;对于风机盘管加新风的集中空调系统,应采取措施保证内部区域的通风换气。

3. 保持环境卫生清洁,及时清理垃圾;公用物品要定期清洗和消毒;以清洁为主,预防性消毒为辅,避免过度消毒。

4. 顾客尽量减少接触公共设施,勤洗手;公用洗手间要配备足够的洗手液,保证水龙头等供水设施正常工作;各客房应配备香皂或洗手液。

5. 从业人员工作过程中必须佩戴口罩,与他人交流时保持安全距离;做好每日健康监测,出现可疑症状时立即前往定点医疗机构就医。

6. 入口设立体温监测点对旅客进行体温测量,拒绝不戴口罩人员入内。

7. 顾客乘坐厢式电梯时应佩戴口罩,尽量避免直接接触梯内设施。

8. 暂停宾馆内其他娱乐、健身、美容(体)美发等配套设施的开放。

9. 宾馆内应减少聚餐、培训、会议、娱乐活动等聚集性活动。

10. 可在宾馆内设立应急隔离区,顾客若出现可疑症状应进行临时隔离,并按照有关规定上报。

(五) 超市

1. 可通过视频滚动播放或在超市入口处、楼梯口、电梯间等显著位置处张贴告示,提醒工作人员和顾客注意佩戴口罩、回家后注意洗手等。

2. 应保证超市室内空气的流通,保证空调系统或排风扇运转正常,定期清洗空调滤网。

3. 保证地面无污水;生鲜加工区下水道口应每天清洁、除垢、消毒;公共卫生间及时清扫,做到无积污。

4. 每天产生的垃圾应在专门的垃圾处理区域内分类暂存,及时清理。垃圾暂存地周围应保持清洁,每天至少消毒一次。

5. 对经常接触的公共用品和设施(如电梯间按钮、扶梯扶手、公共垃圾桶等)要定期消毒。超市内洗手间要配备足够的洗手液,保证水龙头等供水设施正常工作。

6. 超市的物品尽量提前包装标价,便于顾客直接结算,减少等待时间。

7. 通过管控分流,减少一次性进入超市的顾客人数;购物付款排队时顾客之间宜相距 1 米;收银员优先采用扫码支付以加快结算速度。

8. 工作人员要自行监测健康状况,出现可疑症状(发热、咳嗽等)时要及时上报。

9. 收银员、理货员、保安等要佩戴口罩、经常洗手。

10. 在超市入口处对顾客测量体温,体温正常方可入内。

11. 可在超市内设置应急区域,当出现疑似症状人员时,及时到该区域进行暂时隔离,并按规定上报。

(六) 银行

1. 在显著位置张贴告示,提醒客户办理业务时要佩戴口罩。

2. 优先采用开窗通风换气;全空气空调通风系统使用时要关闭回风,并定期对空调通风系统管路进行清洁消毒。

3. 对取号机、柜台柜面、密码器、签字笔、点钞机、ATM 机、公共座椅等公用物品设施进行物体表面擦拭消毒,每日 2 次。

4. 营业网点员工必须配戴口罩和手套上岗,大堂经理与客户保持安全距离,尽量避免与客户直接接触。

5. 对上班员工每日上下班进行体温监测,出现发热、咳嗽、呼吸困难等症状的人员,须自行隔离并按照有关规定报告。

6. 在服务柜台提供免洗手消毒剂,提醒顾客办理业务开始和结束时洗手。

7. 使用非接触式体温测量仪对顾客进行体温测量,体温异常时禁止进入大厅,并推荐在 ATM 机办理业务。

8. 大厅内减少人群聚集,顾客尽量分散,等候办理业务时不要聚集聊天。

9. 顾客在营业网点大厅办理业务时尽量减少等候时间,推荐顾客优先考虑网络或在 ATM 机上办理日常业务。

10. 适当控制大厅内办理业务的等候人群数量;大厅内等候人群较多时,宜限制后续顾客进入网点大厅。

(七) 商场

1. 在保证商场温度达标前提下,加强室内空气流通,首选自然通风。

2. 保证集中空调系统供风安全,保证充足的新风输入。一旦场所内发现疑似患者,应暂时关闭集中空调系统。

3. 加强垃圾的分类管理,并及时清运。对垃圾桶等垃圾盛装容器进行预防性消毒。

4. 保持环境整洁卫生,每天定时对公用设备或物体表面(如收银台、柜台、休息区等)进行擦拭消毒,并做好记录。

5. 从业人员工作过程中佩戴口罩,有条件的可以佩戴护目镜,工作服定期洗涤、消毒;与他人交流时保持安全距离。

6. 经营场所应在场所门口设置顾客体温测量点,体温正常方可进入。顾客进入商场应佩戴口罩,人与人之间保持安全距离。

7. 加强手卫生,流水条件下按照六步法洗手,不具备流水洗手条件的,应配备手消毒剂。

8. 母婴室、儿童游乐场所、室内娱乐场所暂停服务。

9. 控制顾客数量,降低人群密度。

10. 可在场所内设立应急区域,当出现疑似症状人员时应对其进行暂时隔离,并按照有关规定上报。

(八) 写字楼

1. 工作人员应体温正常,无发热咳嗽等症状,并佩戴口罩。

2. 加装体温检测设备,对进入写字楼的人员进行体温检查,体温正常者方可进入。

3. 人员较多的办公室可适当增加开窗通风时间,但要注意保暖,防止人员感冒。

4. 工作期间办公室的门尽量保持一定开度,增加通风换气量。

5. 在办公室工作时,所有人员需要佩戴口罩。

6. 办公室内的工作人员谈话交流要佩戴口罩并保持至少 1 米的安全距离。

7. 办公室内的打印机、传真机、饮水机等公共用品使用前后要洗手。

8. 公用电话接听时要佩戴口罩,接听电话前后需要对听筒擦拭消毒。

9. 传递文件或物品的前后都要洗手,传递时都要佩戴口罩。对于负责收发文件或其他用品频繁的工作人员,应佩戴口罩和手套。

(九) 企业

1. 建立健康申报和职工晨检等制度,由专人负责对每位职工进行体温测量。

2. 应为职工配备口罩,指导职工正确佩戴口罩、做好口罩的定期更换和使用后口罩的正确处理。

3. 加强个人洗手等健康行为的宣传,打喷嚏和咳嗽时应用纸巾或手肘部位遮蔽口鼻。

4. 加强接待室、办公室、电梯、桌椅等人员密集和接触频繁场所的定期消毒。

5. 加强职工工作和生活场所自然通风和机械通风,保持空气流通。减少使用空调,定期开窗通风、清洗空调。

6. 减少人员聚集性活动和集体性室内活动,如会议和培训等。

7. 应注意食物安全与卫生,并加强对餐具消毒及管理。

8. 做好外来人员信息登记、手部清洁、体温测量和口罩发放等工作。

9. 设立应急区域,对出现疑似症状者,向当地的卫生健康部门报告,并按规定送定点医疗机构诊治。

(十) 机关事业单位

1. 建立健康申报和进入单位体温检测制度,对出现发热、咳嗽等症状的工作人员和其他人员,禁止进入单位。

2. 为工作人员配备口罩,未佩戴口罩的工作人员禁止乘坐班车或进入单位。

3. 在办公室、食堂和卫生间等场所应设置洗手设施和消毒用品,如无洗手设备,应配备有效的含醇速干手消毒剂。

4. 工作人员应加强个人卫生,打喷嚏和咳嗽时应用纸巾或手肘部位遮蔽口鼻,将打喷嚏和咳嗽时使用过的纸巾放入有盖的垃圾桶内,打喷嚏和咳嗽后应用肥皂或洗手液彻底清洗双手。

5. 讲卫生、除陋习,摒弃乱扔乱吐等不文明行为。

6. 对食堂、宿舍、卫生间等重点场所进行环境卫生清理和药物消杀。

7. 加强工作场所自然通风和机械通风,保持空气流通。尽可能不使用空调,定期开窗通风。

8. 减少集体性聚集活动如运动会、联欢会和培训会等。

9. 加强对餐具消毒及管理,鼓励分餐领回办公场地用餐或分时段用餐。

10. 加强对来单位办事人员的健康管理,做好外来人员信息登记、手部清洁、体温检测等。

(十一) 养老机构

1. 实行封闭式管理,原则上不接待外来人员走访慰问,老人不能离院外出,不接受新入住老人,必须外出的老人回到养老院后应密切观察。

2. 建立老人和工作人员的健康档案,每日开展晨检和健康登记。老人和工作人员出现发烧、咳嗽等可疑症状时应立即上报,并及时就医。

3. 建立探访登记制度,如探访人员有新冠肺炎可疑症状,应拒绝其探访。所有外来探访人员应佩戴口罩。

4. 勤开窗多通风,每次 30 分钟,每天 2~3 次;定期对空调通风系统进行清洗消毒。冬季开窗通风时,应注意避免因室内外温差过大而引起感冒。

5. 做好手卫生宣传,倡导老人养成经常洗手的好习惯。洗手间应配备足够的洗手液、抹手纸或干手机,保证水龙头等供水设施正常工作。

6. 保持环境清洁,经常晾晒老人的被褥衣服。活动室、卧室中常接触的物体表面每天用清水擦拭 1 次,每周擦拭消毒 1~2 次;卧室的地面、窗台、床头柜、床围栏等,每天用清水擦拭 1 次。

7. 培养老人乐观、开朗的心态,缓解老人孤独、恐惧的情绪,引导老人健康生活习惯。

(十二) 学校

1. 做好对疫情发生地返校师生及疑似感染师生的登记和隔离。

2. 加强师生心理健康援助和疏导。

3. 对教室、图书馆、食堂、宿舍等重点区域加强消毒。

4. 对桌椅、门把手、楼梯扶手等高频接触的物品表面增加擦拭消毒频次。

5. 增加食堂开放时间,倡议师生错峰用餐和注意餐具消毒。

6. 加强教室、图书馆、宿舍等重点区域和场所通风换气。

7. 校园垃圾日产日清,对垃圾点每日进行消毒。

8. 空调通风系统应采用全新风或风机盘管加新风的方式运行。

9. 避免举办英语角、社团表演等群体性、聚集性活动。

10. 做好校园出入人员登记检查,实行晨检和每日报告制度。

三、交通工具篇

(一) 铁路

1. 通过售票控制乘客数量,尽可能安排乘客隔位、分散就坐。

2. 在火车站增加体温测量设备,对进出站乘客进行体温检测,高于 37.3℃的乘客应在应急区域进行暂时隔离,再按照其他相关规范要求进行处理。

3. 增加候车室和旅客列车卫生间等公用设施清洗消毒频次,有条件时配备速干手消毒剂、感应式手消毒设施。

4. 旅客列车载客前应对车厢进行清洁消毒。座椅套等纺织物应保持清洁,并定期洗涤、消毒处理。

5. 保障候车室和旅客列车车厢空调系统正常,以最大新风量运行。

6. 乘客、乘务员佩戴口罩,乘客保持安静、减少交流,打喷嚏时用纸巾遮住口鼻,或采用肘臂遮挡等。

7. 旅客列车宜配备手持体温检测仪、在适当位置设立应急区域,临时隔离出现发热、干呕等症状乘客。

8. 旅客列车宜配备消毒剂;乘客呕吐时,采用消毒剂对呕吐物进行覆盖消毒,清除呕吐物并使用消毒剂进行物体表面消毒处理。

9. 在车站电子屏、旅客列车车厢滚动电子屏和广播等开展卫生防护知识宣传。

(二) 道路客运

1. 合理组织运力,通过售票、包车团组人数限制,控制乘客数量,尽可能安排乘客隔位、分散就坐。

2. 在汽车客运站增加体温测量设备,对进出站乘客进行体温检测,具备条件的汽车客运站设置应急区域,高于37.3℃的乘客应在应急区域进行暂时隔离,再按照其他相关规范要求进行处理。

3. 增加车站公用设施和公共区域的消毒频次,卫生间和洗手池配备消毒液。

4. 车辆每次出行载客前应对车厢进行清洁消毒。座椅套等纺织物应保持清洁,并定期洗涤、消毒处理。

5. 在自然气温、行驶速度等条件允许的情况下,尽量关闭车内空调,开窗通风。若使用空调系统,应增加清洗消毒频次。适当提高进入服务区停车休息的频次,对客车进行通风换气。

6. 乘客、乘务员和驾驶员佩戴口罩,乘客保持安静、减少交流,打喷嚏时用纸巾遮住口鼻,或采用肘臂遮挡等。

7. 三类以上客运班线客车和客运包车宜配备手持体温检测仪,将车厢后两排设置为应急区域,使用简易窗帘(盖布)遮挡,临时隔离出现发热、干呕等症状乘客。

8. 三类以上客运班线客车和客运包车宜配备消毒剂;乘客呕吐时,采用消毒剂对呕吐物进行覆盖消毒,清除呕吐物再使用消毒剂进行物体表面消毒处理。

9. 在汽车客运站和客运车辆上通过广播、视频、海报等开展卫生防护知识宣传。

(三) 水路客运

1. 合理组织运力,通过售票控制乘客数量,尽可能安排乘客隔位、分散就坐。

2. 在客运码头增加体温测量设备,对进出站乘客进行体温检测,具备条件的客运码头设置应急区域,高于37.3℃的乘客应在应急区域进行暂时隔离,再按照其他相关规范要求进行处理。

3. 客运码头增加公用设施和公共区域的消毒频次,卫生间和洗手池配备消毒液,保持排风系统正常运行,定期对座椅等公用设施消毒。

4. 有条件的船舶内部咨询台或服务台配备速干手消毒剂;船舶每次出行载客前应对船舱、驾驶台等重要场所表面进行清洁消毒。座椅套等纺织物应保持清洁,并定期洗涤、消毒处理。

5. 船舶行驶过程中,应使用最大通风量;气温适合的,建议船舱开窗通风,保持室内空气流通。

6. 乘客、船舶工作人员佩戴口罩,乘客保持安静、减少交流,打喷嚏时用纸巾遮住口鼻,或采用肘臂遮挡等。

7. 优化服务流程,简化餐食供应。

8. 船舶宜配备手持体温检测仪、在适当位置设立应急区域,临时隔离出现发热、干呕等症状乘客。

9. 船舶宜配备消毒剂;乘客呕吐时,采用消毒剂对呕吐物进行覆盖消毒,清除呕吐物再使用消毒剂进行物体表面消毒处理。

10. 在客运码头和船舶上通过广播、视频、海报等开展卫生防护知识宣传。

(四) 民航

1. 条件允许时,在乘客值机时,安排乘客隔位、分散就坐。

2. 在机场增加体温测量设备,对进出港乘客进行体温检测,高于 37.3℃的乘客应在应急区域进行暂时隔离,再按照其他相关规范要求进行处理。

3. 值机柜台配备手消物品。

4. 增加客舱乘客经常接触的客舱内物体表面、盥洗室等公用设施擦拭清洁消毒频次。座椅套等纺织物应保持清洁,并定期洗涤、消毒处理。

5. 检修保障候机厅和机舱空调系统正常,加强通风。航空器飞行过程中,在保障安全的前提下,加强通风;地面运行期间,使用 APU 系统的气源进行通气。

6. 客舱乘务员佩戴口罩,可携带含醇类消毒湿巾。乘客佩戴口罩,保持安静、减少交流,打喷嚏时用纸巾遮住口鼻,或采用肘臂遮挡等。

7. 通过控制登机时间减少乘客在客舱等待时间。优化服务流程,简化餐食供应。

8. 机舱宜配备手持体温检测仪、在后舱设置应急区域,临时隔离出现发热、干呕等症状乘客。条件允许时,对发热乘客原座位周围前后左右排的乘客配发口罩,并禁止各舱位间人员流动。

9. 对乘客呕吐等状况,必要时使用机载防疫包,按程序进行操作。

10. 在候站楼电子屏、航空器客舱和座椅后面液晶屏等开展卫生防护知识宣传。

(五) 城市公共汽电车

1. 根据客流情况,合理组织运力,降低车厢拥挤度。

2. 在自然气温、行驶速度等条件允许的情况下,尽量关闭车内空调,开窗通风。若使用空调系统,应增加清洗消毒频次。

3. 车辆每次出行载客前应对车厢进行清洁消毒。

4. 乘客、乘务员和驾驶员佩戴口罩,乘客保持安静、减少交流,打喷嚏时用纸巾遮住口鼻,或采用肘臂遮挡等。

5. 车辆宜配备消毒剂;乘客呕吐时,采用消毒剂对呕吐物进行覆盖消毒,清除呕吐物再使用消毒剂进行物体表面消毒处理。

6. 在车厢通过广播、视频、海报等开展卫生防护知识宣传。

(六) 城市轨道交通

1. 根据客流情况,合理组织运力,降低车厢拥挤度。

2. 在城市轨道交通站增加体温测量设备,对进站乘客进行体温检测,高于 37.3℃ 的乘客应在应急区域进行暂时隔离,再按照其他相关规范要求进行处理。

3. 增加城市轨道交通站公用设施和公共区域的消毒频次,卫生间和洗手池配备消毒液。站厅卫生间等公用设施配备速干手消毒剂,有条件时可配备感应式手消毒设施。

4. 列车每次出行载客前应对车厢进行清洁消毒。

5. 加强设备巡检,保障站台和列车车厢通风系统正常运行。

6. 乘客、与乘客接触的城市轨道交通运营服务人员佩戴口罩,乘客保持安静、减少交流,打喷嚏时用纸巾遮住口鼻,或采用肘臂遮挡等。

7. 城市轨道交通站宜配备消毒剂,站内或到站列车上的乘客呕吐时,采用消毒剂对呕吐物进行覆盖消毒,清除呕吐物再使用消毒剂进行物体表面消毒处理。

8. 在城市轨道交通站厅和列车车厢通过广播、视频、海报等开展卫生防护知识宣传。

(七) 出租汽车

1. 车辆每日出行载客前应对车辆内部进行清洁消毒。

2. 司机携带含醇类消毒湿巾,增加车门把手等部位的清洗消毒频次。

3. 在自然气温、行驶速度等条件允许的情况下,尽量关闭车内空调,开窗通风。

4. 司机佩戴口罩,提醒车上的乘客佩戴口罩并减少交流,打喷嚏时用纸巾遮住口鼻,或采用肘臂遮挡等。

5. 车辆宜配备消毒剂;乘客呕吐时,采用消毒剂对呕吐物进行覆盖消毒,清除呕吐物再使用消毒剂进行物体表面消毒处理。

6. 通过车载广播、汽车座椅背面张贴宣传海报或提示性标语等方式开展卫生防护知识宣传。

(八) 私家车

1. 私家车运行时做好通风换气,冬天开窗通风时,需注意车内外温差大而引起感冒。

2. 司乘人员进入公共场所返回车辆后,建议先用手消毒剂进行消毒。

3. 可疑症状者搭乘私家车后,及时开窗通风,并对接触物品表面(如:车门把手、方向盘和座椅等)进行消毒。

4. 患者搭乘后,应及时做好私家车物体表面(座椅、方向盘,车窗、车把手等)和空调系统的终末消毒。其他同乘者应接受 14 天医学隔离观察。

附录11

消毒剂使用指南

(发布单位:国家卫生健康委;发布时间:2020 年 2 月 18 日)

前　　言

新型冠状病毒属于 β 属冠状病毒,基因特征与 SARSr-CoV 和 MERSr-CoV 有明显区别。目前尚无新型冠状病毒抗力的直接资料,基于以往对冠状病毒的了解,所有经典消毒方法应都能杀灭冠状病毒。2003 年 SARS 疫情暴发时,世界卫生组织在相关指引中仅提到紫外线对冠状病毒杀灭效果差;针对本次新型冠状病毒,仅提出氯己定对其无效。

消毒剂是用于杀灭传播媒介上的微生物使其达消毒或灭菌要求的制剂。按有效成分可分为醇类消毒剂、含氯消毒剂、含碘消毒剂、过氧化物类消毒剂、胍类消毒剂、酚类消毒剂、季铵盐类消毒剂等;按用途可分为物体表面消毒剂、医疗器械消毒剂、空气消毒剂、手消毒剂、皮肤消毒剂、黏膜消毒剂、疫源地消毒剂等;按杀灭微生物能力可分为高水平消毒剂、中水平消毒剂和低水平消毒剂。

新型冠状病毒肺炎疫情防控期间,应合理使用消毒剂,遵循"五加强七不宜",真正做到切断传播途径,控制传染病流行。"五加强":隔离病区、病人住所进行随时消毒和终末消毒;医院、机场、车站等人员密集场所的环境物体表面增加消毒频次;高频接触的门把手、电梯按钮等加强清洁消毒;垃圾、粪便和污水进行收集和无害化处理;做好个人手卫生。"七不宜":不宜对室外环境开展大规模的消毒;不宜对外环境进行空气消毒;不宜直接使用消毒剂(粉)对人员进行消毒;不宜对水塘、水库、人工湖等环境中投加消毒剂(粉)进行消毒;不得在有人条件下对空气(空间)使用化学消毒剂消毒;不宜用戊二醛对环境进行擦拭和喷雾消毒;不宜使用高浓度的含氯消毒剂(有效氯浓度大于 1 000mg/L)做预防性消毒。

1 醇类消毒剂

1.1 有效成分
乙醇含量为 70%~80%(v/v),含醇手消毒剂 >60%(v/v),复配产品可依据产品说明书。

1.2 应用范围
主要用于手和皮肤消毒,也可用于较小物体表面的消毒。

1.3 使用方法
卫生手消毒:均匀喷雾手部或涂擦揉搓手部 1~2 遍,作用 1 分钟。

外科手消毒:擦拭 2 遍,作用 3 分钟。

皮肤消毒:涂擦皮肤表面 2 遍,作用 3 分钟。

较小物体表面消毒:擦拭物体表面 2 遍,作用 3 分钟。

1.4 注意事项
如单一使用乙醇进行手消毒,建议消毒后使用护手霜。

外用消毒液,不得口服,置于儿童不易触及处。

易燃,远离火源。

对酒精过敏者慎用。

避光,置于阴凉、干燥、通风处密封保存。

不宜用于脂溶性物体表面的消毒,不可用于空气消毒。

2 含氯消毒剂

2.1 有效成分
以有效氯计,含量以 mg/L 或 % 表示,漂白粉≥20%,二氯异氰尿酸钠≥55%,84 消毒液依据产品说明书,常见为 2%~5%。

2.2 应用范围
适用于物体表面、织物等污染物品以及水、果蔬和食饮具等的消毒。

次氯酸消毒剂除上述用途外,还可用于室内空气、二次供水设备设施表面、手、皮肤和黏膜的消毒。

2.3 使用方法
物体表面消毒时,使用浓度 500mg/L;疫源地消毒时,物体表面使用浓度 1 000mg/L,有明显污染物时,使用浓度 10 000mg/L;室内空气和水等其他消毒时,依据产品说明书。

2.4 注意事项
外用消毒剂,不得口服,置于儿童不易触及处。

配制和分装高浓度消毒液时,应戴口罩和手套;使用时应戴手套,避免接触皮肤。如不慎溅入眼睛,应立即用水冲洗,严重者应就医。

对金属有腐蚀作用,对织物有漂白、褪色作用。金属和有色织物慎用。

强氧化剂,不得与易燃物接触,应远离火源。

置于阴凉、干燥处密封保存,不得与还原物质共储共运。

包装应标示相应的安全警示标志。

依照具体产品说明书注明的使用范围、使用方法、有效期和安全性检测结果使用。

3　二氧化氯消毒剂

3.1　有效成分

活化后二氧化氯含量≥2 000mg/L,无需活化产品依据产品说明书。

3.2　应用范围

适用于水(饮用水、医院污水)、物体表面、食饮具、食品加工工具和设备、瓜果蔬菜、医疗器械(含内镜)和空气的消毒处理。

3.3　使用方法

物体表面消毒时,使用浓度50~100mg/L,作用10~15分钟;生活饮用水消毒时,使用浓度1~2mg/L,作用15~30分钟;医院污水消毒时,使用浓度20~40mg/L,作用30~60分钟;室内空气消毒时,依据产品说明书。

3.4　注意事项

外用消毒剂,不得口服,置于儿童不易触及处。

不宜与其他消毒剂、碱或有机物混用。

本品有漂白作用;对金属有腐蚀性。

使用时应戴手套,避免高浓度消毒剂接触皮肤和吸入呼吸道,如不慎溅入眼睛,应立即用水冲洗,严重者应就医。

4　过氧化物类消毒剂

4.1　有效成分

过氧化氢消毒剂:过氧化氢(以 H_2O_2 计)质量分数 3%~6%。

过氧乙酸消毒剂:过氧乙酸(以 $C_2H_4O_3$ 计)质量分数 15%~21%。

4.2　应用范围

适用于物体表面、室内空气、皮肤伤口、耐腐蚀医疗器械的消毒。

4.3 使用方法

物体表面:0.1%~0.2% 过氧乙酸或 3% 过氧化氢,喷洒或浸泡消毒作用时间 30 分钟,然后用清水冲洗去除残留消毒剂。

室内空气消毒:0.2% 过氧乙酸或 3% 过氧化氢,用气溶胶喷雾方法,用量按 10~20ml/m³ (1g/m³) 计算,消毒作用 60 分钟后通风换气;也可使用 15% 过氧乙酸加热熏蒸,用量按 7ml/m³ 计算,熏蒸作用 1~2 小时后通风换气。

皮肤伤口消毒:3% 过氧化氢消毒液,直接冲洗皮肤表面,作用 3~5 分钟。

医疗器械消毒:耐腐蚀医疗器械的高水平消毒,6% 过氧化氢浸泡作用 120 分钟,或 0.5% 过氧乙酸冲洗作用 10 分钟,消毒结束后应使用无菌水冲洗去除残留消毒剂。

4.4 注意事项

液体过氧化物类消毒剂有腐蚀性,对眼睛、黏膜和皮肤有刺激性,有灼伤危险,若不慎接触,应用大量水冲洗并及时就医。

在实施消毒作业时,应佩戴个人防护用具。

如出现容器破裂或渗漏现象,应用大量水冲洗,或用沙子、惰性吸收剂吸收残液,并采取相应的安全防护措施。

易燃易爆,遇明火、高热会引起燃烧爆炸,与还原剂接触,遇金属粉末有燃烧爆炸危险。

5　含碘消毒剂

5.1 有效成分

碘酊:有效碘 18~22g/L,乙醇 40%~50%。

碘伏:有效碘 2~10g/L。

5.2 应用范围

碘酊:适用于手术部位、注射和穿刺部位皮肤及新生儿脐带部位皮肤消毒,不适用于黏膜和敏感部位皮肤消毒。

碘伏:适用于外科手及前臂消毒,黏膜冲洗消毒等。

5.3 使用方法

碘酊:用无菌棉拭或无菌纱布蘸取本品,在消毒部位皮肤进行擦拭 2 遍以上,再用棉拭或无菌纱布蘸取 75% 医用乙醇擦拭脱碘。使用有效碘 18~22g/L,作用时间 1~3 分钟。

碘伏:

外科术前手及前臂消毒:在常规刷手基础上,用无菌纱布蘸取使用浓度碘伏均匀擦拭从手指尖擦至前臂部位和上臂下 1/3 部位皮肤;或直接用无菌刷蘸取使用浓度碘伏从手指尖刷手至前臂和上臂下 1/3 部位皮肤,然后擦干。使用有效碘 2~10g/L,作用时间 3~5 分钟。

黏膜冲洗消毒:含有效碘 250~500mg/L 的碘伏稀释液直接对消毒部位冲洗或擦拭。

5.4 注意事项

外用消毒液,禁止口服。

置于儿童不易触及处。

对碘过敏者慎用。

密封、避光,置于阴凉通风处保存。

6 含溴消毒剂

6.1 有效成分

溴氯-5,5-二甲基乙内酰脲,质量分数 92%~95%,有效卤素(以 Cl 计)质量分数 54%~56%。

1,3-二溴-5,5-二甲基乙内酰脲,质量分数 96%~99%,有效溴(以 Br 计)质量分数 107%~111%。

6.2 应用范围

适用于物体表面的消毒。

6.3 使用方法

物体表面消毒常用浸泡、擦拭或喷洒等方法。溴氯-5,5-二甲基乙内酰脲总有效卤素 200~400mg/L,作用 15~20 分钟;1,3-二溴-5,5-二甲基乙内酰脲有效溴 400~500mg/L,作用 10~20 分钟。

6.4 注意事项

含溴消毒剂为外用品,不得口服。

本品属强氧化剂,与易燃物接触可引发无明火自燃,应远离易燃物及火源。

禁止与还原物共储共运,以防爆炸。

未加入防腐蚀剂的产品对金属有腐蚀性。

对有色织物有漂白褪色作用。

本品有刺激性气味,对眼睛、黏膜、皮肤有灼伤危险,严禁与人体接触。如不慎接触,则应及时用大量水冲洗,严重时送医院治疗。

操作人员应佩戴防护眼镜、橡胶手套等劳动防护用品。

7 酚类消毒剂

7.1 有效成分

依据产品说明书。

7.2 应用范围

适用于物体表面和织物等消毒。

7.3 使用方法

物体表面和织物用有效成分 1 000~2 000mg/L 擦拭消毒 15~30 分钟。

7.4 注意事项

苯酚、甲酚对人体有毒性,在对环境和物体表面进行消毒处理时,应做好个人防护,如有高浓度溶液接触到皮肤,可用乙醇擦去或大量清水冲洗。

消毒结束后,应对所处理的物体表面、织物等对象用清水进行擦拭或洗涤,去除残留的消毒剂。

不能用于细菌芽孢污染物品的消毒,不能用于医疗器械的高中水平消毒,苯酚、甲酚为主要杀菌成分的消毒剂不适用于皮肤、黏膜消毒。

8 季铵盐类消毒剂

8.1 有效成分

依据产品说明书。

8.2 应用范围

适用于环境与物体表面(包括纤维与织物)的消毒。

适用于卫生手消毒,与醇复配的消毒剂可用于外科手消毒。

8.3 使用方法

物体表面消毒:无明显污染物时,使用浓度 1 000mg/L;有明显污染物时,使用浓度 2 000mg/L。

卫生手消毒:清洁时使用浓度 1 000mg/L,污染时使用浓度 2 000mg/L。

8.4 注意事项

外用消毒剂,不得口服。置于儿童不易触及处。

避免接触有机物和拮抗物。不能与肥皂或其他阴离子洗涤剂同用,也不能与碘或过氧化物(如高锰酸钾、过氧化氢、磺胺粉等)同用。

9 参考依据

(1)《乙醇消毒剂卫生标准》(GB 26373—2010)

(2)《含氯消毒剂卫生要求》(GB/T 36758—2018)

(3)《二氧化氯消毒剂卫生标准》(GB 26366—2010)

(4)《过氧化物类消毒剂卫生标准》(GB 26371—2010)

(5)《含碘消毒剂卫生标准》(GB 26368—2010)

(6)《含溴消毒剂卫生标准》(GB 26370—2010)

(7)《酚类消毒剂卫生要求》(GB 27947—2011)

(8)《季铵盐类消毒剂卫生标准》(GB 26369—2010)

(9)《疫源地消毒剂卫生要求》(GB 27953—2011)

(10)《普通物体表面消毒剂的卫生要求》(GB 27952—2011)

附录12

关于依法科学精准做好新冠肺炎疫情防控工作的通知

(发布单位:国务院应对新型冠状病毒感染的肺炎疫情联防联控机制;发布时间:2020年2月24日)

关于依法科学精准做好新冠肺炎疫情防控工作的通知

各省、自治区、直辖市及新疆生产建设兵团应对新型冠状病毒肺炎疫情联防联控机制(领导小组、指挥部):

为贯彻落实国务院应对新型冠状病毒肺炎疫情联防联控机制关于科学防治精准施策分区分级做好新冠肺炎疫情防控工作的指导意见,进一步提高新冠肺炎疫情防控工作的科学性、精准性,依据《中华人民共和国传染病防治法》《突发公共卫生事件应急条例》等法律法规,现就做好防控工作有关事项通知如下:

一、总体要求

根据当前疫情防控形势发展趋势变化,突出重点、统筹兼顾、分类指导、分区施策,坚持依法防控、科学防治、精准施策,加强重点人群、重点场所管控,着力抓实抓细各项措施,提高疫情防控的科学性、精准性和针对性。

二、具体措施

(一) 加强人员社会管控,严防输入和扩散风险

1. 实行人员分类管理　根据居民近期旅行史或居住史、目前健康状况、病例密切接触史等判断其传播疾病风险,将居民划分为高风险、中风险、低风险人员,采取针对性的管控措施。高风险人员在定点医疗机构、定点医学观察机构或居家实施严格的隔离治疗或医学观察,相关机构和社区对其进行严格管控。中风险人员严格落实居家隔离医学观察要求,自觉接受社区管理。低风险人员体温检测正常可出行和复工。对疫情特别严重的湖北省继续采取最严格的防控措施,已实施交通管控的武汉市和湖北省其他地市,严控人员输出;未实施交通管控的地市,人员抵达目的地后一律集中隔离 14 天。

2. 有效落实"四早"措施　有关部门、医疗卫生机构要认真落实传染病早发现、早报告、早隔离、早治疗的"四早"措施,切断传播途径,防止扩散。要做好新冠肺炎病例、聚集性疫情、社区疫情的监测和报告,鼓励单位和个人发现、报告相关病例和疫情。要强化实验室检测和诊断,切实提升检测质量和诊断时效。要综合运用流行病学调查和大数据分析方法,及时发现可疑病例、密切接触者并进行追踪管理。各地要指定发热门诊、定点收治医院开展发热病人筛查,及时诊断并隔离治疗新冠肺炎病例,做到"应检尽检""应收尽收""应治尽治",防止漏诊、误诊,防止轻症转重症。

3. 鼓励实行动态健康认证　鼓励有条件的地区推广个人健康码等信息平台,不具备信息化条件的地区可采用个人健康申报等方式,居民通过网络平台申领电子健康码或通过社区申领纸质版健康码(健康通行卡),获得出行、复工等资格。政府有关部门、用人单位、社区等综合判断个人健康风险等级,实现特殊时期动态健康认证。

(二) 做好重点场所防控,严防扩散风险

1. 落实社区防控责任　充分发挥社区动员能力,实行网格化、地毯式管理,责任到人,联系到户,确保各项防控措施切实落实、不留死角。针对未发现病例的社区,实行"外防输入"的策略,做好组织动员、健康教育、信息告知、重点地区和高风险地区返回人员管理、环境卫生治理、物资准备等工作。针对出现病例或暴发疫情的社区,实行"内防扩散、外防输出"的策略,在采取上述措施基础上,还应当做好密切接触者管理和消毒等工作。针对出现疫情传播的社区,实行"内防蔓延、外防输出"的策略,进一步实行疫区封锁、限制人员聚集等措施。

2. 落实用工单位防控责任　用工单位严格落实复工复产疫情防控要求,做好返岗员工登记报备并建立员工健康台账。对于需要接受隔离医学观察但无相关症状的员工,经检测筛查排除感染,可适当缩短隔离时间,在做好防护措施的情况下提前返岗。做好办公场所、工区及公共区域、职工宿舍的通风消毒、环境清理等工作,为员工配备必要的个人防护用品。

实行"进出检"制度,做好员工日常体温检测和健康监测。实施分区作业、分散错峰就餐,控制会议频次和规模,尽量减少人员聚集。鼓励具备条件的企事业单位采取错时上下班、弹性工作制或居家办公方式。单位应当设立隔离观察区域,员工出现可疑症状时应当及时隔离并安排就近就医,配合当地疾控部门做好病例报告、流行病学调查、相关区域封闭消毒等工作。

3. 落实院校防控责任　各地根据疫情发展情况确定开学时间,严禁学生提前返校。院校开学前做好预案和监测设备准备、隔离空间预备、环境卫生改善等工作。开学后学校医务室加强监测,对来自疫情防控重点地区、和确诊病人有过接触以及有相应症状的学生,采取单独隔离措施。开展"晨午晚检",实行"日报告""零报告"制度,加强因病缺勤管理,对因病缺勤学生和教职员工及时追访和上报。校园实行封闭管理,禁止校外人员进入,不组织大型集体活动。学生和教职员工如出现发热、乏力、干咳等可疑症状,应当及时隔离并安排就近就医,发现病例的院校,要及时向辖区疾控机构或医疗机构上报,积极配合做好流行病学调查,以班级为单位,确定防控管理场所,排查甄别密接人员,严格采取消毒隔离等针对性防控措施。

4. 加强公共服务类场所防控　对农贸市场、商场、超市等生活必需类场所及酒店、宾馆等生活服务类场所,在精准有序推动开业的同时,严格落实环境卫生整治、消毒、通风、"进出检"、限流等措施,商超物品尽量提前包装标价,推荐顾客自助购物、自助结算,缩短排队等候时间。提供住宿服务的经营单位要如实登记旅客信息,对来自疫情防控重点地区的旅客进行排查并及时报告当地疾控机构,按照疾控机构的指导采取相应措施。对公共交通工具和机场、车站、码头等人员密集场所,按要求设立留验站,配备必要人员设备,严格落实体温筛检等防控措施,发现可疑人员应当劝阻其登乘,进行暂时隔离,并立即通知检疫部门或当地卫生健康部门及时处置。

5. 加强特殊场所疫情防控　对监管场所、养老机构、福利院、精神卫生医疗机构等特殊场所,重点防控输入性疫情和内部疾病传播。要开展预防性卫生措施,全面排查入监干警职工、养老机构、福利院、精神卫生医疗机构工作人员等,落实体温检测和健康监测制度,禁止有可疑症状的人员上岗。要密切关注服刑人员、机构老年人、儿童、精神障碍患者的健康状况,出现新冠肺炎可疑症状,应当立即隔离观察并及时送医排查。要做好防控物资配备,加强日常消毒和环境卫生,加强个人卫生防护。出现确诊、疑似病例,应对其可能活动场所开展全面消杀,规范处置个人物品,对其密切接触者按要求进行集中隔离医学观察。

6. 加强农村疫情防控　充分发挥农村基层党组织、村民自治组织以及乡镇卫生院、村卫生室作用,组织动员农民群众开展群防群控。减少集市等人群聚集活动,做好出外打工人员防疫常识教育。对乡镇(涉农街道)和村组实行网格化管理,对发现病例的县,对疫点进行终末消毒和环境卫生清理,除有病例村组外,允许其他村组村民有序出行。具备条件且防控措施到位的乡村旅游场所,可逐步有序对外开放,经营主体落实防控责任,确保游客和工作人员健康安全。

三、加强组织领导

(一)强化责任落实

各地各级要增强大局意识,统筹抓好疫情防控和经济社会发展,压紧压实属地责任、部门责任、单位责任、家庭责任、个人责任,依法依规落实科学防控、精准施策总要求,推动由全面防控向精准防控、重点防控转变。

(二)强化信息通报

各省、自治区、直辖市人民政府要尽快公布当前本省低风险、中风险、高风险县(市、区、旗)名单,落实分区分级管控要求,并将动态调整的风险地区名单作为疫情防控工作措施日报告内容及时报送国家卫生健康委。

(三)强化宣传引导

切实加强传染病防治法等法律法规宣传,引导全社会在法治轨道上统筹推进各项防控措施。及时回应媒体关切,引导群众切身感受疫情发展的向好趋势。全面做好政策解读,进一步凝聚民心、坚定信心、稳定人心。

(四)强化监测评估

动态评估防控成效,及时调整防控策略,全面提高建章立制规范性、风险识别合理性、措施落实精准性。

附件:1. 人员健康管理技术方案

　　　2. 新冠肺炎"四早"技术方案

　　　3. 医疗机构新冠肺炎防控技术方案

　　　4. 社区(乡镇、村)新冠肺炎防控技术方案

　　　5. 办公场所和公共场所新冠肺炎防控技术方案

　　　6. 工业企业和建筑施工企业新冠肺炎防控技术方案

　　　7. 商场、超市等场所新冠肺炎防控技术方案

　　　8. 客运场站及交通运输工具新冠肺炎防控技术方案

　　　9. 托幼机构新冠肺炎防控技术方案

　　　10. 中小学校新冠肺炎防控技术方案

　　　11. 大专院校新冠肺炎防控技术方案

　　　12. 监狱新冠肺炎防控技术方案

　　　13. 养老机构(老年福利院)老年人新冠肺炎防控技术方案

14. 儿童福利院新冠肺炎防控技术方案
15. 精神卫生医疗机构新冠肺炎防控技术方案

国务院应对新型冠状病毒肺炎

疫情联防联控机制

2020 年 2 月 24 日

附件 5

办公场所和公共场所新冠肺炎防控技术方案

一、工作前的准备

(一) 保障防护物资配备

准备口罩、消毒剂、洗手液、速干手消毒剂、体温计等防控物资。强化人员培训。安排专人进行消毒操作规程和疫情防控措施的培训,提升疫情防控和应急处置能力。

(二) 在办公场所和公共场所入口处要提醒人员,必要时佩戴口罩。在醒目位置张贴健康提示,利用各种显示屏宣传新冠肺炎及其他传染病防控知识。

(三) 可增设废弃口罩专用垃圾桶,用于投放使用过的口罩,并注意及时清理。

(四) 预防性消毒

日常以通风换气和清洁卫生为主,同时对接触较多的公用物品和部位进行预防性消毒。必要时对地面、墙壁等进行预防性消毒。

(五) 对员工进行健康监测

实行每日健康监测制度,建立体温监测登记本。外地返回工作人员需进行登记,并按属地管理原则进行管理。每天上班前应当对员工进行体温测量。

(六) 健康教育

对复工人员发放宣传手册,在办公场所和公共场所人流量大的地方张贴卫生防护海报,播放宣传视频,以及通过微信公众号、微博定向推送防护知识资料。

二、场所内的卫生要求

(一) 通风换气

1. 优先打开窗户,采用自然通风。有条件的可以开启排风扇等抽气装置以加强室内空气流动。

2. 使用集中空调通风系统时,应当保证集中空调通风系统运转正常。应关闭回风,使用全新风运行,确保室内有足够的新风量。

3. 应当保证厢式电梯的排气扇、地下车库通风系统运转正常。

(二) 空调运行

1. 采用全新风方式运行并关闭空调加湿功能,确保新风直接取自室外、进风口清洁、出风口通畅。

2. 定期对空调进风口、出风口消毒采用有效氯 500mg/L 的消毒液擦拭；加强对风机盘管的凝结水盘、冷却水的清洁消毒；空调通风系统的清洗消毒按照《公共场所集中空调通风系统清洗消毒规范》进行。

(三) 垃圾收集处理

1. 分类收集，及时清运　普通垃圾放入黑色塑料袋，口罩等防护用品垃圾按照生活垃圾分类处理。垃圾筒及垃圾点周围无散落，垃圾存放点各类垃圾及时清运，垃圾无超时超量堆放。

2. 清洁消毒　垃圾转运车和垃圾筒保持清洁，可定期用有效氯 500mg/L 的含氯消毒剂喷洒或擦拭消毒；垃圾点墙壁、地面应保持清洁，可定期用有效氯 500mg/L 的含氯消毒液喷洒。

(四) 自动扶梯、厢式电梯。

1. 建议尽量避免乘坐厢式电梯，乘坐时应当佩戴口罩。

2. 厢式电梯的地面、侧壁应当保持清洁，每日消毒 2 次。

3. 电梯按钮、自动扶梯扶手等经常接触部位每日消毒应当不少于 3 次。

(五) 地下车库

地下车库的地面应当保持清洁。停车取卡按键等人员经常接触部位每日消毒应当不少于 3 次。

(六) 会议室、办公室、多功能厅

1. 保持办公区环境清洁，建议每日通风 3 次，每次 20~30 分钟，通风时注意保暖。

2. 工作人员应当佩戴口罩，交谈时保持 1 米以上距离。

3. 减少开会频次和会议时长，会议期间温度适宜时应当开窗或开门。建议采用网络视频会议等方式。

(七) 餐厅餐饮场所(区域)、食堂和茶水间

1. 保持空气流通，以清洁为主，预防性消毒为辅。

2. 采取有效的分流措施，鼓励打包和外卖，避免人员密集和聚餐活动。

3. 餐厅每日消毒 1 次。

(八) 卫生间

1. 加强空气流通。确保洗手盆、地漏等水封隔离效果。

2. 每日随时进行卫生清洁，保持地面、墙壁清洁，洗手池无污垢，便池无粪便污物积累。

3. 物品表面消毒用有效氯 500mg/L 的含氯消毒剂对公共台面、洗手池、门把手和卫生洁具等物体表面进行擦拭，30 分钟后用清水擦拭干净。

三、疫情应对

(一) 设置应急区域

可在办公场所或公共场所内设立应急区域；当出现疑似症状人员时，及时到该区域进行暂时隔离，再按照相关规定处理。

(二) 加强健康监测

员工在岗期间注意自身健康状况监测，按照"早发现、早报告、早隔离、早治疗"的原则做好自我管理。经营单位应当合理安排员工轮休。

(三) 出现疑似病例应对

当员工出现发热、乏力、干咳等可疑症状时，要及时安排就近就医，在专业人员指导下对其工作活动场所及使用的物品进行消毒处理。经营场所须及时向相关部门报告，在专业人员指导下对密切接触者开展排查，实施隔离观察。

附件 7

商场、超市等场所新冠肺炎防控技术方案

一、恢复营业前准备

（一）落实主体责任

商场、超市等负责人是疫情防控第一责任人,制定应急预案,明确相关人员工作职责,做好员工信息采集工作。

（二）场内保洁清理

营业前打开门窗,加强通风。清理场所内积存的杂物垃圾,做到卫生无死角。有条件的,可对集中空调系统进行预防性清洗消毒。

（三）复岗人员培训

对负责体温检测、消毒液配制、防控知识宣教、应急隔离区管理的人员开展专业知识培训。

（四）防控物资配备

提前采购足够的口罩、消毒剂、洗手液、速干手消毒剂、体温计等防控物资。

（五）设置防控区域

在场所内明确标示体温检测区、应急隔离区、防控物资储备区、垃圾处理区等关键区域。

（六）掌握应急措施

提前了解当地定点收治医院,确保发现从业人员出现疑似症状时能及时送院诊治。

二、营业中卫生管理

（一）实施人员体温检测

应当在经营场所门口设置专人对每位上岗员工和顾客测量体温,体温正常方可进入。

（二）加强室内通风

加强室内空气流通,首选自然通风,尽可能打开门窗通风换气。运行的空调通风系统应当每周对开放式冷却塔、过滤网、过滤器、净化器、新风口、空气处理机组、表冷器、加热(湿)器、冷凝水盘等设备部件进行清洗、消毒或更换。空调通风系统需关闭回风系统。

（三）合理使用电梯

限制每次乘坐电梯的人数,乘梯时相互之间注意保持适当距离。尽量减少乘坐厢式电梯,低楼层购物推荐走安全通道,较高楼层优先使用扶梯并尽量避免与扶手直接接触。

（四）缩短顾客等候时间

应当控制高峰时期客流量，通过管控分流减少同时进入顾客人数。物品尽量提前包装标价，便于顾客直接结算。推荐顾客自助购物、自助结算，尽量减少排队时间。

（五）卫生间保洁

使用卫生间时，应当打开排气扇。使用完毕后，应当盖上马桶盖再冲水。卫生间下水管存水弯应当维持一定的水封高度。

（六）垃圾清运处理

每天产生的垃圾应当在专门垃圾处理区域内分类管理、定点暂放、及时清理。垃圾暂存地周围应当保持清洁，每天至少进行一次消毒。

三、清洁与消毒

（一）物体表面清洁消毒

应当保持环境整洁卫生，每天定期消毒，并做好清洁消毒记录。对高频接触的物体表面（如收银台、柜台、休息区、服务台、游戏机、电梯间按钮、扶手、门把手、公共桌椅座椅、购物篮、购物车、临时物品存储柜等），可用含有效氯 250~500mg/L 的含氯消毒剂进行擦拭。

建议每天至少在营业前和结束后各消毒一次，可根据客流量情况适当增加消毒次数。

（二）垃圾桶消毒

可定期对垃圾桶等垃圾盛放容器进行清洁消毒处理。可用有效氯 500mg/L 的含氯消毒剂进行擦拭，也可采用消毒湿巾进行擦拭。

（三）卫生洁具消毒

卫生洁具可用有效氯 500mg/L 的含氯消毒剂擦拭消毒，作用 30 分钟后，清水冲洗干净。

（四）工作服消毒

定期更换工作服；可用流通蒸汽或煮沸消毒 30 分钟，或先用 500mg/L 的含氯消毒液浸泡 30 分钟，然后常规清洗。

（五）方便顾客洗手

确保经营场所内洗手设施运行正常，在问询台和收银台等处配备速干手消毒剂。有条件时可配备感应式手消毒设施。

四、人员防护

（一）佩戴口罩

从业人员在岗时应当佩戴防护口罩。顾客也要佩戴口罩。从业人员与顾客服务交流时宜保持一定距离和避免直接接触。

（二）注意手卫生

工作人员在上岗期间应当经常洗手，可用有效的含醇速干手消毒剂。特殊条件下，也可使用含氯或过氧化氢手消毒剂。有肉眼可见污染物时，应当使用洗手液在流动水下洗手。

（三）员工错时就餐

员工用餐场所应当保持通风换气，员工应当采取错峰、打包的方式就餐。加强公用餐（饮）具的清洁消毒，餐（饮）具应当一人一具一用一消毒，每日对餐桌椅及地面进行清洁和消毒。

五、疫情应对

（一）设置应急区域

可在经营场所内设立应急区域；当出现疑似症状人员时，及时到该区域进行暂时隔离，再按照相关规定处理。

（二）加强健康监测

员工在岗期间注意自身健康状况监测，按照"早发现、早报告、早隔离、早治疗"的原则做好自我管理。经营单位应当合理安排员工轮休。

（三）出现疑似病例应对

当员工出现发热、乏力、干咳等可疑症状时，要及时安排就近就医，在专业人员指导下对其工作活动场所及使用的物品进行消毒处理。经营场所须及时向相关部门报告，在专业人员指导下对密切接触者开展排查，实施隔离观察。

附件 8

客运场站及交通运输工具新冠肺炎防控技术方案

一、运前准备工作

(一)做好物资保障

做好交通运输工具的检测维护,保证运力充足,优先选择安全技术状况良好的交通运输工具投入运营。为客运站场、交通运输工具工作人员配备消毒剂、手持体温检测仪。

(二)强化人员培训

加强客运场站、交通运输工具消毒、通风等操作规程和疫情防控措施的培训,提升一线从业人员疫情防控和应急处置能力。

(三)做好乘客信息登记

对乘坐三类以上客运班线和客运包车、实行实名制管理的客运船舶、飞机等出行的乘客,相关交通运输经营者应当通过购票环节申报和扫描二维码网上申报等方式,采集乘客身份证件类型及号码、联系电话等信息。

二、运行中卫生管理

(一)铁路

1. 通过售票控制乘客数量,尽可能安排乘客隔位、分散就坐。

2. 在火车站增加体温测量设备,对进出站乘客进行体温检测,高于37.3℃的乘客应当在应急区域进行暂时隔离,再按照其他相关规范要求进行处理。

3. 增加候车室和旅客列车卫生间等公用设施清洗消毒频次,有条件时配备速干手消毒剂、感应式手消毒设施。

4. 旅客列车载客前应当对车厢进行清洁消毒。座椅套等纺织物应当保持清洁,并定期洗涤、消毒处理。

5. 保障候车室和旅客列车车厢空调系统正常,以最大新风量运行。

6. 乘客、乘务员佩戴口罩,乘客保持安静、减少交流,打喷嚏时用纸巾遮住口鼻,或采用肘臂遮挡等。

7. 旅客列车宜配备手持体温检测仪、在适当位置设立应急区域,临时隔离出现发热、干呕等症状乘客。

8. 旅客列车宜配备消毒剂,乘客呕吐时,采用消毒剂对呕吐物进行覆盖消毒,清除呕吐物并使用消毒剂进行物体表面消毒处理。

9. 在车站电子屏、旅客列车车厢滚动电子屏和广播等开展卫生防护知识宣传。

（二）道路客运

1. 合理组织运力，通过售票、包车团组人数限制，控制乘客数量，尽可能安排乘客隔位、分散就坐。

2. 在汽车客运站增加体温测量设备，对进出站乘客进行体温检测，具备条件的汽车客运站设置应急区域，高于 37.3℃的乘客应当在应急区域进行暂时隔离，再按照其他相关规范要求进行处理。

3. 增加车站公用设施和公共区域的消毒频次，卫生间和洗手池配备消毒液。

4. 车辆每次出行载客前应当对车厢进行清洁消毒。座椅套等纺织物应当保持清洁，并定期洗涤、消毒处理。

5. 在自然气温、行驶速度等条件允许的情况下，尽量关闭车内空调，开窗通风。若使用空调系统，应当增加清洗消毒频次。适当提高进入服务区停车休息的频次，对客车进行通风换气。

6. 乘客、乘务员和驾驶员佩戴口罩，乘客保持安静、减少交流，打喷嚏时用纸巾遮住口鼻，或采用肘臂遮挡等。

7. 三类以上客运班线客车和客运包车宜配备手持体温检测仪，将车厢后两排设置为应急区域，使用简易窗帘（盖布）遮挡，临时隔离出现发热、干呕等症状乘客。

8. 三类以上客运班线客车和客运包车宜配备消毒剂，乘客呕吐时，采用消毒剂对呕吐物进行覆盖消毒，清除呕吐物并使用消毒剂进行物体表面消毒处理。

9. 在汽车客运站和客运车辆上通过广播、视频、海报等开展卫生防护知识宣传。

（三）水路客运

1. 合理组织运力，通过售票控制乘客数量，尽可能安排乘客隔位、分散就坐。

2. 在客运码头增加体温测量设备，对进出站乘客进行体温检测，具备条件的客运码头设置应急区域，高于 37.3℃的乘客应当在应急区域进行暂时隔离，再按照其他相关规范要求进行处理。

3. 客运码头增加公用设施和公共区域的消毒频次，卫生间和洗手池配备消毒液，保持排风系统正常运行，定期对座椅等公用设施消毒。

4. 有条件的船舶，可在内部咨询台或服务台配备速干手消毒剂；船舶每次出行载客前应当对船舱、驾驶台等重要场所表面进行清洁消毒。座椅套等纺织物应当保持清洁，并定期洗涤、消毒处理。

5. 船舶行驶过程中，应当使用最大通风量；气温适合的，建议船舱开窗通风，保持室内空气流通。

6. 乘客、船舶工作人员佩戴口罩，乘客保持安静、减少交流，打喷嚏时用纸巾遮住口鼻，或采用肘臂遮挡等。

7. 优化服务流程,简化餐食供应。

8. 船舶宜配备手持体温检测仪,在适当位置设立应急区域,临时隔离出现发热、干呕等症状乘客。

9. 船舶宜配备消毒剂,乘客呕吐时,采用消毒剂对呕吐物进行覆盖消毒,清除呕吐物并使用消毒剂进行物体表面消毒处理。

10. 在客运码头和船舶上通过广播、视频、海报等开展卫生防护知识宣传。

（四）民航

1. 如条件允许,在乘客值机时,安排乘客隔位、分散就坐。

2. 在机场增加体温测量设备,对进出港乘客进行体温检测,高于37.3℃的乘客应当在应急区域进行暂时隔离,再按照其他相关规范要求进行处理。

3. 在值机柜台配备速干手消毒剂。

4. 增加客舱乘客经常接触的客舱内物体表面、盥洗室等公用设施擦拭清洁消毒频次。座椅套等纺织物应当保持清洁,并定期洗涤、消毒处理。

5. 检修保障候机厅和机舱空调系统正常,加强空气流通。航空器飞行过程中,在保障安全的前提下,加强通风;地面运行期间,使用 APU 系统的气源进行通气。

6. 客舱乘务员佩戴口罩,可携带含醇类消毒湿巾。乘客佩戴口罩,保持安静、减少交流,打喷嚏时用纸巾遮住口鼻,或采用肘臂遮挡等。

7. 通过控制登机时间减少乘客在客舱等待时间。优化服务流程,简化餐食供应。

8. 机舱宜配备手持体温检测仪、在后舱设置应急区域,临时隔离出现发热、干呕等症状乘客。条件允许时,对发热乘客原座位周围前后左右排的乘客配发口罩,并禁止各舱位间人员流动。

9. 对乘客呕吐等状况,必要时使用机载防疫包,按程序进行操作。

10. 在候站楼电子屏、航空器客舱和座椅后面液晶屏等开展卫生防护知识宣传。

（五）城市公共汽电车

1. 根据客流情况,合理组织运力,降低车厢拥挤度。

2. 在自然气温、行驶速度等条件允许的情况下,尽量关闭车内空调,开窗通风。若使用空调系统,应当增加清洗消毒频次。

3. 车辆每次出行载客前应当对车厢进行清洁消毒。

4. 乘客、乘务员和驾驶员佩戴口罩,乘客保持安静、减少交流,打喷嚏时用纸巾遮住口鼻,或采用肘臂遮挡等。

5. 车辆宜配备消毒剂,乘客呕吐时,采用消毒剂对呕吐物进行覆盖消毒,清除呕吐物并使用消毒剂进行物体表面消毒处理。

6. 在车厢通过广播、视频、海报等开展卫生防护知识宣传。

（六）城市轨道交通

1. 根据客流情况,合理组织运力,降低车厢拥挤度。

2. 在城市轨道交通站增加体温测量设备,对进站乘客进行体温检测,高于 37.3℃的乘客应当在应急区域进行暂时隔离,再按照其他相关规范要求进行处理。

3. 增加城市轨道交通站公用设施和公共区域的消毒频次,卫生间和洗手池配备消毒液。站厅卫生间等公用设施配备速干手消毒剂,有条件时可配备感应式手消毒设施。

4. 列车每次出行载客前应当对车厢进行清洁消毒。

5. 加强设备巡检,保障站台和列车车厢通风系统正常运行。

6. 乘客、与乘客接触的城市轨道交通运营服务人员佩戴口罩,乘客保持安静、减少交流,打喷嚏时用纸巾遮住口鼻,或采用肘臂遮挡等。

7. 城市轨道交通站宜配备消毒剂,站内或到站列车上的乘客呕吐时,采用消毒剂对呕吐物进行覆盖消毒,清除呕吐物并使用消毒剂进行物体表面消毒处理。

8. 在城市轨道交通站厅和列车车厢通过广播、视频、海报等开展卫生防护知识宣传。

（七）出租汽车

1. 车辆每日出行载客前应当对车辆内部进行清洁消毒。

2. 司机携带含醇类消毒湿巾,增加车门把手等部位的清洗消毒频次。

3. 在自然气温、行驶速度等条件允许的情况下,尽量关闭车内空调,开窗通风。

4. 司机佩戴口罩,提醒车上的乘客佩戴口罩并减少交流,打喷嚏时用纸巾遮住口鼻,或采用肘臂遮挡等。

5. 车辆宜配备消毒剂,乘客呕吐时,采用消毒剂对呕吐物进行覆盖消毒,清除呕吐物并使用消毒剂进行物体表面消毒处理。

6. 通过车载广播、汽车座椅背面张贴宣传海报或提示性标语等方式开展卫生防护知识宣传。

附件 10

中小学校新冠肺炎防控技术方案

一、中小学校开学前

1. 学校每日掌握教职员工及学生健康情况,实行"日报告""零报告"制度,并向主管部门报告。

2. 学校对全体教职员工开展防控制度、个人防护与消毒等知识和技能培训。

3. 开学前对学校进行彻底清洁,对物体表面进行预防性消毒处理,教室开窗通风。

4. 所有外出或外地的教职员工和学生,返回居住地后应当居家隔离 14 天后方可返校。

5. 做好洗手液、手消毒剂、口罩、手套、消毒剂等防控物资的储备。

6. 设立(临时)隔离室,位置相对独立,以备人员出现发热等症状时立即进行暂时隔离。

7. 制订疫情防控应急预案,制度明确,责任到人,并进行培训、演练,校长是本单位疫情防控第一责任人。

二、中小学校开学后

8. 每日掌握教职员工及学生健康情况,加强对学生及教职员工的晨、午检工作,实行"日报告""零报告"制度,并向主管部门报告。

9. 妥善保管消毒剂,标识明确,避免误食或灼伤。实施消毒处理时,操作人员应当采取有效防护措施。

10. 各类生活、学习、工作场所(如教室、宿舍、图书馆、学生实验室、体育活动场所、餐厅、教师办公室、洗手间等)加强通风换气。每日通风不少于 3 次,每次不少于 30 分钟。课间尽量开窗通风,也可采用机械排风。如使用空调,应当保证空调系统供风安全,保证充足的新风输入,所有排风直接排到室外。

11. 加强物体表面清洁消毒。应当保持教室、宿舍、图书馆、餐厅等场所环境整洁卫生,每天定期消毒并记录。对门把手、水龙头、楼梯扶手、宿舍床围栏、室内健身器材等高频接触表面,可用有效氯 250~500mg/L 的含氯消毒剂进行擦拭,也可采用消毒湿巾进行擦拭。

12. 加强餐(饮)具的清洁消毒,餐(饮)具应当一人一具一用一消毒,建议学生自带餐具。餐(饮)具去残渣、清洗后,煮沸或流通蒸汽消毒 15 分钟;或采用热力消毒柜等消毒方式;或采用有效氯 250mg/L 的含氯消毒剂浸泡 30 分钟,消毒后应当将残留消毒剂冲净。

13. 卫生洁具可用有效氯 500mg/L 的含氯消毒剂浸泡或擦拭消毒,作用 30 分钟后,清水冲洗干净。

14. 确保学校洗手设施运行正常,中小学校每 40~45 人设一个洗手盆或 0.6 米长盥洗槽,并备有洗手液、肥皂等,配备速干手消毒剂,有条件时可配备感应式手消毒设施。

15. 加强垃圾分类管理,及时收集清运,并做好垃圾盛装容器的清洁,可用有效氯 500mg/L 的含氯消毒剂定期对其进行消毒处理。

16. 建议教师授课时佩戴医用口罩。

17. 严格落实教职员工及学生手卫生措施。餐前、便前便后、接触垃圾后、外出归来、使用体育器材、学校电脑等公用物品后、接触动物后、触摸眼睛等“易感”部位之前,接触污染物品之后,均要洗手。洗手时应当采用洗手液或肥皂,在流动水下按照正确洗手法彻底洗净双手,也可使用速干手消毒剂揉搓双手。

18. 加强因病缺勤管理。做好缺勤、早退、请假记录,对因病缺勤的教职员工和学生及时追访和上报。

19. 不应组织大型集体活动。

20. 对教职员工、学生和家长开展个人防护与消毒等防控知识宣传和指导。示范学生正确的洗手方法,培养学生养成良好卫生习惯,咳嗽、打喷嚏时用纸巾、衣袖遮挡口鼻。

三、出现疑似感染症状应急处置

21. 教职员工如出现发热、干咳、乏力、鼻塞、流涕、咽痛、腹泻等症状,应当立即上报学校负责人,并及时按规定去定点医院就医。尽量避免乘坐公交、地铁等公共交通工具,前往医院路上和医院内应当全程佩戴医用外科口罩(或其他更高级别的口罩)。

22. 学生如出现发热、干咳、乏力、鼻塞、流涕、咽痛、腹泻等症状,应当及时向学校反馈并采取相应措施。

23. 教职员工或学生中如出现新冠肺炎疑似病例,应当立即向辖区疾病预防控制部门报告,并配合相关部门做好密切接触者的管理。

24. 对共同生活、学习的一般接触者进行风险告知,如出现发热、干咳等疑似症状时及时就医。

25. 专人负责与接受隔离的教职员工或学生家长联系,掌握其健康状况。

附件 11

大专院校新冠肺炎防控技术方案

一、大专院校开学前

1. 学校每日掌握教职员工及学生健康情况,实行"日报告""零报告"制度,并向主管部门报告。

2. 学校对全体教职员工开展防控制度、个人防护与消毒等知识和技能培训。

3. 开学前对学校进行彻底清洁,对物体表面进行预防性消毒处理,教室开窗通风。

4. 所有外出的教职员工和学生,返回居住地后应当居家隔离 14 天,健康者方可返校。

5. 做好洗手液、手消毒剂、口罩、手套、消毒剂等防控物资的储备。

6. 设立(临时)隔离室,位置相对独立,以备人员出现发热等症状时立即进行暂时隔离。

7. 制订疫情防控应急预案,制度明确,责任到人,并进行培训、演练,校长是本单位疫情防控第一责任人。

二、大专院校开学后

8. 每日掌握教职员工及学生健康情况,加强对学生及教职员工的晨、午检工作,实行"日报告""零报告"制度,并向主管部门报告。

9. 加强物体表面清洁消毒。应当保持教室、宿舍、图书馆、学生实验室、体育活动场所、餐厅等场所环境卫生整洁,每日定期消毒并记录。对门把手、课桌椅、讲台、电脑键盘、鼠标、水龙头、楼梯扶手、宿舍床围栏、室内健身器材、电梯间按钮等高频接触表面,可用有效氯 250~500mg/L 的含氯消毒剂进行喷洒或擦拭,也可采用消毒湿巾进行擦拭。

10. 加强重点场所地面清洁消毒。应当加强学校食堂、浴室及宿舍地面的清洁,定期消毒并记录。可使用有效氯 500mg/L 的含氯消毒液擦拭消毒。

11. 各类生活、学习、工作场所(如教室、宿舍、图书馆、学生实验室、体育活动场所、餐厅、教师办公室、洗手间等)加强通风换气。每日通风不少于 3 次,每次不少于 30 分钟。课间尽量开窗通风,也可采用机械排风。如使用空调,应当保证空调系统供风安全,保证充足的新风输入,所有排风直接排到室外。

12. 加强餐(饮)具的清洁消毒,餐(饮)具应当一人一具一用一消毒,建议学生自带餐具。餐(饮)具去残渣、清洗后,煮沸或流通蒸汽消毒 15 分钟;或采用热力消毒柜等消毒方式;或采用有效氯 250mg/L 的含氯消毒剂浸泡 30 分钟,消毒后应当将残留消毒剂冲净。

13. 宿舍要定期清洁,做好个人卫生。被褥及个人衣物要定期晾晒、定期洗涤。如需消毒处理,可煮沸消毒 30 分钟,或先用有效氯 500mg/L 的含氯消毒液浸泡 30 分钟后,再常规清洗。

14. 加强垃圾分类管理,及时收集清运,并做好垃圾盛装容器的清洁,可用有效氯 500mg/L 的含氯消毒剂定期对其进行消毒处理。

15. 加强个人防护。校门值守人员、清洁人员及食堂工作人员等应当佩戴一次性使用医用口罩或医用外科口罩。食堂工作人员还应穿工作服,并保持工作服清洁,工作服应当定期洗涤、消毒。可煮沸消毒 30 分钟,或先用 500mg/L 的含氯消毒液浸泡 30 分钟,然后常规清洗。清洁消毒人员在配制和使用化学消毒剂时,还应做好个人防护。

16. 严格落实教职员工及学生手卫生措施。餐前、便前便后、接触垃圾、外出归来、使用体育器材、学校电脑等公用物品后、接触动物后、触摸眼睛等"易感"部位之前,接触污染物品之后,均要洗手。洗手时应当采用洗手液或肥皂,在流动水下按照正确洗手法彻底洗净双手,也可使用速干手消毒剂揉搓双手。

17. 加强因病缺勤管理。做好缺勤、早退、请假记录,对因病缺勤的教职员工和学生及时追访和上报。

18. 不应组织大型集体活动。

19. 设立健康宣教课堂,由专人定期对学校内的教职员工和学生进行个人防护与消毒等防控知识宣传和指导。指导教职员工和学生在疫情防控期间避免到人群聚集尤其是空气流动性差的场所,减少不必要的外出。如果外出,应当做好个人防护和手卫生,去人口较为密集的公共场所、乘坐公共交通工具、厢式电梯等必须正确佩戴医用口罩。

三、出现疑似感染症状应急处置

20. 教职员工如出现发热、干咳、乏力、鼻塞、流涕、咽痛、腹泻等症状,应当立即上报学校负责人,并及时按规定去定点医院就医。尽量避免乘坐公交、地铁等公共交通工具,前往医院路上和医院内应当全程佩戴医用外科口罩(或其他更高级别的口罩)。

21. 如学生出现发热、干咳、乏力、鼻塞、流涕、咽痛、腹泻等症状,及时向学校报告并采取相应措施。

22. 教职员工或学生中如出现新冠肺炎疑似病例,应当立即向辖区疾病预防控制部门报告,并配合相关部门做好密切接触者的管理。

23. 对共同生活、学习的一般接触者进行风险告知,如出现发热、干咳等呼吸道症状以及腹泻、结膜充血等症状时要及时就医。

24. 专人负责与接受隔离的教职员工或学生的家长进行联系,掌握其健康状况。

附件 12

监狱新冠肺炎防控技术方案

一、监狱卫生管理

(一) 建立工作人员和服刑人员健康监测制度

由专人负责每天对进入单位的人员进行测量。

(二) 有班车的单位,应当设专人在上班车前对上车人员进行体温测量,发热症状者禁止乘坐班车。对出现发热、咳嗽等症状的工作人员,禁止进入单位,并立即指导及时就医。

(三) 应当采取全封闭管理,禁止人员探视,减少狱警和工作人员的进出,限制监狱内人员流动,生活必需品可以采用送货上门的方式。新入监人员应当隔离观察 14 天,无异常后方可入监。

(四) 防控物资储备

注意调配必要的药物和防护物资,以满足疫情防控需要。配合疾控机构规范开展病例流行病学调查和密切接触者的隔离观察,追踪管理。

(五) 按照监狱情况,预估并配备各类防疫物资,如口罩、防护服、护目镜、消毒工具、消毒剂等。

(六) 加强防控知识培训

结合健康培训教育、警示告知等制度,组织开展多种形式的新冠肺炎防控知识培训和宣传教育,提高狱警和服刑人员自我防护意识和能力。

(七) 鼓励开展心理健康服务

了解受到疫情影响人员及服刑人员的心理健康状况,疏解在严峻疫情下的焦虑恐惧情绪。

(八) 设立隔离观察区域

当工作人员或服刑人员出现发热、乏力、干咳等可疑症状时,及时到该区域进行暂时隔离,再按照相关规范要求进行处理。

二、预防性卫生措施

(一) 通风换气

加强监管区和行政办公区的通风换气,保持室内空气流通,在气温状况允许的情况下首选开窗自然通风。每天早、中和晚开窗各 1 次,每次通风时间至少 30 分钟。应当采取错峰放风和休息,尽可能避免或减少人员聚集和集体活动。

(二) 卫生防护设施

确保工作场所内洗手、洗眼、喷淋设施运行正常。

(三) 清洁与消毒

做好监管区和行政办公区物体表面的清洁消毒。保持环境整洁卫生,定期消毒并做好清洁消毒记录。加强场所、餐(饮)具定期消毒。对高频接触的物体表面,可用含氯消毒剂进行喷洒或擦拭,或采用消毒湿巾擦拭。配备手消毒剂。

1. 物表清洁消毒。保持地面的整洁卫生。使用含氯消毒剂(有效氯 250~500mg/L)湿式拖布拖拭。发现呕吐物时,应当立即使用一次性吸水材料加足量消毒剂(如含氯消毒剂)或有效的消毒干巾对呕吐物进行覆盖消毒。清除呕吐物后,使用季铵盐类消毒剂或含氯消毒剂进行物体表面消毒处理。

2. 空调通风系统。定期对空调进风口、出风口消毒采用含有效氯 500mg/L 的消毒液擦拭;加强对风机盘管的凝结水盘、冷却水的清洁消毒;空调通风系统的清洗消毒按照《公共场所集中空调通风系统清洗消毒规范》(WS/T 396)进行。

3. 公共卫生间

(1) 卫生间应当保持清洁和干爽,空气流通,提供洗手液,并保证水龙头等设施正常使用。

(2) 应当增加卫生间的巡查频次,视情况增加消毒次数。

(3) 为防止空气气溶胶污染,洗手盆、淋浴等排水管道要勤冲洗,确保 U 形管道和下水道的水封隔离效果。

(4) 公共台面、洗手池、门把手、马桶按键等物体表面进行消毒,用含有效氯 500mg/L 的消毒液进行喷洒或擦拭,30 分钟后清水擦拭干净。

4. 学习用房、文体活动用房、技能培训用房、劳动改造用房及其他服务用房

(1) 保持环境清洁,建议每日通风 3 次,每次 20~30 分钟,通风时注意保暖。

(2) 处于单人环境下的人员原则上可以不佩戴口罩。

(3) 处于多人聚集环境下的工作人员应当佩戴医用口罩,人与人之间保持 1 米以上距离。

(4) 进入服务用房前洗手消毒。人员间隔 1 米以上。

(5) 尽量减少集体活动,控制集体活动时间,集体活动时间过长时,开窗通风 1 次。

(6) 活动结束后场地、家具须进行消毒。

5. 厨房与餐厅(监管区)、食堂与餐厅(行政办公区)

(1) 保持空气流通,以清洁为主,预防性消毒为辅。

(2) 采取有效的分流措施,鼓励错峰用餐,避免人员密集和聚餐活动。

(3) 餐厅每日消毒 3 次,早中和晚上各 1 次。

加强餐(饮)具的清洁消毒,餐(饮)具应当一人一具一用一消毒。餐(饮)具去残渣、清洗后,可煮沸或流通蒸汽消毒 15 分钟;或采用热力消毒柜等消毒方式;或采用有效氯 250mg/L 的含氯消毒剂浸泡 30 分钟,消毒后应当将残留消毒剂冲净。

(4) 严禁生食和熟食用品混用,避免肉类生食。

(四) 垃圾处理

加强垃圾分类收集,及时清运。增加垃圾桶等垃圾盛装容器的清洁消毒频次。可用含有效氯 500mg/L 的含氯消毒剂进行喷洒或擦拭。

三、个人防护

(一) 干警、工作人员

1. 干警、工作人员正确佩戴口罩,加强手卫生措施,随时进行手卫生。洗手或使用速干手消毒剂,有肉眼可见污染物时,应当用洗手液在流动水下洗手。

2. 打喷嚏和咳嗽时应当用纸巾或手肘部位(不是双手)遮蔽口鼻,将打喷嚏和咳嗽时使用过的纸巾放入有盖的垃圾桶内,打喷嚏和咳嗽后应当用肥皂或洗手液彻底清洗双手。

3. 与监狱内其他工作人员减少交流,必须交流时不得摘下口罩,并保持一定距离。

4. 注意身体状况。在岗期间注意身体状况,当出现发热、咳嗽等症状时,要及时按规定去定点医院就医,尽量避免乘坐公交、地铁等公共交通工具,前往医院路上和医院内应当全程佩戴口罩。

(二) 服刑人员

1. 服刑人员应当佩戴口罩,加强手卫生,养成勤洗手的习惯。

2. 打喷嚏和咳嗽时应当用手肘部位(不是双手)遮蔽口鼻,避免喷向其他服刑人员,打喷嚏和咳嗽后应当用肥皂或洗手液彻底清洗双手。

3. 与探视人员交流时不得摘下口罩,保持一定距离并避免直接接触。

4. 服刑人员放风或休息时应当佩戴口罩,减少与其他服刑人员直接接触,条件允许时,尽量与他人保持一定距离。

5. 服刑期间注意身体状况,当出现发热、咳嗽等症状时,要及时向干警汇报,并在干警监护下就医排查。

四、疫情应对

(一) 发现病例监狱

1. 症状筛查。尽快组织开展针对全体服刑人员、干警的症状筛查,发现有发热(腋下体温高于 37.3℃)、咳嗽、气促等症状之一者,登记异常症状者名单。对异常症状的干警和服刑人员进行 CT 检查,有肺部磨玻璃样变化或斑片样变化的,进行临床诊断和实验室病原学诊断。

2. 疏散服刑人员。将密切接触者尽快分流到其他羁押场所,阻断传播途径,减少交叉感染风险,切实落实隔离要求。加强对流转人员的症状监测,异常者转回本部监狱。

3. 建立病人区、隔离区、隔离观察区和一般区域。配发一次性口罩,每天每人 2 只,加强防护。

4. 抽调监狱行政和后勤等人员组建干警后备队。

5. 重点防控措施

(1) 加强调通风、正确戴口罩、勤洗手、减少不必要的人员流动和接触、加强日常消毒。

(2) 监舍开窗,并去掉塑料薄膜通风。工区可采用电风扇机械通风。在监区现有水龙头旁边配发肥皂或洗手液,增加洗手效果。如果实在无法洗手,可用 75% 乙醇擦拭双手。

(3) 对病人曾经居住过的场所需进行终末消毒,由专业人员负责监狱终末消毒。

(二) 疫情扩散监狱

1. 人员筛查

(1) 症状筛查:对接触确诊病例的干警和服刑人员进行症状筛查,有发热(腋下体温高于37.3℃)、咳嗽、气促等症状之一者,登记异常症状者名单。

(2) CT 筛查和病原学监测:对异常症状的干警和服刑人员进行 CT 检查,有肺部磨玻璃样变化或斑片样变化的,进行临床诊断和实验室病原学诊断。

2. 分区管理(分干警和服刑人员)。按以下四类人员情况进行分区管理:

(1) 待转诊的重症和普通新冠肺炎病人区。

(2) 轻型确诊病人(咽拭子核酸检测阳性,肺部 CT 无明显异常)隔离区。

(3) 疑似病例、异常症状者(发热、咳嗽、气促之一者)隔离观察区。密切接触者在隔离观察区进行医学观察。

(4) 无症状者。服刑人员,可在现有监号和监区。

现有其他疾病患者的诊疗区,要与上述隔离区分隔,避免交叉感染。

3. 不具备隔离、诊疗条件的监狱,应当及时将重症病例(确诊和疑似病例)转入重症定点救治医院,普通新冠肺炎病人(确诊和疑似病例)转入定点收治医院,并加强就诊期间监管。

4. 终末消毒。对病人曾经居住过的场所应当进行终末消毒,由专业人员负责监狱终末消毒。

附件 14

儿童福利院新冠肺炎防控技术方案

一、卫生管理

(一) 落实主体责任

儿童福利院负责人是疫情防控第一责任人,建立防控制度,组织院内护理人员、医务人员、后勤人员制定应急方案,做好相关人员的信息采集工作。

(二) 建立健康监测制度

安排专人对福利院中的工作人员和儿童进行体温监测,每日实行晨检和晚检,体温异常者或有咳嗽、乏力等症状的人员应当及时就医排查,做到"早发现、早报告、早诊断、早隔离、早治疗"。

(三) 加强防控知识宣教

用健康提示、张贴宣传画、视频播放等多种方式(不可聚集性学习),加强新冠肺炎防治知识科学宣传普及,引导儿童充分了解新冠肺炎防治知识,学会正确的洗手方法,养成良好卫生习惯。

(四) 建立进出人员登记制度

在新冠肺炎流行期间,尽可能减少不必要人员的访视。所有人员进入福利院前进行体温监测,异常者不得入内;减少后勤采购人员等物资采购频次,尽量采取送货上门等方式。

(五) 发挥医务室的作用

注意配备相关药物、各类防护用品和消毒物资,如口罩、防护服、护目镜、洗手液、消毒工具、消毒剂等。

(六) 鼓励开展心理健康服务

了解受疫情影响儿童的心理健康状况,疏解儿童的焦虑恐惧情绪。

(七) 合理控制人员密度

充分利用福利院内空间,合理控制居住房间、活动室、盥洗室、洗浴间、游戏区、图书阅览区、办公区等区域内护理人员和儿童数量,人与人之间保持 1 米以上距离。

二、预防性卫生措施

(一) 通风换气

保持室内空气流通,采取切实可行的措施加强空气流通。在气温状况允许的情况下,可开门开窗。每日开窗 2~3 次,每次时间 30 分钟,同时注意保暖,避免室温改变引起儿童着凉感冒。

(二) 清洁消毒

1. 做好物体表面和地面清洁消毒。保持室内各区域环境整洁卫生,每天定期消毒,并做好清洁消毒记录。对日常高频接触的物体表面,可用含氯消毒剂(有效氯浓度 250~500mg/L)擦拭;保持地面整洁卫生,可用含氯消毒剂(有效氯浓度 250~500mg/L)湿式拖布拖拭。

2. 呕吐物处理。当发现人呕吐物时,应当立即用一次性吸水材料加足量消毒液或有效的消毒干巾对呕吐物进行覆盖消毒,清除呕吐物后,再使用季铵盐类消毒剂或含氯消毒剂进行物体表面消毒处理。

3. 餐(饮)具清洁消毒。餐(饮)具去残渣、清洗后,煮沸或流通蒸汽消毒 15 分钟;或采用热力消毒柜等消毒方式;或采用有效氯含量为 250mg/L 溶液,浸泡消毒 30 分钟,消毒后应当将残留消毒剂冲净。

4. 纺织品的清洁消毒。保持衣服、被褥、床单等纺织物清洁,定期洗涤。如需消毒处理,可用流通蒸汽或煮沸消毒 30 分钟,或先用含有效氯 500mg/L 的消毒液浸泡 30 分钟,然后常规清洗。

5. 公共卫生间、洗浴间清洁消毒。对福利院内公共卫生间、洗浴间(更衣室、洗浴室)的卫生洁具每日消毒,可用含有效氯 500mg/L 的消毒剂浸泡或擦拭,作用 30 分钟后,清水冲洗待用。

(三) 餐厅和食堂防护

1. 保持空气流通,以清洁为主,预防性消毒为辅。

2. 采取有效的分流措施,鼓励错峰用餐,保持 1 米以上距离,避免人员密集和聚餐活动。

3. 餐厅每日消毒 3 次,餐桌椅使用后进行消毒。食饮具一人一用一消毒。

三、个人防护

(一) 护理人员个人防护

1. 加强手卫生。护理人员在上岗期间应当经常洗手,或用有效的速干手消毒剂揉搓双手;有肉眼可见污染物时,应当使用洗手液在流动水下洗手。在工作中避免用手或手套触碰眼睛。

2. 佩戴口罩。护理人员应当佩戴防护口罩,在护理儿童和婴幼儿的时候不得摘下口罩。

3. 保持良好卫生习惯。不要对着儿童和婴幼儿打喷嚏、呼气。如果咳嗽和打喷嚏时,要用纸巾捂住口鼻,如果来不及就用手肘捂住口鼻,然后再去清洗手肘。另外,先丢弃捂住口鼻的纸巾,再洗手。

（二）儿童个人防护

1. 尽量佩戴口罩。引导儿童在集体活动时正确佩戴口罩。

2. 儿童出现以下情况必须洗手：吃东西前、上厕所前后、从户外进入室内、玩玩具前后、玩耍后、擤鼻涕后、打喷嚏用手遮掩口鼻后、手弄脏后等。

3. 打喷嚏和咳嗽时应当用纸巾或手肘部位遮蔽口鼻，将打喷嚏和咳嗽时使用过的纸巾放入有盖的垃圾桶内，打喷嚏和咳嗽后应当用肥皂或洗手液彻底清洗双手。

（三）婴幼儿的卫生防护

婴幼儿主要以被动防护为主，即靠护理人员的防护来间接保护婴幼儿。

四、防控措施

（一）一般措施

1. 设立隔离观察区域。当护理人员、儿童出现发热、乏力、干咳等可疑症状时，及时到该区域进行暂时隔离，再按照相关规范要求进行处理。

2. 加强健康监测。护理人员应当注意自身健康状况监测，福利院应当合理安排工作人员轮休。

3. 加强室外环境整治。加强对院内公共区域清扫力度，彻底清除院内以及角落散落的堆积物和垃圾，做到日产日清，卫生无死角。

4. 加强物体表面清洁消毒。应当保持居住房间、食堂或餐厅、澡堂、公共活动区等场所环境卫生整洁，每日定期消毒并记录。

5. 加强重点场所地面清洁消毒。应当加强居住房间、食堂或餐厅、澡堂、公共活动区等场所地面的清洁，每日定期消毒并记录。可使用有效氯 500mg/L 的含氯消毒液擦拭消毒。

6. 加强垃圾分类管理，及时收集清运，并做好垃圾盛装容器的清洁，可用有效氯 500mg/L 的含氯消毒剂定期对其进行消毒处理。

（二）发现病例

1. 护理人员和儿童出现新冠肺炎可疑症状（包括发热、干咳、乏力、鼻塞、流涕、咽痛、腹泻等），不排除有流行病学史的，应当立即在隔离区执行隔离观察。

2. 被确诊为疑似病例或确诊病例的，应当立即送定点医疗机构就诊；福利机构须及时向相关部门报告，在当地卫生健康、民政部门指导下对密切接触者开展排查，实施 14 天隔离观察；机构开展全面消杀、规范处置个人物品等相关工作。

3. 在医疗机构就诊后返回福利机构的儿童及陪同工作人员，应当隔离观察 14 天，无异常后方可入住和工作。新冠肺炎儿童治愈后需返回福利机构的，应当隔离观察 14 天，无异常后方可入住。

附件 15

精神卫生医疗机构新冠肺炎防控技术方案

一、卫生管理要求

1. 制订新冠肺炎疫情期间门诊、住院诊疗相关应急预案与工作流程,制订院内感染应对预案,储备防护用品和消毒物资。

2. 与当地具有新冠肺炎诊疗能力的综合性医疗机构建立联络会诊机制;精神专科医院设立观察隔离病区,综合医院精神科设置应急隔离病室,新入院的精神障碍患者在此病区 /病室观察 14 天后再转入普通病区 / 病室。有条件的机构,设立发热病区,在院感专家的指导下,改造门诊和病房隔离区,科学设置医务人员和患者通道及医疗垃圾转运通道,降低交叉感染风险。

3. 开展新冠肺炎防控知识全员培训,掌握新冠肺炎的临床特征、诊断标准、治疗原则和防护措施,及时发现患者并转介到定点医院治疗,为定点医院提供精神科联络会诊工作,做到早隔离、早诊断、早治疗。

4. 采取严格的门诊和住院限制措施,科学有序开展医疗工作,尽量减少门诊患者复诊次数,并尽量缩短住院时间。减少并严格管理医院出入口,暂停家属探视,限制陪诊人员数量。

5. 各部门密切协作,落实院内感染各项防范措施,确保消毒隔离和防护措施落实到位,所有区域均要注意环境卫生和通风换气,做好做实病区清洁和消毒管理,指定专人进行督导检查。

二、预防性卫生措施

1. 加强诊疗环境的通风换气,可采取排风(包括自然通风和机械排风)措施,保持室内空气流通。每日通风 2~3 次,每次不少于 30 分钟,并根据气候条件适时调节;或安装排风设备,加强排风;也可使用合法有效的循环风空气消毒机。

2. 加强院区和人员管理,在医院入口处设置非接触式测温仪,在门诊大厅、电梯间、候诊室等人员较为密集的场所,放置速干手消毒剂。就诊者、陪诊人员及相关人员进入门诊诊疗区域前均须佩戴口罩,同时加强手卫生。

3. 加强住院患者,特别是严重精神障碍患者的管理治疗和照护,尽量减少外出活动,降低冲动行为发生的风险。

4. 加强住院患者的饮食管理,病房采用送餐制。餐(饮)具应当一人一具一用一消毒,餐(饮)具去残渣、清洗后,煮沸或流通蒸汽消毒 15 分钟;或采用热力消毒柜等消毒方式;或采用有效氯浓度 250mg/L 含氯消毒剂溶液,浸泡消毒 30 分钟,消毒后应当将残留消毒剂冲净。

5. 门(急)诊的医务人员接诊不同患者时应当加强手卫生,严格洗手和 / 或手消毒。可选用含醇速干手消毒剂或醇类复配速干手消毒剂,或直接用 75% 乙醇进行擦拭消毒;醇类过敏者,可选择季铵盐类等有效的非醇类手消毒剂;特殊条件下,也可使用 3% 过氧化氢消毒剂、0.5% 碘伏或 0.05% 含氯消毒剂等擦拭或浸泡双手,并适当延长消毒作用时间。有肉眼可见污染物时应当先使用洗手液在流动水下洗手,然后按上述方法消毒。

6. 新冠肺炎流行期间,所有诊疗用品、物体表面和环境等均应当加强日常清洁消毒。尽量选择一次性诊疗用品,非一次性诊疗用品应当首选压力蒸汽灭菌,不耐热物品可选择化学消毒剂或低温灭菌设备进行消毒或灭菌;环境物体表面可选择含氯消毒剂、二氧化氯等消毒剂擦拭、喷洒或浸泡消毒。

7. 加强医院感染管理与监测。对医务人员及后勤人员开展新冠肺炎诊疗、传染病分级防护、手卫生、医疗垃圾处理、环境卫生和消毒隔离等医院感染知识的系统培训。

8. 加强重点人群管理(包括物业、保安、食堂人员),与相关服务企业建立联防联控责任,严格管理派遣服务人员,规范手卫生、环境保洁和消毒操作流程。

9. 指导基层组织做好居家严重精神障碍患者的管理治疗和社区照护,对在封闭管理区居住的患者,采取送药上门、网络诊疗等方式,保障患者居家治疗。对于出现明显精神症状、情绪暴躁、或行为冲动等病情不稳定患者,有条件的要及时收治到隔离病区 / 病室,没有条件的要及时送至定点医院。

三、个人防护

1. 隔离病区 / 病室工作人员应当加强个人防护,严格评估并采取相应的防护等级。穿戴相应的工作服、一次性工作帽、一次性手套(单双层)、医用一次性防护服、医用防护口罩或动力送风过滤式呼吸器、防护面屏或护目镜、工作鞋或胶靴、防水靴套等。

2. 其他工作医护人员需做好标准预防,严格做好手卫生,尽量避免与患者近距离接触。

3. 严格按照"两前三后"的指征做好手卫生,用速干手消毒剂揉搓双手;有肉眼可见污染物时,先用洗手液在流动水下洗手后再进行手消毒,洗手严格按照"六步洗手法"操作进行。

4. 科学排班,避免过度劳累,杜绝带病工作;密切注意自身健康状况,出现不适及时采取应对措施,并及时隔离和就医。

四、疫情防控策略

1. 成立疫情防控领导小组。党政主要负责人任组长,其他院领导任副组长,成员包括各相关职能部门负责人。负责领导、组织、协调院内新冠肺炎疫情防控的各项工作。

2. 细化防控方案,加强就诊患者风险评估,调整常规诊疗服务,按照岗位风险和防护标准,严格细化医务人员分级防护和环境、物表消毒等防控方案。

3. 根据现状,制订应急预案,对病房可能发生新冠肺炎疑似病例的情况,制订《新型冠状病毒肺炎疑似病例应急处置方案》,并进行实操演练,确保各环节衔接通畅,及时对可疑病例进行有效研判、处置与转运。

4. 对新入院患者应当进行门诊筛查,详细询问新冠肺炎流行病学接触史,做好相关检查,对新入院患者,设置隔离观察病房,并制订相关工作的制度和规范。

5. 对住院的精神障碍患者发现有疑似或者确诊新冠肺炎的,应当立即采取隔离措施,将患者转诊到定点医院治疗,并及时向当地卫生健康行政部门报告。对暂时无法转出到定点医院的确诊患者,精神卫生医疗机构应当立即设置发热病区,请具有新冠肺炎诊疗能力的综合性医疗机构派员会诊。同时,精神卫生医疗机构应当立即采取措施,隔离密切接触的医务人员和患者医学观察 14 天,并彻底消毒病房。

五、疫情防控措施

1. 加强门诊入口管理。设立门诊入口唯一通道,门诊入口和出口分列,工作人员和就诊人员通道分列。就诊者、陪诊人员及相关人员进入门诊诊疗区域前均须佩戴口罩和配合测量体温。有发热或呼吸道症状的陪同人员,引导至发热门诊就诊(如有),或建议去当地定点医疗机构发热门诊就诊。

2. 严格预检分诊制度。门诊应当设置独立的预检分诊台,就诊患者进行手卫生和打喷嚏的健康宣教,就诊过程要求佩戴口腔,避免人群聚集。预检护士须询问所有就诊者的新冠肺炎相关流行病学史,同时询问是否有咳嗽、乏力、肌痛、腹泻等临床症状。无发热、临床症状及相关流行病学史的患者,在合理防护基础上,按门诊常规流程就诊。

3. 设立隔离诊室。疫情期间建议设立隔离诊室,用于满足有发热或流行病学重点监控对象的患者隔离和救治需要,隔离区域及诊室须与其他普通诊室区域相区分,设置从预检至隔离诊室的独立通道,避免穿过人群相对密集的候诊区。完成诊疗后由门诊部按照医院感染要求对隔离诊室及通道进行清洁消毒,医疗废物按规定处理。

4. 设置隔离病区 / 病室。设置观察隔离病区 / 病室,有条件的医院建议设置应急隔离病区,用于新入院患者的观察与隔离,建立相关工作制度及流程,备有充足的应对急性呼吸道传染病的消毒和防护用品。

5. 加强病房管理,严格把握患者住院适应证,尽量缩短住院时间。疫情期间暂停现场探视,有条件的医院暂停病房医生出诊,减少交叉感染的风险。原则上不设陪护,遵守医院规定,每日进行健康监测。

6. 复诊、随访可以适当调整时限,或鼓励采用互联网医院等远程诊治途径。对于病情稳定的患者,适当延长处方药物时间,最长可开具 3 个月药量。

7. 疑似或确诊新冠肺炎的精神障碍患者须收治在所在地的定点医疗机构,精神病医院应当配合提供相应的联络会诊服务。

8. 出现疑似或确诊新冠肺炎的精神障碍患者所在精神病医院应当进行终末消毒,由医疗机构安排专人进行,疾病预防控制机构做好技术指导。非专业人员开展消毒工作前应当接受当地疾病预防控制机构专业培训,采取正确的消毒方法并做好个人防护。

附录13

关于进一步规范和加强新冠肺炎流行期间消毒工作的通知

（发布单位：国务院应对新型冠状病毒肺炎疫情联防联控机制综合组；发布时间：2020年2月29日）

各省、自治区、直辖市及新疆生产建设兵团应对新冠肺炎疫情联防联控机制（领导小组、指挥部）：

为指导各地科学消毒、精准消毒，打好疫情防控阻击战，现就进一步规范和加强新冠肺炎流行期间的消毒工作提出如下要求：

一、依法依规开展消毒工作

各地要以《中华人民共和国传染病防治法》为依据，按照《新型冠状病毒肺炎防控方案（第五版）》、《疫源地消毒总则》（GB 19193—2015）、《疫源地消毒剂卫生要求》（GB 27953—2011）等方案和标准开展医疗机构、病例居住过的场所、转运车辆等特定场所的消毒。工作场所、公共场所、社区和学校等场所的预防性消毒方法参照《关于依法科学精准做好新冠肺炎疫情防控工作的通知》（联防联控机制发〔2020〕28号）和《消毒剂使用指南》（国卫办监督函〔2020〕147号）进行。

二、采取科学消毒措施

各地要精准施策、科学消毒，真正做到切断传播途径，控制传染病流行。无明确传染源时,做好预防性消毒,增加医院、机场、车站等人员密集场所的物体表面消毒频次,加强高频接触的门把手、电梯按钮等清洁消毒,做好垃圾、粪便和污水的收集和无害化处理,做好个人手卫生。有明确传染源时,加强隔离病区、病例居住过的场所和转运车辆等的随时消毒和终末消毒。

三、防止过度消毒

各地要防止过度消毒,不对室外环境开展大规模的消毒,雨雪天气不开展外环境消毒;不对外环境进行空气消毒;不直接使用消毒剂(粉)对人员全身进行喷洒消毒;不对水塘、水库、人工湖等环境中投加消毒剂(粉);不在有人条件下对室内空气使用化学消毒剂消毒。

四、做好质量控制和效果评价

各地要确保消毒效果,做好消毒质量控制。所用消毒产品要合法有效,并严格遵循产品说明书使用。要根据消毒对象的特点,选择可靠的消毒方法及消毒剂量,采取必要的检测手段,确保消毒效果。对消毒范围广、持续时间长的预防性消毒和影响大的终末消毒,各级疾控部门要做好消毒效果评价。

国务院应对新型冠状病毒肺炎

疫情联防联控机制综合组

2020 年 2 月 29 日

附录 14

重点场所、重点单位、重点人群新冠肺炎疫情防控相关防控技术指南

(发布单位:国务院应对新型冠状病毒肺炎疫情联防联控机制综合组　发布时间:2020年4月8日)

关于印发重点场所重点单位重点人群新冠肺炎疫情防控相关防控技术指南的通知

各省、自治区、直辖市及新疆生产建设兵团应对新型冠状病毒肺炎疫情联防联控机制(领导小组、指挥部):

为贯彻落实党中央国务院决策部署,有效防止聚集性疫情的发生,将疫情风险降到最低,推动有序恢复正常生产生活秩序,我们进一步制定和完善了针对重点场所、重点单位、重点人群的防控技术指南。现印发给你们,请参照执行。

国务院应对新型冠状病毒肺炎
疫情联防联控机制综合组
2020 年 4 月 8 日

第一篇 场 所 篇

一、居家

1. 家庭储备体温计、口罩和消毒用品等防疫用品。
2. 主动做好家庭成员的健康监测，建议早晚测量体温。
3. 开窗通风，增加室内空气流通，每天 2~3 次，每次 20~30 分钟。
4. 家庭环境以清洁为主，预防性消毒为辅。
5. 家庭成员不共用毛巾，勤晒衣被；注意个人卫生习惯，不随地吐痰，打喷嚏时用纸巾遮住口鼻或采用肘臂遮挡等。
6. 加强营养，科学饮食，适量运动，保障睡眠，提高身体免疫力。
7. 从室外返回、咳嗽手捂后、饭前便后应使用洗手液（或肥皂）流水洗手，或用速干手消毒剂揉搓双手。
8. 不接触、购买和食用野生动物，禽肉蛋要充分煮熟后食用。
9. 不串门、不聚众、不聚餐、不相互请吃。
10. 生病时尽量减少外出，不去人员密集场所，外出时佩戴口罩。
11. 前往人员密集的公共场所，乘坐公共交通工具或与其他人近距离接触时佩戴口罩。
12. 中、高风险地区，尽量减少不必要的外出；与居家隔离人员共同生活时，应做好清洁消毒，加强个人防护，佩戴口罩。

二、办公场所

1. 做好口罩、洗手液、消毒剂等防疫物资储备，制订应急工作预案，设置应急处置区域，落实单位主体责任，加强人员培训。
2. 建立员工健康监测制度，每日对员工健康状况进行登记，身体不适时应及时就医。
3. 加装体温监测设备，对进入写字楼的人员进行体温检测，体温正常者方可进入。
4. 加强通风换气。如使用集中空调，保证空调运行正常，加大新风量，全空气系统关闭回风。
5. 做好电梯、公共卫生间等公用设备设施和门把手等高频接触物体表面的清洁消毒。
6. 保持公共区域和办公区域环境整洁，及时清理垃圾。
7. 做好手卫生，注意个人卫生习惯，打喷嚏时用纸巾遮住口鼻或采用肘臂遮挡等。
8. 工作人员随身备用口罩，与他人近距离接触时佩戴。

9. 在醒目位置张贴健康提示,利用各种显示屏宣传新冠肺炎及其他传染病防控知识。

10. 减少开会频次和缩短会议时间,会议期间温度适宜时应当开窗或开门。建议采用网络视频会议等方式。

11. 当出现新冠肺炎病例时,应在当地疾病预防控制中心的指导下对场所进行终末消毒,同时对空调通风系统进行清洗和消毒处理,经卫生学评价合格后方可重新启用。

12. 中、高风险地区,严格控制进入办公场所人员数量,尽可能安排工作人员隔位、分散就坐。有条件的采取居家办公、网络办公、分散办公等方式。工作人员佩戴口罩。

三、宾馆

1. 营业前做好口罩、消毒剂等防疫物资储备,制订应急工作预案,设置应急处置区域,落实单位主体责任,加强人员培训。

2. 建立员工健康监测制度,每日对员工健康状况进行登记,身体不适时应及时就医。

3. 在大堂入口处,增加体温测量设备,所有人员体温检测正常方可进入。

4. 加强通风换气。如使用集中空调,保证空调运行正常,加大新风量,全空气系统关闭回风。

5. 做好电梯、公共卫生间等公用设备设施和门把手等高频接触物体表面的清洁消毒。客房公共用品用具需"一客一用一消毒",加强餐(饮)具的清洁消毒。

6. 保持大堂、电梯口、前台和客房走廊等区域环境整洁,及时清理垃圾。

7. 公用卫生间要配备足够的洗手液(或肥皂),保证水龙头等供水设施正常工作。

8. 前台应设置"一米线",提醒客人保持安全距离。

9. 工作人员应加强个人防护,佩戴口罩;做好手卫生,有条件时可在大堂、电梯口、前台等处配备速干手消毒剂或感应式手消毒设备;打喷嚏时用纸巾遮住口鼻或采用肘臂遮挡等。

10. 顾客应佩戴口罩。

11. 减少聚餐、培训、会议、娱乐活动等聚集性活动。

12. 通过海报、电子屏和宣传栏等方式加强健康知识宣传。

13. 当出现新冠肺炎病例时,应在当地疾病预防控制中心的指导下对场所进行终末消毒,同时对空调通风系统进行清洗和消毒处理,经卫生学评价合格后方可重新启用。

四、商场

1. 营业前做好口罩、消毒剂等防疫物资储备,制订应急工作预案,设置应急处置区域,落实单位主体责任,加强人员培训。

2. 建立员工健康监测制度,每日对员工健康状况进行登记,身体不适时应及时就医。

3. 在商场入口处,增加体温测量设备,所有人员体温检测正常方可进入。

4. 加强通风换气。如使用集中空调,保证空调运行正常,加大新风量,全空气系统关闭回风。

5. 对经常接触的公共用品和设施(如存储柜、电梯间按钮、扶梯扶手、卫生间门把手、公共垃圾桶等)要做好清洁消毒。

6. 保持电梯、咨询台和售货区等区域环境整洁,及时清理垃圾。

7. 公用洗手间要配备足够的洗手液(或肥皂),保证水龙头等供水设施正常工作。

8. 应设置“一米线”,提醒顾客排队付款结账时保持安全距离。

9. 通过管控分流,减少商场内顾客人数。

10. 推荐顾客自助购物、非接触扫码付费,尽量减少排队时间。

11. 工作人员应加强个人防护,佩戴口罩;做好手卫生,打喷嚏时用纸巾遮住口鼻或采用肘臂遮挡等。

12. 顾客佩戴口罩,乘电梯时注意人员之间保持距离。

13. 通过海报、电子屏和宣传栏等方式加强健康知识宣传。

14. 当出现新冠肺炎病例时,应在当地疾病预防控制中心的指导下对场所进行终末消毒,同时对空调通风系统进行清洗和消毒处理,经卫生学评价合格后方可重新启用。

15. 中、高风险地区,建议商场应缩短营业时间,并控制顾客数量。

五、银行

1. 营业前做好口罩、消毒剂等防疫物资储备,制订应急工作预案,设置应急处置区域,落实单位主体责任,加强人员培训。

2. 建立员工健康监测制度,每日对员工健康状况进行登记,身体不适时应及时就医。

3. 在银行入口处,增加体温测量设备,所有人员体温检测正常方可进入。

4. 加强通风换气。如使用集中空调,保证空调运行正常,加大新风量,全空气系统关闭回风。

5. 对取号机、柜台柜面、密码器、签字笔、点钞机、ATM 机、公共座椅等公用物品设施做好清洁消毒。

6. 保持银行大厅、电梯口和咨询台等区域环境整洁,及时清理垃圾。

7. 在大厅内设置“一米线”,排队取号或 ATM 机取款时保持安全距离。

8. 控制大厅内办理业务的客户数量;推荐顾客优先考虑网络银行或在 ATM 机上办理日常业务;在服务台或柜台配备免洗手消毒剂,提醒顾客加强手卫生。

9. 工作人员应加强个人防护,工作时佩戴口罩,打喷嚏时用纸巾遮住口鼻或采用肘臂遮挡等。

10. 顾客应佩戴口罩。

11. 通过海报、电子屏和宣传栏等方式加强健康知识宣传。

12. 当出现新冠肺炎病例时,应在当地疾病预防控制中心的指导下对场所进行终末消毒,同时对空调通风系统进行清洗和消毒处理,经卫生学评价合格后方可重新启用。

13. 中、高风险地区,建议银行应缩短营业时间,适时调控进入营业厅顾客的数量。

六、餐厅(馆)

1. 营业前做好口罩、消毒剂等防疫物资储备,制订应急工作预案,设置应急处置区域,落实单位主体责任,加强人员培训。

2. 建立员工健康监测制度,每日对员工健康状况进行登记,身体不适时应及时就医。

3. 在餐厅(馆)入口处,增加体温测量设备,所有人员体温检测正常方可进入。

4. 加强通风换气。如使用集中空调,保证空调运行正常,加大新风量,全空气系统关闭回风。

5. 做好收银台、电梯、公共卫生间等公用设备设施和门把手等高频接触物体表面的清洁消毒。

6. 保持大厅、电梯口和收银台等区域环境整洁,及时清理垃圾。

7. 洗手间应通风良好,洗手设备正常运行,配备洗手液(或肥皂);有条件时建议在收银台配备免洗手消毒剂或感应式手消毒设施。

8. 禁止接待大规模聚餐活动;采取预约就餐,控制用餐人数;减少桌椅摆放或隔桌隔位安排就餐;积极推广分餐制,餐厅(馆)提供公筷公勺。

9. 加强餐(饮)具的清洁消毒,重复使用的餐(饮)具应"一客一用一消毒"。

10. 工作人员保持良好的个人卫生习惯,工作服保持整洁,做好手卫生,打喷嚏时用纸巾遮住口鼻或采用肘臂遮挡等。

11. 上班期间减少扎堆聊天,下班避免参加聚集性活动。

12. 营业过程中工作人员应佩戴口罩,顾客点餐时应佩戴口罩并减少就餐时间。

13. 在用餐场所张贴公告和疫情防控知识海报,加强健康知识宣传。

14. 当出现新冠肺炎病例时,应在当地疾病预防控制中心的指导下对场所进行终末消毒,同时对空调通风系统进行清洗和消毒处理,经卫生学评价合格后方可重新启用。

15. 中、高风险地区,建议餐厅(馆)缩减营业时间,采用外卖打包方式,不提供堂食。

七、理发店

1. 营业前做好口罩、消毒剂等防疫物资储备,制订应急工作预案,设置应急处置区域,落实单位主体责任,加强人员培训。

2. 建立员工健康监测制度,每日对员工健康状况进行登记,身体不适时应及时就医。

3. 在理发店入口处,增加体温测量设备,所有人员体温检测正常方可进入。

4. 加强通风换气。理发店用于烫染服务的排风机建议在营业过程中长时间开启。

5. 做好收银台、座椅、物品存储柜和操作台等公用设备设施和门把手等高频接触物体表面的清洁消毒。

6. 保持门厅、收银台和顾客等候区等区域环境整洁,及时清理垃圾。

7. 洗手间要配备足够的洗手液,保证水龙头等供水设备正常使用。

8. 理发工具做到"一客一用一消毒",公共用品(毛巾、围布等)做到"一客一用一消毒"。

9. 减少理发店内人员密度,推广预约服务;保持座椅间距不小于 1.5 米;提醒顾客保持安全距离,采用非接触扫码付款。

10. 工作人员应保持工作服整齐干净;做好个人防护,工作时佩戴口罩。加强手卫生,保持手部清洁,或者佩戴手套,并做到一客一换。打喷嚏时用纸巾遮住口鼻或采用肘臂遮挡等。

11. 顾客应佩戴口罩。

12. 通过海报、电子屏和广播等方式加强健康知识宣传。

13. 当出现新冠肺炎病例时,在当地疾病预防控制中心的指导下,对场所进行终末消毒,同时对空调通风系统进行清洗和消毒处理,经卫生学评价合格后方可重新启用。

14. 中、高风险地区,建议缩短营业时间,提倡免洗快剪方式。

八、农集贸市场

1. 做好口罩、消毒剂等防疫物资储备,制订应急工作预案,设置应急处置区域,落实单位主体责任,加强人员培训。

2. 建立员工健康监测制度,每日对员工健康状况进行登记,身体不适时应及时就医。

3. 在农集贸市场入口处,增加体温测量设备,所有人员体温检测正常方可进入。

4. 加强通风换气。顶棚式或露天市场交易区应宽敞通风;室内市场应保持长期开窗空气流通,或使用排风扇辅助空气流通。如使用集中空调,保证空调运行正常,加大新风量,全空气系统关闭回风。

5. 市场内实行分区经营,做好重点经营区(如宰杀加工区)的隔离防护,严禁贩卖野生动物。

6. 保持市场内清洁卫生,市场产生的垃圾做到"日产日清",清运过程中应采用密闭化运输。

7. 公共厕所应做好清洁消毒,配备洗手设施和洗手液(或肥皂)。

8. 每天结束经营活动后,应做好地面、台面、柜台(摊位)、货架、垃圾桶等公共设施的清洁消毒。

9. 推荐顾客采用非接触扫码付费,购买商品时与他人保持 1 米以上间距。

10. 工作人员应佩戴口罩,加强手卫生,有流水条件下按照"六步法"洗手。

11. 顾客应佩戴口罩。

12. 当出现新冠肺炎病例时,应在当地疾病预防控制中心的指导下对场所进行终末消毒,如有空调通风系统,则同时对其进行清洗和消毒处理,经卫生学评价合格后方可重新启用。

13. 中、高风险地区,建议农集贸市场缩短营业时间,同时采取限制顾客数量。

九、公园

1. 做好口罩、消毒剂等防疫物资储备,制订应急工作预案,设置应急处置区域,落实单位主体责任,加强人员培训。

2. 建立员工健康监测制度,每日对员工健康状况进行登记,身体不适时应及时就医。

3. 在公园入口处,增加体温测量设备,所有人员体温检测正常方可进入。

4. 加强办公区域通风换气。如使用集中空调,保证空调运行正常,加大新风量,全空气系统关闭回风。

5. 做好公园内公共设施、座椅座凳、健身器材、果皮箱、垃圾桶等高频接触物体表面的清洁消毒工作。

6. 保持公园内清洁卫生,公园产生的垃圾做到"日产日清",清运过程中应采用密闭化运输。

7. 公共厕所应做好清洁消毒,配备洗手设施和洗手液(或肥皂)。

8. 科学合理制订开、闭园时间,调控入园游客数量。

9. 减少现金售票,实行线上购票、扫码支付等非接触购票和支付方式。

10. 暂停容易引起人流聚集的活动和项目。

11. 根据游客接待量和工作要求,合理安排一线岗位的上岗班次和上岗人员。

12. 工作人员做好手卫生,佩戴口罩,打喷嚏时用纸巾遮住口鼻或采用肘臂遮挡等。

13. 游客随身备用口罩,在与其他人近距离接触或购买物品时戴口罩。

14. 入口醒目位置应设立告示牌或大屏幕,提醒入园游客、工作人员遵守相关防控要求和注意事项,进行疫情防控宣传,公园广播循环播放疫情防控注意事项。

15. 当出现新冠肺炎病例时,应在当地疾病预防控制中心的指导下对场所进行终末消毒,同时对空调通风系统进行清洗和消毒处理,经卫生学评价合格后方可重新启用。

16. 中、高风险地区,建议公园缩短营业时间。

十、医疗机构

1. 制订工作总体方案和应急预案,明确工作责任主体,成立工作组织,完善工作流程,开展应急培训和演练等。

2. 储备防护用品和消毒物资,规范消毒、隔离和防护工作,各部门密切协作,确保消毒、隔离和防护措施落实到位。

3. 完善网络挂号、就诊预约功能,并积极推广。

4. 设立体温检测点,对进入医疗机构的人员进行体温测量,体温正常者方可进入。

5. 进入医疗机构的就医人员应佩戴口罩。

6. 诊疗环境应通风良好。

7. 医疗机构所有区域保持卫生干净整洁,加强医疗废物的管理,垃圾及时清运,并按常规进行物体表面及地面的清洁消毒。

8. 加强对重点部门(发热门诊、急诊、隔离病房等)环境的清洁消毒。

9. 设立分诊点,分诊点具备消毒隔离条件和配备必要的防护用品,做好预检分诊。

10. 病区通风良好,空气流向由清洁区流向污染区,有条件的医疗机构建立空气负压病房或者采用循环风空气消毒机进行空气消毒。

11. 做好就诊患者的管理,尽量减少患者拥挤和人群聚集,排队时与他人保持 1 米以上距离,以减少医院感染风险。

12. 医疗机构的随时消毒和终末消毒由医疗机构安排专人进行,选择合法有效的消毒产品,采取正确的消毒方法,并做好个人防护,疾病预防控制机构做好技术指导。

十一、医学隔离观察点

1. 建立应急预案,规范防护与消毒流程,对工作人员进行新冠肺炎防控知识培训,做好个人防护及消毒用品等物资储备。

2. 做好场所的清洁和预防性消毒,保持环境整洁卫生,每天定期消毒,加强对公共区域内高频接触物体表面(如电梯间按钮、扶手、门把手等)的清洁消毒。

3. 加强通风换气,保持室内空气流通,首选自然通风,也可采用机械排风。如使用集中空调,保证空调运行正常,加大新风量,全空气系统关闭回风。

4. 衣服、被褥、座椅套等纺织物应定期洗涤、消毒处理。

5. 建议实行送餐制,尽量使用一次性餐(饮)具,重复使用的餐(饮)具应"一人一用一消毒"。

6. 加强垃圾的分类管理,及时收集并清运。加强垃圾桶等垃圾盛装容器的清洁,可定期对其进行消毒处理。

7. 工作人员应做好个人防护,佩戴医用外科口罩、一次性工作帽和一次性手套;与被隔离人员近距离接触时应佩戴 KN95/N95 及以上级别的防护口罩。

8. 工作人员应加强手卫生措施,并做好健康监测。

9. 当隔离人员诊断为疑似或确诊病例,并转移至定点医疗机构后,须进行终末消毒;对空调通风系统进行消毒和清洗处理,经卫生学评价合格后方可重新启用。

十二、铁路客运

1. 火车站等要做好个人防护及消毒用品等物资储备,制订应急预案,设置应急处置区域,落实单位主体责任,加强人员培训。

2. 建立员工健康监测制度,每日对员工健康状况进行登记,身体不适时应及时就医。

3. 在火车站入口处增加体温测量设备,对进出站乘客进行体温检测,高于 37.3℃的乘客应在应急区域进行暂时隔离,再按照其他相关规范要求进行处理。

4. 加强通风换气。如使用集中空调,保证空调运行正常,加大新风量,全空气系统关闭回风。

5. 加强对卫生间、门把手、电梯按钮等公用设施和高频接触部位清洁消毒。有条件时配备速干手消毒剂,安装感应式手消毒设施。

6. 保持候车室和列车车厢等区域环境整洁,及时清理垃圾。

7. 对车辆进行清洁消毒,座椅套等织物应保持清洁,定期洗涤和消毒处理。

8. 列车宜配备手持体温检测仪,并在适当位置设立应急区域,临时隔离出现发热、咳嗽等可疑症状的乘客。

9. 推荐乘客网上购票,现场购票时与其他人保持 1 米以上距离,避免人群聚集。

10. 工作人员和乘客均应加强个人防护,佩戴口罩,做好手卫生。

11. 打喷嚏时用纸巾遮住口鼻或采用肘臂遮挡等。

12. 在车站电子屏、列车车厢滚动电子屏和广播等开展卫生防护知识宣传。

13. 始发或终点或者途经中、高风险地区的车次应通过售票控制乘客数量,尽可能安排乘客分散就坐。

14. 当出现新冠肺炎病例时,由铁路疾病预防控制中心进行终末消毒。

十三、道路客运

1. 客运站等要制订应急预案,规范防护与消毒流程,对工作人员进行新冠肺炎防控知识培训,做好个人防护及消毒用品等物资储备。

2. 建立员工健康监测制度,每日对员工健康状况进行登记,身体不适时应及时就医。

3. 在汽车客运站增加体温测量设备,对进出站乘客进行体温检测,具备条件的汽车客运站设置应急区域,高于 37.3℃的乘客应在应急区域进行暂时隔离,再按照其他相关规范要求进行处理。

4. 客运站和客运车辆要加强通风换气。在自然气温、行驶速度等条件允许的情况下,开窗通风。适当提高进入服务区停车休息的频次,对客车进行通风换气。如使用集中空调,保证空调运行正常,加大新风量,全空气系统关闭回风。

5. 增加车站公用设施和公共区域的清洁消毒频次,卫生间配备洗手液(或肥皂),有条件时配备速干手消毒剂,安装感应式手消毒设施。

6. 客运站和客运车辆保持环境卫生整洁,及时清运垃圾,对车站公用设施和公共区域做好清洁,定期消毒。

7. 每次运营前对车厢进行清洁消毒,座椅套等纺织物应保持清洁,定期洗涤和消毒处理。

8. 客运站、三类以上客运班线客车、客运包车宜配备口罩、手套和消毒剂等防疫物资。

9. 三类以上客运班线客车和客运包车宜配备手持体温检测仪,将车厢后两排设置为应急区域,使用简易窗帘(盖布)遮挡,临时隔离出现发热、咳嗽等症状乘客。

10. 工作人员和乘客均应加强个人防护,佩戴口罩,并做好手卫生。

11. 乘客优先采用网上购票,现场购票排队或乘车时与其他人保持 1 米以上安全距离,避免人群聚集。

12. 在客运站和客运车辆上通过广播、视频、海报等开展卫生防护知识宣传。

13. 合理组织运力,通过售票、包车团组人数限制,控制乘客数量。始发或终点或者途经中、高风险地区的车次尽可能安排乘客隔位、分散就坐。

14. 当出现新冠肺炎病例时,应在当地疾病预防控制中心的指导下进行终末消毒。

十四、水路客运

1. 水路客运站等要制订应急预案,规范防护与消毒流程,对工作人员进行新冠肺炎防控知识培训,做好口罩、手套和消毒用品等物资储备。

2. 建立员工健康监测制度,每日对员工健康状况进行登记,身体不适时应及时就医。

3. 在客运码头增加体温测量设备,对进出站乘客进行体温检测,具备条件的客运码头设置应急区域,高于 37.3℃的乘客应在应急区域进行暂时隔离,再按照其他相关规范要求进行处理。

4. 保持排风系统正常运行,船舶行驶过程中,应使用最大通风量;气温适合的,建议船舱开窗通风,保持室内空气流通。

5. 客运码头增加公用设施和公共区域的清洁消毒频次,卫生间配备洗手液(或肥皂),有条件时配备速干手消毒剂,安装感应式手消毒设施。

6. 客运码头和船舶保持环境卫生整洁,及时清运垃圾,对公用设施和公共区域做好清洁,定期消毒。

7. 船舶宜配备手持体温检测仪、在适当位置设立应急区域,临时隔离出现发热、咳嗽等可疑症状乘客。

8. 有条件的船舶内部咨询台或服务台配备速干手消毒剂,优化服务流程,简化餐食供应。

9. 船舶每次出行载客前应对船舱、驾驶台等物体表面进行清洁消毒;定期对座椅等公用设施清洁消毒,座椅套等纺织物应保持清洁,定期洗涤和消毒处理。

10. 乘客和工作人员均应加强个人防护,佩戴口罩,并做好手卫生。

11. 乘客优先采用网上购票,现场购票排队或登船时与其他人保持 1m 以上安全距离,避免人群聚集。

12. 在客运码头和船舶上通过广播、视频、海报等开展卫生防护知识宣传。

13. 合理组织运力,通过售票控制乘客数量。始发或终点或者途经中、高风险地区的车次,尽可能安排乘客隔位、分散就坐。

14. 当出现新冠肺炎病例时,应在当地疾病预防控制中心的指导下进行终末消毒。

十五、民航

1. 根据航班(含国际、国内)始发地疫情形势、航空器是否安装高效过滤装置及航班客座率、飞行时间和航班任务性质等指标综合判断,将运输航空航班防疫分为高风险、中风险和低风险三级;根据机场运行的航班情况,将机场疫情防控等级分为高风险和低风险。依据不同风险分级实施差异化防控,并根据疫情发展动态实时调整风险分级。

2. 加强航空器通风。航空器飞行过程中,在保障安全的前提下,使用最大通风量;地面运行期间,可不使用桥载系统,使用飞机辅助动力系统进行通风。

3. 加强航空器清洁消毒。选择适航的消毒产品,做好航空器清洁消毒。日常清洁区域、预防性消毒频次等依据航班风险等级、航空器运行情况等确定。当航空器搭载可疑旅客后,应做好随时消毒、终末消毒等。

4. 优化机上服务。按照不同航班风险等级,根据疫情防控需要,开展机上体温检测,优化/简化机上服务,安排旅客正常/分散/隔座就坐,设置机上隔离区,明确可疑旅客应急处置流程。

5. 加强机场通风。结合航站楼结构、布局和当地气候条件,采取切实可行的措施加强空气流通。气温适合的,开门开窗;采用全空气空调系统的,视情全新风运行,保持空气清洁。

6. 加强机场公共区域清洁消毒。低风险机场根据需要进行清洁和预防性消毒;高风险机场每日进行清洁和预防性消毒,旅客聚集重点区域适当增加消毒频次。机场如发现疑似病例、确诊病例或可疑旅客,需由专业人员进行终末消毒。机场加强垃圾的分类管理和口罩使用后的回收工作,及时收集并清运。

7. 做好候机旅客健康管理。在候机楼配备经过校准的非接触式体温检测设备,为旅客提供必要的手部清洁消毒产品。对所有进出港旅客进行体温检测。设置候机楼隔离区,配合当地卫生部门做好发热旅客的交接工作。

8. 机场为来自疫情严重国家 / 地区的航班设置专门停靠区域,尽可能远机位停靠。对于来自疫情严重国家 / 地区的旅客,通过设置隔离候机区域、简化登机手续、采用无接触式乘机、设置专门通道、全程专人陪同等措施,严防机场内的交叉传染。

9. 加强对民航一线从业人员的健康管理,每日开展体温检测,身体不适时及时就医。指导机组人员、机场安检人员、机场医护人员、维修人员、清洁人员,根据航班和机场风险分级,采取不同的防护措施,加强个人防护。

10. 民航重点场所、重点环节、重点人员具体防控措施,可按照最新版《运输航空公司、运输机场疫情防控技术指南》实施。

十六、城市公共汽、电车

1. 制订应急工作预案,落实单位主体责任,加强对工作人员进行新冠肺炎防控知识培训,为车辆配备口罩、手套和消毒剂等防护物资。

2. 建立员工健康监测制度,每日对员工健康状况进行登记,身体不适时应及时就医。

3. 在自然气温、行驶速度等条件允许的情况下,加强通风换气。若使用空调系统,应注意定期清洗消毒。

4. 车辆每次出行载客前应对车厢进行清洁消毒,座椅套等纺织物应保持清洁,定期洗涤和消毒处理。

5. 车辆保持环境卫生整洁,及时清运垃圾,对座位、扶手等做好清洁,定期消毒。

6. 乘客和工作人员均应加强个人防护,佩戴口罩,并做好手卫生。

7. 乘客优先采用扫描购票或付费,登车时与其他人保持 1 米以上安全距离,避免人群聚集。

8. 在车厢通过广播、视频、海报等开展卫生防护知识宣传。

9. 根据客流情况,合理组织运力,降低车厢拥挤度。

10. 当出现新冠肺炎病例时,在当地疾病预防控制中心的指导下,进行终末消毒。

十七、城市轨道交通

1. 制订应急工作预案,落实单位主体责任,加强对工作人员进行新冠肺炎防控知识培训,提前储备防护物资,做好城市轨道交通恢复营运前的准备。

2. 城市轨道交通站宜配备口罩、手套和消毒剂等防疫物资。

3. 建立员工健康监测制度,每日对员工健康状况进行登记,身体不适时应及时就医。

4. 在城市轨道交通站增加体温测量设备,对进站乘客进行体温检测,高于37.3℃的乘客应在应急区域进行暂时隔离,并尽快就医做进一步排查。

5. 增加城市轨道交通站公用设施和公共区域的消毒频次,卫生间和洗手池配备消毒液。站厅卫生间等公用设施配备速干手消毒剂,有条件时可安装感应式手消毒设施。

6. 加强设备巡检,保证站台和列车车厢通风系统正常运行。

7. 车辆保持环境卫生整洁,及时清运垃圾,对座位、扶手等做好清洁,定期消毒。

8. 乘客和工作人员均应加强个人防护,佩戴口罩,并做好手卫生。

9. 乘客优先采用扫描购票或付费。

10. 在城市轨道交通站厅和列车车厢通过广播、视频、海报等开展卫生防护知识宣传。

11. 根据客流情况,合理组织运力,降低车厢拥挤度。

12. 当出现新冠肺炎病例时,应在当地疾病预防控制中心的指导下进行终末消毒。

十八、出租汽车

1. 车辆运营前配备口罩、手套和消毒剂等防护物资。

2. 每日运营前对车辆内部进行清洁消毒。运营过程中保持车辆卫生整洁,及时清理垃圾。

3. 在自然气温、行驶速度等条件允许的情况下,勤开窗通风。

4. 载客期间乘客和司机佩戴口罩。

5. 注意个人卫生习惯,及时进行手卫生,打喷嚏时用纸巾遮住口鼻或采用肘臂遮挡等。

6. 增加方向盘、车门把手等部位的清洗消毒频次,座椅套等纺织物应保持清洁,定期洗涤和消毒处理。

7. 司乘人员进入公共场所返回车辆后,及时用手消毒剂进行手消毒。

8. 有发热、咳嗽等可疑症状者搭乘时,同车所有人员须佩戴口罩。搭乘后,车辆开窗通风,并对可疑症状者接触过的物品表面(如:车门把手、方向盘和座椅等)进行彻底消毒。

9. 有疑似病人搭乘时,同车所有人员佩戴口罩。搭乘后,应及时做好出租车物体表面(座椅、方向盘,车窗、车把手等)和空调系统的消毒。

10. 出现呕吐物时,立即用一次性吸水材料加足量消毒剂(如含氯消毒剂)或消毒干巾对呕吐物进行覆盖,清除呕吐物后,再对呕吐物污染过的地面、车壁等进行消毒处理。

11. 通过车载广播、汽车座椅背面张贴宣传海报或提示性标语等方式开展卫生防护知识宣传。

十九、私家车

1. 车辆出行前宜配备口罩、手套和手消毒剂等防护物资。

2. 车辆保持卫生整洁,运行期间做好通风换气。

3. 加强个人防护,注意个人卫生习惯,打喷嚏时用纸巾遮住口鼻或采用肘臂遮挡等。

4. 司乘人员进入公共场所返回车辆后,及时用手消毒剂进行手消毒。

5. 有发热、咳嗽等可疑症状者搭乘时,同车所有人员须佩戴口罩。搭乘后,车辆开窗通风,并对可疑症状者接触过的物品表面(如:车门把手、方向盘和座椅等)进行彻底消毒。

6. 有疑似病人搭乘时,同车所有人员佩戴口罩。搭乘后,应及时做好私家车物体表面(座椅、方向盘,车窗、车把手等)和空调系统的消毒。

7. 出现呕吐物时,立即用一次性吸水材料加足量消毒剂(如含氯消毒剂)或消毒干巾对呕吐物进行覆盖,清除呕吐物后,再对呕吐物污染过的地面、车壁等进行消毒处理。

二十、回国人员转运车辆

1. 转运工具应保持整洁卫生,对车辆内部物体表面(如车身内壁、司机方向盘、车内扶手、座椅等)应进行预防性消毒。

2. 乘客佩戴口罩,排队时与其他人保持 1 米以上距离,尽量避免人群聚集。

3. 转运过程中,若出现人员呕吐,立即用一次性吸水材料加足量消毒剂(如含氯消毒剂)或消毒干巾对呕吐物进行覆盖,清除呕吐物后,再对呕吐物污染过的地面、车壁等进行消毒处理。

4. 转运工作服务人员需加强个人防护,转运过程中穿戴一次性工作帽、医用外科口罩或 KN95/N95 级别及以上的防护口罩、工作服、手套等。

5. 若入境人员为确诊患者、疑似患者、发热留观人员、疑似及确诊患者的密切接触者等,工作人员应穿戴工作服、一次性工作帽、一次性手套、防护服、医用防护口罩或动力送风过滤式呼吸器、防护面屏或护目镜、工作鞋或胶靴、防水靴套等。

6. 转运人员如果为确诊患者、疑似患者、发热留观人员、疑似及确诊患者的密切接触者等,在完成转运工作后,对转运车辆进行终末消毒。

7. 在完成每次转运工作后,应对转运车辆实施消毒。

8. 转运车辆结束运营后,应加强通风换气。

第二篇　单　位　篇

二十一、社区

1. 制订社区疫情防控工作总体方案和突发疫情应对工作方案(明确责任主体、健全组织体系、细化防控措施)。根据当地党委、政府统一部署、调配,储备防疫物资并组织应急演练。

2. 落实属地、部门、单位、个人"四方责任"。实施网格化管理,责任落实到人,指导做好辖区内人员摸排和健康监测工作,尽早发现可疑病例。

3. 每日进行社区工作人员健康监测,出现发热、咳嗽、呼吸困难等可疑症状,不得上岗,及时就医排查,上岗前做好个人防护。

4. 加强社区内办公区域、为民服务区域和室内公共活动区域通风换气。

5. 保持社区环境清洁卫生,垃圾做到"日产日清",垃圾点、公共厕所、电梯间等重点场所每日进行清洁后消毒。

6. 减少社区居民聚集,避免举行聚集性活动。

7. 强化联防联控机制,及时排查来自高风险地区人员,快速追踪密切接触者;做好健康宣教,提高社区居民防范意识。

8. 提供居民健康指导,建立老人、儿童、慢性病患者等特殊人群联系机制,有条件的地方可协调医疗机构等资源为其提供 24 小时电话或者线上咨询服务;为行动不便者,提供必要的上门医疗服务。

9. 当社区发现新冠肺炎病例时,在当地疾病预防控制中心的指导下,对场所进行终末消毒,同时对空调通风系统进行清洗和消毒处理,经卫生学评价合格后方可重新启用。

10. 出现病例或暴发疫情的社区采取"内防扩散、外防输出"的策略,做好病例家庭、楼栋单元、单位办公室、会议室等疫点的消毒以及公共场所清洁消毒。

11. 出现疫情传播的社区采取"内防蔓延、外防输出"的策略,对划为疫区的社区,应采取封控措施,限制人员进出,限制人员聚集等。

二十二、企业

(一) 低风险地区

1. 复工前做好口罩、洗手液、消毒剂、非接触式温度计等防疫物资储备,制订应急工作预案,落实单位主体责任。

2. 对工作人员每日上班前、下班后进行体温检测,出现发热、咳嗽、呼吸困难等症状的人员,须及时就医排查。

3. 加强企业内办公区域、室内公共活动区域和员工生活区的通风换气。如使用集中空调,保证空调运行正常,加大新风量,全空气系统关闭回风。

4. 保持企业内环境清洁卫生,垃圾做到"日产日清",清运过程中应采用密闭化运输。

5. 公共卫生间应干净整洁,及时配备洗手设施和洗手液。

6. 加强手卫生,有流水条件下按照"六步法"洗手,不具备流水洗手时,可在咨询处配备速干手消毒剂。

7. 加强个人洗手等健康行为的宣教,打喷嚏和咳嗽时应用纸巾或肘臂遮蔽口鼻。

8. 加强对办公区域、会议场所、生活设施及其他人员活动场所和相关物品的定时消毒,电梯按钮、门把手等频繁接触部位应当适当增加消毒次数。

9. 做好炊具餐具消毒工作,不具备消毒条件的要使用一次性餐具,采取分餐、错峰用餐等。

10. 鼓励采取"点对点"专车或包车等方式有序组织员工返岗,不需要对能够提供健康证明的员工进行隔离。

11. 工作人员随身备用口罩,与其他人近距离接触时佩戴。

12. 做好外来人员信息登记和体温测量等工作。

13. 设置应急区域,当出现疑似症状人员时,及时到该区域进行暂时隔离,并安排就近就医。

14. 企业一旦发现病例,要开展疫点消毒等工作,根据疫情严重程度,可以暂时关闭工作场所,采取居家办公方式。

15. 鼓励采用无纸化办公,减少工作人员直接接触。

16. 减少人员聚集性活动和集体性室内活动,如会议和培训等。

(二) 中、高风险地区

除上述 16 项措施外,还应做好以下措施。

17. 企业减少外来人员进入。

18. 鼓励采取错时上下班或弹性工作制。

19. 工作人员佩戴口罩。

二十三、建筑业

(一) 低风险地区

1. 复工前做好口罩、洗手液、消毒剂、非接触式温度计等防护物资储备,制定应急工作预案,落实单位主体责任。

2. 对工作人员每日上班前、下班后进行体温检测,出现发热、咳嗽、呼吸困难等症状的人员,须及时就医排查。

3. 加强办公区域、室内公共活动区域和员工生活区的通风换气。如使用集中空调,保证空调运行正常,加大新风量,全空气系统关闭回风。

4. 保持环境清洁卫生,垃圾做到"日产日清",清运过程中应采用密闭化运输。

5. 公共卫生间应干净整洁,及时配备洗手设施和洗手液。

6. 保持良好卫生习惯。加强手部卫生等健康行为宣传,打喷嚏时用纸巾遮住或肘臂遮挡口鼻。

7. 加强宿舍、办公区域、建筑工地等环境整洁。

8. 加强电梯按钮,门把手等频繁接触的部位清洁消毒。

9. 鼓励采取"点对点"专车或包车等方式有序组织员工返岗。要加强疫情严重地区及高风险地区返岗员工的跟踪管理,做好该员工的健康监测和服务。

10. 优化工序衔接,控制施工现场不同作业队伍人员流动,减少人员聚集;优化施工工艺,做好清洁消毒。

11. 加强个人防护,随身备用口罩,与其他人近距离接触时佩戴。

12. 做好食堂炊具餐具消毒工作。采取分餐、错峰用餐。

13. 设置应急区域,出现疑似症状人员,及时到该区域进行暂时隔离,并安排就近就医。

14. 发现病例,由专业机构进行终末消毒。

15. 鼓励采用无纸化办公,减少工作人员直接接触。

16. 减少人员聚集性活动和集体性室内活动,如会议和培训等。

(二) 中、高风险地区

除上述 16 项措施外,还应做好以下措施。

17. 实施封闭管理,控制内部人员外出和外来人员进入。

18. 增加班次和员工休息时间。

二十四、邮政快递业

(一) 低风险地区

1. 复工前做好口罩、洗手液、消毒剂、非接触式温度计等防疫物资储备,制定应急工作预案,落实单位主体责任。

2. 对邮递员、快递员、运输驾驶员和装卸工人等每日上班前、下班后进行体温监测,出现发热、咳嗽、呼吸困难等可疑症状的人员,须及时就医排查。

3. 加强邮政快递企业内办公区域和室内公共活动区域通风换气。如使用集中空调,保证空调运行正常,加大新风量,全空气系统关闭回风。

4. 保持邮政快递企业内环境清洁卫生,垃圾做到日产日清,清运过程中应采用密闭化运输。

5. 公共卫生间应干净整洁,及时配备洗手设施和洗手液。

6. 保持良好卫生习惯。加强手部卫生等健康行为宣传,打喷嚏时用纸巾遮住或肘臂遮挡口鼻。

7. 工作人员应佩戴口罩。

8. 加强办公区域公用物体／设施表面的清洁消毒。

9. 加强对内勤人员和一线工作人员宣传教育。收发快递时严禁脱摘手套和口罩;休息时避免人员聚集;吸烟时请勿交谈;尽量不要用手直接触摸门把手、电梯按键等公共物品和设施。

10. 监督运输驾驶员和装卸工人车辆消毒信息,邮递员、快递员工作时佩戴口罩、手套、工作服情况。

11. 加大对一线从业人员物资保障力度,为相关从业人员配备口罩、手套等防护用品,并指导使用。

12. 运转中心需要每天对场地进行消毒。

13. 建立好隔离区域,职工如出现新冠肺炎疑似病例,应当立即隔离,并配合相关部门做好密切接触者的管理。

14. 鼓励采用无纸化办公,减少工作人员直接接触。

15. 减少人员聚集性活动和集体性室内活动,如会议和培训等。

(二) 中、高风险地区

除上述 15 项措施外,还应做好以下措施。

16. 可设立智能快件箱的管理区域减少人员直接接触;尚未设立智能快件箱的管理区域,要划定出特定区域用来收投邮件快件。

17. 鼓励采取错时上下班或弹性工作制。

二十五、机关事业单位

(一) 低风险地区

1. 复工前应做好口罩、洗手液、消毒剂、非接触式温度计等防疫物资储备,制定应急工作预案,落实单位主体责任。

2. 对工作人员进行健康监测,出现发热、咳嗽等可疑症状的人员,须及时就医排查。

3. 在单位入口处对工作人员和外来人员进行体温检测,体温异常者禁止进入单位。

4. 加强办公室、食堂和卫生间通风换气,保持空气流通。如使用集中空调,保证空调运行正常,加大新风量,全空气系统关闭回风。

5. 加强对食堂、宿舍、卫生间等重点部位的清洁和消毒。

6. 鼓励错峰用餐,减少堂食和交流。

7. 鼓励采用无纸化办公,减少工作人员直接接触。

8. 减少集体性聚集活动如运动会、联欢会和培训会等。

9. 在办公室、食堂和卫生间等场所应设置洗手设施和消毒用品,如无洗手设备,应配备速干手消毒剂。

10. 工作人员随身备用口罩,与其他人近距离接触时佩戴,打喷嚏时用纸巾遮住或肘臂遮挡口鼻,将使用过的纸巾放入有盖的垃圾桶内,打喷嚏和咳嗽后应用洗手液(或肥皂)彻底清洗双手。

11. 粘贴海报,播放宣传视频,通过微信公众号、微博定向推送防护知识。

12. 设立应急区域。当出现疑似症状人员时,及时到该区域进行暂时隔离,并安排就近就医。

13. 当发现新冠肺炎病例时,在当地疾病预防控制中心的指导下,对空调通风系统进行消毒和清洗处理,经卫生学评价合格后方可重新启用。

(二) 中、高风险地区

除上述 13 项措施外,还应做到以下措施。

14. 鼓励采取错时上下班、弹性工作制或居家办公方式。

15. 不提供堂食。

二十六、托幼机构

1. 应做好口罩、洗手液、消毒剂、非接触式温度计等防疫物资储备,制定应急工作预案,落实单位主体责任,加强对工作人员和保育员培训。

2. 对工作人员、保育员和儿童等进行健康监测。做好儿童晨、午检工作,实行"日报告"和"零报告"制度。

3. 在入口处对工作人员、保育员、儿童和外来访问人员进行体温检测,体温异常者禁止进入。

4. 加强对各类生活、活动和工作场所通风换气,确保空气流通。如使用集中空调,保证空调运行正常,加大新风量,全空气系统关闭回风。

5. 做好公共卫生间等场所和门把手、楼梯扶手、玩具等高频接触物体表面的清洁消毒。

6. 加强餐(饮)具的清洁消毒,重复使用的餐(饮)具应当"一人一用一消毒"。如条件允许,可自带餐具或者使用一次性餐具。

7. 加强垃圾分类收集、及时清运,并做好垃圾盛装容器的清洁消毒。

8. 避免举办聚集性的团体活动。

9. 加强手卫生,保证洗手设施运行正常,洗手液(或肥皂)充足,推行"六步法"洗手。

10. 工作人员和保育员应佩戴口罩,打喷嚏时用纸巾遮住或肘臂遮挡口鼻。

11. 工作人员等出现发热、干咳、乏力等可疑症状时,应立即停止上岗,避免继续接触他人,及时医疗机构就诊排查。

12. 儿童出现发热、干咳、乏力等症状时,应立即采取隔离措施,并及时通知家长,带儿童就医。

13. 设立应急区域。工作人员、保育员和儿童出现发热等症状时,立即在应急区域进行暂时隔离并及时就医。

14. 当发现新冠肺炎病例时,在当地疾病预防控制中心的指导下,对空调通风系统进行消毒和清洗处理,经卫生学评价合格后方可重新启用。

二十七、中小学校

1. 开学前应做好口罩、消毒剂、非接触式温度计等防疫物资储备,制定应急工作预案,落实单位主体责任,加强教职员工培训。

2. 加强对教职员工及学生的健康状况监测,落实晨、午检制度,实行"日报告"和"零报告"制度。

3. 在学校入口处对教职员工、学生和外来人员进行体温检测,体温异常者禁止进入。

4. 加强教室、体育场馆和图书馆等重点区域通风换气。每天 2~3 次,每次 20~30 分钟。如使用集中空调,保证空调运行正常,加大新风量,全空气系统关闭回风。

5. 增加对教室、公共活动区等场所地面和门把手、楼梯扶手等高频接触物体表面的清洁消毒频次。

6. 加强餐(饮)具的清洁消毒,重复使用的餐(饮)具应当"一人一用一消毒"。

7. 建议错峰用餐、自带餐具。

8. 校园垃圾日产日清,对垃圾点每日进行消毒。

9. 鼓励采用无纸化办公,减少教职员工直接接触,优先采取远程网络方式教学。

10. 学校暂时不组织室内集会或活动。在封闭、人员密集或与他人近距离接触(小于等于 1 米)时教职员工和学生应佩戴口罩,加强手卫生,随身携带速干手消毒剂或消毒湿巾,打喷嚏时用纸巾遮住或肘臂遮挡口鼻。

11. 加强师生防控知识培训,开展心理健康援助和疏导。

12. 教职员工或学生中如出现新冠肺炎疑似病例,学校应当立即向辖区疾病预防控制部门报告,并配合相关部门做好密切接触者的管理。

13. 由专人负责与接受隔离的教职员工或学生的家长进行联系,掌握其健康状况。

14. 当发现新冠肺炎病例时,在当地疾病预防控制中心的指导下,对空调通风系统进行消毒和清洗处理,经卫生学评价合格后方可重新启用。

二十八、大专院校

1. 开学前应做好口罩、消毒剂、非接触式温度计等防疫物资储备,制定应急工作预案,落实单位主体责任,加强人员培训。

2. 对教职员工和学生进行健康监测,出现发热、咳嗽、呼吸困难等症状的人员,须及时就医排查。

3. 在学校入口处对教职员工、学生和外来人员进行体温检测,体温异常者禁止进入。

4. 加强教室、图书馆、宿舍等重点区域通风换气。每天 2-3 次,每次 20-30 分钟。如使用集中空调,保证空调运行正常,加大新风量,全空气系统关闭回风。

5. 增加对宿舍、食堂、澡堂、洗衣房、公共活动区等环境和门把手、楼梯扶手等高频接触的物体表面的清洁消毒频次。

6. 加强餐(饮)具的清洁消毒,重复使用的餐(饮)具应当"一人一用一消毒"。

7. 建议错峰用餐,自带餐具。

8. 避免举办群体性或聚集性活动,如培训班、运动会等。教职员工、学生减少外出。

9. 校园垃圾"日产日清",对垃圾点每日进行消毒。

10. 在封闭、人员密集或与他人近距离接触(小于等于 1 米)时教职员工和学生应佩戴口罩,加强手卫生,随身携带速干手消毒剂或消毒湿巾。

11. 加强教职员工和学生防控知识培训,开展心理健康援助和疏导。

12. 教职员工或学生中如出现新冠肺炎疑似病例,学校应当立即向辖区疾病预防控制部门报告,并配合相关部门做好密切接触者的管理。

13. 由专人负责与接受隔离的教职员工或学生的家长进行联系,掌握其健康状况。

14. 设立应急区域。教职员工或学生出现发热等症状时,立即在应急区域进行暂时隔离并及时就医。

15. 当发现新冠肺炎病例时,在当地疾病预防控制中心的指导下,对空调通风系统进行消毒和清洗处理,经卫生学评价合格后方可重新启用。

二十九、养老机构

(一) 低风险地区

1. 做好口罩、洗手液、消毒剂等防疫物资储备,制定应急工作预案,设置应急处置区域,落实单位主体责任,加强人员培训。

2. 建立健康监测制度,每日对老年人及员工健康状况进行监测,身体不适时应及时就医。

3. 对进入养老院的人员进行体温检测,体温正常且无发热、咳嗽、流涕、腹泻等疑似症状的方可进入,并做好出入登记。

4. 加强办公区域和室内公共活动区域通风换气。如使用集中空调,保证空调运行正常,加大新风量,全空气系统关闭回风。

5. 加强老年人居室通风换气,气温适宜时首选自然通风,分体式空调使用期间需定期清洗消毒。

6. 加强办公区域、食堂、室内公共活动区域等清洁消毒。

7. 保持养老院内环境清洁卫生,垃圾做到"日产日清",清运过程中应采用密闭化运输。

8. 公共卫生间应干净整洁,配备洗手设施和洗手液。

9. 控制探访人员数量、活动区域和探访频次,对探访人员进行实名登记。

10. 完善健康档案,加强对老年人原有疾病及症状监测,提前规划好就诊医院、时间、乘坐车辆、出行路线、陪同人员、检查项目等。

11. 工作人员应佩戴口罩,加强手卫生,打喷嚏时用纸巾遮住或肘臂遮挡口鼻。

12. 老年人在居室内不需要佩戴口罩。在户外活动时应随身备用口罩,与其他人近距离接触(小于等于1米)时及时佩戴。

13. 当发现新冠肺炎病例时,应当及时送定点诊疗机构救治,并在当地疾病预防控制中心的指导下,对养老机构内部进行消毒和清洗处理,对密切接触者进行医学隔离观察。

(二) 中、高风险地区

除上述13项措施外,还应做到以下措施。

14. 无病例的养老机构,老年人身体出现不适或疾病发作,养老机构应当及时与老年人和家属沟通商量,通过电话求助医疗机构、请医疗机构医生出诊、拨打120急救送医。

15. 在医疗机构就诊后返回养老机构的老年人和陪同工作人员,应当隔离观察14天,无异常后方可入住和工作。

16. 老年人出现发热、干咳、乏力等新冠肺炎可疑症状时,应当立即实施隔离,并对密切接触者进行医学隔离观察,及时就医排查。

17. 老年人确诊为疑似病例或确诊病例的,应当立即送定点医疗机构就诊,并对居室、个人物品进行终末消毒,对密切接触者进行医学隔离观察。

18. 新冠肺炎老年人治愈后需返回养老机构的,应当隔离观察14天,无异常后方可入住。

19. 实行封闭管理,不提供堂食,禁止外来人员探视等。

20. 符合民政部制定的养老机构疫情防控有关要求。

三十、福利院

(一) 低风险地区

1. 做好口罩、消毒剂、非接触式温度计等防疫物资储备,制定应急工作预案,落实单位主体责任,加强对工作人员培训。

2. 加强对工作人员、护理人员及儿童的健康状况监测,出现发热、咳嗽、呼吸困难等可疑症状的人员,须及时就医排查。

3. 在福利院入口处对工作人员、护理人员和外来人员进行体温检测,体温异常者禁止进入。

4. 加强通风换气,保持室内空气流通,同时注意保持室内温度舒适性。每天 2~3 次,每次 20~30 分钟。

5. 做好儿童居住房间、食堂或餐厅、澡堂、公共活动区等场所和物体表面的清洁和消毒。

6. 加强餐(饮)具的清洁消毒,重复使用的餐(饮)具应当"一人一用一消毒"。建议错峰用餐、自带餐具送餐分餐。

7. 保持环境卫生整洁,垃圾日产日清,对垃圾点每日进行消毒。

8. 尽可能减少人员聚集和集体活动,如举办节日庆祝或联欢活动。

9. 加强手卫生,确保洗手设施运行正常,并配备洗手液(或肥皂)。

10. 工作人员和护理人员应佩戴口罩,注意个人卫生习惯,不要对着儿童和婴幼儿打喷嚏、呼气,打喷嚏时用纸巾遮住或肘臂遮挡口鼻。

11. 加强防控知识宣教,开展心理健康服务,疏解儿童的焦虑恐惧情绪。

12. 设立应急区域。工作人员、护理人员和儿童出现发热等症状时,立即在应急区域进行暂时隔离并及时就医。

13. 当出现新冠肺炎病例时,在当地疾病预防控制中心的指导下,对场所进行终末消毒,同时对空调通风系统进行清洗和消毒处理,经卫生学评价合格后方可重新启用。

14. 对于所在地区已发布开学计划的儿童福利机构,要提前为就学儿童划分独立的生活区域,配备专职人员。

(二) 中、高风险地区

除上述 14 项措施外,还应做到以下措施。

15. 实行全封闭管理,不提供堂食,禁止外来人员探视。

16. 护理人员和儿童出现新冠肺炎可疑症状(包括发热、干咳、乏力、鼻塞、流涕、咽痛、腹泻等),不排除有流行病学史的,应当立即在隔离区执行隔离观察。

17. 被确诊为疑似病例或确诊病例的,应当立即送定点医疗机构就诊;福利机构须及时向相关部门报告,在当地卫生健康、民政部门指导下对密切接触者开展排查,实施 14 天隔离观察;机构开展全面消杀、规范处置个人物品等相关工作。

18. 在医疗机构就诊后返回福利机构的儿童及护理人员、返岗工作人员、新接收的儿童和新招录的工作人员,应当隔离观察至少 14 天,无异常后方可入住和工作。对于新接收的儿童和新招录的工作人员还需进行核酸检测。新冠肺炎儿童治愈后需返回福利机构的,应当隔离观察至少 14 天,无异常后方可入住。

19. 对于养育儿童的综合性社会福利机构要确保儿童生活区域保持独立,除服务儿童的工作人员外,其他人员均不得进入。服务儿童的工作人员应为专职人员,不得交叉服务其他民政服务对象。

三十一、监狱

(一) 低风险地区

1. 根据监狱情况,预估并配备口罩、手套和消毒剂等防疫物资,制定应急工作预案,落实属地管理和单位主体责任,加强监狱干警工作人员培训和罪犯疫情防控知识教育。

2. 每天安排专人负责监狱干警、工作人员和罪犯的健康监测,出现发热、咳嗽、呼吸困难等症状的人员及密切接触者,须及时就医排查。

3. 监狱实行封闭管理,监狱干警、工作人员需在隔离观察 14 天并经体检测温、核酸检测等确认健康后才可进入监狱、新收押罪犯应提前隔离观察 14 天,并经体检测温、核酸检测等确认健康后才可收押。疫情期间暂停面对面会见,实行视频会见。

4. 加强监管区和行政办公区的通风换气。每天 2~3 次,每次 20~30 分钟。如使用集中空调,保证空调运行正常,加大新风量,全空气系统关闭回风。

5. 增加对监舍、劳动场所、食堂、澡堂、公共卫生间、公共活动区等场所地面和门把手、楼梯扶手等高频接触的物体表面清洁消毒频次。

6. 加强餐(饮)具的清洁消毒,重复使用的餐(饮)具应当"一人一用一消毒"。

7. 建议食堂错峰用餐、自带餐具。

8. 确保食堂、公共卫生间洗手设施运行正常,并配备洗手液(或肥皂)。

9. 垃圾日产日清,对垃圾点每日进行消毒。洗手盆、淋浴等排水管道要勤冲洗,确保下水道等的 U 型管水封隔离效果。

10. 采取错峰放风和休息,人员之间保持一定距离,减少交流。

11. 尽可能减少人员聚集和集体活动,采用网络的方式召开会议或培训。

12. 监狱干警、工作人员佩戴口罩,注意个人卫生习惯,打喷嚏时用纸巾遮住或肘臂遮挡口鼻,做好手卫生,随身携带速干手消毒剂或消毒湿巾。

13. 在醒目位置张贴健康提示,利用各种显示屏宣传新冠肺炎防控知识,鼓励开展心理健康服务。

14. 设立应急区域。监狱干警、工作人员和罪犯出现发热等症状时,立即在应急区域进行暂时隔离并及时就医。

15. 当发现新冠肺炎病例时,在当地疾病预防控制中心的指导下,对空调通风系统进行消毒和清洗处理,经卫生学评价合格后方可重新启用。

(二) 中、高风险地区

除上述15项措施外,还应做到以下措施。

16. 实行全封闭管理,不提供堂食。

17. 在医疗机构就诊后返回监狱的干警、工作人员或罪犯,经隔离、检测无异常后方可进入。

18. 发现病例监狱,尽快组织开展针对全体罪犯、干警的症状筛查,疏散罪犯,建立病人区、隔离区、隔离观察区和一般区域,抽调监狱行政和后勤等人员组建干警后备队,加强通风、清洁消毒;对病人曾经居住过的场所需进行终末消毒,由专业人员负责监狱终末消毒。

19. 疫情扩散监狱,进行人员筛查、分区管理,不具备隔离、诊疗条件的监狱,应当及时将重症病例(确诊和疑似病例)转入重症定点救治医院,普通新冠肺炎病人(确诊和疑似病例)转入定点收治医院,并加强就诊期间监管。对病人曾经居住过的场所应当进行终末消毒,由专业人员负责监狱终末消毒。

三十二、精神卫生医疗机构

1. 成立疫情防控领导小组,制定应急预案与工作流程,开展新冠肺炎防控知识培训,储备防护用品和消毒物资。

2. 加强对工作人员的健康状况监测,出现发热、咳嗽、呼吸困难等可疑症状的人员,须尽快就医排查。

3. 在精神卫生医疗机构入口处对工作人员和外来人员进行体温检测,体温异常者禁止进入。

4. 与当地具有新冠肺炎诊疗能力的综合性医疗机构建立联络会诊机制;精神专科医院设立观察隔离病区,综合医院精神科设置应急隔离病室,有条件的机构,设立发热病区,改造门诊和病房隔离区,科学设置医务人员和患者通道及医疗垃圾转运通道。

5. 各部门密切协作,落实院内感染各项防范措施,确保消毒隔离和防护措施落实到位,所有区域均要注意环境卫生和通风换气,做好做实病区清洁和消毒管理。

6. 采取严格的门诊和住院限制措施,科学有序开展医疗工作,尽量减少门诊患者复诊次数,并尽量缩短住院时间。减少并严格管理医院出入口,暂停家属探视,限制陪诊人员数量。

7. 新入院的精神障碍患者在隔离病区／病室观察 14 天后再转入普通病区／病室。

8. 加强住院患者,特别是严重精神障碍患者的管理治疗和照护,尽量减少外出活动,降低意外行为发生的风险。

9. 对住院的精神障碍患者发现有疑似或者确诊新冠肺炎的,应当立即采取隔离措施,将患者转诊到定点医院治疗,并及时向当地卫生健康行政部门报告。

10. 对暂时无法转出到定点医院的确诊患者,精神卫生医疗机构应当立即设置发热病区,请具有新冠肺炎诊疗能力的综合性医疗机构派员会诊。同时,精神卫生医疗机构应当立即采取措施,隔离密切接触的医务人员和患者医学观察 14 天,并彻底消毒病房。

11. 医疗机构的随时消毒和终末消毒由医疗机构安排专人进行,选择合法有效的消毒产品,采取正确的消毒方法,并做好个人防护,疾病预防控制机构做好技术指导。

三十三、医疗废物处置中心

1. 成立新冠肺炎疫情防控工作组,做好防控与消毒管理,规范防护与消毒工作流程。对本单位从事医疗废物收集、运送、贮存、处置等工作的人员和管理人员,应进行新冠肺炎相关知识的培训。

2. 做好防护用品及消毒用品等物资储备,如防护服、口罩、手套、手消毒剂等。做好工作人员每日身体健康状况监测与记录,每日进入工作场所前测量体温。

3. 医疗废物集中处置单位运送医疗废物,应当遵守国家有关危险货物运输管理的规定,使用符合相关要求并有明显医疗废物标识的专用车辆。

4. 运送医疗废物的车辆使用后,应在医疗废物集中处置场所内对车厢及时进行消毒和清洁,应专车专用,不得运送其他物品。

5. 医疗废物转运箱运送至医疗废物处置中心后,应就地对其外表面消毒后再进行后续处理。

6. 医疗废物转运箱内的医疗废物倒入处理系统的过程中,近距离接触的工作人员需做好个人防护,应穿戴工作服、一次性工作帽、一次性手套、防护服、医用防护口罩或动力送风过滤式呼吸器、防护面屏或护目镜、工作鞋或胶靴、防水靴套等。

7. 工作场所应加强通风换气,工作结束后工作人员应对工作场所的物体表面及地面进行清洁和消毒,并作好记录。如使用集中空调,保证空调运行正常,加大新风量,全空气系统关闭回风。

8. 产生的垃圾、废气、废水应按相关规定进行处理。

9. 设立应急区域。当出现疑似症状人员时,及时到该区域进行暂时隔离,并安排就近就医。

10. 当出现新冠肺炎病例时,在当地疾病预防控制中心的指导下,对场所进行终末消毒,同时对空调通风系统进行清洗和消毒处理,经卫生学评价合格后方可重新启用。

三十四、物业管理中心

(一) 低风险地区

1. 做好口罩、洗手液、消毒剂等防疫物资储备,制定应急工作预案,设置应急处置区域,落实单位主体责任,加强人员培训。

2. 对工作人员进行健康监测,出现发热、咳嗽、呼吸困难等可疑症状的人员,须及时就医排查。

3. 加装体温监测设备,对进入物业管理中心的人员进行体温检测,体温正常者方可进入。

4. 加强办公区域通风换气。如使用集中空调,保证空调运行正常,加大新风量,全空气系统关闭回风。

5. 加强对办公室、食堂、宿舍、卫生间等门把手等重点部位的清洁和消毒。

6. 在食堂和公共卫生间等区域应设置洗手设施,如无洗手设备,应配备速干手消毒剂。

7. 鼓励错峰用餐,减少堂食和交流。

8. 鼓励采用无纸化办公,减少直接接触。

9. 减少人员聚集,鼓励以互联网的方式召开会议。

10. 在醒目位置张贴健康提示,利用各种传播媒体宣传新冠肺炎防控知识。

11. 工作人员应佩戴口罩,加强手卫生,打喷嚏时用纸巾遮住或肘臂遮挡口鼻,打喷嚏后应用洗手液(或肥皂)彻底清洗双手。

12. 设立应急区域。当出现疑似症状人员时,及时到该区域进行暂时隔离,并安排就近就医。

13. 当发现新冠肺炎病例时,在当地疾病预防控制中心的指导下,对空调通风系统进行消毒和清洗处理,经卫生学评价合格后方可重新启用。

(二) 中、高风险地区

除上述 13 项措施外,还应做到以下措施。

14. 增加班次,减少工作区人员密度,不提供堂食。

第三篇　人　群　篇

三十五、老年人

1. 倡导老年人养成勤洗手的卫生习惯,并注意洗手后及时涂抹护手霜。

2. 不与他人共用毛巾等个人用品。

3. 保持正常生活规律,保证充足睡眠,清淡饮食,均衡营养。

4. 每天做好健康监测,定时测量体温、血压等,出现发热、咳嗽等可疑症状时,应及时就医。

5. 尽量减少外出,不去人员密集或通风不良的场所,避免参加聚会、打牌、下棋、跳广场舞等聚集性活动。

6. 外出时做好个人防护,建议佩戴口罩,尽量与他人保持 1 米以上距离。

7. 有慢性肺病、心脏病的老年人应在医生的专业指导下佩戴口罩。

8. 患有基础疾病的老年人需长期服药时,不可擅自停药,可定期去附近的社区卫生服务机构就医开药,或经医生评估后开长处方,减少就医开药次数,就医时做好自身防护,也可由家属代取药物。

9. 需要陪护的老年人,陪护人员应注意自身健康。陪护人员要注意减少外出,如果必须外出要做好自身防护。

三十六、孕妇

1. 保持良好生活规律,保证充足睡眠,清淡饮食,均衡营养。

2. 做好手卫生,打喷嚏、咳嗽时用纸巾遮住口鼻或采用肘臂遮挡等。

3. 生活用品单独使用,不与他人共用。

4. 做好自我健康监测,每日测量体温和体重,监测胎心,胎动变化有异常情况及时咨询医生或就诊。

5. 网上提前预约挂号,分时段就诊,避免集中候诊,尽量缩短就诊时间。

6. 尽量选择步行或自驾车外出或去医院,外出时,与其他人尽量保持 1 米以上距离,并全程佩戴口罩。

7. 回家后,及时更换衣物,洗手洗脸。

8. 不参加聚餐、聚会等活动,避免亲朋好友探视。尽量不去封闭、空气不流通的公共场所和人员密集的地方。

9. 外出运动或锻炼尽量避开人流,选择人少、通风良好的地方(如公园),注意手卫生,避免用手接触眼睛、鼻子和嘴巴。

10. 早孕期、中孕期没有特殊问题的孕妇,在医生的建议和指导下,根据当地疫情形势,确定产检间隔时间。

三十七、儿童

1. 教育、督促孩子养成良好卫生习惯,勤洗手、不乱摸、不吃手、不挖鼻孔、不揉眼睛。

2. 保证充足睡眠,清淡饮食,均衡营养。

3. 餐具、毛巾等生活用品单独使用。

4. 选择人少、通风良好的地方(如公园)玩耍,不去室内游乐场等人员密集、通风不良的场所。

5. 外出尽量避免乘坐公共交通,家长或监护人和儿童出行必须做好自身防护,给孩子佩戴儿童口罩,回家后及时更换衣物并洗手。

6. 家长或监护人可根据当地疫情形势,电话咨询免疫接种时间,按通知预约时间前往接种,并做好相关防护;部分疫苗可适当延后接种。

7. 低龄儿童的家长、监护人或看护人应做好手卫生,注意个人卫生习惯,不对着孩子打喷嚏、咳嗽、呼(喘)气,不亲吻孩子,喂食时不用嘴吹食物,也不要嚼过后喂给孩子。

8. 低龄儿童的家长、监护人或看护人在照顾孩子时应佩戴口罩。

9. 当家长、监护人或看护人出现发热、干咳、咽痛等症状时,应将孩子交由他人照顾,避免与孩子继续接触。

10. 有中、高风险地区旅行史或新型冠状病毒肺炎病人接触史的儿童,应及时向社区和学校报告。

三十八、学生

1. 保持规律的作息时间,保证睡眠充足,劳逸结合,减少久坐,适度运动以增强抵抗力,及时调整负面情绪。

2. 清淡饮食,摄入食物的种类要尽量丰富,均衡营养,减少生食摄入,生吃瓜果要洗净。

3. 养成良好卫生习惯,勤洗手,打喷嚏、咳嗽时用纸巾遮住口鼻或采用肘臂遮挡等,使用过的纸巾投掷到专门垃圾桶。

4. 餐具、毛巾等生活用品单独使用。

5. 尽量减少外出,不去人员密集、通风不良的场所,避免参加同学聚会、聚餐等聚集性活动。

6. 外出尽量避免乘坐公共交通,同时做好个人防护,佩戴口罩,做好手卫生,有条件时,可随身携带速干手消毒剂揉搓双手。

7. 在家接受网络授课时,应注意用眼卫生,并做好电脑等电子产品表面的清洁消毒。

8. 每日进行自我健康监测,测量体温并做好记录,出现发热、咳嗽等可疑症状时,需报告班主任并及时就医。

三十九、就医人员

1. 按需选择就近医院,提前网上或电话预约挂号,提前了解疫情期间医疗机构的就诊流程,熟悉科室布局,就医结束后不在医院逗留,减少在医院停留时间。

2. 就医时全程佩戴口罩,注意个人卫生,避免用手接触口、眼、鼻,打喷嚏、咳嗽时用纸巾遮住口鼻或采用肘臂遮挡等。

3. 做好手卫生,尽量避免触摸门把手、挂号机、取款机等物体表面,接触后及时洗手或用速干手消毒剂揉搓双手。

4. 候诊和排队时,与他人保持 1 米以上间距;尽量选择楼梯步行,若乘坐轿厢电梯,应分散乘梯,避免同梯人过多。

5. 首选私家车出行,若乘坐公共交通工具,注意与其他乘客保持安全距离,乘坐公交车和出租车时尽量开窗通风。

6. 返家后,用洗手液(或肥皂)流动水下洗手或直接用速干手消毒剂揉搓双手。

7. 返家后,立即更换外衣,衣物尽快清洗。若在医院内接触了有可疑症状的人,需对外套进行消毒处理,尽量选用物理消毒,56℃煮沸 30 分钟或烘干机 80℃以上烘干 20 分钟,必要时可选用化学消毒剂浸泡消毒。

四十、警察

1. 外出执勤(如入户调查、设卡检查、移动巡查等)时应佩戴口罩,做好手卫生,有条件时携带速干手消毒剂揉搓双手。

2. 接待访客、审讯嫌疑人时,做好个人防护,全程佩戴口罩,尽量保持 1 米以上距离,并要求访客、嫌疑人佩戴口罩。

3. 注意个人卫生,打喷嚏、咳嗽时用纸巾遮住口鼻或采用肘臂遮挡等。

4. 尽量采取远程视频等非接触会议形式,如需参加面对面会议,应与他人保持安全距离,并减少参会人数、缩短会议时间。

5. 错时、错峰就餐,减少堂食,餐(饮)具的清洁消毒,做到"一人一用一消毒"。

6. 每日进行自我健康监测,测量体温并做好记录,出现发热、咳嗽等可疑症状时,需报告单位并及时就医,杜绝带病上岗。

四十一、企业职工

1. 做好手卫生,触摸公共设施或他人物品后及时洗手,有条件时,可随身携带速干手消毒剂揉搓双手。

2. 注意个人卫生,打喷嚏、咳嗽时用纸巾遮住口鼻或采用肘臂遮挡等,使用过的纸巾投掷到专门垃圾桶。

3. 做好办公区域和休息区域的环境清洁,做好垃圾分类回收,个人使用的垃圾桶应在每日下班前进行清理。

4. 每周至少清洁一次工位,包括桌面、扶手、座椅等;每周对宿舍进行一次清洁打扫。

5. 均衡膳食,劳逸结合,适度运动以增强抵抗力。

6. 每日进行自我健康监测,测量体温并作好记录,出现发热、咳嗽等可疑症状时,报告单位并及时就医,杜绝带病上岗。

7. 工作时应佩戴口罩,佩戴口罩前先进行手卫生,摘戴口罩时不要用手触碰口罩内外表面。

8. 采取错峰、错时就餐,堂食时减少交谈;自带餐具并做好清洗。

9. 下班后不去人员密集或通风不良的场所,如饭店、商场等。

10. 避免参加聚集性活动,如聚餐、午休聚众聊天等。

四十二、海关(边检、卫生检疫)人员

1. 提高自我防护意识,了解工作中可能遇到的风险和防护措施。

2. 注意个人卫生,打喷嚏、咳嗽时用纸巾遮住口鼻或采用肘臂遮挡等。

3. 工作时全程佩戴口罩和一次性手套。

4. 每日自我健康监测(测量体温),并按单位要求上报。若出现可疑症状,应报告单位,并及时就医。

5. 完成人员排查后,及时更换手套,做好手卫生,用洗手液(或肥皂)流动水下洗手或用速干手消毒剂搓揉双手;定期对工作台、物证查验设备和计算机键盘等进行清洁消毒。

6. 尽量采取远程视频等非接触会议形式,如需参加面对面会议,应与他人保持安全距离,并减少参会人数、缩短会议时间。

7. 实行错时用餐,个人独自就餐,分流、分餐,避免餐厅人流密集,就餐时不要交谈。

8. 尽量减少外出活动,不参加聚餐、聚会等聚集性活动。

9. 风险较高时,应做好个人防护,建议穿戴工作服、一次性工作帽、一次性手套、防护

服、KN95/N95 及以上颗粒物防护口罩或医用防护口罩、防护面屏或护目镜、工作鞋等。

四十三、司机

1. 持证上岗,并确保身体状况良好。

2. 每日出行载客前应对车辆内部进行清洁消毒;对车门把手、方向盘和车内扶手等部位每天定期清洗消毒。

3. 注意个人卫生,打喷嚏、咳嗽时用纸巾遮住口鼻或采用肘臂遮挡等。

4. 做好手卫生,用洗手液(或肥皂)流动水下洗手或用速干手消毒剂搓揉双手。

5. 工作时应戴手套、穿工作服、全程佩戴口罩,并提醒车上乘客佩戴口罩、减少交流、保持安全距离。

6. 休息和排队等候时应减少扎堆聊天,交流时保持安全距离;适度运动,保证睡眠充足,杜绝带病上班。

7. 有疑似感染者搭乘后,应及时做好车辆物体表面(座椅、方向盘,车窗、车把手、扶手等)和空调系统的消毒。

8. 每日自我健康监测(测量体温),并根据社区或用人单位要求报告。若出现可疑症状,应报告社区或用人单位,并及时就医。

9. 应选择空旷人流稀少的场所饮食休息,可自带餐食或选择外卖打包后在车上用餐。

10. 尽量减少聚餐和聚会,不去人员密集的公共场所,尤其是空气流动性差的密闭空间。

四十四、快递员

1. 上岗时应统一着装,并保持干净整洁。

2. 上岗时应保证身体状况良好,出现发热、咳嗽等可疑症状时,立即报告单位,并及时就医,杜绝带病上岗。

3. 做好手卫生,可用流动水洗手或速干手消毒剂揉搓双手。

4. 每日进行自我健康监测(测量体温),并按单位要求上报;出现发热、咳嗽等可疑症状时,应立即报告用人单位,并及时就医。

5. 工作时应做好个人防护,佩戴口罩,有条件时,随身携带免洗手消毒剂。

6. 工作时避免乘坐厢式电梯,乘坐厢式电梯时注意与他人保持一定的安全距离。

7. 避免用手直接触碰门把手、楼梯扶手、电梯按键等公用物品和设施。

8. 避免与顾客的近距离接触和交流,快递交接优先考虑使用快递柜,尽量做到无接触配送。

9. 与他人保持安全距离,尽量不去人员密集、通风不良的场所。

10. 避免参加群体性聚集活动,如聚会、聚餐等。

四十五、水、电、煤气等工作人员

1. 上岗前确保身体状况良好,工作期间每日进行体温监测,避免过度劳累,杜绝带病上岗。

2. 工作期间做好手卫生,用洗手液(或肥皂)在流动水下洗手,或用速干手消毒剂揉搓双手。

3. 出现发热、咳嗽等可疑症状时,及时就医并按规定上报。

4. 在办公室时应与他人保持安全距离,避免扎堆聊天。

5. 上门服务前要与客户电话沟通,上门服务时做好个人防护。

6. 工作期间做好个人防护,佩戴口罩。

7. 上门服务时应避免使用厢式电梯,乘坐厢式电梯时注意与他人保持一定的安全距离。

8. 尽量不要用手直接触碰门把手、楼梯扶手、电梯按钮等公共物品和设施。

9. 工作中避免与客户近距离接触,尽量保持 1 米以上距离,缩短交谈时间。

10. 避免参加群体性聚集性活动,如聚会、聚餐等。

四十六、厨师

1. 应持健康证上岗,上岗前确保身体状况良好,杜绝带病上岗。

2. 工作期间加强手卫生,用洗手液(或肥皂)在流动水下洗手,或用速干手消毒剂揉搓双手。

3. 注意个人卫生,打喷嚏、咳嗽时用纸巾遮住口鼻或采用肘臂遮挡等;口鼻分泌物用纸巾包好后,弃置于有盖的垃圾桶内。

4. 工作时戴口罩,穿戴工作服、帽和手套,保持个人卫生和工作服帽的整洁干净。

5. 规范食品加工制作过程,不同类型的食品原料要分开储存、分开加工;烹饪过程要做到生熟分开、烧熟煮透。

6. 严禁宰杀、烹饪野生动物或生病禽畜。

7. 每日进行自我健康监测(测量体温),并按单位要求上报;出现发热、咳嗽等可疑症状时,应立即报告用人单位,并及时就医。

8. 做好餐(饮)具、食品加工工具和用具的清洁消毒。

9. 上班禁止扎堆聊天,与他人保持安全距离,下班避免参加聚集性活动。

10. 上下班建议步行、骑行或乘坐私家车,尽量减少乘坐公共交通工具出行。如乘坐公共交通工具,务必全程佩戴口罩,途中尽量避免用手直接触摸车上物品。

四十七、保安

1. 工作期间应做好个人防护,佩戴口罩。

2. 每日自我健康监测(测量体温),并按单位要求上报。若出现可疑症状,应报告单位,并及时就医。

3. 做好值班室、集体宿舍等清洁,保持干净整洁,及时清理垃圾,必要时进行预防性消毒。

4. 工作期间做好手卫生,有条件时可配备速干手消毒剂揉搓双手。

5. 保持工作服干净整洁,定期洗涤,必要时消毒处理。

6. 负责测量体温和外来人员登记的保安人员,与服务对象交谈时,保持 1 米以上距离。

7. 工作过程中,若发现疑似症状人员,应及时上报并做好自我防护。

8. 减少与他人近距离接触,避免参加聚集性活动。

9. 负责医疗或隔离区域的保安人员,应按相关要求做好个人防护。

10. 避免参加群体性聚集性活动,不去人员密集、通风不良的场所。

四十八、环卫工人

1. 垃圾清理和下水道维修过程中应佩戴口罩、手套,避免用手触碰眼、口、鼻等处,口罩脏污、变形、损坏、有异味时需及时更换,下水道维修工人还需佩戴护目镜。

2. 工作时注意手卫生,勤洗手,及时清洁作业工具和垃圾收运工具,并定期消毒。

3. 在道路清扫期间,如遇弃用口罩、手套等垃圾,应使用作业工具夹起后置于垃圾收运工具内,切忌徒手捡拾。

4. 在人群密集的场所作业时,尽量避开人群,错峰打扫。

5. 上岗时,应穿工作服,并定期清洗消毒。

6. 摄入食物的种类要尽量丰富,均衡营养,减少生食摄入,生吃瓜果要洗净,注意食品卫生。

7. 保持规律的作息习惯和保证充足的睡眠,适度进行运动以增强身体的抵抗力。

8. 上岗前做好体温测量,出现发热、咳嗽等可疑症状时,告知主管领导,并及时就医。

9. 在清扫保洁过程中避免与其他人员近距离接触和交谈。

10. 下班后尽量不去人员密集或通风不良的场所,如饭店、商场等;避免参加群体性聚集性活动,如多人聚餐等。

四十九、保洁员

1. 上岗前确保身体状况良好,工作期间每日进行体温监测,如出现发热、咳嗽等可疑症状时,应立即报告用人单位,并及时就医,避免过度劳累,杜绝带病上岗。

2. 上岗时应统一着装,工作服保持干净整洁,定期清洗,必要时进行消毒处理。

3. 每日保洁工作结束后,及时对抹布、喷壶等清洁工具进行清洗消毒处理。

4. 人员密集的场所,应错峰进行清洁。

5. 摄入食物的种类要丰富,营养均衡,充足睡眠。

6. 保洁会议室、办公室、卫生间等室内环境时,对高频接触的物体表面(如桌面、扶手、座椅、公用设备等)增加清洁消毒频次,并作好记录。

7. 在处理垃圾时,如遇弃用口罩等垃圾,切忌徒手捡拾。

8. 工作时应做好个人防护,佩戴口罩、手套等,使用消毒剂时做好相应化学品的个人防护。

9. 工作中避免与他人近距离接触,避免参加群体性聚集性活动,如多人聚餐等。

10. 就餐时应避免聚集,减少交流,餐具需清洗消毒。

五十、服务员

1. 上岗前确保身体状况良好,工作期间每日进行体温监测,避免过度劳累,杜绝带病上岗。

2. 上岗时应统一着装,工作服保持干净整洁,定期清洗消毒。

3. 注意个人卫生,打喷嚏、咳嗽时用纸巾遮住口鼻或采用肘臂遮挡等;口鼻分泌物用纸巾包好后,弃置于有盖的垃圾桶内。

4. 为顾客提供服务时,尽量避免与顾客直接接触,减少与顾客的交流时间。

5. 工作期间加强手卫生,用洗手液或肥皂在流动水下洗手,或用速干手消毒剂揉搓双手。

6. 均衡营养,适度运动,保证睡眠充足。

7. 出现发热、咳嗽等可疑症状时,应立即报告用人单位,并前往医疗机构就诊,杜绝带病上岗。

8. 工作期间建议佩戴口罩,与他人交谈时尽量保持 1 米以上距离。

9. 就餐时建议自带餐具,餐厅打包带走,尽量避免堂食,如在食堂就餐应错峰,就餐过程中减少交流,并缩短就餐时间。

10. 避免参加群体性聚集性活动,如聚会、聚餐等。

附录 15

大专院校新冠肺炎疫情防控技术方案

（发布单位：国家卫生健康委和教育 发布时间：4月13日）

一、开 学 前

（一）学校的准备

1. 各地确保疫情得到有效控制，学校具备基本防控条件，师生和校园公共卫生安全得到切实保障后，作出错时错峰开学的决定，周密准备，分学校、分批次、分生源、分时段通知学生返校报到，有序推进学校开学复课。

2. 严格落实属地责任、部门责任、单位责任和个人家庭责任，扎实做好学校疫情防控各项工作安排。

3. 建立完善疫情防控联合工作机制。统筹调度开学复课疫情防控重点工作，密切沟通，加强协作，建立监测督查机制、应急快速反应机制、任务包干包片机制。形成教育、卫生、学校与医疗机构、疾控机构"点对点"协作机制。确保开学前学校疫情防控业务指导、巡查和培训全覆盖。

4. 根据本地区疫情防控形势和学生来源特点，制订具体防控方案和应急预案，做好应急演练，提前熟悉掌握当地医疗服务预案。

5. 落实学校主体责任，校长是本单位疫情防控第一责任人。做好人员、物资、场地、监测等防控条件准备，细化各项防控措施，制度明确，责任到人，确保每个细节、每个关键步骤落实到位，并进行培训、演练操作。

6. 做好消毒剂、口罩、手套等防疫物资的储备，建立环境卫生和清洁消毒管理制度，由专人全面负责学校清洁消毒工作,包括消毒产品的管理、组织实施、工作监督等。

7. 开学前对学校环境和空调系统进行彻底清洁,对物体表面进行预防性消毒处理,教室、食堂、宿舍、图书馆等所有场所开窗通风。

8. 在学校内设立(临时)隔离室,位置相对独立,以备人员出现发热等症状时立即进行暂时隔离。

9. 学校每日掌握教职员工及学生健康情况,实行"日报告"、"零报告"制度,并向主管部门报告;对全体教职员工开展防控制度、个人防护与消毒等知识和技能培训。

(二) 教职工的准备

1. 每日做好自我健康监测和行踪报告,并如实上报学校,确保开学前身体状况良好。

2. 按照学校要求,认真学习各项防控制度,并掌握个人防护与消毒等知识和技能。

3. 符合返校条件的教职工可经校内相关部门、学院备案审批分批返校,做好开学准备和各项教学科研、管理服务工作。

(三) 学生的准备

1. 每日做好自我健康监测和行踪报告,并如实上报学校,确保开学前身体状况良好。

2. 在学校正式确定和通知返校时间前,遵守有关规定,不得提前返校。

3. 返校前安心居家,做好在线学习,学习和掌握个人防护知识,并做好返校前物资准备。

二、返 校 途 中

1. 返校前确保身体状况良好,准备口罩等个人防护用品,有条件时可随身携带速干手消毒剂。

2. 乘坐火车、飞机等公共交通工具时,需全程佩戴口罩,安检时短暂取下口罩,面部识别结束后立即戴上口罩,尽快通过安检通道。

3. 做好手卫生,尽量避免直接触摸门把手、电梯按钮等公共设施,接触后及时洗手或用速干手消毒剂揉搓双手。注意个人卫生,避免用手接触口、眼、鼻,注意咳嗽礼仪。

4. 尽量选择楼梯步行或扶梯,并与他人保持 1 米以上距离,避免与他人正面相对;若乘坐厢式电梯,与同乘者尽量保持距离,分散乘梯,避免同梯人过多。

三、开　学　后

(一) 学校管理要求

1. 严格日常管理。坚持点名制度,每日掌握教职员工及学生动态、健康情况,加强对学生及教职员工的晨、午检工作,实行"日报告""零报告"制度,并向主管部门报告。

2. 从严控制、审核各类涉及学生聚集性的活动,不组织大型集体活动。在封闭、人员密集或与他人近距离接触(小于等于 1 米)时教职员工和学生应佩戴口罩。

3. 学生返校后不召开聚集性会议,可通过错峰开会、网络视频或提前录制会议材料等方式召开学生会议;鼓励开展网络教育课程或线上展示交流活动;确需开展现场活动的,需按规定向学校相关部门申请。

4. 学校食堂采取错峰用餐,用餐桌椅同向单人单座并保持间隔 1.5 米;学生宿舍床位重新分配,减少人员并拉开距离;图书馆和实验室等公共场所实行人员限流。

5. 加强物体表面清洁消毒。应当保持教室、宿舍、图书馆、学生实验室、体育活动场所、餐厅等场所环境卫生整洁,每日定期消毒并记录。对门把手、课桌椅、讲台、电脑键盘、鼠标、水龙头、楼梯扶手、宿舍床围栏、室内健身器材、电梯间按钮等高频接触表面,可用有效氯 250~500mg/L 的含氯消毒剂进行喷洒或擦拭,也可采用消毒湿巾进行擦拭。

6. 加强重点场所地面清洁消毒。应当加强学校食堂、浴室及宿舍地面的清洁,定期消毒并记录。可使用有效氯 500mg/L 的含氯消毒液擦拭消毒。

7. 各类生活、学习、工作场所(如教室、宿舍、图书馆、学生实验室、体育活动场所、餐厅、教师办公室、洗手间等)加强通风换气。每日通风不少于 3 次,每次不少于 30 分钟。课间尽量开窗通风,也可采用机械排风。如使用空调,应当保证空调系统供风安全,保证充足的新风输入,所有排风直接排到室外。

8. 加强餐(饮)具的清洁消毒,餐(饮)具应当一人一具一用一消毒。餐(饮)具去残渣、清洗后,煮沸或流通蒸汽消毒 15 分钟;或采用热力消毒柜等消毒方式;或采用有效氯 250mg/L 的含氯消毒剂浸泡 30 分钟,消毒后应当将残留消毒剂冲净。

9. 加强校园内、宿舍内垃圾分类管理。及时收集清运,并做好垃圾盛装容器的清洁,可用有效氯 500mg/L 的含氯消毒剂定期对其进行消毒处理。

10. 严格落实学校工作人员的个人防护措施。校门值守人员、清洁人员及食堂工作人员等应当佩戴口罩。食堂工作人员还应当穿工作服,并保持工作服清洁,工作服应当定期洗涤、消毒。可煮沸消毒 30 分钟,或先用有效氯 500mg/L 的含氯消毒液浸泡 30 分钟,然后常规清洗。清洁消毒人员在配制和使用化学消毒剂时,还应当做好个人防护。

11. 加强因病缺勤管理。学校做好缺勤、早退、请假记录,对因病缺勤的教职员工和学生及时追访和上报。

12. 加强健康宣教课堂,由专人定期对学校内的教职员工和学生进行个人防护与消毒等防控知识宣传和指导。加强心理健康服务管理,为师生提供心理健康咨询服务和热线指导平台。

(二) 学生管理要求

1. 学生到校时,应当按学校相关规定有序报到,入校前接受体温检测,合格后方可入校;无特殊情况,尽量避免家长进入校区。

2. 在校期间,自觉按照学校规定进行健康监测,每天保持适量运动,选择人员较为稀疏的空旷开放空间进行室外运动。

3. 学生在疫情防控期间不得出校,避免到人群聚集尤其是空气流动性差的场所。如必须出校,须严格履行请假程序,规划出行路线和出行方式。外出时,做好个人防护和手卫生,去人口较为密集的公共场所,乘坐公共交通工具、厢式电梯等必须正确佩戴口罩。

4. 做好手卫生措施。餐前、便前便后、接触垃圾、外出归来、使用体育器材、学校电脑等公用物品后、接触动物后、触摸眼睛等"易感"部位之前、接触污染物品之后,均要洗手。洗手时应当采用洗手液或肥皂,在流动水下按照正确洗手法彻底洗净双手,也可使用速干手消毒剂揉搓双手。

5. 宿舍定期清洁,并做好个人卫生。被褥及个人衣物要定期晾晒、定期洗涤。如需消毒处理,可煮沸消毒 30 分钟,或先用有效氯 500mg/L 的含氯消毒液浸泡 30 分钟后,再常规清洗。

四、出现疑似感染症状应急处置

1. 教职员工或学生如出现发热、干咳、乏力、鼻塞、流涕、咽痛、腹泻等症状,应当立即上报学校负责人,并及时按规定去定点医院就医。尽量避免乘坐公交、地铁等公共交通工具,前往医院路上和医院内应当全程佩戴口罩。

2. 教职员工或学生中如出现新冠肺炎疑似病例,应当立即向辖区疾病预防控制部门报告,并配合相关部门做好密切接触者的管理。

3. 对共同生活、学习的一般接触者进行风险告知,如出现发热、干咳等呼吸道症状以及腹泻、结膜充血等症状时要及时就医。

4. 专人负责与接受隔离的教职员工或学生的家长进行联系,掌握其健康状况。

五、境外师生返校的要求

1. 境外师生未接到学校通知一律不返校,新生不报到。

2. 境外师生返校前确保身体状况良好,返校途中做好个人防护和健康监测。

3. 入境后严格执行当地规定,进行隔离医学观察,每日健康监测并填报健康卡,解除隔离后且身体健康方可返校学习和工作。

附录 16

中小学校新冠肺炎疫情防控技术方案

（发布单位：国家卫生健康委和教育部；发布时间：2020 年 5 月 7 日）

一、组织保障和制度要求

1. 加强组织领导。学校成立新冠肺炎疫情防控工作领导小组，全面领导学校疫情防控工作，确保各项措施落实。各岗位职责明确，任务到人。多校址办学的中小学校，每校址必须指定明确的疫情防控工作责任和工作联络人。

2. 加强联防联控。教育部门和学校加强与卫生健康部门、疾控机构、就近定点医疗机构、社区卫生服务中心的沟通协调，配合属地街道（乡镇）、社区（村）等有关部门积极开展联防联控，卫生健康部门加强专业指导和人员培训，形成教育、卫生、学校、家庭与医疗机构、疾控机构"点对点"协作机制。

3. 落实学校主体责任。学校应围绕关键环节和重点措施，制订专门的疫情防控工作方案、应急处置预案和工作制度，包括学校传染病疫情报告制度、晨午检制度、因病缺勤追踪登记制度、复课证明查验制度、健康管理制度、传染病防控健康教育制度、通风消毒制度、环境卫生检查制度和免疫预防接种查验制度等。做好应急演练，与当地医疗卫生机构做好沟通衔接。

4. 做好保障物资储备。根据学校规模、学生及教职工数量，结合应急方案储备足够数量的疫情防控物资，包括消毒设备、消毒用品、口罩、手套、非接触式温度计、洗手液等。

5. 校园内清洁消毒。开学前对学校环境和空调系统进行彻底清洁，并开展预防性消毒，教室、食堂、宿舍、图书馆等公共场所开窗通风。

二、人员管控要求

1. 登记排查入校全体人员。提前掌握教职工(包括教师,以及食堂、保洁、保安等后勤服务人员)和学生健康状况,建立健康状况台账,做好健康观察。要求所有师生员工做好入校前至少 14 天的自我健康监测和行踪报告,并如实上报学校。对有发热、咳嗽、乏力、鼻塞、流涕、咽痛、腹泻等症状的人员,应督促其及时就医,暂缓返校,严禁带病上课、工作。

2. 开展每日健康监测。加强对教职工和学生的晨午检,住宿学生增加晚检,实行"日报告""零报告"制度。重点监测学生和教职工有无发热、咳嗽、乏力、鼻塞、流涕、咽痛、腹泻等症状,对因病缺勤的教职工和学生要密切跟踪其就诊结果和病情进展。有条件的学校可使用信息化手段进行报告、监测。

3. 相关人员风险排查。建立学生及其共同生活居住的家庭成员及相关人员健康状况和风险接触信息报告制度,每日由家长向班主任报告。学生或共同生活人员出现发热等可疑症状时,要及时、如实报告学校,并送医就诊。

4. 加强巡查。学校应每日开展校门口、食堂、厕所、教室、宿舍等重点区域、重点岗位、重点环节的巡查,发现潜在风险并及时通报和督促整改。

5. 控制校内人员密度。学校实行相对封闭的管理措施,错时安排校内各班级作息,在入校离校、课间休息、用餐、如厕、进出宿舍等环节加强对学生的组织管理,人与人之间保持安全距离,所有可能引起人员排队聚集的场所均设置 1 米线,引导学生不追逐打闹、不握手、不拥抱。

6. 严格控制聚集性活动。可通过错峰开会、网络视频或提前录制会议材料等方式召开学生会议,适当开展网络教育课程或线上展示交流活动,确需开展现场活动的,需按规定向学校相关部门申请。

7. 开展健康教育与技能培训。将新冠肺炎及传染病防控知识与技能等纳入开学第一课内容,让学生和教职工掌握相应知识和技能,养成良好卫生习惯,做好自我防护。通过微信、校园网、校讯通等多种途径将相关知识技能信息推送给师生和家长,提高师生、家长对传染病的预防控制意识和应对能力。

8. 加强师生员工心理疏导。关注师生员工的心理状况,通过开展心理健康知识培训,开设心理咨询、公布心理求助热线等方式给予适当心理援助。对未能及时开学的师生员工,更要做好心理疏导。

9. 加强家校联动。提醒家长加强自我防护,避免不必要外出活动,做好亲子沟通。学生在校外出现发热等可疑症状,家长要及时、如实报告学校,并送医就诊。在学校正式通知返校前,不得提前返校,安心居家,做好线上教学或学习、返校前物资准备。

10. 勤洗手。随时保持手卫生,餐前、便前便后、接触垃圾后、外出归来、使用体育器材、电脑等公用物品后、接触动物后、触摸眼睛等"易感"部位前、接触可疑污染物品后,均要洗手。采用正确洗手方法用流动水和洗手液(肥皂)洗手,也可用速干手消毒剂揉搓双手。

11. 科学佩戴口罩。学生应随身备用符合一次性使用医用口罩标准或相当防护级别的口罩;低风险地区校园内学生不需佩戴口罩。口罩佩戴应遵循国务院应对新型冠状病毒肺炎疫情联防联控机制印发《公众科学戴口罩指引》原则。

12. 加强近视防控。疫情期间,学生户外活动减少,电子产品使用过多,增加近视发生和进展的风险,师生家长要引导学生注意做好近视的防控。适当科学运动,平衡营养膳食,安排好作息,提高机体免疫力。

13. 途中防护要求。上、下学途中要坚持家庭、学校"两点一线",避免不必要外出活动。最好采取步行、自行车、私家车方式上下学,乘坐公共交通或校车时应注意个人防护,不与他人交谈,与他人保持合理间距,途中尽量避免用手触摸公共交通工具上的物品。上学到校或下学到家应及时洗手。

14. 对住校生要求。在疫情防控期间不得出校,如必须出校,须严格履行请假程序,并告知家长,规划出行路线和出行方式。外出时,按相关规定做好个人防护和手卫生。

15. 注意工作人员防护。老师授课时不需戴口罩,校门值守人员、清洁人员及食堂工作人员等应当佩戴口罩。食堂工作人员应穿工作服,并保持工作服清洁和定期洗涤、消毒。妥善保管消毒剂,标识明确,避免误食或灼伤。清洁消毒人员在配制和使用化学消毒剂时,应做好个人防护。

16. 鼓励具备条件的中小学校教职工开学前自愿接受核酸检测。

三、重点区域防控要求

1. 校园门口。实行校园相对封闭式管理,全面梳理所有进校通道,校外无关人员一律不准进校,师生进校门一律核验身份和检测体温。通过实行错时上下学、划定 1 米等候线等方式,避免人员聚集。校园封闭管理要做到专人负责、区域划分合理、人员登记排查记录齐全。

2. 临时等候区。在校门口就近设置临时等候区,入校排查时若出现发热等可疑症状,应由专人带至临时等候区,复测体温,及时联系家长,做好基础防护后,按规定流程送发热门诊。定期常规消毒,若有可疑病例或发热人员进入,需在专业部门指导下进行消毒处理。

3. 教室。有条件的学校应保证学生一人一桌,每名学生前后左右间距保持 1 米,对学生人数较多的班级可分班教学或错时上学,调整教学时间和学生行进路线,避免人员聚集,做到学习、生活空间相对固定,接触人员清楚。

4. 食堂。实行学生错峰就餐,开餐前半小时完成就餐区域桌椅、地面及空气消毒,并通风换气,就餐排队时与他人保持1米距离,应遵循分时、错峰、单向就餐的原则,避免扎堆就餐、面对面就餐,避免交谈。餐前餐后必须洗手。加强餐(饮)具的清洁消毒,重复使用的餐(饮)具应当"一人一用一消毒",就餐人员要做好餐余垃圾的清理、分类和投放。做好食品留样,专人管理,严格执行消毒时间、程序,制订就餐、消毒等管理台账。

5. 饮用水设备与洗手设施。饮水设施应每天进行必要的清洁工作,每天对出水龙头至少消毒一次。要确保操场、厕所、食堂、宿舍等场所或附近洗手设施运行正常,原则上中小学校每40~45人设一个洗手盆或0.6m长盥洗槽,并备有足够数量的洗手液、肥皂等,也可配备速干手消毒剂或感应式手消毒设施。

6. 学生及教职工宿舍。寄宿制学校学生宿舍不应设在地下室或半地下室,每个宿舍居住人数原则上不超过6人,人均宿舍面积不少于3平方米;学生宿舍应根据当地的气候条件设置通风设施。加强对教职工和学生宿舍的清洁通风,一般每天开窗通风不少于3次,每次不少于30分钟。每天对宿舍地面、墙壁、门把手、床具、课桌椅等物体表面进行预防性消毒,消毒后要保持宿舍内外的环境卫生保洁,每天专人巡查清扫并进行登记。寄宿制学校应建立学生宿舍专人负责制,严格学生宿舍楼门管理,实行凭证出入和体温排查。

7. 厕所。学校厕所由专人管理,设置符合标准的便器。落实厕所保洁措施,保持空气流通,及时清洗地面,做好包括水龙头、门把手等重点部位的消毒,增加冲洗和消毒频率。厕所的洗手设施应完备,宜配洗手液,有条件的使用感应式水龙头、擦手纸或干手机。

四、环境卫生要求

1. 开展校园环境整治。对学校进行彻底清洁,加强校园内教室、食堂、宿舍等学生重要聚集场所和洗手间、洗漱间的保洁和消毒,彻底清理卫生死角。认真做好学校室内外的环境卫生。正常情况下,以清洁为主,日常预防性消毒为辅。

2. 加强通风换气。各类学习、工作、生活场所要加强通风换气,每次通风时间不少于30分钟,每日不少于3次。除特殊天气情况外,教室、办公室应保持全天开窗通风。如使用空调,应当保证空调系统供风安全,保证充足的新风输入,所有排风直接排到室外。

3. 做好清洁消毒。加强物体表面清洁消毒。应当保持教室、宿舍、图书馆、学生实验室、体育活动场所、餐厅等场所环境卫生整洁,每日定期消毒并记录。对门把手、课桌椅、讲台、电脑键盘、鼠标、水龙头、楼梯扶手、宿舍床围栏、室内健身器材、电梯间按钮等高频接触表面,可用有效氯250~500mg/L的含氯消毒剂进行喷洒或擦拭,也可采用消毒湿巾进行擦拭。应当加强学校食堂、浴室及宿舍等重点场所地面的清洁,定期消毒并记录。可使用有效氯500mg/L的含氯消毒液擦拭消毒。

4. 加强垃圾分类管理。校园垃圾做到日产日清,分类收集并及时清运各类垃圾。日常使用废弃口罩按生活垃圾处理。做好垃圾盛装容器的清洁和消毒工作,可用有效氯500mg/L 的含氯消毒剂定期对其进行消毒处理。

五、出现疑似感染症状应急处置

1. 教职工或学生每日入校前如出现发热、咳嗽、乏力、鼻塞、流涕、咽痛、腹泻等症状,应及时向学校报告,采取居家观察或就医排查等措施。

2. 教职工或学生中如出现新冠肺炎疑似病例或确诊病例,学校应立即启动应急处置机制,在专业机构指导下采取相应疫情防控处置措施,并配合相关部门做好密切接触者的排查管理。对共同生活、学习的一般接触者要及时进行风险告知,如出现发热、干咳等症状时要及时就医。

3. 在校期间,教职工或学生如出现发热、咳嗽、乏力、鼻塞、流涕、咽痛、腹泻等症状,应当立即上报学校疫情防控工作领导小组,第一时间采取隔离,严格按照"点对点"协作机制有关规定及时去定点医院就医。尽量避免乘坐公交、地铁等公共交通工具前往医院,并全程佩戴口罩。

4. 学校要安排专人负责与接受隔离的教职工或学生家长进行联系沟通,掌握其健康状况。教职工和学生病愈后,返校要查验复课证明。

六、境外师生返校要求

1. 境外师生未接到学校通知一律不返校,新生不报到。

2. 境外师生返校前确保身体状况良好,返校途中做好个人防护和自我健康监测。

3. 入境后严格执行当地规定进行核酸检测和隔离医学观察,每日健康监测并填报健康卡,解除隔离后且身体健康方可返校学习和工作。

附录 17

托幼机构新冠肺炎疫情防控技术方案

(发布单位:国家卫生健康委和教育部;发布时间:2020年5月7日)

一、开 园 前

(一) 组织保障和制度要求

1. 各地根据当地疫情防控风险级别和疫情应急响应级别调整情况作出科学开园的决定,周密准备、有序推进托幼机构开园。严格落实属地责任、部门责任、单位责任和个人家庭责任,扎实做好托幼机构疫情防控各项工作安排。

2. 落实主体责任,园长为本单位疫情防控第一责任人,全面负责托幼机构疫情防控工作的组织领导、责任分解、任务落实和督促检查。细化各项防控措施,制度明确,责任到人,确保每个细节、每个关键步骤落实到位,组织教职工进行培训、演练操作。

3. 建立完善疫情防控联合工作机制。托幼机构应加强与属地卫生健康部门、疾控机构、就近定点医疗机构、辖区妇幼保健机构、社区卫生服务机构的沟通协调,配合属地街道(乡镇)、社区(村)等有关部门积极开展联防联控。形成教育与卫生健康部门合力,建立托幼机构与医疗机构、疾控机构"点对点"协作机制。确保开园前托幼机构疫情防控业务指导、巡查和培训全覆盖。

4. 制订防控方案。托幼机构应围绕关键环节和重点措施,制订专门的疫情防控工作方案、应急处置预案和疫情防控相关工作流程和制度。如传染病疫情报告制度、晨午检制度、因病缺勤追踪登记制度、返园证明查验制度等。

5. 保障物资储备。做好洗手液、速干手消毒剂、消毒剂、婴幼儿口罩、手套、体温计、呕

444

吐包、紫外线消毒灯等防疫物资的储备,洗手处配备足量的洗手用品。建立环境卫生和清洁消毒管理制度,由专人负责托幼机构全面清洁消毒工作,包括清洁消毒用品管理、组织实施、工作监督等。

(二) 场所和人员要求

1. 开园前对托幼机构环境和空调系统进行彻底清洁,对物体表面(如户外大型玩具、门把手等)进行预防性消毒处理,对各类生活、学习、工作场所(如活动室、睡眠室、盥洗室、教师办公室、音乐室、洗手间等)等所有场所开窗通风。

2. 在托幼机构内设立(临时)隔离室,位置相对独立,设立提醒标识,应有单独使用的卫生间,配备专人负责,以备人员出现发热等症状时立即进行暂时隔离。

3. 托幼机构教师做好婴幼儿每日健康状况统计,与家长密切联系,向卫生保健人员进行"日报告"与"零报告"。托幼机构卫生保健人员每日掌握教职工和婴幼儿健康情况,做好"日报告"、"零报告"的收集与管理,并上报主管部门;对全体教职工等开展防控制度、个人防护与消毒等知识和技能宣教。

4. 家长每日做好婴幼儿健康监测和行踪报告,并如实上报托幼机构,确保开园前身体状况良好。开园前做好婴幼儿看护和防护物资准备,注意增减衣物防止婴幼儿感冒,减少前往人员密集场所;如必须外出,做好婴幼儿防护。

二、开 园 后

(一) 人员管控

1. 登记排查入园。提前掌握教职工(包括食堂、保洁、保安等后勤服务人员)和婴幼儿健康状况,建立健康状况台账,做好健康观察。要求所有教职工和婴幼儿做好入园前至少14天的自我健康监测和行踪报告,并如实上报园方。对有发热、咳嗽、乏力、鼻塞、流涕、咽痛、腹泻等相关症状的人员,应督促其及时就医,暂缓返园,不要带病到园工作。原则上外来人员不得入园,严格执行家长接送婴幼儿不入园制度。

2. 各班级错峰、错时入园和离园,防止人员聚集。教职工和婴幼儿每天入园时测体温,不发热方可入园,严格落实婴幼儿晨午晚检和全日观察制度。晨午晚检时工作人员应佩戴口罩和一次性手套。

3. 严格日常管理。坚持早、中、晚"一日三报告"制度和点名制度,每日掌握教职工和婴幼儿动态、健康情况,加强对教职工和婴幼儿的晨、午检工作,实行"日报告""零报告"制度,并向主管部门报告。做好缺勤、早退、病假记录,发现因病缺勤的教职工和婴幼儿及时进行追访、登记和上报。

4. 建立婴幼儿及其共同生活居住的家庭成员及相关人员健康状况和风险接触信息报告制度,每日由家长向主班老师报告。

5. 从严控制、审核、组织举办各类涉及婴幼儿聚集性的活动,不组织大型集体活动。

6. 做好婴幼儿手卫生,尽量避免婴幼儿直接触摸门把手、电梯按钮等公共设施,接触后及时洗手或用速干手消毒剂揉搓双手。注意婴幼儿个人卫生,避免用手接触口、眼、鼻,注意咳嗽礼仪。入园后、进食前、如厕前后、从户外进入室内、玩耍前后、接触污渍后、擤鼻涕后、打喷嚏用手遮掩口鼻后、手弄脏后,均要洗手。洗手时应当使用洗手液或肥皂,在流动水下按照正确洗手法彻底洗净双手,也可使用速干手消毒剂揉搓双手。

7. 尽量选择楼梯步行或扶梯,并与他人保持1米以上距离,避免与他人正面相对;若乘坐厢式电梯,与同乘者尽量保持距离,分散乘梯,避免同梯人过多。

8. 严格落实托幼机构工作人员个人防护措施。婴幼儿应在充分保障健康安全的前提下离家到托幼机构,因婴幼儿特殊生理特征,不建议戴口罩;托幼机构教师、值守人员、清洁人员及食堂工作人员等应当佩戴口罩,做好手卫生。食堂工作人员还应穿工作服,并保持工作服清洁,清洁消毒人员在配制和使用化学消毒剂时,应做好个人防护。

9. 通过多种形式面向教职工、婴幼儿和家长开展预防新冠肺炎的宣传教育。教会婴幼儿正确的洗手方法,培养婴幼儿养成良好卫生习惯,咳嗽、打喷嚏时用纸巾等遮挡口鼻。指导家长在疫情防控期间不带婴幼儿去人员密集和空间密闭场所。

10. 境外师生未接到托幼机构通知一律不返园,新生不报到。返园前确保身体状况良好,返园途中做好个人防护和健康监测。入境后严格执行当地规定,进行核酸检测和隔离医学观察,每日健康监测并填报健康卡,解除隔离后且身体健康方可返园。

11. 鼓励具备条件的托幼机构教职工开园前自愿接受核酸检测。

(二)重点场所防控

1. 加强物体表面清洁消毒。保持各类生活、学习、工作场所(如活动室、睡眠室、盥洗室、教师办公室、音乐室、洗手间等)等场所环境卫生整洁,每日定时消毒并记录。对门把手、水龙头、楼梯扶手、床围栏等高频接触表面,可用有效氯250~500mg/L的含氯消毒剂进行擦拭。

2. 各类生活、学习、工作场所(如活动室、睡眠室、盥洗室、教师办公室、音乐室、洗手间等)等场所加强通风换气。每日通风不少于3次,每次不少于30分钟,也可采用机械排风。如使用空调,应当保证空调系统供风安全,保证充足的新风输入,全空气系统应关闭回风。

3. 应当加强对各类生活、学习、工作场所(如活动室、睡眠室、盥洗室、教师办公室、音乐室、洗手间等)地面和公共区域设施等场所的清洁,定期消毒并记录。可使用有效氯500mg/L的含氯消毒液擦拭消毒。

4. 加强饮食卫生。做好餐车、餐(饮)具的清洁消毒,餐(饮)具应当贴名,一人一具一消毒。餐(饮)具去残渣、清洗后,煮沸或流通蒸汽消毒15分钟;或采用热力消毒柜等消毒方式;或采用有效氯250mg/L的含氯消毒剂浸泡30分钟,消毒后应当将残留消毒剂冲洗干净。食堂工作人员的工作服应当定期洗涤、消毒,可煮沸消毒30分钟,或先用有效氯500mg/L的含氯消毒液浸泡30分钟,然后常规清洗。

5. 加强饮水卫生和手卫生。饮水设施应每天进行必要的清洁工作,每天对出水龙头至少消毒一次。要确保操场、厕所、食堂、宿舍等场所或附近洗手设施运行正常。

6. 加强婴幼儿个人用品消毒,包括玩具、毛巾等,用有效氯250mg/L的含氯消毒液浸泡30分钟,再用清水冲洗干净,放在通风处晾干。

7. 加强托幼机构内垃圾分类管理。垃圾日产日清。日常使用废弃口罩按生活垃圾处理。做好垃圾盛装容器的清洁和消毒工作,可用有效氯500mg/L的含氯消毒剂定期对其进行消毒处理。

三、出现疑似感染症状应急处置

1. 教职工或婴幼儿每日入园前如出现发热、干咳、乏力、呼吸急促、精神弱、呕吐、腹泻等症状,应及时向托幼机构报告,并按有关规定采取居家观察或就医排查等措施。

2. 在园期间,教职工或婴幼儿如出现发热、干咳、乏力、呼吸急促、精神弱、呕吐、腹泻等可疑症状,应当立即上报本单位疫情防控第一责任人,第一时间采取隔离,严格按照"点对点"协作机制有关规定及时去定点医院就医。尽量避免乘坐公交、地铁等公共交通工具前往医院,应全程佩戴口罩,做好个人防护。

3. 教职工或婴幼儿中如出现新冠肺炎疑似病例或确诊病例,托幼机构应立即启动应急处置机制,在疾控机构指导下采取相应疫情防控处置措施,并配合相关部门做好密切接触者的排查管理。对共同生活、学习的一般接触者要及时进行风险告知,如出现发热、干咳等症状时要及时就医。

4. 托幼机构要安排专人负责与接受隔离的教职工或婴幼儿家长进行联系沟通,掌握其健康状况。教职工和婴幼儿病愈后,托幼机构根据卫生健康部门要求查验应提交的返园健康证明材料。

附录 18

一线和借调人员工作时间节点摘录

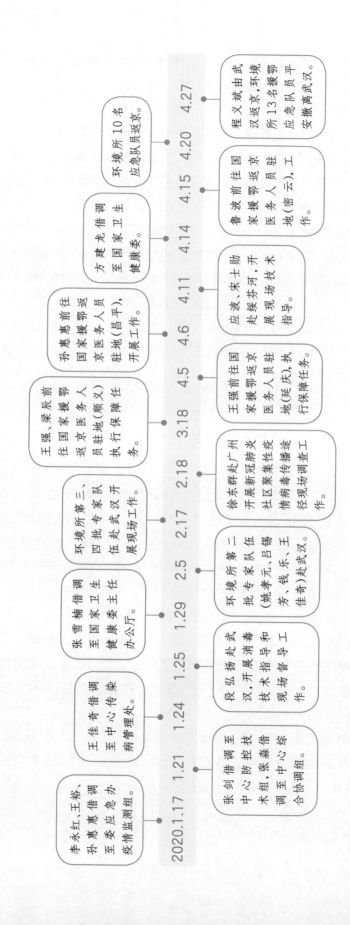

2020.1.17 李永红、王裕、孙惠借调至委应急办疫情监测组。

1.21 张剑借调至中心防控技术组，张潇借调至中心综合协调组。

1.24 王佳奇借调至中心病原管理处。

1.25 段弘扬赴武汉，开展消毒技术指导和现场督导工作。

1.29 张雪楠借调至国家卫生健康委办公厅。

2.5 环境所第一批专家伍元（姚孝元、吕锡芳、钱乐、王佳奇）赴武汉。

2.17 环境所第三、四批专家伍赴武汉开展现场工作。

2.18 徐东群赴广州开展新冠肺炎社区聚集性疫情病毒传播途径现场调查工作。

3.18 王强、梁辰前往国家医务京返人员驻地（顺义），执行保障任务。

4.5 王强前往国家医务鄂援京返人员驻地（延庆），执行保障任务。

4.6 孙惠惠前往国家医务鄂援京返人员驻地（昌平），开展工作。

4.11 应波、宋士勋赴绥芬河，开展现场技术指导。

4.14 方建龙借调至国家卫生健康委。

4.15 鲁波前往国家医务京援鄂返京人员驻地（密云），工作。

4.20 环境所 10 名应急队员返京。

4.27 程义斌由武汉返京，环境所 13 名援鄂应急队员平安撤离武汉。

附录 19

环境所内部疫情防控工作组成立时间轴

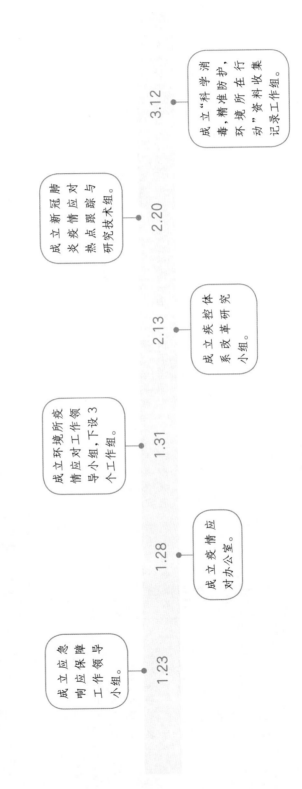

1.23　成立应急响应保障领导工作小组。

1.28　成立疫情应对办公室。

1.31　成立环境所疫情应对工作领导小组，下设3个工作组。

2.13　成立疾控体系改革研究小组。

2.20　成立新冠肺炎疫情应对跟踪与热点研究技术组。

3.12　成立"科学消毒，精准防护，环境所在行动"资料收集记录工作组。

附录20

环境所专家新闻采访重点事件摘录

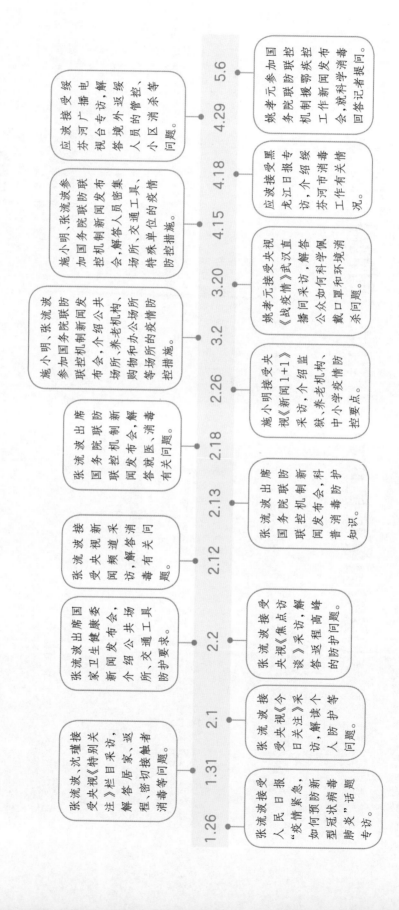

附录 21

环境所参与起草的技术指南发布时间节点摘录

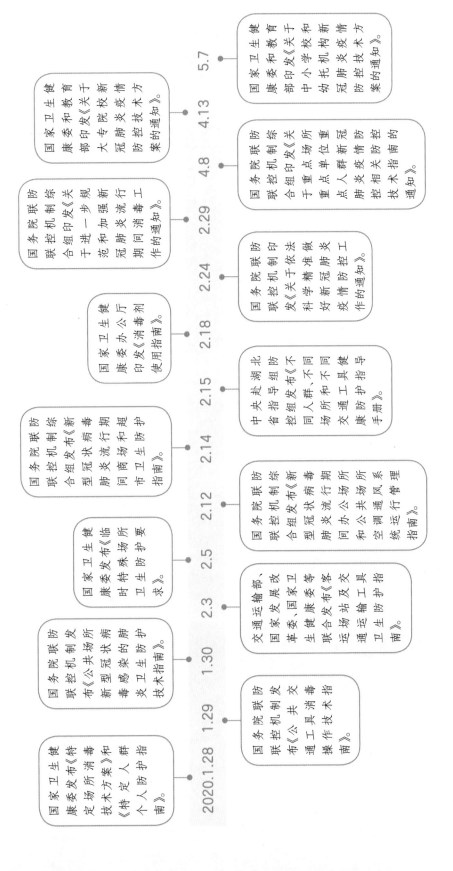

2020.1.28　国家卫生健康委发布《特定场所消毒技术方案》和《特定人群个人防护指南》。

1.29　国务院联防联控机制发布《公共交通工具消毒操作技术指南》。

1.30　国务院联防联控机制发布《公共场所新型冠状病毒感染的肺炎卫生防护技术指南》。

2.3　交通运输部、国家发展改革委、国家卫生健康委等联合发布《客运场站及交通运输工具卫生防护指南》。

2.5　国家卫生健康委发布《临时特殊场所卫生防护要求》。

2.12　国务院联防联控机制办公室发布《新型冠状病毒肺炎流行期间办公场所和公共场所空调通风系统运行管理指南》。

2.14　国务院联防联控机制综合组发布《新型冠状病毒肺炎流行期间商场卫生防护指南》。

2.15　中央赴湖北省指导组防控组发布《不同人群、不同场所和不同交通工具交通防护指导手册》。

2.18　国家卫生健康委办公厅印发《消毒剂使用指南》。

2.24　国务院联防联控机制印发《关于依法科学精准做好新冠肺炎疫情防控工作的通知》。

2.29　国务院联防联控机制综合组印发《关于进一步规范和加强新冠肺炎流行期间消毒工作的通知》。

4.8　国务院联防联控机制综合组印发《关于重点场所重点单位重点人群新冠肺炎疫情防控相关技术指南的通知》。

4.13　国家卫生健康委和教育部印发《关于大专院校新冠肺炎疫情防控技术方案的通知》。

5.7　国家卫生健康委和教育部印发《关于中小学校和托幼机构新冠肺炎疫情防控技术方案的通知》。